U0226101

全国县级医院系列实用手册

儿科护理手册

主　审　祝益民

主　编　石小毛

副主编　陈建军　张玉侠

人民卫生出版社

图书在版编目（CIP）数据

儿科护理手册/石小毛主编.—北京：人民卫生出版社，2016

（全国县级医院系列实用手册）

ISBN 978-7-117-22274-7

Ⅰ.①儿…　Ⅱ.①石…　Ⅲ.①儿科学-护理学-手册

Ⅳ.①R473.72-62

中国版本图书馆 CIP 数据核字（2016）第 054727 号

| 人卫社官网 | www.pmph.com | 出版物查询，在线购书 |
| 人卫医学网 | www.ipmph.com | 医学考试辅导，医学数
据库服务，医学教育资
源，大众健康资讯 |

全国县级医院系列实用手册

儿科护理手册

主　　编：石小毛
出版发行：人民卫生出版社（中继线 010-59780011）
地　　址：北京市朝阳区潘家园南里 19 号
邮　　编：100021
E - mail：pmph @ pmph.com
购书热线：010-59787592　010-59787584　010-65264830
印　　刷：北京盛通印刷股份有限公司
经　　销：新华书店
开　　本：850×1168　1/32　印张：20.5
字　　数：520 千字
版　　次：2016 年 4 月第 1 版　2016 年 4 月第 1 版第 1 次印刷
标准书号：ISBN 978-7-117-22274-7/R·22275
定　　价：99.00 元

打击盗版举报电话：010-59787491　E-mail：WQ @ pmph.com
（凡属印装质量问题请与本社市场营销中心联系退换）

编　者（以姓氏笔画为序）

孙　静（北京协和医院）

朱丽辉（南华大学儿科学院）

陈　芳（海南省人民医院）

陈朔晖（浙江省儿童医院）

陈锦秀（武汉同济医院）

苏绍玉（四川华西医院）

吴莎莉（湖南省人民医院）

范　玲（中国医科大学附属盛京医院）

姜丽萍（上海交通大学附属新华医院）

殷彩欣（广州妇女儿童医疗保健中心）

蒋小剑（永州职业技术学院附属医院）

《全国县级医院系列实用手册》编委会

出版说明

县级医院是我国医疗服务承上启下的重要一环，是实现我国医疗服务总体目标的主要承载体。目前，我国县级医院服务覆盖全国人口 9 亿多，占全国居民总数 70% 以上，但其承担的医疗服务与其功能定位仍不匹配。据《2014 中国卫生和计划生育统计提要》数据显示，截至 2013 年，我国有县级医院 1.16 万个，占医院总数的 47%；诊疗人次 9.24 亿人次，占医院总诊疗人次的 34%；入院人数 0.65 亿人，占医院总入院人数的 46%。

为贯彻习近平总书记"推动医疗卫生工作重心下移、医疗卫生资源下沉，推动城乡基本公共服务均等化，为群众提供安全有效方便价廉的公共卫生和基本医疗服务"的指示，落实国务院办公厅《关于全面推开县级公立医院综合改革的实施意见》和《关于推进分级诊疗制度建设的指导意见》等文件精神，推动全国县级医院改革发展与全国分级诊疗制度顺利实施，通过抓住县级医院这一关键环节，实现"郡县治，天下安"的目标，在国家卫生和计划生育委员会的领导下，在中国医师协会、中华医学会、中国医院管理协会的支持下，人民卫生出版社组织编写了本套《全国县级医院系列实用手册》。

本套图书编写有如下特点：

1. 编写工作是在对全国 31 个省市自治区 100 多家县级医院的充分调研基础上开展的，充分反映了全国县级医院医务工作者迫切需求。

2. 图书品种是严格按照县级医院专业构成和业务能力发展要求设置的，涉及临床、护理、医院管理等 27 个专业。

3. 为了保证图书内容的学术水平，全部主编均来自全国知名大型综合三甲医院；为了增加图书的实用性，还选择部分县级优秀医生代表参与编写工作。

4. 为了保证本套图书内容的权威性和指导性，大部分参考文献来源于国家制定的指南、规范、路径和国家级教材。

5. 整套图书囊括了县级医院常见病、多发病、疑难病的诊治规范、检查技术、医院管理、健康促进等县级医院工作人员必备的知识和技术。

6. 本套图书内容在保持先进性的同时，更侧重于知识点的成熟性和稳定性。

7. 本套图书写作上字斟句酌，字词凝练。内容表达尽量条理化、纲要化、图表化。

8. 本书装帧精良，为方便阅读，参照国际标准制作成易于携带的口袋用书。

本套图书共 27 种，除适合于县级医院临床工作者阅读之外，还兼顾综合性医院年轻的住院医师和临床研究生使用。本套图书将根据临床发展需要，每 3~5 年修订一次。整套图书出版后，将积极进行数字化配套产品的出版。希望本套图书的出版为提升我国县级医院综合能力、着力解决我国"看病难、看病贵"等问题，做出应有贡献。

希望广大读者在使用过程中发现不足，并反馈给我们，以便我们逐步完善本套图书的内容，提高质量。

人民卫生出版社
《全国县级医院系列实用手册》编委会
2016 年 1 月 18 日

前　言

　　儿童的健康关系着国家与民族的振兴和未来。儿科护理是全面照护儿童身心健康的护理工作，服务范围涵盖了从新生儿、婴儿、幼儿、学龄前期、学龄期到青少年等人生各个不同的生长发育阶段，成为专科护理的重要发展方向。但由于儿科护理涵盖范围广、不同时期护理需求差异大等原因，儿科护理一直是临床护理的短板，与人民群众实际需求存在着较大的差距。2010 年国家卫生和计划生育委员会（原卫生部）提出开展优质护理服务示范工程，在儿科则开展"以家庭为中心"的优质护理服务，努力为患儿提供安全、优质、满意的服务，保障医疗安全的发展目标。

　　我国儿童人口数约 2.7 亿，约有 1.5 亿儿童生活在县区基层，基层儿科护理工作任务十分繁重。随着当前儿童疾病谱及医学护理模式的转变，以及我国社会经济发展的转型，留守儿童等社会问题凸显，基层儿科护理服务需求和难度进一步增大，儿科护理人员短缺、流失，服务能力滞后等问题较为突出。为此，在人民卫生出版社支持下，组织国内多家知名医院的临床儿科护理专家，编写了《全国县级医院系列实用手册——儿科护理手册》（以下简称"《手册》"），旨在为基层儿科护理人员提供一本拿来即用的临床工具用书。本书汇集基层儿科护理工作中常用的知识和技能，提供临床辩证思维参考，提升解决实际护理问题的能力。

　　本《手册》是在全面深入调研县级医院儿科护士临床业务需求的基础上进行编写。编者均为来自全国各地临床一线的儿科护理专家、资深护理工作者,参考了人民卫生出版社最新版的 5 年制《儿科护理》本科规划教材和国内外最新诊疗护理指南和标准,结合了编者丰富的临床实践经验。病种涵盖县级医院儿科常见病、多发病,以优质护理服务为思路,按临床要点(临床表现、辅助检查、治疗措施)、护理要点(一般护理、专业照护、健康指导、人文关怀)的结构逐一阐述,力求所著内容为临床必需、实用的。突出特点为:以儿童及其家庭为中心,以专业照护为重点,不仅关注儿童的躯体疾病,同时兼顾儿童与家长心理问题,并将儿童及其家长作为一个整体,有效指导家长正确参与儿童康复全程。

《手册》在编写的过程中,得到了各有关省和医院、专家的大力支持与指导,得到了湖南省儿童医院王爱莲老师、湖南省桃江县人民医院林建娟老师的帮助和支持,在此一并致以衷心的感谢!为了进一步提高本书的质量,以供再版时修改,因而诚恳地希望各位读者、专家提出宝贵意见。

石小毛

2016 年 2 月

目　录

第一章

绪 论

第一节　儿科护理一般原则

儿童因病住院，不管对儿童本身、家长或是整个家庭，将面临许多不同于平日的经验。对儿童而言，他是带着不适的身体和不舒服的感觉来到一个完全陌生的环境，接触陌生的人。而护理人员对患儿做一些侵入性及非侵入性的治疗和护理时常给患儿带来莫大的压力。因此，护理人员要具有儿科照护的知识及熟练的技能凸显重要。

在疾病治疗过程中，儿科护理是极为重要的一个环节，许多治疗操作均通过护理工作来实施。良好的护理在促进患儿康复中起着很大的作用。

1. 细致的临床观察　临床所观察到的患儿不典型的或细微的表现，都应该考虑其可能存在的病理基础。如婴儿哭闹可以是正常的生理要求，也可能是疾病的表现，细致的观察是鉴别两者的关键。

2. 合理的病室安排　病室要整齐、清洁、安静、舒适，空气新鲜、流通，温湿度适宜。为提高治疗和护理的质量，可按年龄、病种、病情和护理要求合理安排病房及病区。

（1）按年龄分病区：如新生儿和早产儿病室、年长

1

1

儿病室、小婴儿病室等。

(2) 按病种分病区：将同类患儿集中管理，传染病则按病种隔离。

(3) 按病情分病房：危重患儿收于监护病房，恢复期者可集中于一室。

3. 规律的病房生活 保证充足的睡眠和休息很重要，观察病情应尽量不影响患儿的睡眠，尽可能集中时间进行治疗和诊断操作，定时进餐。

4. 预防医源性疾病

(1) 防止交叉感染：医护人员在接触患儿前后均应洗手，病室要定时清扫、消毒。

(2) 防止医源性感染：正确、规范地应用穿刺、导尿等各种治疗方法，定时检查消毒设备，防止感染的发生。

(3) 防止意外的发生：医护人员检查、处理完毕后要及时拉好床栏，所用物品，如体温计、药杯等用完即拿走，以免小儿玩耍误伤。喂药、喂奶要将婴儿抱起，避免呛咳、呕吐引起窒息。

第二节 儿童年龄分期与护理特点

儿童的生长是一个连续、渐进的动态过程。儿童的解剖、生理、体格生长、心理发育、疾病特点与年龄密切相关。年龄特点是儿科最突出的核心，我们应以整体、动态的观点来考虑小儿的健康问题和采取相应的护理措施。

(一) 胎儿期

从精子和卵子结合到胎儿娩出这一阶段称为胎儿期 (fetal period)，约40周。最初8周是胎儿各器官原基形成期，8周末胚胎初具人形，这一时期称胚胎期。9周后组织器官迅速生长，功能逐渐成熟。整个胎儿期完全依赖母体生活，营养物质需要从母体获得，因此母亲的饮食、生活环境、情绪、起居、身体状况与胎儿生长发育

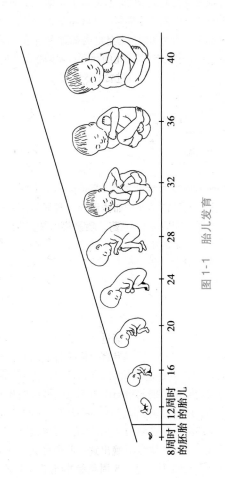

图 1-1 胎儿发育

1

息息相关。要高度重视孕期保健，尤其在前 8 周更为重要，否则易导致流产、早产、死胎及多发畸形等。

（二）新生儿期

从生后脐带结扎起到满 28 天为新生儿期（neonatal period），不满 7 天为新生儿早期，从妊娠满 28 周到生后足 7 天称围生期。新生儿脱离母体，开始独立生活，内、外环境发生了剧烈变化，特别是围产期经历胎儿晚期、分娩期、新生儿早期阶段，是生命遭受最大危险时期，而且小儿的生理调节能力和适应能力不够成熟，因此发病率、死亡率是一生中的较高阶段。须重视优生优育，做好围生期保健，如保暖、喂养、消毒隔离、清洁卫生等则可明显降低发病率及死亡率。

（三）婴儿期

出生后到 1 周岁为婴儿期（infant period）。此期为儿童出生后生长发育最迅速的时期，因此对能量和营养素尤其是蛋白质的需要量相对较大，但儿童消化吸收功能尚未完善，易发生消化紊乱和营养不良，提倡母乳喂养和合理的营养指导。婴儿 6 个月后，体内来自母亲的免疫抗体逐渐消失，而自身免疫功能尚不成熟，易患感染性疾病，需要有计划地接受预防接种，完成基础免疫程序，并应重视卫生习惯的培养和注意消毒隔离。

（四）幼儿期

1 周岁到满 3 周岁为幼儿期（toddler's age）。此期儿童活动范围扩大，接触事物增多，语言、智力、思维、交往能力增强，但是识别危险的能力不足，因而要加强正确教育，养成良好习惯，防止发生意外与中毒。生长发育速度较前减慢，膳食结构从乳汁转变为饮食，并逐渐过渡到成人饮食，若饮食不当，易发生消化不良和营养性疾病。自身免疫力仍低，接触传染病的机会增多，应积极预防。

（五）学龄前期

自满 3 周岁后到 6 ~ 7 岁为学龄前期（preschool age）。该阶段儿童生长速度减慢，智力发育迅速，求知欲、模仿力强，好奇多问，可塑性大，是培养良好卫生习惯、道德品质，智力开发的大好时机，加强学龄前期的教育非常重要。此期仍是传染性疾病、中毒、意外事故高发年龄，更应注意预防。

（六）学龄期

自 6～7 岁到进入青春期前为学龄期（school age）。此期儿童体格生长稳步增长，除生殖系统外各器官发育逐渐接近成人，智力进一步发育完善，运动能力更加精巧，综合分析问题的能力逐步提高，是学文化、学技能的良好阶段，学校、社会、家庭应为其创造良好的学习、娱乐活动环境，培养良好的心理素质。应注意预防近视、龋齿；端正坐、立、行姿势，有规律地生活、学习、锻炼；保证充足的睡眠和营养；防治情绪、行为和精神方面的问题。

（七）青春期

一般女性从 11～12 岁到 17～18 岁，男性从 13～14 岁到 19～21 岁为青春期（adolescence），但存在个体及种族差异。该期最大特点为体格生长再次迅速增加，生殖系统发育逐渐成熟。此期可分为：①青春前期指在第二性征出现前体格形态开始发育的阶段，为 2～3 年；②青春中期以性器官和第二性发育为主要特征，出现月经初潮或首次遗精，身高生长速度逐渐下降，持续 2～3 年；③青春后期-体格缓慢增长，至此骨骺完全愈合，性器官和第二性征达成人水平。经过此阶段发育，男女性别出现明显差异，男性肩宽、肌肉发达、声音变粗、长出胡须；女性骨盆变宽，脂肪丰满。儿童在生理、心理方面逐渐成熟，自我意识、抽象能力、独立能力增强，但由于神经内分泌不稳定，社会接触面广，外界环境对其影响较大，易出现生理、心理、行为、情绪、精神方面的问题，如良性甲状腺肿、贫血、痛经、冲动行为、对立情绪等。这一时期应注意合理营养、注意休息，加强锻炼，家长及老师要加强沟通，正确引导，培养正确的人生观及优良的道德品质。还应普及生理卫生知识，加强性知识教育。

1

第三节 儿童用药特点及护理

药物治疗是小儿综合治疗的重要组成部分，合理、正确地用药在治疗中常常起到关键作用。但由于小儿具有许多和成人不相同的解剖生理特点，且小儿病情多变，因此，对小儿用药必须慎重、准确、针对性强，做到合理用药。

一、小儿用药特点

（一）肝肾功能及某些酶系发育不完善，对药物的代谢及解毒功能较差

小儿肝脏酶系统发育欠佳，延长了药物的半衰期，加大了药物的血药浓度及毒性作用。如氯霉素在体内可与肝内葡萄糖醛酸结合后排除，但新生儿和未成熟儿肝脏葡萄糖醛酸含量少，使得体内呈游离状态的氯霉素较多而导致氯霉素中毒，产生"灰婴综合征"。巴比妥、庆大霉素等也可因小儿肾功能不全、排泄缓慢而产生毒副作用。

（二）小儿血-脑脊液屏障不完善，药物容易通过血-脑脊液屏障到达神经中枢

药物进入小儿体内后，与血浆蛋白结合较少，游离药物浓度较高，通过血-脑脊液屏障容易引起中枢神经系统症状，因此使用中枢神经系统药物应慎重。如小儿对吗啡类药物（可待因等）特别敏感，易产生呼吸中枢抑制。用洛贝林可引起婴儿运动性烦躁、不安及一时性呼吸暂停等。

（三）年龄不同，对药物反应不同，药物的毒副作用有所差别

小儿不同年龄阶段，对药物的反应不一样。3个月以内的婴儿慎用退热药，因为可以使小婴儿出现虚脱，有些外用药如盐酸萘甲唑林滴鼻液（滴鼻净）用于治疗婴儿鼻炎，可引起昏迷、呼吸暂停等。

1

（四）小儿易发生电解质紊乱

小儿体液占体重的比例较大，对水、电解质的调节功能较差，对影响水、盐代谢和酸碱代谢的药物特别敏感，比成人容易中毒。因此小儿应用利尿剂后极易发生低钠或低钾血症。

二、小儿药物选用及护理

小儿用药应慎重选择，不可滥用。应结合小儿的年龄和病情有针对性地选择药物，注意观察用药效果和毒副作用。

（一）抗生素的应用及护理

严格掌握适应证，有针对性地使用。通常应用一种抗生素为宜，一旦抗生素滥用可引起二重感染（霉菌感染）或细菌耐药性的发生，如婴儿应用大量或多种抗生素，尤其是口服广谱抗生素时，较易发生鹅口疮、肠道菌群失调和消化功能紊乱等。在应用抗生素时还要注意药物的毒副作用，如患儿应用链霉素、卡那霉素、庆大霉素等时，注意有无听神经、肾脏损害，且此类药剂量不要过大，疗程不宜太长。

（二）镇静药的应用及护理

小儿有高热、过度兴奋、烦躁不安、频繁呕吐等情况，使用镇静药可以使患儿得到休息，以利病情恢复。常用的药物有苯巴比妥、地西泮、水合氯醛等，使用中应注意观察呼吸情况，以免患儿发生呼吸抑制。

（三）镇咳、化痰、平喘药的应用及护理

小儿呼吸道较窄，发生炎症时黏膜肿胀，分泌物较多，咳嗽反射较弱，容易出现呼吸困难。因此，在呼吸道感染时一般不用镇咳药，而应用祛痰药或雾化吸入疗法稀释分泌物，配合体位引流排痰，使之易于咳出。哮喘患儿应用平喘药时应注意观察有无精神兴奋、惊厥等。

（四）泻药和止泻药的应用及护理

小儿腹泻一般不主张使用止泻药，多采用调整饮食和补充液体等疗法，因为使用止泻药后虽然腹泻可以暂

1

时得到缓解，但加重了肠道毒素吸收甚至发生全身中毒现象。

（五）退热药的应用及护理

小儿发热一般使用对乙酰氨基酚和布洛芬，但剂量不宜过大，可反复使用。用药后注意观察患儿的体温和出汗情况，及时补充液体。复方解热止痛片，对胃部有刺激，且可引起白细胞减少、再生障碍性贫血、过敏等不良反应，大量服用时会因出汗过多、体温骤降而导致虚脱，婴幼儿应禁止服用此药。

（六）肾上腺皮质激素的应用及护理

严格掌握适应证，在诊断未明确时一般不用，以免掩盖病情，不可随意减量或停药，防止出现反弹现象。长期使用可抑制骨骼生长，影响水、电解质、蛋白质、脂肪代谢、降低机体免疫力，还可引起血压增高和库欣综合征。此外，水痘患儿禁用糖皮质激素，以免加重病情。

第四节 儿童疼痛管理

疼痛是一种主观体验，是医务人员在临床经常面临的一个问题。近年来，随着对疼痛认识的加深，世界疼痛大会已将疼痛确认为继体温、脉搏、呼吸、血压后的"第五大生命体征"。对疼痛的评估和测量是一项基本工作，是有效镇痛的关键，同时疼痛的评估和测量又是一项复杂的工作，其中儿童疼痛的评估和测量就是其中较薄弱的环节。

一、儿童疼痛的评估

评估儿童疼痛的关键在于选用适合患儿年龄和发育水平的评估方式，通过结合患儿的病史资料，询问、观察和测定患儿的各项反应进行评估。

（一）各年龄阶段患儿对疼痛的表达方式和行为反应

1. 新生儿和婴幼儿 这一阶段患儿在疼痛时可表现

出持续的哭闹，哭声可较日常的哭泣尖锐，患儿面部表情痛苦，闭眼，眉毛和前额紧缩，嘴巴张开，肢体活动，拒绝他人的安抚；手术部位疼痛时，可反复抓挠手术部位，9~12个月的婴儿则能在感到疼痛时，用手推开他人，表现出抗拒行为。疼痛还可引起血压、心率、氧饱和度、皮肤颜色和睡眠的改变。

2. **学龄前儿童**　这一阶段的儿童能够描述疼痛的部位及程度，但不具有测量、判断和排序的能力，不能对疼痛的感觉量化，患儿很难理解"能想到最强烈的疼痛"，往往会选择疼痛评估量表中的最高分；难以理解疼痛的意义，患儿为了避免注射和其他侵入性操作，甚至会否认疾病导致的疼痛；在预期疼痛的发生和疼痛出现时，患儿会剧烈反抗，甚至有攻击行为。

3. **学龄儿童**　这一阶段患儿能够描述疼痛的位置及程度，逐渐能量化疼痛的程度，患儿会为表现勇敢和能控制自己而忍受疼痛不予表达，甚至不期望他人发现他们的疼痛。在疼痛时患儿会表现得安静、沉默，护士应注意观察这些表现。

4. **青少年**　因既往经验的积累，青少年对疼痛的描述更熟练准确，能用社会接受的方式来表现疼痛，但由于自尊和对个人隐私的保护，在面对家人和朋友时，青少年会控制自己的情绪和行为，否认疼痛的存在，评估时应注意保护隐私。

（二）疼痛患儿的病史采集

为了全面了解患儿的疼痛情况，在评估疼痛的原因、部位、时间、性质、程度、伴随症状、影响因素和缓解措施后，还要注意评估患儿疼痛的表达方式和行为表现、患儿既往疼痛的经历和行为表现以及患儿父母对疼痛的反应。对于年幼的患儿，大部分信息需要父母提供，护士应积极地与患儿父母沟通，并鼓励患儿父母参与。

（三）不同年龄段儿童疼痛评估工具及其选择

正确评估患儿疼痛是控制疼痛的基础，由于认知水平的限制，患儿对疼痛的感知具有多变性和复杂性的特

1

点，并且不同年龄儿童对疼痛的理解及表达也不尽相同，使用各种评估工具时必须根据患儿的年龄、认知程度以及交流能力进行选择，才能保证评估结果的科学性。

1. 新生儿疼痛评估工具

（1）新生儿面部编码系统（neonatal facial coding system，NFCS）：NFCS 包含 10 项新生儿的表现，如"有"计 1 分，"无"计 0 分，得分越高表示疼痛程度越重。它主要用于评估早产儿和足月儿操作性疼痛。

（2）新生儿疼痛评估量表（neonatal infant pain scale，NIPS）：NIPS 包括面部表情、哭闹、呼吸形式、上肢、下肢和觉醒状态 6 项，总分为 6 项之和，最低为 0 分，最高为 7 分，分值越高表示疼痛越重。它主要用于评估早产儿和足月儿操作性疼痛。有报道认为，此工具存在一些局限性，当患儿反应太弱时评分较低，不真实。

（3）早产儿疼痛量表（premature infant pain profile，PIPP）：PIPP 包含 7 项，总分为 7 项之和，最低为 0 分，最高为 21 分，分值大于 12 分表示存在疼痛，得分越高疼痛越显著。它主要用于评估早产儿疼痛。

2. 幼儿疼痛评估工具　婴幼儿由于年龄较小，不能恰当地自述，难以用主观评定法来评估，其疼痛的评估只能采用行为评估法。

（1）儿童疼痛行为量表（FLACC）：FLACC 包括表情（face）、肢体动作（legs）、行为（activity）、哭闹（cry）和可安慰性（consolability）。每一项内容按 0～2 分评分，总分为 10 分，得分越高疼痛越严重。它主要用于评估 2 个月以上小儿术后疼痛情况。

（2）儿童疼痛观察评分（POCIS）：POCIS 的研究最早开展于荷兰阿姆斯特丹大学，应用于 1～4 岁儿童，对于短暂或长期疼痛者均可采用。主要指标包括面部表情、哭泣、呼吸情况、紧张程度、手臂及手指、腿及脚趾、觉醒程度 7 项，每项评分为 0 分或 1 分，7 项指标之和即为最终评分，评分越高疼痛程度越严重。

3. 学龄前儿童疼痛评估工具　3～7岁儿童抽象、综合、定向能力较差，认知、语言及理解能力正处在逐步完善但并不成熟的阶段，小儿对直观、易懂、带有图谱的评估方法相当容易理解。主要评估工具如下：

（1）Wong-Baker 面部表情量表（FPS-R）：FPS-R量表用从微笑到悲伤至哭泣的6种表情来代表不同程度疼痛，评估时只需患儿从中选出一个代表疼痛程度的表情即可。此量表使用范围较广，适用于各年龄段，不需要患儿有特定的文化背景，易于掌握。

（2）扑克牌评分法（poker chip scale）：取4张扑克牌，第1张到第4张牌（1～4分）分别代表"痛一点点～痛多一点～更痛～最痛"，询问患儿"你现在是第几张牌的痛?"，然后确认孩子反应。

（3）指距评分法（finger span scale，FSS）：将拇指和示指合在一起表示无疼痛，然后将两指离开一点表示轻微疼痛，再大一点表示中度疼痛，最后将两指分离最大，表示最剧烈的疼痛，让患儿自己用拇指和示指来表示自己目前的疼痛。此法易教、易学，尤其适用于病情危重、理解力有困难以及不愿或拒绝使用其他自我报告工具的患儿。

4. 学龄期儿童疼痛评估工具　此阶段儿童具有良好的认知能力和语言表达能力，能够更好地理解数字、语言、颜色所代表的疼痛程度，可以更准确地描述疼痛的性质、部位。一般采用自我报告的方法进行评估。

（1）数字评定法（NRS）：包括3种，即0～10、0～20、0～100NRS，患儿从中选择一个最能代表自己疼痛的数字，0为无痛，最大的数字代表最痛，疼痛评估时患儿指出的数字即为疼痛强度评分。

（2）小儿视觉模拟评分法（VAS法）：在纸上画一条长为10cm的直线，线的一端为无痛，另一端为剧痛，让患儿在线上标出疼痛的相应位置，该数字即为疼痛强度。受试者必须具备一定抽象概念的理解能力，这就限制了年龄较小儿童的使用。

1

（3）言语描述量表（VRS）：包括无痛、有点痛、中度疼痛、很痛、剧痛 5 个等级，患儿从中选择最能表达自己疼痛的词语。该量表使用人们表达疼痛最常用的词语，简明、便于应用，并且准确性和灵敏度也较高。

（4）绘画法：儿童喜好绘画并且绘画的内容可以反映出内心的不良情绪。Kortesluoma 等根据儿童这一特点，针对如何让住院儿童更好地表达疼痛设计了绘画法。通过让住院儿童用各种颜色的笔随意绘画，由儿童心理学家根据绘画的主题来提炼出儿童所要表达的疼痛。此方法实用、有效。

5. 青春期儿童疼痛评估工具　此期儿童的身心发育逐渐趋于成熟，认知能力已接近成人，可参照成人的疼痛评估方法进行评估。

二、儿童疼痛的护理

（一）儿童疼痛的药物控制

非药物控制疼痛至少体现医务人员对儿童疼痛的重视和对患儿人格和意愿的尊重，但多数临床实践表明了药物控制疼痛的必要性。大约 70% ~ 80% 的儿童疼痛特别是患晚期恶性肿瘤和慢性疾病的儿童（如幼年特发性关节炎）需要药物止痛（包括局部和全身用药）。肿瘤、恶性疾病终末期患儿疼痛管理原则为：

1. 坚持完全控制疼痛的观念，评估疼痛程度和后果。

2. 必要时采用静脉药物治疗。

3. 避免不必要的妨碍镇痛的因素，尤其是在疼痛剧烈时。

4. 遵循 WHO 镇痛药物阶梯疗法，合理运用适用于儿童镇痛的疼痛管理措施。

5. 全程使用辅助镇痛药。目标为：

（1）睡眠不受疼痛的影响。

（2）防止镇痛药副作用或将其减到最小。

（3）疼痛不影响休息。

（4）可舒适地活动。

（5）家属了解疼痛治疗计划。

（6）家属参与选择有效、合适的疼痛管理方案。

（7）家属能识别疼痛加重并提供适当镇痛药。这些药物包括糖皮质激素、抗抑郁剂、解痉剂、肌松剂和抗焦虑药。

WHO制订了控制疼痛的统一方案，具体执行时尚需个体化处理。护士在实践中应注意应用适当药物止痛，正确了解儿童关于疼痛的述说，不能过分依赖儿童行为表现来判断疼痛程度。

（二）儿童疼痛的非药物控制

认知行为疗法是主要的非药物控制疼痛手段，理论基础是疼痛和疼痛的感受和反应不一定完全一致，治疗的目的是减轻对疼痛的感应和忧虑。内容包括呼吸锻炼、放松和注意分散技术（包括娱乐）、想象、认知应对技巧、视频影带演示、行为练习和积极辅导。通过系列研究发现放松技术（"呼吸练习"、"肌肉放松"）和演绎技术（"与小孩子玩耍"、"聆听音乐"、"观看愉快的事情"）是6～12岁住院儿童疼痛控制的最有效的方法。

近年开展由父母施行非药物止痛，方法为娱乐、鼓励、松弛（包括催眠，想象，音乐）、安慰和保证，已获得良好的效果。由于父母缺乏相关知识，护士的指导显得非常重要。护士的背景，包括年龄、教育、职务、工作经验、有无子女及家人住院经历等因素有助于对患儿父母的指导。总体来讲，中国护士有能力指导父母进行非药物止痛。但在感知交流和体质性技巧方面的传授还应加强。其他非药物控制儿童疼痛的措施有推拿（包括按摩和抚摸）、顺势疗法和针刺，均可对控制疼痛起到辅助作用。

（陈建军）

1

第五节　儿科门急诊及病房
管理要点

【门急诊管理要点】

儿科门急诊的设立与管理是以方便儿科患者就诊，以快捷、简单、安全，利于预防和控制医院感染为原则，既要体现门诊的特点，又要满足急诊患者的需要。要求布局合理，设备设施完善，人力配备充足，绿色通道畅通无阻，色彩装饰充满童趣。

（一）工作流程管理

工作流程应 24 小时满足急诊服务需要。

1. 接诊　预检分诊护士热情接待来院患儿，将患儿快速接诊就位。急救电话有记录，患者就诊登记完善。发现传染病患者立即隔离，做好消毒工作和疫情报告，详细登记患者相关信息，住址要详细至门牌号。

2. 分诊　根据患者主诉辅以必要检查（反应、体位、面色、体温、脉搏、呼吸、血压）将患者进行分类管理，合理安排就诊。

（1）Ⅰ类（危急）：有生命危险需要即刻抢救，如休克、呼吸及心搏骤停者，立刻安置进入抢救室。

（2）Ⅱ类（紧急）：非立即危及生命，但生命体征不稳定，有潜在的生命危险者，立即监护重要生命体征，安排患儿优先就诊（＜10 分钟）。

（3）Ⅲ类（急症）：生命体征稳定，有状态变差的危险，安排急诊流程中优先诊治（＜30 分钟）。

（4）Ⅳ类（次急症）：非急诊范畴，如皮疹、便秘者，按就诊流程候诊。

（5）Ⅴ类（非急诊）：按挂号顺序安排门诊就诊。

（二）工作制度管理

儿科门急诊应根据综合医院评审标准实施细则要求，结合工作实际制定适合本部门的工作制度及有关规定，

1

使工作规范，有章可循。

1. 门急诊检诊、分诊制度　确保急诊绿色通道通畅，危重患者先抢救后补挂号手续。

2. 急诊患者优先住院制度及相关管理方案。

3. 危急诊患者转运交接制度。危重症患者检查、住院、转院有医务人员护送，建立专用转运交接登记本。

4. 留观制度　急诊留观时间原则上不超过 72 小时。配备 2 间以上的留观室或输液室，呼吸道病患与其他病患分开放置。

5. 门急诊突发事件预警机制和处理预案。包括建立组织、设备配置、人员技术培训、通讯后勤保障等。

（三）传染病管理

1. 建立并落实医院感染预防与控制相关规章制度和工作规范，按照医院感染控制原则设置工作流程。

2. 设立传染病隔离诊室和隔离留观室，有单独的出入口，分诊就诊时发现传染病或疑似传染病及时分流就诊和留观。

3. 指导患者有关隔离、消毒、治疗、复诊、转科、转院的注意事项。

【病房管理要点】

（一）环境要求

环境应适应儿童心理、生理特点，注意通风、采光、安全和童趣化。地面选择防滑、便于清洗和消毒的材料。墙壁颜色柔和，装饰儿童喜爱的卡通图案和动物形象。窗帘和被服采用颜色鲜艳、图案活泼的布料制作。每张床位占地至少 $2.2m^2$，床间距、床与窗台相距各为 1m。不同年龄患儿对环境温度、湿度有不同的要求，应根据不同年龄大小调节（表 1-1）。普通病房夜间宜开起夜灯，以免灯光过于明亮和直射眼睛影响睡眠。应控制噪音，保持病区安静。

表 1-1 不同年龄患儿适宜的温湿度

年龄	室温（℃）	相对湿度（%）
早产儿	24 ~ 26	55 ~ 65
足月新生儿	22 ~ 24	55 ~ 65
婴幼儿	20 ~ 22	55 ~ 65
年长儿	18 ~ 20	50 ~ 60

（二）安全要求

1. 病房设施安全 窗户、阳台、散热片有安全保护装置；病床两侧应有床栏（要求在 70cm 以上），可以上下拉动；保持地面平整、干燥、无障碍物。病房电源插座、氧气管道均符合安全需求，家具、设施的尖锐突出部分应以海绵或软布包裹，避免对患儿造成伤害；病房设施定期检查、及时维修，确保使用安全。

2. 生活、饮食安全 热水瓶、热饭、热菜、热汤等物品不能放在患儿容易触及之处；避免给患儿玩耍易碎、尖锐等危险玩具和进食瓜子、黄豆、花生米等危险食物；注射器、针头、刀剪等锐器使用后应及时清理，不能遗留于病房；药品、清洁剂、杀虫剂、灭鼠药等妥善保管，以免误食；患儿入院必须佩戴腕带以行身份核实；病区设置门禁系统，禁止无关人员出入，避免物品及患儿丢失。

（三）院感控制

1. 落实手卫生 儿科病房应严格遵守医院感染管理制度，抓好手卫生制度的落实。定期对医护人员进行手卫生相关知识的培训和考核。医护人员接触患者前后及执行各种诊疗护理操作应严格遵守操作规程，进行手消毒。

2. 患者安置 见第一节儿科护理一般原则之合理的病室安排。

1

3. 环境清洁与消毒　定时对病房开窗通风，必要时，采用动态空气消毒机进行消毒。普通病室采用清水湿式清洁地面和家具。保护性隔离和特殊感染患儿病室地面和家具需用含氯消毒液擦拭每天至少两遍。若呕吐物、分泌物、排泄物污染地面或物体表面，先用含1000mg/L的有效氯消毒剂消毒30分钟后再按常规处理。

4. 终末料理　做好出院患者床单位及用物的终末料理，床单、被套消毒液浸泡后高温消毒，床褥、棉被、枕头采用床单位消毒机包裹臭氧消毒，家具、床头柜等采用1000mg/L有效氯消毒液或1% 84消毒液湿抹擦拭。

(四) 家属管理

患儿探视人员不宜过多或过于频繁，实施限时探视制度；设立各种常见病健康教育资料，加深患儿家长对病情的认知；落实健康教育，鼓励家属参与医疗，特殊检查、病情等履行签字告知，治疗、用药邀请家属参与核对，使其增加对疾病的理解，增强对医务人员的理解和信任，从而更好地配合治疗。

第六节　儿科护士的素质

随着生物、心理在医学模式和健康教育的转型以及服务对象社会需求的不断变化，以家庭为中心的整体护理已逐步取代了功能制护理，健康教育已成为护理工作的重要组成部分。儿科护士的服务对象是儿童，一旦生病，父母期望患儿早日康复的愿望非常强烈。因此，儿科护士必须具备特定的职业素养和品格。

(一) 高度的责任感和爱心

儿科护理工作复杂，患儿病情变化快，护理难度大，责任感和爱心是儿科护士应具备的首要前提。

1. 儿科护士必须具有高度的责任感，要认真执行各

1

项护理制度和技术操作规程，正确执行医嘱，准确及时地完成各项护理工作；严格执行查对及交接班等制度，防止护理缺陷、事故发生；做好患儿的基础护理及心理护理，经常巡视病房，密切观察病情变化，儿科很多患儿不会说话，不能正确表达需求，更要细心观察，发现异常及时报告并处理，为医师提供诊断疾病的信息，以利于及时抢救。

2. 儿科护士需用发自内心的爱和关怀来对待、尊重患儿，言而有信。护士不仅要照顾患儿的生活，还要激发他们的思维，与他们进行有效的沟通，取得信任，建立良好的护患关系。

（二）过硬的护理技术能力

儿科护士应具备扎实的理论知识和精湛的专业技能，才能够胜任儿科的护理工作。从不同方面培养工作和管理能力，敏锐的反应能力及过硬的技术能力。小儿静脉穿刺难度大，护理人员穿刺时应该做到"一稳、二准、三快、四好"。患儿病情急、变化快，能否及时、准确无误地作出判断和救护，直接关系到患儿的生命和预后。儿科护士应掌握急救技术与设备的使用、急救药品的应用，熟练地配合医师完成对急危重症患儿的抢救。

（三）敏锐的观察能力和准确的记忆力

观察是有目的、有步骤的感知。护士应使用视觉、听觉、触觉、嗅觉和其他感官收集的数据来观察患儿，用以帮助医疗诊断，评价治疗的疗效。护士需具备良好的观察能力和准确的记忆力，对每个危重患儿的性别、年龄、诊断、治疗、护理、饮食和其他因素需要准确的记忆，做到心中有数。护士通过患儿的哭泣、叹息、呻吟、咳嗽等信息，结合患儿症状，进行判别分析和应对。如患儿突然哭闹不安，屈膝缩腹，缓解后又反复发作，提示急性肠套叠。

（四）健康教育能力

提供健康教育手册给家长进行健康宣教，使其了解疾病的发生过程，正确认识疾病的治疗和护理，积极配合诊治过程。

1. 开展知识健康教育，改变父母不良的养育行为，这是保证儿童健康成长的重要条件。如采用电视媒体、讲座等形式，普及和推广健康知识。

2. 关注重点人群，如父母的教育水平比较低者，使其认识儿童保健知识的重要性，在医护人员的指导下，以通俗易懂、易于理解的方式向父母提供更多的知识，从而达到家长了解、熟悉健康教育知识的作用。

3. 双向互动，提高医务人员的服务态度，医务人员在实施健康教育时态度友好积极，从而提高家长的依从性。

（五）良好的沟通能力

护理，其实不仅仅是一门职业，更是一门心与心交流的艺术。在护理工作中，要经常跟患儿及其家属进行沟通和交流，护士不但要掌握专科理论和技术，还必须深入学习其他领域的知识，才能对患儿及家属提出的各种问题作出科学的回答，取得其信任，从而提高护理质量，最终促进患儿身心健康。在护理工作中，儿科护士应针对不同年龄层次的患儿选择不同的沟通方式和内容，如对于年长儿多使用鼓励和赞扬性语言，对于年幼儿多用安慰性语言，用心倾听患儿和家属的诉说，适时实施心理护理及健康教育，从而建立和谐的护患关系。

总之，儿科护士职业素质的培养是开展儿科护理工作的前提，是提高儿科护理质量的重要保证。在临床实践中，护士端庄的仪表，文明的语言，得体的举止，会为患儿留下温馨的感觉，从而增强患儿的信任感和安全感；同时，护士技术操作娴熟，侵入性操作动作轻柔，可减少患儿的痛苦，减少家长的焦虑。因此，儿科护理

1

人员具备了以上的素质，才能适应儿科整体护理发展的需求。

第七节 循证护理在儿科护理中的应用

（一）循证护理的概述

循证护理（evidence-based nursing，简称 EBN）是 20 世纪 90 年代在循证医学理念带动下产生的新型护理观念，是循证医学的分支，其核心是以经验为基础的传统护理向以科学为依据，即有据可循的现代护理发展。具体地讲，循证护理是护理人员在计划其护理活动过程中，审慎地、明确地、明智地将科研结论与其临床经验以及患者的愿望相结合，获取证据，作为临床护理决策依据的过程。

循证护理实践是一个系统的过程，包括三个阶段：证据综合、证据传播以及证据应用，具体过程包括 8 个步骤：①明确问题；②系统文献检索；③严格评价证据；④汇总证据；⑤传播证据；⑥引入证据；⑦应用证据；⑧评价效果。澳大利亚 JBI 循证卫生保健中心的证据分类方法在护理领域应用较广泛，其 2010 年版证据分级系统将证据分为了 I 级、II 级、III 级、IV 级 4 个等级（表 1-2），按证据的合理性、适宜性、临床意义、有效性，将推荐等级分为了 A 级（证据有力支持，可以应用）、B 级（证据中等力度，考虑应用）、C 级（证据不支持）3 个级别。

循证护理是一种观念和工作方法，开展循证护理对临床专业人员的思维方式和工作方式是一个巨大的挑战，一方面可帮助护理人员更新专业观念，改进工作方法，促进学科发展；另一方面有利于科学有效地实施临床护理决策。

表 1-2　JBI 证据分级方法（2010 年版）

证据等级	合理性/适宜性/临床意义	有效性	经济学证据
Ⅰ级证据	对研究的系统整合，有明确的结果	对高质量 RCT 的 meta 分析，或高质量的大样本实验性设计研究（可信区间窄）	对多项重要干预的所有相关指标进行成本测量的系统整合，有临床敏感性分析
Ⅱ级证据	对研究的系统整合，有可信的结果	一项以上的 RCT，样本量小，可信区间宽，或类实验性设计研究	对多项重要干预的所有相关指标进行成本测量，有临床敏感性分析
Ⅲ级证据	a. 对描述性文本/观点的系统整合，有可信的结果 b. 一项或多项高质量研究结果，未整合	a. 有对照的队列研究 b. 病例对照研究 c. 无对照的观察性研究	对多项重要干预性的某些指标进行成本测量，无临床敏感性分析
Ⅳ级证据	专家意见		专家意见或基于经济学理论

1

（二）儿科护理中的循证护理实践

1. 循证护理在儿科护理技术中的应用 儿科护理技术的发展非常迅猛，通过循证护理实践可获得科学、有力的临床证据支撑，从而有效保证护理工作的质量。抗凝剂皮下注射是目前预防小儿静脉血栓栓塞症发生的主要手段之一，其护理规范的循证实践提出：注射部位选择腹部，有规律地轮换（Ⅰ级证据，B级推荐）；穿刺角度：提捏皮肤垂直进针（Ⅰ级证据，B级推荐）；注射前不排气（Ⅴ级证据，B级推荐）；注射前不抽回血（Ⅰ级证据，B级推荐）；注射后无需按压（Ⅱ级证据，B级推荐）等一系列措施来提高患儿的护理质量。小儿采用松拳束指，加大角度直刺法进针将极大提高手背静脉穿刺成功率及无痛穿刺率，缩短穿刺时间（Ⅰ级证据，B级推荐）；通过对外周静脉置管技术的标准化，72～96小时内更换管道（Ⅳ级证据，A级推荐）；严密监测置管部位皮肤情况（Ⅰ级证据，A级推荐）；静脉穿刺时的医疗用物及药物必须符合规范且消毒灭菌达标（Ⅰ级证据，B级推荐）；使用置管前评估工具，使外周静脉留置治疗的管理达到最佳程度（Ⅰ级证据，B级推荐）等措施可有效避免外周静脉留置所引起的相关并发症发生。

2. 循证护理在儿科各系统疾病护理中的应用 近年来，随着循证医学的不断发展和推进，循证护理也发生着日新月异的变化，新的护理方法和流程推陈出新。2014年美国儿科学会更新了早产儿出生时呼吸支持指南，该指南指出早期开始持续气道正压（CPAP）可缩短机械通气持续时间，减少出生后糖皮质激素的应用（Ⅳ级证据，B级推荐）。小儿湿疹一直是困扰患儿和家属的问题，如何控制和治疗儿童湿疹，采用饮食干预，准确找到过敏源，并避免食用过敏食物是控制湿疹的有效方法（Ⅰ级证据，A级推荐）。

3. 循证护理在儿科疾病预防与健康教育中的应用 疾病预防和健康教育是护理工作不可或缺的部分之一，

1

越来越受到儿科护士的重视，通过循证护理实践可以获得科学的临床证据。支气管哮喘是可以预防的疾病，其中健康教育是一项重要的措施，正确地指导患儿及家属采取有效的方法，如：尽量找出过敏原，避免与之接触，是预防复发的重要措施（Ⅱ级证据，A级推荐）；在缓解期适当地参加锻炼，如散步、跑步、游泳、呼吸训练等，循序渐进，增强体质（Ⅱ级，B级推荐）；每隔6个月查找一次有关哮喘的教育管理的循证证据，并及时调整教育的内容，发现问题及时纠正可以有效地预防支气管哮喘的发生。

（三）开展循证护理对儿科护理学的意义

在儿科护理实践中开展循证护理，能促进儿科护理学的发展；能促进护理科研成果在儿科临床中的推广和应用；能促进儿科护士知识的更新及科研水平的提高；能够提高工作效率，改善护患关系。

因此，随着儿科循证护理工作的广泛开展，必将对儿科护理科研、护理管理、护理教育和儿科临床护理实践等诸多领域产生重大的影响，使儿科护理工作产生新的飞跃。

（石小毛）

第二章

儿童保健与康复

第一节　生长发育规律及评价

一、生长发育的规律

小儿生长发育，在速度和各器官、系统的发育顺序上，都遵循一定的规律。认识小儿生长发育规律有助于儿科护士对小儿生长发育状况进行正确评价和指导。

（一）生长发育的连续性和阶段性

生长发育在整个小儿时期不断进行，呈现一个连续的过程，但各年龄阶段生长发育有一定的特点，不同年龄阶段生长速度不同。例如，体重和身长的增长在生后第 1 年，尤其是前 3 个月最快，为生后的第 1 个生长高峰；第 2 年以后生长速度逐渐减慢，至青春期又迅速加快，出现第 2 个生长高峰。

（二）各系统器官发育的不平衡性

人体各系统的发育顺序遵循一定规律，有各自的生长特点，与其在不同年龄的生理功能有关。如神经系统发育较早；生殖系统发育较晚；淋巴系统在小儿时期迅速生长，于青春期前达高峰，以后逐渐下降到成人水平；其他如心、肝、肾、肌肉等的发育基本与体格生长平行（图 2-1）。

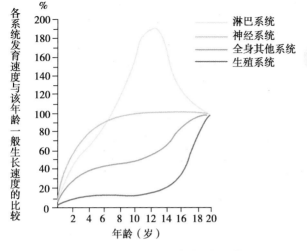

图 2-1　出生后主要系统的生长规律

（三）生长发育的顺序性

生长发育通常遵循由上到下、由近到远、由粗到细、由低级到高级、由简单到复杂的顺序或规律。如出生后运动发育的规律是：先抬头，后抬胸，再会坐、立、行（从上到下）；先抬肩、伸臂，再双手握物；先会控制腿，再控制脚的活动（由近到远）；先会用全手掌握持物品，再发展到能以手指端摘取（从粗到细）；先会画直线，进而能画图、画人（由简单到复杂）；先会看、听和感觉事物、认识事物，再发展到记忆、思维、分析、判断事物（由低级到高级）。

（四）生长发育的个体差异

小儿生长发育虽按上述一般规律发展，但在一定范围内由于受遗传、环境的影响而存在着较大的个体差异，每个人的"生长轨道"不完全相同。体格上的个体差异一般随年龄增长而越来越显著，青春期差异更大。因此，小儿的生长发育有一定的正常范围，所谓正常值不是绝对的，评价时必须考虑各种因素对个体的影响，并应作连续动态的观察，才能作出正确的判断。

二、影响生长发育的因素

遗传因素和外界环境因素是影响小儿生长发育的两个最基本因素。遗传决定了机体生长发育的潜力，这种潜力又受到众多外界因素的作用和调节，两方面相互作用，决定了每个小儿的生长发育水平。

（一）遗传因素

小儿生长发育的"轨道"或特征、潜力、趋向、限度等都受父母双方遗传因素的影响。如皮肤和头发的颜色、面部特征、身材高矮、性成熟的早晚及对传染病的易感性等都与遗传有关；遗传性疾病无论是染色体畸变或代谢缺陷对生长发育均有显著影响。

性别也可造成生长发育的差异。女孩青春期开始较男孩约早 2 年，此期体格生长剧增，身高、体重超过男孩，但至青春期末，其平均身高、体重低于同龄男孩。男孩青春期虽开始较晚，但延续的时间比女孩长，故体格发育最后还是超过女孩。女孩骨化中心出现较早，骨骼较轻，骨盆较宽，肩距较窄，皮下脂肪丰满，而肌肉却不如男孩发达。因此在评价小儿生长发育时应分别按男、女标准进行。

（二）环境因素

1. 营养　合理的营养是小儿生长发育的物质基础，年龄越小受营养的影响越大。当各种营养素供给比例恰当，加上适宜的生活环境，可使小儿生长潜力得到最好的发挥。宫内营养不良的胎儿，不仅体格生长落后，脑的发育也迟缓；生后长期营养不良首先导致体重不增，甚至下降，最终也会影响身高的增长和使机体的免疫、内分泌、神经调节等功能低下，影响智力、心理和社会适应能力的发展。小儿摄入过多能量所致的肥胖也会对其生长发育造成严重影响。

2. 孕母情况　胎儿在宫内的发育受孕母生活环境、营养、情绪、健康状况等各种因素的影响。如妊娠早期感染风疹、带状疱疹、巨细胞病毒等，易致胎儿先天畸

形；孕母患严重营养不良可引起流产、早产和胎儿体格
生长以及脑的发育迟缓；孕母接受药物、放射线辐射、
环境毒物污染和精神创伤等，可使胎儿发育受阻。

3. 生活环境　良好的居住环境、卫生条件如阳光充
足、空气新鲜、季节气候适宜、水源清洁等能促进小儿
生长发育，反之则带来不良影响。健康的生活方式、科
学的护理、正确的教养、适当的锻炼和完善的医疗保健
服务都是保证小儿体格、神经心理发育达到最佳状态的
重要因素。

4. 疾病　疾病对小儿生长发育的影响十分明显。急
性感染常使体重减轻；长期慢性疾病则同时影响体重和
身高的增长；内分泌疾病常引起骨骼生长和神经系统发
育迟缓。通常 2 岁以内的小儿，疾病痊愈后，如营养充
足，会出现"追赶生长"现象，即小儿身高、体重等短
期内加快增长，以弥补患病期间造成的损失。对这种现
象尚无满意的解释，但可以明确的是，在这类情况下，
小儿生长发育的时间机制并未受影响，因此，当相应问
题得到解决后，小儿将追赶其暂时搁置的生长发育任务。
但持续的生长延迟或发生在关键时期的不良事件所造成
的影响却是无法弥补的。如脑组织的生长损害发生在其
生长发育的关键时期，则会产生永久性的障碍。

了解小儿生长发育规律及内、外因素的影响，可使
医护人员根据不同年龄小儿的发育特点，创造有利条件，
预防不利因素，以促进小儿正常生长发育；同时又可正
确地判断和评价小儿生长发育情况，及时发现偏离和不
足，追查原因予以纠正，以保证小儿正常生长发育。

三、生长发育评估

（一）体格生长发育评估

1. 体格生长常用指标及测量方法

（1）体重：为各器官、组织和体液的总重量，是小
儿体格生长的代表，是营养情况的重要指标。临床给药、
输液、热量的给予常依据体重计算。

2

新生儿出生体重平均为 3.2~3.3kg，生后一周内可有暂时性体重下降（生理性体重下降），约减少原来体重的 3%~9%。常于生后 7~10 天恢复到出生时的体重。生后及早授乳或喂水，可减少体重下降。年龄越小，体重增长越快。前 3 个月每月平均增加 800~1200g，是生长发育的第一高峰；第 2~3 个月，每月平均增加 400~600g；后 6 个月，每月平均增加 250~300g；3 个月时体重是出生时的 2 倍（6kg），1 周岁时增至出生时的 3 倍（9kg）；2 岁时增至出生时体重的 4 倍（12kg）。2 岁以后到 11、12 岁前体重稳步增长，平均每年增长 2kg。推算公式如下：

1~6 个月：体重（kg）＝出生体重（kg）＋月龄×0.7（kg）

7~12 个月：体重（kg）＝出生体重（kg）＋6×0.7（kg）＋（月龄 −6）×0.4（kg）

2~12 岁：体重（kg）＝12（kg）＋（年龄 −2）×2（kg）＝年龄×2（kg）＋8（kg）

12 岁以后为青春发育阶段，是生长发育的第二次高峰。受内分泌影响，体重增长较快，不能按上述公式推算。由于女孩青春期比男孩约早 2 年，10~13 岁时女孩体重可超过男孩，12~15 岁后男孩体重又超过女孩。

体重测量：在晨起空腹排尿后或进食后 2 小时测量最佳，称体重时应脱去衣裤、鞋袜后进行。小婴儿用载重 10~15kg 盘式杆秤测量，准确读数至 10g；小儿用载重 50kg 杠秤测量，准确读数至 50g；7 岁以上用载重 100kg 站式杠秤测量，准确读数不超过 100g。秤前必须校正秤至零点。婴儿卧于秤盘中央；1~3 岁坐位测量；3 岁以上站立于站板中央，两手自然下垂测量。测量时小儿不可接触其他物体或摇晃，计算体重时应尽量准确地减去衣物等重量。

（2）身长（高）：身长指从头顶至足底的全身长度。身长的增长同体重的增长一样，年龄越小增长越快，婴儿期和青春期是两个增长高峰。新生儿出生时平均为

50cm；1周岁时达到75cm；2周岁时达到85cm。2岁以后平均每年增长5~7.5cm；2~12岁可按下列公式推算：

$$身长（cm）=年龄×7+70（cm）$$

青春期出现身高增长的第2个高峰期，12岁以后不能再按上式推算。此时女孩身高可较同龄男孩为高，但男孩进入青春期后最终身高超过女孩。

身长包括头部、脊柱和下肢的长度。三部分发育进度并不相同，头部发育较早，下肢较晚。因此，有时临床上需要分别测量上部量（从头顶至耻骨联合上缘）和下部量（从耻骨联合上缘至足底），并进行比较来帮助判断某些疾病。上部量与脊柱的增长有关；下部量与下肢长骨的发育有关。新生儿上部量与下部量比例为60%：40%，中点在脐上；2岁时中点在脐以下；6岁时中点移至脐与耻骨联合上缘之间；12岁时上、下部量相等，中点在耻骨联合上缘（图2-2）。

身长（高）测量：3岁以下小儿用量板卧位测身长，脱帽、鞋、袜及外衣。

身高测量：仰卧于量板中线上，头顶接触头板，测量者一手按直小儿膝部，使两下肢伸直紧贴底板，一手移动足板使紧贴小儿足底，并与底板相互垂直，读刻度至0.1cm。3岁以上小儿可用身高计或固定于墙上的软尺进行测量。小儿脱鞋、帽、直立，两眼正视前方，足跟靠拢，足尖分开约60°，足跟、臀部和两肩都接触立柱或墙壁。测量者移动身高计头顶板与小儿头顶接触，板呈水平位时读立柱上的数字（cm），精确至0.1cm。

（3）坐高：指从头顶至坐骨结节的长度，出生时坐高为身高的66%，以后下肢增长比躯干快，6~7岁时小于60%。此百分数显示了上、下部比例的改变，比坐高绝对值更有意义。

坐高测量：3岁以下小儿取卧位测量顶臀长即为坐高。小儿平卧于量板上，测量者一手提起小儿小腿使膝关节屈曲，大腿与底板垂直而骶骨紧贴底板，一手移动足板紧压臀部，读刻度至0.1cm。3岁以上小儿用坐高

2

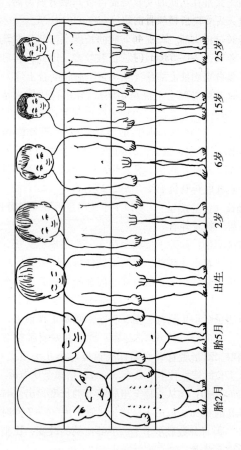

图 2-2　胎儿时期至成人身体各部比例

胎2月　胎5月　出生　2岁　6岁　15岁　25岁

计测量，小儿坐于坐高计上，身体先前倾使骶部紧靠量板，再挺身坐直，大腿靠拢紧贴凳面与躯干成直角，膝关节屈曲成直角，两脚平放，移下头板与头顶接触，记录读数至 0.1cm。

（4）头围：经眉弓上方、枕后结节绕头一周的长度为头围。其反映脑和颅骨的发育。出生时平均为 34cm，3 个月时 40cm，1 岁时 46cm，2 岁时 48cm，5 岁时 50cm，15 岁时 54~58cm（接近成人）。

头围测量：测量者将软尺 0 点固定于小儿头部一侧眉弓上缘，将软尺紧贴头皮绕枕骨结节最高点及另一侧眉弓上缘回至 0 点，记录读数至 0.1cm。

（5）胸围：沿乳头下缘水平绕胸一周的长度为胸围。胸围反映胸廓、胸背肌肉、皮下脂肪及肺的发育程度。出生时平均为 32cm，比头围小 1~2cm。1 岁时胸围与头围大致相等约 46cm，1 岁以后胸围超过头围，其差数（cm）约等于小儿岁数减 1。

胸围测量：小儿取卧位或立位，两手自然平放或下垂，测量者将软尺 0 点固定于一侧乳头下缘（乳腺已发育的女孩，固定于胸骨中线第 4 肋间），将软尺紧贴皮肤，经背部两侧肩胛骨下缘回至 0 点，取平静呼、吸气时的中间读数。记录读数至 0.1cm。

（6）腹围：平脐（小婴儿以剑突与脐之间的中点）水平绕腹一周的长度为腹围。2 岁前腹围与胸围大约相等，2 岁后腹围较胸围小。患腹部疾病如有腹水时需测量腹围。

腹围测量：小婴儿取卧位，软尺 0 点固定于剑突与脐连线中点，经同一水平线绕腹一周，回至 0 点。小儿则为平脐绕腹一周，读数记录至 0.1cm。

（7）上臂围：沿肩峰与尺骨鹰嘴连线中点的水平绕上臂一周的长度称上臂围，代表上臂骨骼、肌肉、皮下脂肪和皮肤的发育水平。常用以评估小儿营养状况，出生后第一年内上臂围增长迅速，尤其前 6 个月很快。1~5 岁间增长缓慢。在测量体重身高不方便的地区，可测

2

量上臂围以普查小于 5 岁小儿的营养状况。评估标准为：上臂围 > 13.5cm 为营养良好；12.5 ~ 13.5cm 为营养中等；< 12.5cm 为营养不良。

上臂围测量：小儿取立位、坐位或仰卧位，两手自然平放或下垂。软尺 0 点固定于肩峰与尺骨鹰嘴连线中点，沿该点水平紧贴皮肤绕上臂一周，回至 0 点，读数记录至 0.1cm。

2. 体格生长的评估　我国现有体格生长的标准是依据 1985 年中国九大城市小儿的体格发育调查数据为参考值的。体格生长的评估方法有：

（1）均值离差法：以均值为基值，标准差为离散距，一般认为在均值加减 2 个标准差（含 95.4% 的总体）范围内的被检小儿为正常儿。适于正态分布的资料。

（2）中位数百分位法：以第 50 百分位为中位数，把资料分为第 3、25、50、75、97 百分位数 5 个等级，一般在 3 ~ 97 百分位（含 94% 的总体）范围内的被检小儿为正常儿。适于正态或非正态分布的资料。

（3）生长发育图法：将各项体重生长指标按不同性别和年龄画成正常曲线图（离差法或百分位数法），对个体小儿从出生开始至青春期进行全程监测，将定期连续的测量结果每月或每年标记于曲线图上作比较，以了解小儿生长在人群分布中的地位以及发育趋势和生长速度，及时发现偏差，分析原因给予干预。

（二）骨骼的发育

头颅骨的发育：颅骨随脑的发育而增长，故其发育较面部骨骼（包括鼻骨、下颌骨）为早。可根据头围大小、骨缝及前、后囟闭合迟早来评价颅骨的发育。颅骨缝出生时尚分离，约于 3 ~ 4 个月时闭合。前囟为顶骨和额骨边缘形成的菱形间隙（图 2-3），其对边中点连线长度在出生时约 1.5 ~ 2.0cm，后随颅骨发育而增大，6 个月后逐渐骨化而变小，1 ~ 1.5 岁时闭合。前囟检查在儿科非常重要。前囟早闭或过小见于小头畸形；前囟迟闭、过大见于佝偻病、先天性甲状腺功能减退症等；前囟饱满常示颅内压增高，见于脑积水、脑炎、脑膜炎、脑肿瘤等疾病；而前囟凹陷则见于极度消瘦或脱水者。后囟为顶骨与枕骨边缘形成的三角形间隙，出生时即已很小或已闭合，最迟约于生后6~8周闭合。

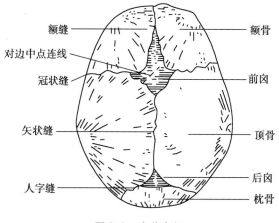

图2-3　小儿囟门

面骨、鼻骨、下颌骨等的发育稍晚，1~2岁时随牙齿萌出、频频出现咀嚼动作，面骨开始加速生长发育，鼻骨、面骨变长，下颌骨向前凸出，面部相对变长，整个头颅的垂直直径增加，使婴儿期的颅骨较大、面部较短、圆胖脸形逐渐向儿童期面部增长的脸形发展。

（三）脊柱的发育

脊柱的增长反映脊椎骨的发育。出生后第1年脊柱增长快于四肢，1岁以后则落后于四肢增长。新生儿时脊柱仅轻微后凸，3个月左右随抬头动作的发育出现颈椎前凸，此为脊柱第1个弯曲；6个月后会坐时出现胸椎后凸，为脊柱第2个弯曲；1岁左右开始行走时出现腰椎前凸，为脊柱第3个弯曲。至6~7岁时韧带发育后，这3个脊柱自然弯曲为韧带所固定。生理弯曲的形

33

成与直立姿势有关，是人类的特征，有加强脊柱弹性的作用，有利于身体平衡。坐、立、行姿势不正及骨骼病变可引起脊柱发育异常或造成脊柱畸形。

牙齿的发育：牙齿的发育与骨骼发育有一定的关系。人一生有两副牙齿，即乳牙（共 20 个）和恒牙（共 32 个）。出生时在颌骨中已有骨化的乳牙牙孢，但未萌出，生后 4～10 个月开始萌出，约 2.5 岁出齐，2 岁以内乳牙的数目约为月龄减 4～6，但乳牙的萌出时间也存在较大的个体差异，12 个月尚未出牙为乳牙萌出延迟。乳牙萌出顺序一般下颌先于上颌、自前向后（图2-4）。恒牙的骨化从新生儿时开始，6 岁左右开始出第 1 颗恒牙即第 1 磨牙，长于第 2 乳磨牙之后；6～12 岁乳牙按萌出先后逐个被同位恒牙代替，其中第 1、2 前磨牙代替第 1、2 乳磨牙；12 岁左右出第 2 磨牙；18 岁以后出第 3 磨牙（智齿），但也有人终生不出此牙。恒牙一般 20～30 岁时出齐。

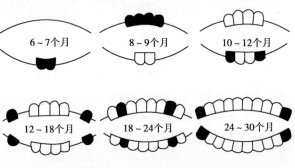

图2-4 乳牙萌出顺序

出牙为生理现象，但个别小儿可有低热、流涎、睡眠不安、烦躁等反应。牙的生长与蛋白质、钙、磷、氟、维生素 C 和 D 等营养素及甲状腺激素有关，较严重的营养不良、佝偻病、甲状腺功能减退症、21-三体综合征等患儿可有出牙迟缓、牙质差等。食物的咀嚼有利于牙齿生长。

2

（四）脂肪组织与肌肉的发育

1. 脂肪组织的发育 脂肪组织的发育主要是细胞数目增加和体积增大。细胞数目自胎儿中期开始增加较快，到生后 1 岁末达最高峰，以后呈减速增长；脂肪细胞体积的扩大也以胎儿后期为快，到出生时已增加 1 倍，以后逐渐减慢，学龄前期至青春前期脂肪细胞大小变化不大，青春期生长加速时，脂肪细胞体积又扩大。全身脂肪组织所占体重的百分比也有同样趋势：出生时占体重的 16%；第 1 年增至 22%；以后逐渐下降，到 5 岁时仅占体重的 12%~15%，以后保持此比例，直到青春前期体格生长突然加速时，脂肪组织占体重比例上升，尤以女孩为显著，可达 24.6%，故青春期女孩大多显得丰满。皮下脂肪占全身脂肪的 50% 以上，测量皮下脂肪厚度可反映全身脂肪量的多少、肥胖和营养不良的程度。

2. 肌肉组织的发育 胎儿期肌肉组织发育较弱，出生后随躯体和四肢活动增加小儿肌肉组织逐渐发育，当小儿会坐、爬、站、行、跑、跳后，肌肉组织发育加速，肌纤维增粗，肌肉活动能力和耐力增强。学龄前小儿已有一定负重能力，皮下脂肪变薄而肌肉发育显著加强；学龄期小儿肌肉更比婴幼儿粗壮；青春期肌肉发育尤为加速，男孩比女孩更突出。

肌肉的发育与营养、运动等密切相关。运动可使肌肉发达，避免体内脂肪积累过多而致肥胖，使小儿变得灵活健壮。故应保证小儿营养的供给，鼓励小儿多进行体操、球类、游泳等运动锻炼。

（五）生殖系统发育

受下丘脑-垂体-性腺轴的调节，生殖系统迟至青春期前才开始发育。青春期大约持续 6~7 年，可划分为 3 个阶段：①青春前期：2~3 年。女孩 9~11 岁，男孩 11~13 岁开始腺、性器官发育，出现第二性征，体格生长明显加速。②青春中期：2~3 年。女孩 13~16 岁，男孩 14~17 岁，体格生长速度达高峰，第二性征全部出现，性器官在解剖和生理功能上均已成熟。③青春后期：

3~4 年。女孩 17~21 岁，男孩 18~24 岁，体格生长停止，生殖系统发育完全成熟。

青春期开始和持续时间受多种因素的影响，个体差异较大。女孩在 8 岁以前，男孩在 9 岁以前出现第二性征，为性早熟，即青春期提前出现；女孩 14 岁以后，男孩 16 岁以后无第二性征出现，为性发育延迟。

1. 女性生殖系统的发育　包括女性生殖器官的形态、功能发育和第二性征发育。第二性征发育以乳房、阴毛、腋毛发育为标志。出生时卵巢发育已较完善，但其卵泡处于原始状态。进入青春前期后，在垂体前叶促性腺激素的作用下，卵巢内滤泡发育，乳房出现硬结，随着卵巢的迅速增长，雌激素水平不断上升，促进女性器官发育及第二性征的出现。通常 9~10 岁时骨盆开始加宽，乳头发育，子宫逐渐增大；10~11 岁时乳房发育，阴毛出现；13 岁左右乳房进一步增大，有较多阴毛、腋毛，出现初潮。月经初潮是性功能发育的主要标志，大多在乳房发育 1 年后或第二生长高峰后出现。

2. 男性生殖系统的发育　男性生殖系统发育包括男性生殖器官的形态、功能发育和第二性征发育。第二性征主要表现为阴毛、腋毛、胡须、变声及喉结的出现。出生时睾丸大多已降至阴囊，约 10% 尚位于下降途中某一部位，一般于 1 岁内都会下降到阴囊，少数未降者即为隐睾。在青春期以前，男孩外阴处于幼稚状态，进入青春前期后，睾丸进一步发育，睾丸增大是男性青春期的第一征象，其分泌的雄激素促进第二性征的出现。通常 10~11 岁时睾丸、阴茎开始增大；12~13 岁时开始出现阴毛；14~15 岁时出现腋毛，声音变粗；16 岁后长胡须，出现痤疮、喉结，肌肉进一步发育。首次遗精是男性青春期的生理现象，多在阴茎生长 1 年后或第二生长高峰后出现。

睾丸和阴茎在外形上的变化以及生殖系统的发育是青春期男孩最为关注的问题，遗精的出现常使他们感到迷惑、烦恼、尴尬，应加强性知识教育和保健教育。

第二节 儿童神经心理发育
及评价

2

在成长过程中，小儿神经心理的发育与体格生长具有同等重要的意义。小儿神经心理的发育大量反映为日常的行为，故此期的发育也称之为行为发育。小儿神经心理发育的基础是神经系统的发育，尤其是脑的发育。除先天遗传因素外，神经心理的发育与环境密切相关。

一、神经系统的发育

胎儿时期神经系统发育最早，尤其是脑的发育最为迅速。出生时脑重已达成人脑重（约 1500g）的 25%；7 岁时接近成人脑重。出生时大脑的外观已与成人相似，有主要的沟回，但大脑皮层较薄，沟回较浅。出生时神经细胞数目已与成人相同，但其树突与轴突少而短。出生后脑重的增加主要由于神经细胞体积增大和树突的增多、加长，以及神经髓鞘的形成和发育。神经纤维髓鞘化约在 4 岁左右完成，故婴儿时期由于髓鞘形成不完善，刺激引起的神经冲动传导慢，而且易于泛化，不易形成明显的兴奋灶，小儿易疲劳而进入睡眠状态。出生时大脑皮质下中枢如丘脑、下丘脑、苍白球系统发育已较成熟，故初生时的活动主要由皮质下系统调节，动作不自主且肌张力高，以后随脑实质逐渐增长、成熟，运动转为由大脑皮质中枢调节，对皮质下中枢的抑制作用也趋明显。生长时期的脑组织耗氧较大，小儿脑耗氧在基础代谢状态下占总耗氧量的 50%，而成人为 20%。长期营养缺乏可引起脑的生长发育落后。

脊髓的发育在出生时相对较成熟，其发育与运动功能进展平行，随年龄而增重、加长。脊髓下端在胎儿时位于第 2 腰椎下缘，4 岁时上移至第 1 腰椎，作腰椎穿刺时应注意。

2

出生时小儿即具有觅食、吸吮、吞咽、拥抱、握持等一些先天性反射和对强光、寒冷、疼痛的反应。其中有些条件反射如吸吮、握持、拥抱等反射会随年龄增长而消失，否则将影响动作发育。如握持反射应于 3～4 个月时消失，如继续存在则将妨碍手指精细动作的发育。新生儿和婴儿肌腱反射不如成人灵敏，腹壁反射和提睾反射也不易引出，到 1 岁时才稳定。3～4 个月前小儿肌张力较高，克氏征可为阳性，2 岁以下小儿巴氏征阳性亦可为生理现象。

小儿出生后 2 周左右即可形成第 1 个条件反射，即抱起喂奶时出现吸吮动作；2 个月开始逐渐形成与视觉、听觉、味觉、嗅觉、触觉等相关的条件反射；3～4 个月开始出现兴奋性和抑制性条件反射；2～3 岁时皮质抑制功能发育完善，到 7～14 岁时皮质抑制调节功能达到一定强度。

二、感知的发育

感知是通过各种感觉器官从环境中选择性地获取信息的能力。感知的发育对小儿运动、语言、社会适应能力的发育起着重要促进作用。

（一）视感知的发育

新生儿已有视觉感应功能，瞳孔有对光反应，但因视网膜视黄斑区发育不全和眼外肌协调较差，视觉不敏锐，只有在 15～20cm 范围内视觉才最清晰，在清醒和安静状态下可短暂注视和追随近处缓慢移动的物体；不少新生儿可出现一时性斜视和眼球震颤，3～4 周内自动消失。新生儿后期视感知发育迅速，第 2 个月起可协调地注视物体，并可使头跟随移动的物体在水平方向转动 90°，有初步头眼协调；3～4 个月时喜看自己的手，头眼协调较好，头可随物体水平移动 180°；5～7 个月时目光可随上下移动的物体垂直方向转动，出现眼手协调动作，追随跌落的物体，开始认识母亲和常见物品如奶瓶，喜红色等鲜艳明亮的颜色。8～9 个月时开始出现视深度的感觉，能看到小物体；18个月时能区别各种形状，喜欢看图画；2岁时两眼调节好，可区别垂直线和横线；5岁时能区别颜色；6岁时视深度充分发育。

（二）听感知的发育

出生时因中耳鼓室无空气及有羊水潴留，听力较差，但对强声可有瞬目、震颤等反应；出生3~7天后听力已相当好，声音可引起呼吸节律改变；1个月时能分辨"吧"和"啪"的声音；3~4个月时头可转向声源（定向反应），听到悦耳声时会微笑；6个月时能区别父母声音，唤其名有应答表示；7~9个月时能确定声源，区别语言的意义；1岁时听懂自己名字；2岁时能区别不同高低的声音，听懂简单吩咐；4岁时听觉发育完善。听感知发育与小儿的语言发育直接相关，听力障碍如不能在语言发育的关键期内或之前得到确诊和干预，则可因聋致哑。婴幼儿期可用简单的发声工具或听力器进行听力筛查测试，年长儿已能配合者可用秒表、音叉或测听器测试。如要精确了解听力情况，可检测其脑干听觉诱发电位。

（三）味觉和嗅觉的发育

出生时味觉和嗅觉已发育完善。新生儿对不同味道如甜、酸、苦等可产生不同的反应，闻到乳香会寻找乳头；3~4个月时能区别好闻和难闻的气味；4~5个月的婴儿对食物味道的轻微改变已很敏感，故应适时添加各类辅食，使之习惯不同味道的食物。

（四）皮肤感觉的发育

皮肤感觉包括触觉、痛觉、温度觉和深感觉。触觉是引起某些反射的基础，新生儿触觉已很灵敏，尤以眼、口周、手掌、足底等部位最为敏感，触之即有瞬眼、张口、缩回手足等反应，而前臂、大腿、躯干部触觉则较迟钝。新生儿已有痛觉，但较迟钝，疼痛刺激后出现泛化的现象，第2个月起才逐渐改善。新生儿温度觉很灵敏，冷的刺激比热的刺激更能引起明显的反应，如出生时离开母体环境、温度骤降就啼哭；3个月的婴儿已能

2

区分31.5℃与33℃的水温。2~3岁时小儿通过接触能区分物体的软、硬、冷、热等属性；5岁时能分辨体积相同而重量不同的物体。

（五）知觉发育

知觉为人对事物各种属性的综合反映（应）。知觉的发育与听、视、触等感觉的发育密切相关。生后5~6个月时小儿已有手眼协调动作，通过看、摸、闻、咬、敲击等逐步了解物体各方面的属性，其后随着语言的发展，小儿的知觉开始在语言的调节下进行。1岁末开始有空间和时间知觉的萌芽；3岁能辨上下；4岁辨前后；5岁开始辨别以自身为中心的左右。4~5岁时已有时间的概念，能区别早上、晚上、今天、明天、昨天；5~6岁时能区别前天、后天、大后天。

三、运动的发育

运动的发育可分为大运动（包括平衡）和细运动两大类：妊娠后期出现的胎动为小儿运动的最初形式。新生儿因大脑皮质发育尚不成熟，传导神经纤维尚未完成髓鞘化，故运动多属无意识和不协调的。此后，尤其第1年内随着大脑的迅速发育，小儿运动功能日臻完善。

（一）平衡和大运动

1. 抬头　因为颈后肌发育先于颈前肌，所以新生儿俯卧位时能抬头1~2秒；3个月时抬头较稳；4个月时抬头很稳并能自由转动。

2. 翻身　出现翻身动作的先决条件是不对称颈紧张反射的消失。婴儿大约5个月时能从仰卧位翻至俯卧位，6个月时能从俯卧位翻至仰卧位。

3. 坐　新生儿腰肌无力，至3个月扶坐时腰仍呈弧形；5个月时靠着坐腰能伸直；6个月时能双手向前撑住独坐；8个月时能坐稳并能左右转身。

4. 匍匐、爬　新生儿俯卧位时已有反射性的匍匐动作；2个月时俯卧能交替踢腿；3~4个月时可用手撑起上身数分钟；7~8个月时已能用手支撑胸腹，使上身离开床面或桌面，有时能在原地转动身体；8~9个月时可用上肢向前爬；12个月左右爬时手膝并用；18个月时可爬上台阶。学习爬的动作有助于胸部及智力的发育，并能提早接触周围环境（如手拿不到的东西，通过爬可以拿到），促进神经系统的发育。

5. 站、走、跳　新生儿直立时双下肢稍能负重，出现踏步反射和立足反射；5~6个月扶立时双下肢可负重，并能上下跳动；8个月时可扶站片刻，背、腰、臀部能伸直；10个月左右能扶走；11个月时能独站片刻；15个月时可独自走稳；18个月时已能跑及倒退走；2岁时能并足跳；2.5岁时能独足跳1~2次；3岁时双足交替走下楼梯；5岁时能跳绳。

（二）精细动作

新生儿两手握拳很紧，2个月时握拳姿势逐渐松开，3~4个月时握持反射消失，开始有意识地取物；6~7个月时能独自摇摆或玩弄小物体，将物体从一手转换至另一手，并出现捏、敲等探索性动作；9~10个月时可用拇、示指取物；12~15个月时学会用匙，会乱涂画，能几页、几页地翻书；18个月时能叠2~3块方积木，2岁时可叠6~7块方积木，一页一页翻书，能握杯喝水；3岁时在别人的帮助下会穿衣服，临摹简单图形；4岁时基本上能自己脱、穿简单衣服；5岁时能学习写字。

四、语言的发育

语言为人类特有的高级神经活动，用以表达思维、观念等心理过程，与智能关系密切。正常小儿天生具备发展语言技能的机制和潜能，但是环境必须提供适当的条件，如与周围人群进行语言交往，其语言能力才能得以发展。通过语言符号，小儿获得更丰富的概念，提高解决问题的能力，同时吸收社会文化中的信念、习俗及价值观。语言发育必须听觉、发音器官和大脑功能正常并须经过发音、理解和表达 3 个阶段。

1. 发音阶段 新生儿已会哭叫，并且饥饿、疼痛等不同刺激所反映出来的哭叫声在音响度、音调上有所区别。婴儿 1～2 个月开始发喉音，2 个月发"啊"、"伊"、"呜"等元音，6 个月时出现辅音，7～8 个月能发"爸爸"、"妈妈"等语音，8～9 个月时喜欢模仿成人的口唇动作练习发音。

2. 理解语言阶段 婴儿在发音的过程中逐渐理解语言。小儿通过视觉、触觉、体位觉等与听觉的联系，逐步理解一些日常用品，如奶瓶、电灯等的名称。9 个月左右的婴儿已能听懂简单的词意，如"再见"、"把手给我"等。亲人对婴儿自发的"爸爸"、"妈妈"等语言的及时应答，可促进小儿逐渐理解这些音的特定含义。10 个月左右的婴儿已能有意识地叫"爸爸"、"妈妈"。

3. 表达语言阶段 在理解的基础上，小儿学会表达语言。一般 1 岁开始会说单词，后可组成句子；先会用名词，然后才会用代名词、动词、形容词、介词等；从讲简单句发展为复杂句。各年龄语言发育情况见表 2-1。

小儿说话的早晚与父母的教育、关注是分不开的。当婴儿说出第 1 个有意义的字时，意味着他真正开始用语言与人交往。语言发育的过程中，须注意下列现象：

（1）乱语：又称隐语。1～2 岁的小儿，很想用语言表达自己的需求，但由于词汇有限，常常说出一些成人听不懂的话语即乱语。遇到此种情况要耐心分析，不要加以训斥，否则会影响说话及表达思维的积极性。

（2）口吃：3～4 岁的小儿，词汇增多，但常常发音不准或句法不妥，如把小狗发音为"小斗"，愈是急于纠正愈容易出现口吃。遇此情况不必急于纠正，一般情况下会逐渐转为发音正常。

2

表2-1 小儿神经精神发育进程

年龄	粗细动作	语言	适应周围人和物的能力与行为
新生儿	无规律、不协调动作，紧握掌	能哭叫	铃声使全身活动减少，或哭渐止，有握持反射
2个月	直立位及俯卧位时能抬头	发出和谐的喉音	能微笑，有面部表情，眼随物转动
3个月	仰卧位变为侧卧位，用手摸东西	咿呀发音	头可随看到的物品或听到的声音转动180°，注意自己的手
4个月	扶着髋部时能坐，或在俯卧位时用两手支持抬起胸部，手能握持玩具	笑出声	抓面前物体，自己玩手，见食物表示喜悦，较有意识地哭笑
5个月	扶腋下能站得直，两手各握一玩具	能喃喃地发出单调音节	能辨别人声，望镜中人笑
6个月	能独坐一会，用手摇玩具		伸手取物，能认识熟人和陌生人，自握足玩
7个月	会翻身，自己独坐很久，将玩具从一手换入另一手	能发"爸爸"、"妈妈"等复音，但无意识	能听懂自己的名字，自握饼干吃

续表

年龄	粗细动作	语言	适应周围人和物的能力与行为
8个月	会爬，会自己坐起来，躺下去，会扶着栏杆站起来，会拍手	重复大人所发简音节	注意观察大人的行动，开始认识物体，两手会传递玩具
9个月	试独站，会从抽屉中取出玩具	能懂几个较复杂的词句，如"再见"等	看见熟人会伸出手来要抱，或与人合作游戏
10～11个月	能独站片刻，扶椅或推车能走几步，拇、示指对捏拿东西	开始用单词，一个单词表示很多意义	能模仿成人的动作，招手"再见"，抱奶瓶自食
12个月	独走，弯腰拾东西，会将圆圈套在木棍上	能叫出物品名字，如灯、碗，指出自己的手、眼	对人和事物有喜憎之分，穿衣能合作，用杯喝水
15个月	走得好，能蹲着玩，能叠一块方木	能说出几个词和自己的名字	能表示同意、不同意
18个月	能爬台阶，有目标地扔皮球	能认识和指出身体各部分	会表示大小便，懂命令，会自己进食

2

年龄	粗细动作	语言	适应周围人和物的能力与行为
2岁	能双脚跳，手的动作更准确，会用勺子吃饭	会说2~3字构成的句子	能完成简单动作，如拾起地上的物品，能表达喜、怒、怕
3岁	能跑，会骑三轮车，会洗手、洗脸，脱、穿简单衣服	能说短歌谣，数几个数	能认识画上的东西，认识男女，自称"我"，表现自尊心、同情心、怕羞
4岁	能爬梯子，会穿鞋	能唱歌，讲述简单故事情节	能画人像，初步思考问题，记忆力强，好发问
5岁	能单腿跳，会系鞋带	开始识字	能分辨颜色，数10个数，知物品用途及性能
6~7岁	参加简单劳动，如扫地，擦桌子，剪纸、泥塑，结绳等	能讲故事，开始写字	能数几个数，可简单加减，喜欢独立自主，形成性格

（3）自言自语：自言自语是小儿从出声的外部语音向不出声的内部语言（沉默思考时的语言）转化过程中的一种过渡形式，是幼儿语言发展过程中的必经阶段，为小儿进入小学、很快发展内部语言打下基础。一般7岁以后，小儿不会再出现自言自语，如继续存在，则应引起注意。

五、心理活动的发展

小儿出生时不具有心理现象，待条件反射形成即标志着心理活动发育的开始，且随年龄增长，心理活动不断发展。了解不同年龄小儿的心理特征，对保证小儿心理活动的健康发展十分重要。

（一）注意的发展

注意是人对某一部分或某一方面环境的选择性警觉，或对某一刺激的选择性反应。注意可分无意注意和有意注意，前者为自然发生的，不需要任何努力；后者为自觉的、有目的的行为。新生儿已有非条件的定向反射，如大声说话可使其停止活动。婴儿时期以无意注意为主，3个月开始能短暂地集中注意人脸和声音，强烈的刺激如鲜艳的色彩、较大的声音或需要的物品（奶瓶等）都能成为小儿无意注意的对象。随年龄的增长、活动范围的扩大、生活内容的丰富、动作语言的发育，小儿逐渐出现有意注意，但幼儿时期注意的稳定性差，易分散、转移；5～6岁后小儿才能较好地控制自己的注意力。

注意是一切认知过程的开始。自婴幼儿起即应及时培养注意力，加强注意的目的性，去除外来干扰，引起小儿兴趣。

（二）记忆的发展

记忆是将所获得的信息贮存和"读出"的神经活动过程，包括识记（事物在大脑中形成暂时联系）、保持（事物在大脑中留下痕迹）和回忆（大脑中痕迹恢复）。回忆又可分为再认和重现。再认是以前感知的事物在眼前重现时能认识；重现则是以前感知的事物虽不在眼前出现，但可在脑中重现，即被想起。5~6 个月婴儿虽能再认母亲，但直到 1 岁以后才有重现。婴幼儿时期的记忆特点是时间短、内容少，易记忆带有欢乐、愤怒、恐惧等情绪的事情，且以机械记忆为主，精确性差。随着年龄的增长和思维、理解、分析能力的发展，小儿有意识的逻辑记忆逐渐发展，记忆内容也越来越广泛、复杂，记忆的时间也越来越长。

（三）思维的发展

思维是人应用理解、记忆和综合分析能力来认识事物的本质和掌握其发展规律的一种精神活动，是心理活动的高级形式。小儿 1 岁以后开始产生思维。婴幼儿的思维是直觉活动思维，即思维与客观物体及行动分不开，不能脱离人物和行动来主动思考，如拿着玩具汽车边推边说"汽车来了"，如果将汽车拿走，活动则停止。学龄前期小儿则以具体形象思维为主，即凭具体形象引起的联想来进行思维，尚不能考虑事物间的逻辑关系和进行演绎推理，如在计算活动中，小儿知道 3 个苹果加 3 个苹果是 6 个苹果，但对 3 + 3 = 6 的计算感到困难，必须经过实物的图形等多次计算后才能掌握。随着年龄增大，小儿逐渐学会综合、分析、分类、比较等抽象思维方法，使思维具有目的性、灵活性和判断性，在此基础上进一步发展独立思考的能力。

（四）想象的发展

想象也是一种思维活动，是在客观事物影响下，在大脑中创造出以往未遇到过的或将来可能实现的事物形象的思维活动，常常通过讲述、画图、写作、唱歌等表达出来。新生儿没有想象能力；1~2 岁时由于生活经验少，语言尚未充分发育，小儿仅有想象的萌芽，局限于模拟成人生活中的某些个别的动作，如模拟妈妈的动作给布娃娃喂饭；3 岁后小儿想象内容稍多，但仍为片段、零星的；学龄前期小儿想象力有所发展，但以无意想象和再造想象为主，想象的主题易变；学龄期小儿有意想象和创造性想象迅速发展。

（五）情绪、情感的发展

情绪是活动时的兴奋心理状态，是人们对事物情景或观念所产生的主观体验和表达。情感则是在情绪的基础上产生的对人、物的关系的体验，属较高级复杂的情绪。外界环境对情绪的影响甚大。新生儿因不适应宫外环境，常表现出不安、啼哭等消极情绪，而哺乳、抚摸、抱、摇等则可使其情绪愉快。6个月后小儿能辨认陌生人时逐渐产生对母亲的依恋及分离性焦虑，9～12个月时依恋达高峰，以后随着与别人交往的增多，逐渐产生比较复杂的情绪，如喜、怒和初步的爱、憎等，也会产生一些不良的情绪，如见人怕羞、怕黑、嫉妒、爱发脾气等。婴幼儿情绪表现特点为时间短暂，反应强烈，容易变化，外显而真实，易冲动，但反应不一致。随年龄增长和与周围人交往的增加，小儿对客观事物的认识逐步深化，对不愉快因素的耐受性逐渐增强，逐渐能有意识地控制自己的情绪，情绪反应渐趋稳定，情感也日益分化，产生信任感、安全感、荣誉感、责任感、道德感等。有规律的生活，融洽的家庭气氛，适度的社交活动和避免精神紧张与创伤，能使小儿维持良好、稳定的情绪和情感，有益于智能发展和优良品德的养成。

（六）意志的发展

意志为自觉地、主动地调节自己的行为，克服困难以达到预期目标或完成任务的心理过程。新生儿无意志，随着语言、思维的发展，婴幼儿开始有意行动或抑制自己某些行动时即为意志的萌芽。随着年龄增长，语言思维不断发展，社会交往也越来越多，加上成人教育的影响，小儿意志逐步形成和发展。积极的意志主要表现为自觉、坚持、果断和自制；消极的意志则表现为依赖、顽固和易冲动等。成人可通过日常生活、游戏和学习等来培养孩子积极的意志，增强其自制力、独立性和责任感。

（七）个性和性格的发展

个性是每个人处理环境关系的心理活动的综合形式，包括思想方法、情绪反应、行为风格等。每个人都有特

2

定的生活环境和自己的心理特点，因此表现在兴趣、能力、气质等方面的个性各不相同。性格是个性心理特征的重要方面，并非先天决定，而是在后天的生活环境中形成。婴儿期由于一切生理需要均依赖成人，逐渐建立对亲人的依赖性和信赖感。幼儿时期小儿已能独立行走，说出自己的需要，自我控制大小便，故有一定自主感，但又未脱离对亲人的依赖，常出现违拗言行与依赖行为相交替现象。学龄前期小儿生活基本能自理，主动性增强，但主动行为失败时易出现失望和内疚。学龄期小儿开始正规学习生活，重视自己勤奋学习的成就，如不能发现自己学习潜力将产生自卑。青春期少年体格生长和性发育开始成熟，社交增多，心理适应能力加强但容易波动，在感情问题、伙伴问题、职业选择、道德评价和人生观等问题上处理不当时易发生性格变化。在小儿性格的发展中，父母教育有着十分重要的影响（表2-2）。

表2-2 父母教育的态度与小儿性格的关系

父母态度	小儿性格
民主	独立、大胆、机灵、社交能力强、有分析思考能力
过于严厉，经常打骂	冷酷、顽强、缺乏自信及自尊
溺爱	骄傲、自私、任性、缺乏独立性和主动性，依赖性强
父母意见分歧	两面讨好、投机取巧、易说谎

六、社会行为的发展

小儿的社会行为是各年龄阶段心理行为发展的综合表现，其发展受外界环境的影响，也与家庭、学校、社会对小儿的教育有密切关系，并受神经系统发育程度的制约。新生儿醒觉时间短，对周围环境反应少，但不舒服时会哭叫，抱起来即安静，2个月时注视母亲脸，逗

2

引会微笑；4个月认出母亲与熟悉的东西，能发现和玩弄自己的手、脚等，开始与别人玩，高兴时笑出声；6个月能辨认陌生人，玩具被拿走时会表示反对；8个月时注意周围人的行动，寻找落下或被当面遮挡的东西；9~12个月是认生的高峰，对熟悉和不熟悉的人和物有喜或憎的表现，会模仿别人的动作，呼其全名会转头；1岁后独立性增强，喜欢玩变戏法和躲猫猫游戏，能较正确地表示喜怒、爱憎、害怕、同情、妒忌等感情；2岁左右不再认生，爱表现自己，吸引别人注意，喜听故事、看动画片，能执行简单命令；3岁时人际交往更熟练，与人同玩游戏，能遵守游戏规则；此后，随着接触面的不断扩大，对周围人和环境的反应能力更趋完善。

七、神经心理发育评价

小儿神经心理发育的水平表现在感知、运动、语言和心理过程等各种能力及性格方面，对这些能力和特征的检查称为心理测验。

（一）能力测验

1. 筛查测验

（1）丹佛发育筛查测验（Denver developmental screening test, DDST）：DDST 筛查测验是测量小儿心理发育最常用的方法，主要用于6岁以下小儿发育筛查，实际应用时对4.5岁以下的小儿较为适用。共104个项目（原著有105项），各以横条代表，分布于个人-社会、精细动作-适应性、语言、大运动4个能区，检查时逐项检测并评定其及格或失败，最后评定结果为正常、可疑、异常、无法判断。对可疑或异常者应进一步作诊断性测验。

（2）图片词汇测验（peabody picture vocabulary test, PPVT）：适用于4~9岁小儿。共有120张图片，每张有黑白线条画四幅。检查时测试者讲一个词汇，要求小儿指出其中相应的一幅画。该法可测试小儿听觉、视觉、知识、推理、综合分析、语言词汇、注意力、记忆力等，方法简便，测试时间短，尤其适用于语言或运动障碍者。

2

（3）绘人测验（goodenough draw-a-person test）：适用于 5 ~ 9.5 岁小儿，要求小儿根据自己的想象在一张白纸上用铅笔画一全身正面人像，然后根据人像身体部位、各部比例和表达方式的合理性等进行评分，方法简便，10 ~ 15 分钟可完成，不需语言交流，可用于不同语言地区。绘人测验结果与其他智能测验的相关系数在 0.5 以上，与推理、空间概念、感知能力的相关性更显著。

2. 诊断测验

（1）贝利婴儿发育量表（Bayley scales of infant development，BSID）：适用于 2 ~ 30 个月的婴幼儿。包括精神发育量表（163 项）、运动量表（81 项）和婴儿行为记录（24 项），顺利完成测试需 45 ~ 60 分钟。精神发育量表测试小儿感知、记忆、学习、语言等能力；运动量表测试小儿控制自己身体的程度、大肌肉协调和手指精细动作；行为记录包括小儿情绪、社会性行为、注意力、坚持性、目的性等性格特点。其结果分别得出精神发育指数和运动发育指数。

（2）盖瑟尔发育量表（Gesell development scale）：适用于 4 周 ~ 3 岁的婴幼儿，从大运动、精细动作、个人-社会、语言能力及适应性行为 5 个方面进行检查，并把 4 周、16 周、28 周、40 周、52 周、18 个月、24 个月、36 个月作为关键年龄，即在这些阶段显示出飞跃进展，测得结果以发育商数表示。每次检查约需 60 分钟。

（3）斯坦福-比奈智力量表（Standford-Binet scale）：适用 2.5 ~ 18 岁的小儿及青少年，测试内容包括幼儿的具体智能如感知、认知和记忆，以及年长儿的抽象智能如思维、逻辑、数量和词汇等，用以评价小儿学习能力和对智能迟滞者进行诊断及程度分类，结果以智商（IQ）表示。年幼者测试时间为 30 ~ 40 分钟，年长儿约需 1.5 小时。

3. 韦茨勒学前及初小儿童智能量表　韦茨勒学前及初小儿童智能量表（Wechsler preschool and primary scale of intelligence，WPPSI）适用于 4 ~ 6.5 岁小儿，测试内容包括词语类及操作类两大部分，得分综合后可提示小

2

儿的全面智力才能，客观反映学龄前儿童的智能水平。每次测试需 40 ~ 50 分钟。

4. **韦茨勒儿童智能量表修订版** 韦茨勒儿童智能量表修订版（Wechsler intelligence scale for children-revised, WISC-R）适用于 6 ~ 16 岁小儿，内容与评分方法同 WPPSI。每次测试需 1 ~ 1.5 小时。

（二）适应性行为测验

国内多采用日本 S-M 社会生活能力检查，即"婴儿-初中学生社会生活能力量表"。此量表适用于 6 个月 ~ 15 岁小儿社会生活能力的测定。全量表共 132 项，包括 6 种行为能力：①独立生活能力：包括进食、脱穿衣服、料理大小便、个人和集体清洁卫生等；②运动能力：包括走路、上台阶、认识交通标记等；③作业：包括抓握物品、画剪图形、系鞋带、使用电器和烧水、做菜等；④交往：包括叫名转头、说话、懂简单指令、打电话、写信和日记等；⑤参加集体活动：包括做游戏、值日、参加文体活动等；⑥自我管理：包括不随便拿别人东西、控制自己不提无理要求等。此测验还可用于临床智力低下的诊断，凡测试值 <9 分者需进一步作智能测试。

第三节 儿童预防接种

儿童计划免疫（简称"计划免疫"）是指国家根据传染病的疫情检测及人群免疫水平的调查分析，有计划地为应免疫人群按年龄进行常规预防接种，以达到提高人群免疫水平，控制及消灭相应传染病的预防接种，是计划免疫的核心，是计划免疫工作的重要组成部分，只有在全社会、全世界同时按照科学的免疫程序，全面推行有计划的免疫方案，才能达到控制和消灭传染病的目的。

（一）免疫程序

实施儿童预防接种证制度，使接种对象和接种项目能够准确、及时，避免发生错种、漏种和重种。预防接种程序表见表 2-3。

表 2-3　小儿各种预防接种实施程序表

预防病名	结核病	脊髓灰质炎	麻疹	百日咳、白喉、破伤风	乙型肝炎
免疫原	卡介苗（减毒活结核分枝杆菌混悬液）	脊髓灰质炎减毒活疫苗	麻疹减毒活疫苗	为百日咳菌液、白喉类毒素、破伤风类毒素的混合制剂	乙肝疫苗
接种方法	皮内注射	口服	皮下注射	皮下注射	肌内注射
接种部位	左上臂三角肌上缘		上臂外侧	上臂外侧	上臂三角肌
初种次数	1	3（间隔1个月）	1	3（隔4～6周）	3
每次剂量	0.1ml	每次1丸三型混合糖丸疫苗	0.2ml	0.2～0.5ml	5μg

2

续表

预防病名	结核病	脊髓灰质炎	麻疹	百日咳、白喉、破伤风	乙型肝炎
初种年龄	生后2~3天到2个月内	2个月以上： 第一次2个月 第二次3个月 第三次4个月	8个月以上易感儿	3个月以上婴儿 第一次3个月 第二次4个月 第三次5个月	第一次出生时 第二次1个月 第三次6个月
复种	接种后于7岁、12岁进行复查，结合菌素阴性时加种	4岁时加强口服三型混合糖丸疫苗	7岁时加强一次	1.5~2岁、7岁各加强一次，用吸附白破二联类毒素	周岁时复查免疫成功者：3~5年加强 免疫失败者：重复基础免疫

续表

2

预防病名	结核病	脊髓灰质炎	麻疹	百日咳、白喉、破伤风	乙型肝炎
反应情况及处理	接种后4～6周局部有小溃疡，应保护创口不受感染。个别腋下或锁骨上淋巴结肿大或化脓时的处理：肿大用热敷；化脓用干针筒抽出脓液；溃破涂5%异烟肼软膏或20%PAS软膏	一般无特殊反应，有时可有低热或轻泻	部分婴儿接种后9～12天，有发热及卡他症状，一般持续2～3天，也有个别婴儿出现散在皮疹或麻疹黏膜斑	一般无反应，个别轻度发热，局部红肿、疼痛、发痒。处理：多饮开水，有硬块时可逐渐吸收	一般无反应，个别局部轻度红肿、疼痛，很快消退
注意点	2个月以上婴儿接种前应做结核分枝杆菌试验（1∶2000），阴性才能接种	冷开水送服或服，服后1小时内禁用热开水	接种前1个月及接种后2周避免用胎盘球蛋白、丙种球蛋白制剂	掌握间隔期，避免无效注射	

（二）预防接种的注意事项

接种的准备工作 接种场所应光线明亮，空气流通，保持室内温度适宜。接种用品、急救用品要有序放置。严格的无菌操作，要做到每人一针、一管，以免交叉感染。接种后剩余药液应废弃，活菌苗应烧毁。

（1）受种者的准备：

1）做好计划免疫解释、宣传工作，消除家长紧张、恐惧心理，争取家长和儿童的配合。

2）预防接种记录：必须建立应用和管理好个案预防接种记录，不接种要注明原因，属于相对禁忌证的要进行补种。要做到接种及时，全程足量，有计划地按免疫程序进行接种，避免重种、漏种。预防接种卡作为儿童入园入学的保健档案。

3）注射部位的局部皮肤应清洁，防止感染。

4）接种最好在儿童进食后进行，以免发生晕针。

（2）严格掌握禁忌证：

1）患自身免疫性疾病，免疫缺陷者。

2）有明确过敏史者禁种白喉类毒素、破伤风类毒素、麻疹疫苗（特别是鸡蛋过敏者）、脊髓灰质炎糖丸疫苗（牛奶或奶制品过敏）、乙肝疫苗（酵母过敏或疫苗中任何成分过敏）。

3）患有结核病、急性传染病、肾炎、心脏病、湿疹及其他皮肤病者不予接种卡介苗。

4）在接受免疫制剂治疗（如放射治疗、糖皮质激素、抗代谢药物和细胞毒性药物）期间、发热、腹泻和急性传染病期忌服脊髓灰质炎疫苗。

5）因百日咳菌苗可产生神经系统严重并发症，故儿童及家庭成员患癫痫、神经系统疾病，有抽搐史者禁用百日咳菌苗。

6）患有肝炎、急性传染病（包括有接触史而未过检疫期者）或其他严重疾病者不宜进行疫苗接种。

（3）操作要求：

1）严格做好三查七对：仔细核对儿童姓名、年龄

2

以及疫苗名称。详细询问儿童的病史及传染病接触史等健康情况。严格掌握禁忌证，必要时先进行体格检查，严格执行规定的剂量和途径。

2）注意预防接种的次数，按使用说明完成全程加强免疫。

3）按各种制品要求的间隔时间接种，一般接种活疫苗后需隔 4 周，接种死疫苗后需隔 2 周再接种其他活或死疫苗。

4）局部消毒：用 2% 碘酊及 75% 乙醇或复合碘医用消毒棉签，待干后注射。接种活疫苗、菌苗时，只用75% 乙醇消毒，因活疫苗、菌苗易被碘酊杀死，影响接种效果。

5）及时记录及预约，保证接种及时，全程足量，避免重种、漏种。未接种者须注明原因，必要时进行补种。

6）交代接种后的注意事项及处理措施。

（三）预防接种的反应及处理

生物制品在接种后一般都会引起不同程度的局部（或）全身反应。接种反应一般可分为正常反应和异常反应两种。

1. 正常反应　可分为局部反应和全身反应。

（1）局部反应：接种后数小时至 24 小时左右，注射部位会出现红、肿、热、痛等现象，红晕直径在2.5cm 以下者为弱反应，2.6 ~ 5cm 者为中等反应，5cm以上者为强反应。局部反应一般持续 2 ~ 3 天。如接种活菌（疫）苗，则局部反应出现较晚，持续时间较长。

（2）全身反应：于接种后 5 ~ 6 小时体温升高，持续 1 ~ 2 天，但接种活疫苗需经过一定潜伏期才有体温升高。体温升高 37.5℃ 左右为弱反应，37.5 ~ 38.5℃ 为中等反应，38.6℃ 以上为强反应。此外常伴有头晕、恶心、呕吐、腹泻、全身不适等反应。个别儿童接种麻疹疫苗后 5 ~ 7 天出现散在皮疹。

多数儿童的局部和（或）全身反应是轻微的，无需

2

特殊处理，注意适当休息，多饮水即可。局部反应较重时，用干毛巾热敷，全身反应可对症处理。如局部红肿继续扩大，高热持续不退，应到医院诊治。

2. **异常反应** 发生于少数人，临床症状较重。

（1）过敏性休克：于注射免疫制剂后数秒或数分钟内发生。表现为烦躁不安，面色苍白，口周青紫，四肢湿冷，呼吸困难，脉细速，恶心呕吐，惊厥，大小便失禁以至昏迷。如不及时抢救，可在短期内危及生命。应立即将患儿平卧，头稍低，给予氧气吸入保暖，并立即皮下或静脉注射 1:1000 肾上腺素 0.5～1ml，必要时可重复注射。

（2）晕针：是由于各种刺激引起反射性周围血管扩张所致的一过性脑缺血。主要是在空腹、疲劳、紧张或恐惧等情况下，在接种时或几分钟内，出现头晕、心慌、面色苍白、出冷汗、手足冰凉、心跳加快等症状，重者心跳、呼吸减慢，血压下降，知觉丧失。一旦发生，应立即让儿童平卧，头稍低，保持安静，饮少量热开水或糖水，一般可在短时间内恢复正常，数分钟后不恢复正常者，皮下注射 1:1000 肾上腺素，每次 0.5～1ml。

（3）过敏性皮疹：以荨麻疹最为多见，一般于接种后几小时至几天内出现，服用抗组胺药物后即可痊愈。

（4）全身感染：免疫系统有原发性严重缺陷或继发性免疫防御功能遭受破坏者，接种活菌（疫）苗后可扩散至全身感染。

（四）几种主要生物制品的特点

1. **乙型肝炎（HBV）疫苗** 乙型肝炎疫苗是预防乙型肝炎病毒感染的一种主动免疫生物制品，其作用是阻断母婴传播。接种疫苗者 HBV 标志必须阴性。如 HBV 标志阳性，表明已有过 HBV 感染，接种意义不大。接种程序按"0、1、6"顺序肌内注射，即第一针在新生儿出生后 24 小时内注射，第二、三针分别在婴儿足月和 6个月时注射。

2. **脊髓灰质炎减毒活疫苗糖丸** 目前在我国服用的

糖丸为Ⅰ、Ⅱ、Ⅲ型混合疫苗糖丸。该疫苗为活疫苗，在保存、运输及使用过程中需冷藏（0℃以下）。服用时应用凉开水送服，服用后30分钟内避免喂奶，以防疫苗灭活，影响疫苗效果。目前临床上也有供注射使用的灭活脊髓灰质炎疫苗，储存在2～8℃的冰箱即可。

3. 麻疹减毒活疫苗 正常疫苗为橘红色透明液体或干燥疫苗，均是未加防腐剂的制剂，且耐热性差，因此抽吸后放置时间不可超过30分钟。如发现颜色变黄（有杂菌生长）、变紫（安瓿有裂痕）、混浊或絮状物，则不能使用。婴儿初种麻疹疫苗不可过早，因其体内尚有母体抗体残留。

4. 卡介苗 卡介苗为无毒致病性半型结核分枝杆菌悬液，不加防腐剂的活菌苗。主要用于预防结核病。初种年龄为婴儿出生24小时后，2个月以上婴儿及成人接种前应做结核菌素试验，阴性反应者可接种卡介苗，阳性反应者表示已获得免疫力，不需要再接种。

5. 百白破混合制剂

（1）百白破混合制剂属多联价疫苗，作为基础疫苗，主要用于婴幼儿预防百日咳、白喉及破伤风。

（2）学龄儿童的加强免疫不再使用百白破，而仅使用白破二联类毒素或其单价制品，因4岁后儿童患百日咳机会减少。

（3）破伤风类毒素和白喉类毒素为吸附制剂，即在制品中加入磷酸铝或氢氧化铝等吸附制剂，使其吸收慢。刺激时间长，免疫效果好。

（4）该制剂在使用前要充分摇匀，并注意注射间隔期。

6. 流行性乙型脑炎 该疫苗为红色透明液体，内含甲醛，注射后可引起疼痛，为减轻疼痛，注射前可在疫苗内加入亚硫酸氢钠以中和甲醛。流行地区10岁以下儿童为本疫苗接种的主要对象，并且接种应在流行季节前1个月完成。

2

第四节 儿童喂养与膳食营养

一、婴儿喂养

婴儿期的生长发育是出生后最迅速的阶段，因此，喂养不当导致的影响也最明显和严重。同时正确掌握婴儿喂养的技术和方法是至关重要的。

婴儿喂养分为母乳喂养（breast-feeding）、人工喂养（bottle-feeding）、混合喂养（mixture-feeding）三种形式。

（一）母乳喂养

母乳喂养是婴儿最合理、最自然的喂养方式。母乳不仅营养丰富，易被婴儿消化吸收，而且含有多种免疫成分，故母乳喂养的婴儿患病率较低。婴儿出生后应在2小时内用母乳按需哺喂，一般健康母亲的乳汁分泌量常可满足4~6个月以内婴儿的营养需要，因此应大力提倡母乳喂养。

1. 母乳喂养的定义 生后4~6个月的婴儿，除了吃自己母亲的奶，不给其他食物或饮料，称母乳喂养。

2. 母乳的成分 世界卫生组织定义：产后4天内的乳汁称初乳；5~10天为过渡乳；11天~9个月的乳汁为成熟乳；10个月以后的乳汁为晚乳。

初乳量少，质略稠而带黄色，比重较高（1.030~1.060），含脂肪较少而蛋白质较多，同时含有比较丰富的微量元素、条件性必需氨基酸和活性物质，非常适合新生儿的需要，应尽量让小儿得到初乳喂养，不要因量少而放弃。过渡乳总量有所增多，含脂肪最高，蛋白质与矿物质逐渐减少。成熟乳蛋白质含量更低，但每天泌乳总量多达700~1000ml。晚乳的总量和营养成分都较少。各期乳汁中乳糖的含量变化不大。

（1）蛋白质：人乳含丰富的必需氨基酸，营养价值高，酪蛋白与乳清蛋白的比例为4:6，与牛乳（4:1）有明显差别。乳白蛋白在胃内形成凝块小，有利于消化和吸收。母乳中的蛋白质含量较低，但质量高，利用率高，且免疫物质丰富，对新生儿尤为重要。

（2）脂肪：含不饱和脂肪酸以及解脂酶较多，易于消化吸收。

（3）维生素：人乳中维生素 A、C、E 含量较高，而维生素 B_1、B_2、B_6、B_{12}、K、叶酸含量较少，但基本能满足生理需要。维生素 D 在人乳及牛乳中的含量均较低。

（4）矿物质：人乳矿物质含量约为牛乳的 1/3。人乳钙、磷含量（33∶15）比牛乳（125∶99）低，但钙、磷比例适宜（人乳为 2∶1，牛乳为 1.2∶1）使钙的吸收良好。铁在人乳和牛乳中含量均低，但人乳中铁的吸收率明显高于牛乳。婴儿尤其是人工喂养儿如不及时添加辅食和补充含铁食品，易出现缺铁性贫血。人初乳中锌含量较高，有利于生长发育。

（5）碳水化合物：人乳中的碳水化合物主要是乙型乳糖，占总量的 90% 以上，能促进双歧杆菌的生长，抑制大肠埃希菌的生长，故母乳喂养儿消化不良的发生率较低。

（6）酶：人乳含有较多的淀粉酶和脂肪酶，有助于消化。

（7）免疫成分：人乳中含有多种抗细菌、抗病毒和抗真菌感染的物质，对预防新生儿和婴儿感染有着重要意义。

1）体液免疫成分：人乳中含有多种免疫成分，包括 IgG、IgA、IgM 和补体成分 C_3、C_4 等，初乳中含量最丰富，其中分泌型 IgA（SIgA）是所有外分泌液中含量最高者，随泌乳期延长，IgG 和 IgM 含量显著下降。SIgA 在成熟乳（产后 2~9 个月的乳汁）中的含量也有明显下降，但由于成熟乳的泌乳量增加，婴儿摄入 SIgA 的总量并无明显减少。人乳中的 IgA 抗体分布在婴儿的咽部、鼻咽部和胃肠道局部黏膜表面，中和毒素、凝集病原体，防止侵入人体。乳铁蛋白在人乳中含量丰富，明显高于牛乳，能与细菌竞争结合乳汁中的元素铁，阻碍细菌的代谢和分裂繁殖，达到抑菌效果。

2）细胞成分：人乳中含大量免疫活性细胞，包括巨噬细胞、中性粒细胞和淋巴细胞。具有吞噬和杀灭葡萄球菌、致病性大肠埃希菌和酵母菌的能力，在预防疾病方面有重要意义。

3）其他因子：双歧因子在母乳中含量高而稳定，可促进肠道内乳酸杆菌生长，从而抑制大肠埃希菌、痢疾杆菌的生长繁殖。人乳中溶菌酶含量较高，能杀伤细菌。

3. 母乳喂养的优点

（1）营养丰富，各种营养素比例合适，易于消化和吸收。尤其以最初 4～6 个月最为适宜。

（2）富含多种免疫成分，能预防肠道和全身感染。

（3）可直接喂哺，温度适宜，经济方便，乳量随小儿生长而增加。

（4）哺乳可增进母子感情，并可密切观察小儿微细变化。

（5）促进子宫收缩并加速其复原，减少患乳腺癌和卵巢癌的几率。

4. 母乳哺喂的方法

（1）开奶时间：产后即可哺喂，可防止新生儿低血糖，也可促进乳汁的分泌和排出。

（2）哺乳次数：根据婴儿饥饱和吸吮情况，不宜严格规定间隔时间和次数，通过吸吮刺激催乳素及催产素的分泌，以促进泌乳及产乳反射的建立。

（3）哺乳时间和方法：起初 2～3 天，每次每侧乳房哺喂 2～4 分钟，以后延长至 10 分钟左右，一般最初 5 分钟内已吸出大半乳量，10 分钟后乳汁几乎吸空，故每次最长喂乳时间不超过 15～20 分钟。乳房持续充盈可导致乳汁分泌减少，故每次喂乳应让两侧乳房排空。喂哺时，应抱起婴儿呈半坐姿势躺在母亲怀里，保持呼吸道通畅。喂乳完毕后用示指轻压婴儿下颏，将乳头轻轻拉出，强行拉出易致乳头受伤。婴儿吃奶后常有溢乳发生，为避免溢乳，应将婴儿抱起，头靠在母亲肩上，轻拍其背部以帮助其嗳出胃内气体防止吐奶后窒息，再取右侧卧位数分钟，以利于乳汁进入十二指肠。

（4）断奶：应逐渐进行，在正常添加辅助食品的条件下，9~12个月断奶最合适。一般先从6~8个月起每天先减少一次哺乳，用辅助食品代替，以后逐渐减少哺乳次数直至断奶。在炎热夏季或婴儿患病时不宜断奶，可延至秋凉时进行，以免发生腹泻等消化紊乱，但最迟不超过1.5岁。

5. 影响乳汁分泌及成分的因素 乳母膳食均衡、营养充足，所分泌的乳量及成分的差异不大，一般能保证婴儿的营养需要。但乳母饮食量少或营养较差，总泌乳量常常减少，实际也影响了婴儿对蛋白质和其他营养物质的摄入量。因此，乳母在哺乳期应保持充足的营养，以保证充足的泌乳量。焦虑、愤怒、抑郁、疲劳、怕痛等都可减少或抑制催乳素分泌，阻止射乳反射的建立，使泌乳量减少。此外，乳母饮酒、疾病、怀孕等均影响泌乳。

（二）混合喂养

因母乳不足或乳母因故不能按时提供母乳喂养时，加喂乳制品、代乳品等其他食品称为混合喂养。分为补授法及代授法两种。

1. 补授法 每次哺乳完毕后，再添加牛乳或其他食品，至婴儿饱足。这种方法因不减少吸吮次数，对刺激母乳分泌有利。

2. 代授法 乳母因故不能给小儿喂奶，以牛奶或其他代乳品哺喂，代替一次或数次母乳。这种方法有利于母亲工作，但可导致乳汁分泌减少。故采用代授法时，应嘱乳母按时挤出或用吸奶器排空乳汁，以免影响乳汁分泌。

（三）人工喂养

由于各种原因使得母亲不能亲自以母乳喂养小儿，只能采用动物乳类（如牛、羊、马等）、乳制品或其他代乳品喂养小儿，称为人工喂养。

1. 人工喂养适用对象

（1）母亲没有乳汁分泌。

（2）母亲患有较严重的器质性疾病，如心、肺、肾脏病、内分泌病，或患有慢性传染病如肝炎、肺结核等，均不宜哺喂婴儿。

（3）婴儿患有苯丙酮尿病、半乳糖血症等遗传代谢性疾病。

2. 人工喂养的婴儿食品

（1）鲜牛乳：牛乳与母乳相比，两者所供热能虽然大致相等，但营养成分的差异较大。鲜牛乳中蛋白质含量高于母乳，主要为酪蛋白，遇胃酸所形成的凝块较大，不易消化；牛乳中脂肪球较大，不易被婴儿消化和吸收；钙、磷比值不适宜，不利于钙的吸收；矿物质含量偏高，加重了肾溶质负荷。用牛奶喂养新生儿时需加水稀释，使蛋白质、无机盐的含量降低。

（2）牛乳制品：①配方乳：在全脂奶粉的基础上，采用多种调制方法使之更接近母乳的品质，又称为母乳化奶粉。其主要特点是：调整牛奶中某些成分，如酪蛋白、无机盐等，使之适合于婴儿的消化能力和肾功能；添加一些重要的营养素，如乳清蛋白、不饱和脂肪酸、乳糖，强化婴儿生长时所需要的微量营养素如核苷酸、维生素和微量元素铁、锌等，使其营养成分更接近于母乳，更利于婴儿生长。②全脂奶粉：全脂奶粉是用鲜牛奶经喷雾干燥制成的粉剂，也是较好的代乳食品，便于携带和保存，在加工过程中酪蛋白颗粒变细，故较鲜牛奶易于消化。冲调可按重量1∶8（1g奶粉加8g水）或按体积1∶4（1匙奶粉加4匙水）。③脱脂奶粉：将牛乳中脂肪几乎全部脱去或部分脱去，即成为全脱脂或半脱脂奶粉。此种奶粉为治疗性奶粉，适用于消化功能低下或

2

腹泻儿童，不宜长期喂养小儿，以免造成营养不良。④酸乳：在鲜牛乳中加入乳酸或枸橼酸或橘汁制成。酸乳易消化。

（3）鲜羊奶：羊乳中蛋白质、矿物质的含量较高，叶酸含量极低，维生素 B_{12} 含量也较低，长期饮用羊奶的婴儿，因红细胞制造和成熟受影响，易引起营养不良性贫血。所以在饮用羊乳时，应注意及早给婴儿补充蛋黄及其他辅助食品，以避免贫血的发生。

（4）不含奶的代乳品：一些不易获得动物奶与奶制品的地区，常选用大豆、大米、小麦或其他谷类磨粉煮成糊状，加糖喂养婴儿。由于各种谷类的主要营养素为淀粉，蛋白质含量较低，必需氨基酸含量不足，婴儿长期食用会因蛋白质缺乏而产生营养不良症。此外，出生后 2 个月内的婴儿体内尚无淀粉酶，不能将这些代乳品中的淀粉分解。故此类代乳品存在较多缺陷，不能满足婴儿的生长发育需要。

3. **奶量计算方法**　按乳儿每天所需的总能量和总液量来计算奶量。婴儿需热量为每天 110kcal/kg，需水量为每天 150ml/kg，100ml 牛乳含热量 2761kJ，含蛋白质 33g，8% 糖牛乳 100ml 含热量约为 100kcal。

举例：4 个月婴儿体重 6kg。

每天需要总热量：$6kg × 110kcal/kg = 660kcal$

每天需总水量：$6kg × 150ml/kg = 900ml$

每天需 8% 糖牛乳：$660kcal ÷ 100kcal/ml = 660ml$

每天需糖量：$660ml × 0.08g/ml = 52.8g$

牛乳以外的需水量：$900ml - 660ml = 240ml$

4. **人工喂养方法**　选用大口玻璃奶瓶，易于清洗，便于煮沸消毒；先为患儿更换尿布，洗净双手，然后喂奶。喂哺时婴儿半卧位于母亲怀中，取舒适位置。哺喂前，先将乳液滴于喂食者手腕掌侧测试乳温，无烫灼感方可哺喂。奶瓶置斜位，使乳液充满奶头，以免小儿吸奶无效或吸入过多空气造成溢乳；哺喂后轻拍背部，排出空气以防止吐奶。禁忌无人式的授奶方法。

2

5. 人工喂养注意事项

（1）选择适合婴儿年龄的乳品及代乳品。

（2）乳品和代乳品的量和浓度应按小儿年龄和体重计算，不可过稀或过浓。

（3）根据出生月龄、病情、奶液性质选择合适的奶瓶和奶头。奶头软硬度和奶头孔的大小应适宜，倒置时液体呈连续滴出为宜。

（4）按需哺乳：根据婴儿食欲、体重、粪便性质而随时增减奶量。正确喂养结果应是小儿发育良好，大便正常，喂奶后安静。

（四）辅助食品的添加

大于 4 个月的婴儿，无论母乳、混合或人工喂养都不能满足其生长发育的需要，也不能单纯依靠增加乳量来满足婴儿的营养；当每天奶量达 1000ml 及每次达 200ml 以上时，即宜添加辅助食品，以保证婴儿的生长，为断奶作准备。

1. 辅助食品添加原则

（1）由稀到稠：以谷类食物为例，应先从米汤、米粉、稀粥、稠粥逐步过渡到米饭。

（2）由少到多：如加鸡蛋黄时，开始先吃 1/4 个，一周后大便消化及食欲情况良好，可加到半个，然后逐步加到 1 个。

（3）由细到粗：如添加蔬菜，应从菜汁、菜泥、碎菜到菜块。

（4）由一种到多种：遵照循序渐进的原则，根据婴儿胃肠道的消化、吸收能力和营养需要量逐步添加。习惯一种食物后再加另一种，不能同时添加几种。

（5）患病期间不添加新的食品。

2. 辅助食品添加顺序

（1）1～3 个月可添加菜汤、水果汁，开始时应冲稀，逐渐加浓，在两次喂乳之间进行。鱼肝油从 1 滴开始每月增加 1 滴，观察有无腹泻，直至 4 个月后维持每天 5 滴，以补充维生素 A 和 D。

2

（2）4～6个月可添加米糊、奶糕、稀粥、蛋黄、鱼泥、菜泥、水果泥、豆腐等以补充热能，使小儿逐渐适应从流质过渡到半流质食物。

（3）7～9个月可添加粥、面条、碎菜、蛋、肝泥、肉末、鱼泥、豆制品、饼干、馒头、熟土豆等以补充足够的热量和蛋白质，由半流质过渡到固体食物。

（4）10～12个月即可进食软饭、挂面、蛋糕、带馅食品、碎肉等直至断奶。

二、幼儿膳食

1～3岁幼儿，乳牙陆续萌出，咀嚼能力和消化能力都逐渐增强，并且活动量增大，脑的发育加快，因此食物中应注意供给足够的能量和优质蛋白质。此期小儿户外活动增加，面对各种小食品、饮料，难以抵御，多吃零食会导致小儿厌食和消化道功能紊乱，故应正确引导，控制零食，保证主食。幼儿膳食安排要点：

1. 供给足够的能量和优质蛋白质，同时注意三种营养素的比例，其中碳水化合物占总能量的50%～60%，蛋白质占12%～15%，脂肪占25%～30%为宜，并且幼儿的膳食中含有适量的脂肪也有助于增加食欲。同时优质蛋白的供应量占总量的1/3～1/2。

2. 食物种类多样化 注意肉、蛋、鱼、豆制品、蔬菜、水果的供给。在进食各类食物的基础上，保证摄入牛奶500ml左右，分两次，也可用豆制代乳品替代。

3. 食物制作要求 注意细、软、碎、烂，烹调时应低盐，不放味精、花椒、辣椒等刺激性调味品。

4. 增加进餐次数 幼儿胃容量小，但对能量的需要相对比成人多，为了满足体格生长发育，每天的进餐可为三次正餐再加一次或两次点心。

5. 创造良好的进餐环境 环境要清洁整齐，最好能与大人共同进餐，培养小儿自己进餐，正确使用餐具，不挑食和偏食。

三、儿童与少年膳食

此期膳食已基本接近成人水平，主食可用普通米饭、面食和馒头等，菜肴同成人，但仍要避免过于坚硬、油腻或酸辣的食物，不宜吃过甜、过酸、过咸和过于油腻的食物。饮食要注意多样化、荤素搭配，杂粮细粮交替应用，保证食物的营养和均衡，以利于生长发育。保证牛奶和水果的供给，避免摄入过多的饮料与零食。膳食的安排要注意以下几点：

1. 食物品种多样化　主食是米面类，配备富含优质蛋白质的蛋、肉、鱼、虾等，加上大量绿叶蔬菜，注意荤素搭配均衡，在保证营养的基础上经常变换花色以提高食欲。

2. 三餐一点最合适　上午的学习和活动体力消耗大，早餐营养尤为重要，除保证主食米面、馒头、糕点的摄入外，还应添加牛奶、肉蛋类和水果蔬菜等。

3. 养成良好的饮食习惯　不偏食和挑食，注意饮食卫生，进食时不看书和电视，集中精神，每餐后漱口，保持口腔卫生。

第五节　儿童营养评估

儿童营养状况评估是指对儿童从饮食中摄取的营养物质与儿童的生理需求之间是否合适的评价。

（一）临床评估

儿童营养状况的临床评估是最常用、最基本的评估方法，可大致了解营养状况，很实用。

1. 病史询问　通过详细询问饮食史（食欲好坏、所吃食物种类、数量、烹调方式、进食习惯等），可作出初步估计营养是否足够。询问目前和以往患病状况，抚育情况及抚育环境也有参考价值。了解某些营养素缺乏症状如口角炎、夜盲，出牙、走路晚，前囟迟闭，常有牙龈出血史等可提示营养缺乏症的存在。

2

2. 体格检查　营养素缺乏和过量常出现相应体征，如维生素 D 缺乏有乒乓颅、骨骼畸形等，而且胖瘦也可以观察到。

3. 治疗性试验　临床上不能诊断，可以凭借经验给予治疗观察效果，以明确诊断。

（二）生长发育指标测量、监测和评估

通过测量儿童生长发育常用指标如体重、身高、头围、胸围、皮下脂肪等，可了解儿童一般营养状况。体重一般反映小儿近期及长期营养状况。身高反映长期以来营养状况，近期营养影响少。

1. 年龄-体重　为单项指标评价方法。以不同年龄阶段为单位，列出不同性别儿童的体重正常范围以及平均值，这个范围涵盖了全部样本的95%，即从 P_3 到 P_{97}。一般以第50百分位数（P_{50}）为基准值，相当于离差法的平均值；P_3 相当于离差法的均值减去 2 个标准差，P_{97} 相当于离差法的均值加上 2 个标准差。小于 P_3 考虑营养不良，大于 P_{97} 考虑肥胖等疾病。

2. 年龄-身高　为单项指标评价方法。按不同年龄分组，得出不同性别儿童的身高正常范围。划分标准同年龄-体重法。

3. 体重-身高　综合指标评价方法。以身高为单位，按年龄、性别列出不同身高的相应体重均值和标准差。

表2-4　百分位法评估营养情况

百分位	等级	营养情况
$<P_3$	下	营养不良
$P_{3\sim10}$	下	营养不良
$P_{10\sim25}$	中下	营养中等
$P_{25\sim75}$	中	营养中等
$P_{75\sim90}$	中上	营养上等
$P_{90\sim97}$	上	营养上等
$>P_{97}$	超	超重-肥胖

2

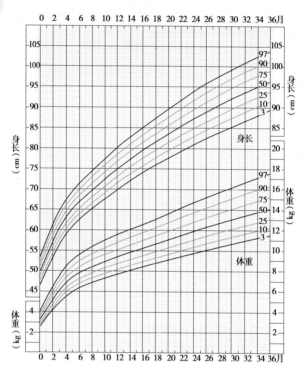

图2-5 中国0~3岁女童身长、
体重百分位曲线图

注：根据2005年九省/市儿童体格发育调查数据制定

2

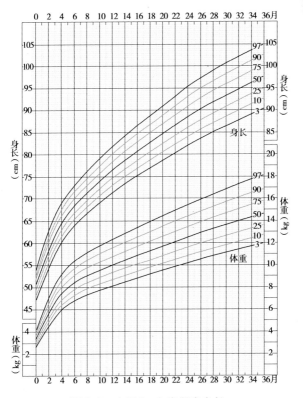

图 2-6 中国 0~3 岁男童身长、
体重百分位曲线图

注：根据 2005 年九省/市儿童体格发育调查数据制定

2

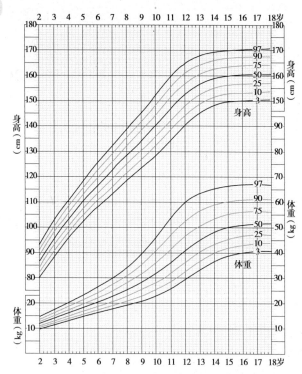

图 2-7 中国 2~18 岁女童身高、
体重百分位曲线图

注：根据 2005 年九省/市儿童体格发育调查数据制定

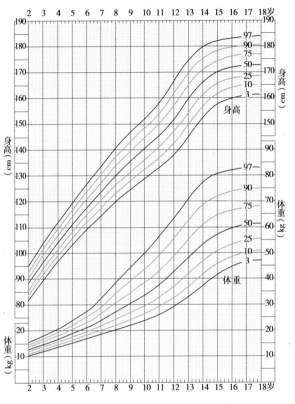

图 2-8　中国 2～18 岁男童身高、
体重百分位曲线图

注：根据 2005 年九省/市儿童体格发育调查数据制定

2

表 2-5 测量指标在营养评估时的应用

测量指标	适用年龄	用于何种情况	重复性	优点	缺点	观察者误差	结果评价
体重	各种年龄	目前营养状况	好	最常用	现场应用困难，要脱衣服不能说明身体成分需确切年龄及身长	7岁以下 <50g，7岁以上 <100g，成人 <250g	与参考值均值或中位数比较：<60% 重度营养不良 60%~80% 中度 80%~90% 轻度 90%~110% 正常 110%~120% 超重 >120% 肥胖

续表

测量指标	适用年龄	用于何种情况	重复性	优点	缺点	观察者误差	结果评价
身高	各种年龄	慢性营养状况	好	常用简便	需考虑其他影响因素	儿童<0.5cm 成人<3.0cm	<80%考虑侏儒 80%~93%较矮 93%~105%正常 >105%考虑巨人
头围	0~4岁多用	早期营养状况	好	简单	需考虑其他影响因素	<0.5cm	
中上臂围	各种年龄	目前营养状况	良	简单不脱衣 适用于群体调查 与年龄关系小	过度营养无上限，成人尚无标准	<0.5cm	<75%重度营养不良 75%~80%中度 80%~85%轻度 >85%正常

2

2

续表

测量指标	适用年龄	用于何种情况	重复性	优点	缺点	观察者误差	结果评价
皮褶厚度	各年龄	目前营养状况	良	可测成人肥胖	需特殊工具小儿不易配合现场不便人种差异		
体重/身长(高)	各年龄	目前营养状况	良	BMI与年龄关系较小	需适合的参考值及训练人员		<75%重度消瘦 75%~85%中度 85%~90%轻度 90%~110%正常 110%~120%超重 >120%肥胖

（三）实验室生化指标

应用生化方法测定小儿血液、排泄物和组织中各种营养素或其代谢产物或有关化合物的水平，以了解此种营养素被吸收和利用的情况，以判定机体营养状况。实验室指标异常往往出现在症状和体征之前。如测定血液中白蛋白、总蛋白、维生素、微量元素等水平，低于正常值表示有该营养素缺乏的可能；血尿中一些营养素的代谢产物也可以提示缺乏情况。

（四）生理功能测定

生理功能变化往往出现在生化指标异常之后，特异性也差，测定需要各种设备，故不常使用。

（五）营养调查

了解儿童膳食组成，计算每人每天各种营养素平均摄入量，与供给量标准相比较以评估小儿营养状况。常用称重法、记账法和询问法。根据调查资料计算出每人每天能量及营养素实际摄入量，与全国供给量标准进行比较，达到供给量 80% 以上可满足小儿需要。同时计算能量来源，估计其三种功能营养素之间是否合乎比例要求，优质蛋白质是否达到 1/3 以上，作出小儿营养评估。

第六节　儿童营养性疾病

一、儿童营养不良

儿童的营养状况是衡量儿童健康水平的重要指标。蛋白质 - 热能营养不良（protein-energy malnutrition, PEM）是由于缺乏能量和（或）蛋白质所致的一种营养缺乏症，主要见于 3 岁以下婴幼儿。主要表现为体重明显减轻、皮下脂肪减少和皮下水肿，常伴有各种器官不同程度的功能紊乱。临床上分为：以能量供应不足为主的消瘦型，小儿矮小、消瘦，皮下脂肪消失，皮肤推动弹性，头发干燥易脱落、体弱乏力、萎靡不振；以蛋白

2

质供应不足为主的水肿型，表现为周身水肿，眼睑和身体低垂部水肿，皮肤干燥萎缩，角化脱屑，或有色素沉着，头发脆弱易断和脱落，指甲脆弱有横沟，无食欲，肝大，常有腹泻和水样便；介于两者之间的消瘦-水肿。

【临床要点】

（一）病因

1. 长期摄入不足　小儿处于不断生长发育的阶段，对营养素的需要相对较多，摄入量不足常见母乳不足而未及时添加其他乳品；奶粉配制过稀；突然停奶而未及时添加辅食；长期以淀粉类食品（粥、奶糕）为主；不良的饮食习惯如偏食、挑食、吃零食过多或早餐过于简单；学校午餐摄入不足等。

2. 消化吸收障碍　消化系统解剖或功能上的异常如裂唇、裂腭、幽门梗阻、迁延性腹泻、过敏性肠炎、肠吸收不良综合征等均可影响食物的消化。

3. 需要量增多　急、慢性传染病（如麻疹、伤寒、肝炎、结核）后的恢复期、双胎早产、生长发育快速阶段等均可因需要量增多而造成相对缺乏。

4. 消耗过量　糖尿病、大量蛋白尿、急性发热性疾病、甲状腺功能亢进、恶性肿瘤等均可使营养素的消耗量增多。

上述因素的单独作用或共同组合均可引起蛋白质-热能营养不良。

（二）临床表现

1. 体重不增是最早出现的症状，随即体重下降，久之身高也低于正常。皮下脂肪逐渐减少以至消失，首先累及腹部，其次为躯干、臀部、四肢，最后为面颊部；腹部皮下脂肪层是判断营养不良程度的重要指标之一。随着病程的进展，各种临床症状也逐步加重，重度营养不良可有重要脏器功能损害，如心功能下降等。临床上可根据症状程度将营养不良分为三度，见表2-6。

表2-6 小儿营养不良的分度

	Ⅰ度（轻度）	Ⅱ度（中度）	Ⅲ度（重度）
体重低于正常均值	15%～25%	25%～40%	40%以上
腹部皮下脂肪厚度	0.4～0.8cm	0.4cm以下	消失
身长（高）	正常	较正常低	明显低于正常
皮肤	正常或稍苍白	干燥、苍白	干皱、弹性消失
精神状态	无明显变化	情绪不稳定，睡眠不安	萎靡烦躁和抑制交替
肌张力	基本正常	明显减低，肌肉松弛	肌肉萎缩

2. 体格测量是评估营养不良最可靠的指标，目前国际上对评价营养不良的测量指标有较大变更，它包括三部分。

（1）体重低下：儿童的年龄和体重与同年龄、同性别参照人群标准相比，低于中位数减2个标准差，但高于或等于中位数减3个标准差，为中度体重低下，如低于参照人群的中位数减3个标准差为重度体重低下，此指标反映儿童过去和（或）现在有慢性和（或）急性营养不良，单凭此指标不能区分属急性还是慢性营养不良。

（2）生长迟缓：儿童的年龄性别身高与同年龄同性别参照人群标准相比，低于中位数减2个标准差，但高于或等于中位数减3个标准差，为中度生长迟缓，如低于参照人群的中位数减3个标准差为重度生长迟缓，此指标主要反映过去或长期慢性营养不良。

（3）消瘦：儿童的身高和体重与同年龄、同性别参照人群标准相比，低于中位数减 2 个标准差，但高于或等于中位数减 3 个标准差，为中度消瘦，如低于参照人群的中位数减 3 个标准差为重度消瘦，此指标反映儿童近期急性营养不良。

3. 并发症　营养性小细胞性贫血、各种维生素缺乏（常见为维生素 A 缺乏，有时也有维生素 B、C、D 的不足）、感染（如上呼吸道感染、鹅口疮、肺炎、结核病、中耳炎、尿路感染、腹泻）、自发性低血糖等。

（三）辅助检查

最突出的表现是血清白蛋白浓度降低，但由于其半衰期较长（19～21 天）故不够灵敏。胰岛素样生长因子-Ⅰ（IGF-Ⅰ）水平下降，其不仅反应灵敏而且受其他因素影响较少，被认为是诊断 PEM 的较好指标。此外，多种血清酶活性降低，经治疗后可迅速恢复正常；血浆胆固醇、各种电解质及微量元素浓度皆可下降；生长激素分泌反有增多。

（四）治疗措施

营养不良的治疗原则是去除病因、调整饮食、促进消化和治疗合并症。

【护理要点】

（一）专业照护

1. 营养不足护理

（1）找出致病因素：如喂养不当、疾病、经济困难等，通过护理并与医疗或社区工作者的合作予以消除。

（2）调整饮食：调整饮食要由少到多、由稀到稠，循序渐进，以免出现腹泻，加重胃肠功能紊乱。选择易消化吸收、高热能、高蛋白质的食物。饮食调整的方法：①轻度营养不良患儿不应过快地改变原有食物，应在原有的基础上增加热卡，开始每天 60～80kcal/kg，以后逐渐增加到 140kcal/kg，待体重接近正常时再恢复到供给正常需要量。②中重度营养不良患儿：能量供应应从少量（45～55kcal/kg）开始，逐渐少量增加，待食欲和消化功能恢复，供给高于正常生理需要量的热（120～

2

170kcal/kg）卡，直至体重接近正常再恢复至正常生理需要量；蛋白质的供给从每天 1.5～2.0g/kg 开始，逐步增加到 3.5～4.5g/kg，如过早给予高蛋白食物，可引起腹胀和肝大。补充维生素及微量元素，如给菜泥、果泥、肉泥等富含营养的食物。③按医嘱给予助消化药物：如胃蛋白酶、胰酶。必要时给予苯丙酸诺龙肌内注射，促进蛋白质合成。病情重者少量输血浆、白蛋白、静脉高营养液。在输液时速度宜慢，补液量不宜多。

2. 预防感染　预防呼吸道感染，室内保持适宜的温、湿度；注意防寒保暖，少去公共场所；加强口腔、皮肤护理；对重度营养不良患儿可按医嘱输新鲜血浆或白蛋白，以增强机体抵抗力。

3. 低血糖处理　不能进食者可按医嘱静脉输入葡萄糖溶液；密切观察病情，特别在夜间或清晨时，患儿易发生低血糖而出现头晕、出冷汗、面色苍白、神志不清等，应立即按医嘱静脉给予葡萄糖溶液。

（二）健康指导

向患儿家长解释导致营养不良的原因，介绍科学育儿知识，大力提倡母乳喂养，指导婴儿喂养的具体执行方法；指导患儿养成良好的饮食习惯，帮助患儿建立合理生活作息；预防感染，按时进行预防接种等。

1. 合理喂养尤其重要，大力提倡母乳喂养，对母乳不足或不宜母乳喂养者应采取合理的部分母乳喂养或人工哺养并及时添加辅食品；杜绝偏食、挑食、吃零食的不良习惯，小学生早餐要吃，中餐应保证供给足够的能量和蛋白质。

2. 合理安排生活作息制度，适当安排户外活动及锻炼身体，保证充足睡眠。

3. 防治传染病和先天畸形，按时进行预防接种，对患有裂唇、裂腭及幽门狭窄等先天畸形者应及时手术治疗。

4. 推广应用生长发育监测图，定期测量体重，并将体重值标在生长发育监测图上，如发现体重增长缓慢、不增，便应尽快查明原因，及时给予纠正。

二、儿童单纯肥胖

肥胖症（obesity）是由于能量摄入长期超过人体的消耗，导致体内脂肪过度积聚、体重超过一定范围的一种营养障碍性疾病。一般认为，体重超过按身长计算的平均标准体重20%，或超过按年龄计算的平均标准体重加两个标准差以上，即为肥胖症。由于人民生活水平提高、膳食结构发生改变，儿童肥胖症呈增多的趋势，目前发生率为5%～8%。肥胖不仅影响小儿的健康，还将成为成年期高血压、糖尿病、冠心病、胆石症、痛风等疾病和猝死的诱因，因此对本病的防治应引起社会及家庭的重视。

【病因】

（一）单纯性肥胖症

占肥胖症的95%～97%，患儿不伴有明显的内分泌、代谢性疾病，其发病与下列因素有关：

1. 营养素摄入过多　为肥胖的主要原因，摄入的营养超过机体代谢需要，多余的能量便转化为脂肪贮存体内而导致肥胖。

2. 活动量过少　缺乏适当的活动和体育锻炼也是发生肥胖症的重要因素，即使摄入不多但如活动过少，也可引起肥胖。

3. 遗传因素　肥胖有高度的遗传性，目前认为肥胖与多基因遗传有关。父母皆肥胖的后代肥胖率高达70%～80%；双亲之一肥胖者，后代肥胖发生率40%～50%；双亲正常的后代发生肥胖者仅10%～14%。

4. 其他　如调节饱食感及饥饿感的中枢失去平衡以致多食；精神创伤（如亲人病故或学习成绩低下）以及心理异常等因素亦可致儿童过食。

（二）继发性肥胖

约有3%～5%的肥胖症小儿继发于各种内分泌代谢病和遗传综合征，他们不仅体脂的分布特殊，而且常伴有肢体或智能异常。

【临床要点】

(一) 临床表现

明显肥胖的儿童常有疲劳感，用力时气短或腿痛。严重肥胖者由于脂肪的过度堆积限制了胸扩展和膈肌运动，使肺换气量减少，造成缺氧、气急、发绀、红细胞增多，心脏扩大或出现充血性心力衰竭甚至死亡，称肥胖-换氧不良综合征 (pickwickian syndrome)。

体格检查可见患儿皮下脂肪丰满，但分布均匀，腹部膨隆下垂，严重肥胖者可因皮下脂肪过多，使胸膜、臀部及大腿皮肤出现白纹或紫纹；因体重过重，走路时两下肢负荷过度可致膝外翻和扁平足。女孩胸部脂肪过多应与乳房发育相鉴别，后者可触到乳腺组织的硬结。男性患儿因大腿内侧和会阴部脂肪过多，阴茎可隐匿在脂肪组织中而被误诊为阴茎发育不良。

肥胖小儿性发育常较早，故最终身高常略低于正常小儿。由于怕被别人讥笑而不愿与其他小儿交往，故常有心理上的障碍，如自卑、胆怯、孤独等。

小儿体重超过同性别、同身高正常儿均值 20% 以上者便可诊断为肥胖症；超过均值 20%～29% 者为轻度肥胖；超过 30%～49% 者为中度肥胖；超 50%～59% 者为重度肥胖；超过 60% 以上者为极度肥胖。

(二) 辅助检查

血清甘油三酯、胆固醇大多增高；严重患儿血清 β-脂蛋白也增高；常有高胰岛素血症、血生长激素水平减低等。

(三) 治疗要点

控制饮食，加强运动，消除心理障碍，配合药物治疗。减少热能性食物的摄入，增加机体对热能的消耗，减少体内的过剩脂肪，使体重逐步减轻。一般不鼓励药物疗法，必要时可选择苯丙胺类和马吲哚 (氯苯咪吲哚) 类等食欲抑制剂或甲状腺素等增加消耗的药物，仅可短期疗程谨慎使用。

2

【护理要点】

（一）专业照护

1. 合理控制饮食　多采用低脂肪、低碳水化合物和高蛋白质食谱；蛋白质食物的供应量不宜低于 $2g/(kg \cdot d)$；碳水化合物有助于脂肪和蛋白质的代谢，可作为主食，但应限制糖量；限制脂肪，避免各种甜食和高脂肪食物；视个体情况相应减少总热量摄入；保证维生素及矿物质的供给。鼓励患儿选择体积较大、饱腹感明显而热量低的蔬菜类食品，如青菜、萝卜、黄瓜、番茄、竹笋、苹果、柑橘等。

2. 建立良好的饮食习惯　少量多餐，不吃宵夜和零食，避免过食。

3. 加强运动　选择多样化、有效且易坚持的活动，提高对运动的兴趣，每天运动量 1 小时左右，逐渐增加。运动量根据患儿的耐受力而定，以运动后轻松愉快、不感到疲劳为宜。不宜剧烈运动，以免刺激食欲。

4. 心理护理　引导患儿正确认识自身体态的改变，消除自卑心理，鼓励患儿积极参加各种活动。提高患儿坚持饮食和运动疗法的兴趣，帮助其对改变自身形象建立信心，保证身心健康发展。

（二）健康指导

指导科学喂养的知识，培养儿童良好的饮食习惯，避免营养过剩。创造条件和机会增加患儿的运动量。要宣传肥胖儿不是健康儿的观点，介绍监测儿童生长发育的方法及定期门诊随访的重要性。

三、维生素 D 缺乏性佝偻病

维生素 D 缺乏性佝偻病（rickets of vitamin D deficiency）简称佝偻病，是一种小儿常见的慢性营养性疾病，主要见于 3 个月～2 岁婴幼儿。本病是由于体内维生素 D 不足引起全身性钙、磷代谢失常，以致钙盐不能正常沉着于骨骼的生长部分，使正在生长的骨骺端软骨板不能正常钙化，造成骨骼病变。主要表现为正处于生长中的骨骼的病变、肌肉松弛和神经兴奋性的改变。重症佝偻病患儿还可有消化和心肺功能障碍，并可影响智能发育和免疫功能。我国佝偻病的发病率北方高于南方，随着社会经济文化水平的提高，其发病率已逐年降低且多数患儿病情较轻。

【临床要点】

（一）临床表现

本病在临床上可分期如下：

1. 初期　多见于 6 个月以内，特别是 <3 个月的婴儿，主要表现神经兴奋性增高，如易激惹、烦恼、夜间啼哭、睡眠不安、汗多刺激头皮而摇头、出现枕秃等。

2. 激期（活动期）　表现为甲状腺功能亢进，钙、磷代谢失常和典型的骨骼改变。

（1）骨骼病变体征：①头部：<6 个月时颅骨薄、前囟边缘较软，有压乒乓球样的感觉；6 月龄以后，额骨和顶骨双侧骨样组织增生呈对称性隆起，至 7~8 个月时可见方颅，严重时呈鞍状或十字状颅形，头围也较正常增大。②胸部：胸廓骨骼改变多见于 1 岁左右患儿，可见佝偻病串珠（rachitic rosary）、漏斗胸、郝氏沟（Harrison groove），这些胸廓病变都会影响呼吸功能。③四肢：可见佝偻病手、足镯，膝内翻（O 形）或膝外翻（X 形）畸形。

（2）运动功能发育迟缓：患儿在会坐和站立后，因韧带松弛可致脊柱畸形。严重低血磷导致肌肉糖代谢障碍，使全身肌肉松弛、乏力，肌张力降低，坐、立、行等运动功能发育落后，腹肌张力低下致腹部膨隆如蛙腹。

（3）神经、精神发育迟缓：重症患儿脑发育亦受累，表情淡漠，语言发育迟缓，条件反射形成缓慢；免疫力低下，容易感染，贫血常见。

3. 恢复期　患儿经治疗和日光照射后，临床症状和体征会逐渐减轻、消失，精神活泼，肌张力恢复。

4. 后遗症期　婴幼儿期重症佝偻病可残留不同程度的骨骼畸形，多见于 >2 岁的儿童。

（二）辅助检查

初期常无骨骼病变，X 线骨片可正常或钙化带稍模糊；血清 25-（OH）D$_3$ 下降，PTH 升高，血钙、血磷降低，碱性磷酸酶正常或稍高。

激期血生化检测除血清钙稍低外，其余指标改变更加显著；X 线长骨片显示骨骺端钙化带消失，呈杯口状、毛刷样改变，骨骺软骨带增宽（＞2mm），骨质稀疏，骨皮质变薄，可有骨干弯曲变形或青枝骨折。骨折可无临床症状。

恢复期血清钙、磷浓度逐渐恢复正常，碱性磷酸酶约需 1～2 个月降至正常水平；骨骺 X 线影像在治疗 2～3 周后有所改善；出现不规则的钙化线，以后钙化带致密增厚，骨质密度逐渐恢复正常。

后遗症期血生化正常，X 线检查其骨骺干骺端活动性病变消失。

（三）治疗要点

治疗目的在于控制病情活动，防止骨骼畸形。

1. 合理喂养，及时添加辅食；坚持户外活动，多晒太阳。

2. 维生素 D 治疗　以口服维生素 D 为主，剂量为每天 50～100μg（2000～4000IU），或 1，25-（OH）$_2$D$_3$（骨化三醇）0.5～2.0μg，视临床和 X 线骨片改善情况于 2～4 周后改为维生素 D 预防量，每天 10μg（400IU）。对于出现并发症或无法口服者可肌内注射维生素 D$_3$，治疗一个月后复查效果。

3. 矫形　对已有严重骨骼畸形的后遗症期患儿可考虑外科手术矫治。

【护理要点】

（一）专业照护

1. 补充维生素 D 制剂　遵医嘱供给维生素 D 制剂。口服维生素 D 制剂可直接滴于舌上或食物上以保证用量。肌内注射维生素 D 时，注射部位要深，并经常更换注射部位，以利于吸收。大量维生素 D 治疗时易使血钙降低，应补充钙剂，注意观察有无手足抽搐。用药后加强观察，若患儿出现恶心、呕吐、食欲减退、腹泻等，为维生素 D 过量中毒表现，应立即停药。

2. 增加饮食中维生素 D 的含量　年长儿可多进食海水鱼、肝、蛋黄及鱼肝油制剂等。加强婴幼儿合理喂养，鼓励母乳喂养，按时添加辅食；人工喂养者，可选用维生素 A、D 强化奶，及时添加鱼肝油制剂。

3. 接受日光照射　一般来说户外活动越早越好，新生儿 1~2 个月就可以到户外接受日光照射，根据不同年龄、地区、季节选择户外活动时间和日光照射方法。活动时间根据年龄逐渐增加，从数分钟到 1 小时，夏季避免阳光直接照射，冬季可在室内，但要注意开窗，让紫外线能够透过。照射时注意保暖，尽量暴露皮肤。

4. 加强体格锻炼　胸廓畸形可作俯卧位抬头展胸运动进行矫正；下肢畸形可作肌肉按摩，O 形腿按摩外侧肌，X 形腿按摩内侧肌；行外科手术矫治者，应指导其正确使用矫形器具。

5. 预防骨骼畸形　患儿骨骼软化，应避免久坐，防止脊柱后突畸形；避免久站、久走，防止下肢弯曲 X 或 O 形腿，避免重压和强力牵拉造成骨折。严重骨骼畸形者，可于 4 岁后外科手术纠正。

6. 预防感染　保持室内空气清新，温、湿度适宜。阳光充足，避免交叉感染。

(二) 健康指导

加强疾病预防、护理知识、恢复期锻炼等知识的宣教。指导家长选择富含维生素 D、钙、磷和蛋白质的食物，提倡母乳喂养，尽早开始户外活动；新生儿出生 2 周后每天给予维生素 D 400~800IU。告知家长患儿所用药物的作用、副作用、剂量和方法，指导其遵医嘱正确用药。向家长示范按摩肌肉矫正畸形的方法，鼓励尽早开始户外活动，指导正确合理地进行日光浴和补充维生素 D。

四、维生素 D 缺乏性手足搐搦症

维生素 D 缺乏性手足抽搐症（tetany of vitamin D deficiency），多发病于 6 个月以下的婴儿，主要由于维生素 D 缺乏导致血清钙降低，神经肌肉兴奋性增强，出现惊厥、喉痉挛和手足抽搐等症状。随着近年来预防维生素 D 缺乏工作的开展，本病已较少发生。

【临床要点】

（一）临床表现

典型表现为手足抽搐、喉痉挛和惊厥，部分患儿有程度不等的佝偻病活动期的表现。

1. 隐性症状

（1）面神经征即佛斯特征（Chvostek sign）：即击面神经试验，以指尖或叩诊锤轻击患儿颧弓与口角间的面神经穿出处，引起眼睑和口角抽动者为阳性。

（2）腓反射（peroneal reflex）：叩诊锤骤击膝外侧的腓神经，足部向外侧收缩为阳性。

（3）陶瑟征（Trousseau sign）：即人工手痉挛征，以血压计袖带包裹上臂，使血压维持在收缩压与舒张压之间，阳性者在 5 分钟内可见手抽搐痉挛。

2. 显性症状

（1）惊厥：多见于小婴儿，特点为患儿无发热，无其他原因而突然发生惊厥，大多丧失知觉，手足节律性抽动，面部肌肉痉挛，眼球上翻，大小便失禁。发作时间从数秒钟至 30 分钟不等；发作次数可数天 1 次或 1 天数次，甚至多至 1 天数十次。不发作时，患儿多神情正常。

（2）手足抽搐：为本病的特殊症状，多见于较大婴幼儿，表现为突发的手足强直痉挛，双手腕部屈曲，手指伸直，拇指内收向掌心；足部踝关节伸直，足趾同时向下弯曲，呈弓状（图 2-9、2-10）。

（3）喉痉挛：主要见于 2 岁以下婴儿，喉痉挛致使呼吸困难，吸气延长可闻及哮鸣音，可突然发生窒息、

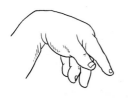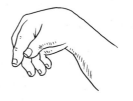

图 2-9 手足搐搦症的手痉挛

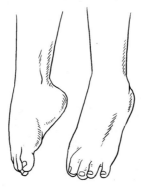

图 2-10 手足搐搦的足痉挛

严重缺氧甚至死亡。

（4）其他：常有睡眠不安、易惊醒、多汗等神经兴奋现象。

（二）辅助检查

实验室检查血清总钙 < 1.75 ～ 1.88mmol/L，血清离子钙 < 1.0mmol/L。

（三）治疗要点

1. 急救 惊厥期应立即吸氧，喉痉挛者将舌拉出口外，口对口呼吸或加压给氧，必要时行气管插管。迅速控制症状，10% 水合氯醛保留灌肠，地西泮肌内或静脉注射。

2. 钙剂治疗 尽快提高血钙浓度，10% 葡萄糖酸钙加入葡萄糖液稀释后缓慢静脉注射。

3. 维生素 D 治疗 控制症状后，按维生素 D 缺乏性佝偻病补充维生素 D。

【护理要点】

（一）专业照护

1. 防止窒息，将患儿头偏向一侧，保持呼吸道通畅，衣领松开，清除呼吸道分泌物，必要时将患儿舌体拉出口外。已出牙的患儿应使用牙垫，防止咬伤舌头。加强观察监测，做好气管插管或气管切开的准备。

2. 控制惊厥、喉痉挛发作，做好抢救配合。

3. 用药护理　应用钙剂注意：

（1）口服钙剂首选 10% 氯化钙，服用时需用糖水稀释 3～5 倍，两餐间服，不可茶水同服。

（2）静脉注射：10% 葡萄糖酸钙需用 10%～25% 的葡萄糖液稀释 1～3 倍，缓慢推注（10 分钟以上），注射时选择较粗的血管，避免使用头皮静脉，注意观察避免钙剂外溢造成组织坏死。

4. 合理喂养，补充维生素 D，适量补钙，增加户外活动，加强体格锻炼。

（二）健康指导

1. 向家长介绍维生素 D 缺乏性手足抽搐的病因、诱因、治疗过程及预后情况。

2. 指导家长患儿惊厥发作时的初步处理措施，如使患儿平卧，解松衣领，颈部伸直，头后仰，防止窒息，同时呼叫医护人员。

3. 指导家长合理喂养，合理安排小儿日常生活，坚持每天有一定时间的户外活动，指导合理补钙。

第七节　儿童智力低下

智力低下也称为智力落后或精神发育不全。是发生在发育时期的智力残疾，主要表现为感知、记忆、语言和思维方面的障碍。在幼儿时期主要表现为大运动、语言、精细动作等全面落后；学龄前主要表现学习成绩差，较轻的智力低下一般只能接受小学教育，很难接受初中教育。

（一）智力低下定义

1973 年美国智力低下协会（American Association on Mental Deficiency，AAMD）对智力低下作出较全面的定义，即"在发育时期，一般智力功能明显低于同龄水平，且伴有适应行为的缺陷"。目前国际公认而广泛应用的定义与之类似：智力功能明显低于一般水平和对社会环境日常要求的适应能力有明显缺陷同时存在，而且发生在发育时期。

（二）智力低下分级

参照世界卫生组织和美国智力低下协会有关智力低下分级标准，按其智力商数（IQ）和适应行为，将智力低下分为四个等级：轻、中、重、极重度。有时为了方便也将后面三个级别统称为重度。一般认为轻度智力是可教育的，中度智力低下是可训练的，而重度和极重度智力低下则需要终生监护。

（三）智力测验

智力是一种综合的认识方面的心理特征，是人类的一种属性，智力测验实际上是一种心理测验。心理测验的分类方法很多，医学上一般按测验功能分为三类：①能力测验：一般认为能力包括实际能力和潜在能力，智力测验主要是针对实际能力，此外这种测验又分为普通能力和特殊能力测验，智力测验就是普通能力测验；②学绩测验：主要了解学校成绩，被广泛应用于学校内的学科测验；③人格测验：主要用于测量人的性格、气质、品德、情绪和信念等。

目前国际上广泛应用国内标准化的智力测验方法有：盖塞尔发展量表（Gesell Developmental Scale）；丹佛发育筛选测验（Denver Developmental Screening Test，DDST）和丹佛发育筛查问卷（DPDQ）；绘人试验（Goodenough Draw Person Test）；斯坦福-比奈智力量表（Stanford-Binet

表 2-7　智力低下的分级标准

美国临床分类	教育分类	AAMD 智力水平	IQ 范围	成年以后的智力年龄	AAMD 适应行为水平
边缘	学习低下	边缘	69~84	13	
朦胧	可教育的	轻度	52~68	8~12	轻度
愚笨	可训练的	中度	36~51	3~7	中度
白痴	终生支持	重度	20~35	0~3	重度
		极重度	<19		极重度

表 2-8　智力行为的分级标准

程度	学前（0~5 岁）	学龄（6~20 岁）	成人（21 岁及以上）
轻度	能发展社会和社交技能，在感觉运动方面有轻微的迟滞；不到更大一些年龄时，很难与正常儿童区别	能接受六年级学校教育，可在指导下适应社会生活	有通常的社会和职业的技能，以达到低等的自给，但如果处于非常大的社会和经济压力时，需要有指导

续表

程度	学前（0～5岁）	学龄（6～20岁）	成人（21岁及以上）
中度	能谈话或学会交往，在自理能力上因训练有所改进，能用中等监护来管理	在社会上和职业技能上，因训练而有所改进，不能超过2年级的教育水平，在熟悉环境中独立自行	在保护的情况下可从事一点非技术性的或半技术性的社会工作，在有社会或经济压力时，需要有监护或指导
重度	运动能力发展的不好，可讲一些话，在自理上通常不能因训练有所改进，很少或没有交往	能谈话或学会习惯，能学会基本的卫生习惯，在系统的训练下有所改善	在完全的监护下生活半自理，在被控制的环境里可发展自我保护技能
极重度	全面迟滞，感觉运动方面的功能很差，要人护理	某些方面可能得到一点发展，对在自理上的训练，可能有一点点反应	有些运动和言语有发展，在自我照顾上可能有非常有限的改进，要人护理

2

Intelligence Scale，SBIS）；韦克斯勒儿童智力量表（Wechsler Intelligence Scale for Children，WISC）和韦克斯勒学前和学龄初期智力量表（Wechsler Preschool and Primary Scale of Intelligence，WPPSI）。

儿童量表包含了 12 个分测验：理解、算数、背数、类同、填图、词汇、常识、数字广度、图片、拼图和积木、迷津，其中 10 个分测验是必做的，言语量表中的背数和操作量表中的迷津为替换试验。此量表适用于 6～16 岁儿童，较好反映了智力的整体和各个侧面，能比较全面地评价人的智力。学前和学龄初期智力量表包括 11 个分测验，适用于 4～6.5 岁。

（四）行为评定

适应行为又称为社会适应能力，是指人适应外界环境赖以生存的能力，也就是个体对其周围的自然环境和社会环境的适应能力。目前，诊断儿童智力低下主要依靠智力测验和行为评定的结果。目前临床上的常用量表有以下几种：

1. AAMD 适应行为量表　AAMD 适应行为量表（Adaptive Behavior Scale，ABS）包括两部分，一部分是个体在独立、个人与社会责任等 9 个行为领域的能力；另一部分是个体不良适应行为。

2. 文兰适应行为量表　包括 8 个行为领域：一般、饮食、穿着、运动、作业、自我指导、社会化及实际能力。此量表适用于 0～30 岁，以儿童为主，非常适合对智力低下儿童实施干预后的效果评价。

3. 巴尔萨泽适应行为量表　包括自理能力和生活行为能力。

4. 婴儿-初中学生社会生活能力量表　适用于 6 个月～14 或 15 岁。

（五）智力低下诊断

1977 年美国智力低下协会修订的三项标准是目前国际上采用较多的标准：①智力功能明显低于同龄小儿的平均水平，即智商低于人群均值的 2.0 个标准差，一般

IQ 在 70 或（75）以下；②适应行为缺陷：主要指个人生活和履行社会职责有明显的缺陷；③表现在发育年龄，一般指 18 岁以下。

在智力低下的诊断中，除了严格执行智力低下的三条标准外，还要注意以下几个问题：①关于心理测验，IQ 切值 70 或 75 有两种含义：其一，70 或 75 可以表示智力低下诊断的两种标准；其二，70 或 75 也可以表示不同种类的心理测验的切值，如常用的心理测验韦克斯勒儿童智力量表心理测验 IQ 切值为 70，盖塞尔智能量表测验的 DQ 切值为 75 等。②对每一种心理测验还要了解该测验的误差。如果测验结果在临界上下，可能需要结合适应行为评定及其他方面有关信息进行综合评估。

第八节　注意缺陷多动障碍

注意缺陷多动性障碍（attention-deficit hyperactivity disorder，ADHD）又称儿童多动症，简称多动症。表现为与年龄不相称的注意力易分散，注意广度缩小，不分场合的过度活动，情绪冲动并伴有认知障碍和学习困难，智力正常或接近正常。本病男童发病率高于女童，比例约在（4~9）:1。

【临床要点】

（一）临床表现

1. 过度活动　表现为与年龄不相称的活动水平过高。部分儿童的过度活动在婴儿时期就已经出现，表现为易兴奋、多哭闹、睡眠差、喂食困难，难以养成定时大小便规律，平时手脚不停乱动，显得格外活泼；入学后上课小动作多，在家里不能静心做作业，东张西望，"人来疯"；做事缺乏缜密考虑，不顾及后果。也有部分儿童在课堂上表现为瞌睡或没精打采。

2. 注意力集中困难　有学者认为 ADHD 的核心症状是注意力缺陷。往往表现为注意力不集中，与他人交谈时眼神游离，上课时注意力不集中表现的特别明显，容

2

易被无关刺激吸引或喜欢做白日梦，上课时答非所问，丢三落四，学习成绩不良。有些儿童对特别感兴趣的事务产生较强的动机，使注意力集中的时间延长，但不能因此排除该疾病。

3. 冲动行为　ADHD 行为冲动，不顾及后果，甚至伤害他人。在课堂上大喊大叫，来回走动，在室外常有冒险行为，不遵守游戏规则，常显得急不可待，吵闹和破坏性强；考试时匆匆完成，抢先交卷，平常缺乏耐心，要什么要立刻满足，否则吵闹或破坏东西。

4. 学习困难　一般而言，ADHD 的孩子智力都正常，有些处于临界状态，可能与测验时注意力不集中有关。小儿表现为视听辨别能力低下，手眼协调困难，短时记忆困难，可能出现写字凌乱歪扭，时间方位判断不良，辨别立体图困难，不能把握整体，精细动作如写字绘画笨拙，缺乏想象，出现类似儿童学习障碍的表现。

（二）辅助检查

1. 智力测验。

2. 学能测验或个别能力测验。

3. 注意力测定。

4. 量表　Conners 父母问卷，教师用量表和学习障碍筛查量表，以及 Achenbach 儿童行为量表。

（三）治疗措施

1. 药物治疗

（1）哌甲酯：又名利他林，为中枢神经兴奋剂。该药服后很快吸收，血药浓度较低，但疗效很高，这是因为药物可有效通过血-脑脊液屏障，作用于大脑皮质，加强皮质的兴奋过程，并使抑制过程易于集中。5 岁以下小儿尽量不使用。

注意事项：①不是所有诊断为 ADHD 的儿童均需服用兴奋剂；②使用兴奋剂不是根据 ADHD 的诊断，而是根据对兴奋剂有效的症状，如不安宁、注意力不集中、与同伴关系不良、学习成绩差等；③是否需要继续服用，应根据疗效决定；④小于 6 岁的小儿，可通过有经验的幼儿园教师和家长的耐心教育和训练而达到治疗的目的；⑤认为 ADHD 会随着年龄增大而症状消失，不需服用兴奋剂以免损伤大脑发育的认识是错误。

（2）苯异妥英（匹莫林）：在服用哌甲酯效果不明显时，可改用苯异妥英。该药副作用较轻，尤其抑制交感神经的作用轻。但对肝脏的毒性反应明显，因此服药期间要每月检查肝功能。

（3）三环类抗抑郁药：常用的有丙米嗪、地昔帕明。

（4）α-受体拮抗剂：一般选可乐定。

2. 心理治疗

（1）行为疗法：利用条件反射原理，在训练中出现合适行为及时给予奖励，出现不合适行为加以漠视，或暂时剥夺一些权力表示惩罚。实施该法前，必须确定患儿的哪些行为是"靶行为"，通过阳性强化法或消退法来强化或消除该"靶行为"。此类训练由家庭、医院和学校三方面结合进行才能效果突出及疗效稳固。此法与药物联合应用效果好于单独使用药物治疗。

（2）认知训练：训练 ADHD 儿童的自我控制，自我制导，多加思考和提高解决问题的能力。目的是使患儿养成"三思而后行"以及在活动中"停停、看看和听听"的习惯。

（3）疏泄疗法：让患儿将不满情绪讲出来，大人在旁边聆听并给予分析，对的加以肯定，错的加以指导。同时让患儿多参加户外活动，消耗旺盛的精力，使得做作业或上课可以安静下来。

（4）父母和教师咨询：告知父母（如果能够包括老师是最理想的）正视疾病，改变对孩子下"坏孩子"的定论，同时讲明白一味惩罚教育是无效的，甚至产生反作用。重视正面强化教育，以多理解和鼓励为主。同时医院可以经常组织家长学习班，讲解 ADHD 的知识和特殊照管方法，并强调学校和家庭训练要有统一的纪律要求。

第九节　孤　独　症

孤独症的基本特征是社会人际交往和应答模式异常，患儿从出生开始便没有正常人际交往的能力，在运用语言交往的能力方面有明显缺陷，对事物和环境渴求刻板不变，对某些物体的迷恋超过对人的兴趣，缺乏与社会接触的愿望。通常在注意、认同他人行为、活动和感受方面缺乏兴趣。国外报道该症患病率为 0.02% ~ 0.13%，男女发病率为（2.6 ~ 5.7）：1，女性患者症状往往较男性为重，智力水平也比较低。

【临床要点】

（一）临床表现

1. 社会交往障碍　在婴儿期，表现为回避目光，对人的声音缺乏兴趣，没有期待被抱的姿势，或抱起时身体僵硬不愿与人贴近。在幼儿期，患儿仍然不注视人，呼之常常无反应，对父母不能产生依恋，对其他儿童缺乏交往或一起玩耍的兴趣。学龄期后，患儿对父母和同胞可能变得友好而有感情，但仍明显缺乏主动与人交往的兴趣和行为，对他人情绪缺乏反应，不能根据社交场合调整自己的行为。成年后，仍缺乏社交技能，不能建立恋爱关系和结婚。

2. 交流障碍

（1）非语言交流障碍：该症患儿更倾向于用动作、姿势进行交流，但除了拉着大人手走向他想要的物品外，其他用于表达的动作姿势很少，一般都不会用点头、摇头表达自己的意思，表情也常显得淡漠。

（2）言语交流障碍：语言交流存在明显障碍，包括：①语言理解力不同程度受损；②言语发育迟缓或不发育，也有部分患儿 2 ~ 3 岁前曾有表达性语言，但以后逐渐减少，甚至完全消失；③言语形式及内容异常：常存在模仿语言、刻板重复语言，语法结构、人称代词常用错，语调、语速、节律、重音等也存在异常；④言语运用能力受损：部分患儿虽会背儿歌、广告词但用于交流的言语却很少，且不会提出话题、维持话题或仅靠刻板重复的短语进行交流，纠缠同一话题。

（3）活动内容和兴趣的局限及刻板重复的行为方式：该症患儿兴趣范围狭窄，甚至怪癖，他们常常对玩具、动画片不感兴趣，却迷恋广告、天气预报，喜欢反复排列物品。对一些非生命物品可产生强烈依恋，如被拿走会哭闹不安。患儿常要求日常生活常规，如饮食、物品摆放位置、行走路线等一成不变，并常会出现刻板重复的动作和奇特的行为，如重复蹦跳、将手放在眼前凝视、扑动或用脚尖走路等。

（4）智能和认知障碍：约 3/4 该症患儿存在智力落后，但患儿能力发展可能不平衡，音乐、机械记忆、计算能力相对较好。

（5）其他损害：约 1/4～1/3 患儿合并癫痫。

（二）治疗措施

1. 药物　无特效药，但某些药物可改善患儿症状。①抗精神病药；②改善和促进脑细胞功能的药物；③维生素 B_6 和镁剂；④叶酸等。

2. 教育训练　训练前对患儿进行全面评定，然后根据结果制订训练计划，强调个体化的方案。

3. 行为治疗　选择合理的行为矫正方法，加强行为方面的矫正，以改善患儿的不适应行为。

4. 家庭治疗计划　对患儿父母进行指导教育，使家长了解该疾病，并掌握教育训练和矫正患儿行为的基本方法。

5. 社会心理支持系统　该病预后较差，对父母的心理会产生很大影响，因此建立一定的社会支持系统非常重要。

（三）预后

该疾病约 2/3 预后差，成年后无法独立生活，需要终生养护。影响预后的因素主要包括智商、5 岁前有无交流性语言，此外长期坚持教育训练者预后相对较好。

（张玉侠）

第三章

儿科急危重症
患儿的护理

儿科患儿病情变化快，如发现不及时或者抢救、治疗不及时，则可让患儿失去救治的机会或者延长诊治的时间，因此，儿科护理人员应熟悉儿科患儿常见的急危重症疾病的救治与护理。

第一节　急危重症患儿
一般护理要点

一、一般护理原则

（一）环境与休息

保持环境安静，急危重患儿一般安置在抢救室或者单间或重症监护室，某些患儿病情突然发生变化，需立即抢救，原则上以就地并有利于各种抢救措施的实施为原则，并与其他患儿相对隔开，降低对其他患儿的影响。为提高抢救成功率，要求各种抢救设备、物品、药品定时清点与维修，确保完好并处于备用状态。危重患儿均需绝对卧床休息，检查和治疗尽可能集中进行。

（二）体位

根据患儿的病情采取合适的体位。如休克患儿采取平卧位或中凹卧位，头、躯干抬高20°～30°，下肢抬高15°～20°，增加回心血量；昏迷患儿采取平卧位，头偏向一侧，防止窒息；心搏骤停的患儿，采取有利于气道开放的平卧位，头偏向一侧；呼吸衰竭、心力衰竭的患儿采取有利于呼吸的半卧位。

（三）口腔、眼的护理

神志不清的危重患儿均需每天至少 2～3 次的口腔护理，根据病情选择温开水、生理盐水或者 2%～3% 碳酸氢钠溶液、复方氯己定含漱液（甲硝唑 + 氯己定）等清洁与防止口腔感染，并注意观察患儿口腔黏膜的变化，呕吐后随时清洁口腔。眼睛无法闭合的患儿，应用湿纱布覆盖，涂眼药膏保护。

（四）皮肤护理

危重患儿应保持衣服、床单位的整洁与平整，每天擦身 1～2 次，大小便后及时清洁会阴部与臀部，保持皮肤清洁、完整、舒适。定期翻身（2 小时左右），按摩受压部位，同时贴减压贴或泡沫敷贴，防治压疮的发生。

（五）防止受伤

躁动的患儿可用约束带约束，必要时使用镇静剂，对于意识不清、有惊厥的婴儿，床应加床档，移开床上一切硬物，专人守护，防坠床或碰伤。惊厥发作时，勿强行牵拉或按压肢体，防止骨折或关节脱臼；头部、肘下、腋下、掌心等用力摩擦的部位要垫软垫以防擦伤；在已长牙的患儿上下齿间垫牙垫防止舌咬伤；牙关紧闭者，不要强行撬开，以免损伤牙齿。经常修剪指甲，以防抓伤。特别对中毒症状重伴有惊厥的患儿，应在控制惊厥后采用洗胃等措施。

（六）饮食护理

能进食者，给予高热量、易消化、营养丰富的流质或半流饮食。少量多餐，心力衰竭、肾衰竭的患儿控制钠盐与水的摄入；不能进食者则鼻饲或肠内营养。必要时全静脉营养（见第十五章）。

（七）防治感染

危重患儿抵抗力低下，注意环境通风，定期消毒（空气净化设施更好）。接触患儿前后、各项操作前后消毒双手。尽量减少侵入性操作，如进行则严格落实无菌原则。

二、人文关怀

（一）心理支持

患儿由于病情危重，常有恐惧、紧张甚至濒死感，抢救工作紧张，使用仪器、药物较多，给患儿及家长造成巨大的心理负担。在积极抢救的同时，应关心患儿，向家长介绍疾病的相关知识及诊疗计划，消除恐惧心理，指导家长配合治疗，树立战胜疾病的信心。

（二）行为支持

1. 动作迅速、技能娴熟　由于患儿发病急，病情重，医护人员对患儿进行救治应动作迅速，专业技能娴熟，以取得患儿家长的信任，从而缓解其焦虑情绪；如患儿烦躁哭闹，医护人员应正确并及时安抚，让家长与患儿以平和的心态配合完成治疗及护理工作。

2. 解释病情、熟悉环境　急危重患儿安置在抢救室或者重症监护室，与父母分离，虽能定时探视，但毕竟时间短暂，为减少让家长与患儿的担忧，应及时与其沟通，随时解答疑问，耐心的解答既能缓解焦虑，又能获得患儿及家属的信赖。并尽可能满足患儿及家长的要求。也可通过墙报、宣传册、视频告知患儿的近况或者患儿所处的环境。

3. 耐心护理、及时沟通　而对于每一位危重患儿，均应细致地给予护理，与患儿多沟通和交流，严密地观察病情。

4. 减轻顾虑、促进康复　在疾病恢复期，尤其是神经系统疾病，家长往往对预后特别担心，作为医护人员应站在家长角度，设身处地为患儿及家长考虑，可通过各种渠道为患儿的康复寻找有利的措施，建立康复计划并督促患儿及家属实施。

第二节　心跳呼吸骤停

心跳呼吸骤停（cardiopulmonary arrest，CPA）为儿科危重急症，指患儿突然出现呼吸、心跳停止，意识丧失，脉搏消失，血压测不出的现象。

心肺复苏术（cardiopulmonary resuscitation，CPR）：指对心搏、呼吸骤停患儿采取的使其恢复自主循环和自主呼吸的急救措施。

【临床要点】

（一）临床表现

患儿突然昏迷，部分可有一过性抽搐；大动脉（颈动脉、股动脉）搏动消失，心音消失或心动过缓；呼吸停止或严重呼吸困难，面色发绀或灰暗；瞳孔散大，对光反应消失；心电图可见等电位线、电机械分离或心室颤动等。

（二）治疗措施

对于心跳呼吸骤停患儿，立即现场实施 CPR 最重要，分秒必争开始人工循环和人工呼吸，保证心、脑等重要脏器的血流灌注及氧供应。《2015 年美国心脏病协会心肺复苏及心血管急救指南》重申了 C-A-B 为儿童 CPR 的优先程序。

1. 人工循环（circulation，C）　对于无反应且无呼吸（或仅是喘息）的患儿，如果在 10 秒内未检测到脉搏，应立即给予胸外心脏按压。

胸外心脏按压：是通过向脊柱方向挤压胸骨，使心脏内血液被动排出的复苏措施。但需注意胸外心脏按压不宜中断，如因气管插管、转运患儿等原因必须暂停时，也不得超过 10 秒钟。心脏按压的频率为 100~120 次/分，下压与放松时间相等，按压的幅度为胸壁厚度的 1/3，这大约相当于婴儿 4cm，儿童 5cm，青少年至少 5cm，但不超过 6cm。

具体方法包括：①双掌按压法：适用于 8 岁以上年

长儿。抢救者以双手掌重叠置于患儿心前区胸骨下段（两乳头连线的中点位置），肘关节呈伸直位，凭借体重及肩臂之力垂直向脊柱方向挤压，放松时手掌不应离开胸骨，以免按压点移位。②单掌按压法：适用于幼儿，仅用一只手掌按压，方法及位置同上。③双指按压法（图3-1）：适用于婴儿，施救者一手放于婴儿后背起支撑作用，另一手示指和中指置于两乳头连线正下方之胸骨上，向患儿脊柱方向按压。④双手环抱按压法（图3-2）：用于婴儿和新生儿，可用双手环抱患儿胸部，双手大拇指置于两乳头连线正下方胸骨上，其余四指并拢置于背部，然后用两手拇指与其余四指同时相对按压。

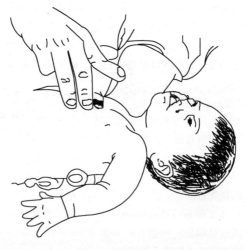

图 3-1　双指按压法

2. 通畅气道（airway，A）　呼吸道梗阻是小儿呼吸心搏停止的重要原因，在人工呼吸前需打开气道。首先必须清除口咽部分泌物、呕吐物及异物。保持头部轻度后仰，使气道平直，可使用仰头提颏法或推举下颌法（图3-3）打开气道，以防舌根后坠压迫咽后壁而阻塞气道，也可放置口咽通气道，使口咽部处于开放状态。

3. 人工呼吸（breathing，B）　系指借助人工方法

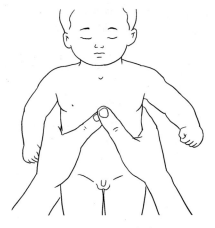

图 3-2 双手环抱按压

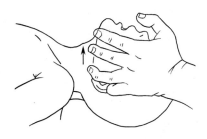

图 3-3 推举下颌法开放气道

维持机体气体交换，改善缺氧状态。

（1）口对口人工呼吸：适用于无任何器械时的现场抢救。操作者平静呼吸，用自己的口覆盖患儿的口，以示指及拇指捏紧患儿鼻孔，给予患儿两次人工呼吸（每次持续时间在 1 秒以上）。对于小婴儿，可进行口对口鼻人工呼吸。有效的判断标准是看到胸廓起伏。呼吸频率儿童为 18~20 次/分，婴儿可稍快。按压/通气比为单人施救为 30∶2，双人施救为 15∶2。

（2）复苏囊的应用：在院内，婴幼儿可用气囊面罩进行通气。复苏囊构造简单，携带方便，可通过挤压气囊进行正压通气，插管和非插管患儿皆可使用。复苏过程中观察胸廓起伏程度，判断送气量是否合适。

（3）气管内插管人工呼吸：当需要持久通气时，或面罩给氧不能提供足够通气时，需要用气管内插管替代面罩给氧。气管插管是建立高级人工气道的重要手段。2015年指南中提出，当高级人工气道建立后，以10次/分的频率进行人工通气，期间可连续进行胸外按压。

4. 除颤　在复苏过程中，若患儿出现心室颤动、室性心动过速和室上性心动过速时，可用电击除颤复律。

5. 心肺复苏药物治疗　为促进自主呼吸和心搏的恢复，建立人工循环和人工呼吸的同时，或1~2分钟后，即可加以应用复苏药物。常用药有肾上腺素、5%碳酸氢钠、阿托品、胺碘酮、利多卡因、钙剂及葡萄糖等。

【护理要点】

（一）专业照护

1. 识别复苏成功的征象　心脏复苏成功的标志：①按压的同时可触及大动脉搏动；②扩大的瞳孔缩小，对光反射恢复；③口唇、甲床颜色好转；④肌张力增强或出现不自主运动；⑤出现自主呼吸。

2. 循环系统监护　复苏后患儿的心律很不稳定，必须密切监测心律、心率、血压、脉搏的变化；观察口唇、皮肤、指（趾）甲床的颜色，四肢的温度，以了解末梢循环恢复情况，从而判断循环功能恢复情况。

3. 呼吸系统监护　加强呼吸道管理，保持呼吸道通畅。定时翻身、叩背、气道湿化，促进痰液排出，并遵医嘱应用抗生素，防止呼吸系统感染。气管插管、气管切开及使用人工呼吸机辅助呼吸的患儿，还要定时吸痰，观察导管有无堵塞，有无过度通气或通气不足现象。注意观察患儿有无呼吸困难，呼吸节律、频率异常，警惕呼吸衰竭的发生。

4. 脑复苏的监护　脑功能的恢复程度是衡量复苏成败的关键。大脑皮质对缺氧的耐受性差，应尽早实施脑复苏。

（1）减轻或消除继发的脑低灌注状态：密切观察血

压变化，要维持正常血压，遵医嘱按时应用脱水剂、利尿剂等治疗脑水肿及颅内高压。

（2）保证脑细胞氧和能量的供应、促进脑细胞功能及早恢复：注意观察瞳孔的变化，如果瞳孔缩小，对光反射恢复，角膜反射、吞咽反射、咳嗽反射等逐渐恢复，提示脑复苏好转。

3

（3）镇静止惊、降低脑细胞代谢：积极治疗缺氧后的惊厥发作，降低脑细胞代谢，并寻找惊厥的病因。常用地西泮、苯巴比妥等，用后注意观察患儿有无呼吸抑制。

（4）维持正常体温：2015 年指南主张对于心搏骤停后最初几天内昏迷的患儿，应持续监控体温，积极治疗发热，维持正常体温（36~37.5℃）。

5. 肾功能监护　使用血管活性药物时，应每小时测尿量 1 次。注意观察尿的颜色与比重，如果血尿和少尿同时存在，尿比重 > 1.010 或肌酐、尿素氮升高，应警惕肾衰竭的发生。

（二）健康指导

1. 住院指导

（1）患儿住院期间应卧床休息，忌剧烈运动。

（2）告知患者家长在看护患儿时的注意事项，做好患儿的饮食护理，确保营养供给，喂哺时切忌呛咳及误吸，避免窒息的发生。

（3）指导家长学会观察生命体征变化，发现异常及时通知医护人员。

2. 出院指导

（1）指导家长出院后学会观察患儿各项生命体征指标。

（2）向家长宣教本病发生的病因及预防措施，并让家长掌握一些基本的急救常识。

（3）对复苏时间较长，留有无神经系统后遗症患儿，告知家长及时予以治疗和康复锻炼。

3. 门诊指导

（1）强调定期门诊复诊的重要性，遵医嘱根据病情及时调整药物。

（2）告知家长遵医嘱使用正确的药物，切忌随意更改药物的种类及服用的时间和剂量。

（3）出现危及生命的特殊状况，家长应沉着冷静，立即给予处理，并及时到医院急诊抢救。

第三节　惊厥与惊厥持续状态

惊厥（convulsions）俗称抽筋或抽风，是指全身或局部骨骼肌群突然发生不自主收缩，以强直性或阵挛性收缩为主要表现，多伴有意识障碍。惊厥是儿科常见急症，发生率高，以婴幼儿多见。

【临床要点】

（一）临床表现

1. 惊厥

（1）典型表现：突然意识丧失，面部及四肢肌肉呈强直性或阵挛性收缩，头向后仰，眼球上翻、斜视或凝视，口吐白沫、牙关紧闭、屏气，颜面及口唇青紫，部分患儿有大小便失禁。持续时间为数秒至数分钟，发作停止后多入睡，严重者可反复发作。低钙血症惊厥时，患儿可意识清楚。

（2）局限性抽搐：临床表现不典型，多为微小发作，常表现为呼吸节律不整或暂停、阵发性青紫或苍白、两眼凝视、反复眨眼、眼球震颤、眼睑颤动、咀嚼、一侧肢体抽动等。由于幅度轻微，易被忽视。

2. 惊厥持续状态（status epilepticus）　是指惊厥持续30分钟以上或反复发作超过30分钟，发作期间伴意识不清，其表现多为强直-阵挛性抽搐。85%患儿发生在5岁以内。惊厥持续状态为惊厥危重型，由于惊厥时间过长，可引起缺氧性脑损害，若不及时抢救，其后果严重，可致永久性脑损害、脑水肿甚至死亡。

3. 高热惊厥

（1）典型高热惊厥又称单纯型（或简单型）高热惊厥：是婴幼儿最常见的惊厥，多见于 6 个月～3 岁小儿，常发生于急性上呼吸道感染或其他感染性疾病初期，体温骤然升高至 38.5～40℃ 或更高，持续时间短，较少连续发作，发作后意识恢复快，无神经系统异常体征，约半数患儿会在以后疾病发热时再次或多次发作。

（2）复杂型高热惊厥：初次发作的年龄多小于 6 个月或大于 6 岁，全身性惊厥持续的时间多在 15 分钟以上，低热时也可出现惊厥，发作形式可以是部分发作或全身性发作，在同一次疾病过程中（或在 24 小时内）惊厥发作 1 次以上，较易发展为癫痫。

（二）辅助检查

1. 血、尿、便常规　小儿惊厥时白细胞计数可增高，故不能据此鉴别病毒性或细菌性感染。婴幼儿病因不明的感染性惊厥，注意查尿液除外尿路感染。2～7 岁不明原因的感染性惊厥，在夏秋季，必须取粪便镜检，以除外中毒型菌痢。

2. 血生化检查　血糖、血电解质、血肌酐、尿素氮等。

3. 脑脊液检查　患儿意识障碍、颅内感染不能除外时，应做脑脊液检查，高热惊厥和中毒性脑病时脑脊液正常，颅内感染时脑脊液检查多有异常。

4. 其他检查　根据以上检查结果仍不能作出诊断时，可选择脑电图、头颅 X 线平片、脑 CT、磁共振成像（MRI）等检查。

（三）治疗措施

治疗原则：控制惊厥发作，寻找和治疗病因，预防复发。

1. 控制惊厥发作　应用止惊药物或针刺人中、合谷、百会、涌泉等迅速控制惊厥，为惊厥处理的首要措施。

2. 对症治疗　物理或必要时药物降温、防止脑水肿、降低颅内压。

3. 病因治疗　尽快找出病因，予以相应治疗。

【护理要点】

(一) 专业照护

1. 病情观察　观察患儿的生命体征、意识状态、瞳孔大小和对光反应等；出现脑水肿早期症状时，及时遵医嘱给予脱水利尿剂；必要时予以吸氧，减轻脑损伤；高热时给予物理或药物降温，并观察降温效果；病情不稳定时，需24小时守护患儿，以及时发现惊厥症状，及时抢救。

2. 预防窒息　惊厥发作时应就地抢救，立即让患儿平卧，头偏向一侧，解开衣领，松解衣服，清除患儿口鼻腔分泌物、呕吐物等，保证气道通畅；备好急救用品，如开口器、吸痰器、气管插管用物等；按医嘱给予抗惊厥药物，观察并记录患儿用药后的反应。

3. 提高药物疗效，减少不良反应。

(1) 地西泮 (安定)：为惊厥首选药物，缓慢静脉注射，其药效发挥迅速，但作用时间短暂，必要时30分钟后可重复使用，亦可保留灌肠。地西泮过量可致呼吸抑制及血压下降，用后需观察患儿呼吸及血压情况。

(2) 苯巴比妥钠：新生儿惊厥 (除外新生儿破伤风) 首选，本药作用时间较长，也有呼吸抑制及降低血压等副作用。

(3) 10%水合氯醛：也是小儿抗惊厥的常用药，因用法便捷，被临床广泛应用，可口服或经胃管鼻饲，亦可加等量生理盐水保留灌肠。

(4) 苯妥英钠：适用于惊厥持续状态或其他药物无效时，注射时速度要慢，最好在心电监护下应用。

4. 防止受伤 (见第一节)。

(二) 健康指导

1. 住院指导

(1) 指导家长患儿饮食宜清淡、易消化，注意营养。

(2) 告知家长患儿的病情及可能的预后，解释惊厥发作可能的病因和诱因，指导家长预防惊厥的措施。

（3）叮嘱家长24小时床旁守护，发现惊厥症状及时通知医护人员。

2. 出院指导

（1）出院后注意休息，尽量减少强烈刺激。

（2）对惊厥发作时间较长的患儿应指导家长日后注意观察患儿有无神经系统后遗症，如耳聋、肢体活动障碍、智能低下等，及时予以治疗和康复锻炼。

（3）指导家长学会惊厥发作时简单的急救处理方法。

3. 门诊指导

（1）指导患儿家长带患儿定期门诊复诊，向家长介绍小儿神经专业相关医师，告知医师出诊时间。

（2）配合完成神经专科相关检查。

（3）指导家长按医嘱服药，不可随意更改剂量或停药，告知用药的注意事项，提高治疗效果，减少不良反应。

第四节　昏　迷

昏迷是最严重的意识障碍，是指意识持续中断或完全丧失，对语言无反应，各种反射（吞咽反射、角膜反射、瞳孔对光反射等）呈不同程度丧失。

【临床要点】

（一）临床表现

1. 浅昏迷　意识完全丧失，可有较少的无意识自发运动。对周围事物及声、光刺激无反应，但对强烈的疼痛刺激可有痛苦表情和防御性躲避动作。吞咽反射、咳嗽反射、角膜反射及瞳孔对光反射存在。

2. 中度昏迷　介于浅昏迷和深昏迷之间，对外界正常刺激无反应，对强刺激的角膜反射及瞳孔对光反射减弱，大小便潴留或失禁。

3. 深昏迷　对外界任何刺激均无反应，无任何自主运动，全身肌肉松弛，各种反射消失，大小便多失禁。

（二）辅助检查

1. 外周血检查　血常规、血糖、电解质、血气分析、肝肾功能等。

2. 尿标本检查　尿常规、尿糖、酮体测定。

3. 脑脊液　常规、生化、细胞学及病原学检查。

4. 其他　必要时还可做头颅 CT、MRI、脑电图、心电图等。

（三）治疗措施

治疗原则：控制感染、改善通气功能、对症治疗、防止和治疗并发症。

1. 病因治疗　若病因明确应积极治疗原发疾病。如原发病为感染性疾病，需及时进行抗感染治疗；中毒患儿应采取特殊有针对性的解毒措施；脑肿瘤、脑外伤或颅内出血所致，若条件允许应尽早手术。

2. 对症治疗　保持气道通畅，吸氧，有呼吸衰竭者给予气管插管；颅压高者给予降颅压药物；脑水肿患儿给予20%甘露醇、呋塞米（速尿）等；高热患儿给予物理或药物降温；休克患儿积极抗休克治疗，维持有效血容量；惊厥发作患儿给予地西泮等药物止惊；积极纠正水、电解质、酸碱失衡。

【护理要点】

（一）专业照护

1. 病情观察　严密监测并记录患儿生命体征及意识、瞳孔变化，有异常及时通知医师。

2. 呼吸道管理　昏迷患者常因咳嗽、吞咽反射减弱或消失，易引起呼吸困难甚至窒息，故应使患者头偏向一侧，及时吸出呼吸道分泌物，保持呼吸道通畅。并通过刺激咳嗽、拍背、吸痰等，预防分泌物淤积、坠积性肺炎及肺不张等。观察呼吸的节律、频率和深度，及时发现呼吸异常。

3. 合理氧疗　根据病情需要给氧，尽早纠正低氧状态，以改善脑组织氧的供给。一般给予鼻导管吸氧，流量0.5~1L/min，缺氧严重可给予面罩吸氧，呼吸衰竭患儿给予气管插管呼吸机辅助通气。

4. 防止泌尿系感染　昏迷患者常有排尿功能紊乱，需留置导尿。留置导尿极易引起泌尿系感染，应注意无菌操作，定时更换尿袋，每天做尿道口护理，观察尿液颜色、性质和量。长期留置导尿患儿应定期夹闭，锻炼膀胱的储尿功能。

5. 眼部护理　患者眼睑不能闭合时，每天早晚用生理盐水擦洗眼部后，涂抗生素眼膏，再用凡士林油纱覆盖，预防角膜溃疡。

6. 保持肢体功能位　昏迷患儿的挛缩畸形出现较早，尤其是小肌肉、小关节。应定期给予肢体被动活动与按摩，防止关节强直和肌肉萎缩。

7. 营养支持　患儿昏迷早期一般给予禁食，通过胃肠和（或）胃肠外的方法给予患者足够的营养支持，长期昏迷患儿多通过鼻饲供给热量，以高维生素、高热量、高蛋白的流质饮食，提高机体抵抗力。

（二）健康指导

1. 住院指导

（1）介绍患儿疾病的相关知识告知可能的预后。

（2）保证患儿休息，保持室内安静，合理安排陪护及探视。

（3）指导家长对患儿进行相应的意识恢复训练，帮助患儿肢体被动活动与按摩。

2. 出院指导

（1）一般患儿：饮食宜清淡、易消化饮食。病情允许时，适当进行室外活动。注意患儿康复功能锻炼。

（2）神志未恢复的患儿：注意观察神志及生命体征的变化，指导家长正确按时地进行鼻饲喂养，肢体摆放功能位，每天给予功能锻炼，注意保护患儿皮肤。

3. 门诊指导

（1）指导家长陪同患儿按时门诊复诊。

（2）完善动态脑电图、磁共振等检查。

（3）遵医嘱按时按量服药，告知患者用药注意事项及药物作用及副作用,定期复查。

第五节 窒 息

窒息是呼吸道受到内外阻塞因素的作用,不能进行气体交换,包括气管外因素(口鼻被捂住或气管受压迫)和气管内因素(吸入异物堵塞气道)。窒息好发于5岁以内的婴幼儿,发病突然、危险性大,因此必须争分夺秒抢救,避免危及生命。

【临床要点】

(一)临床表现

1. **典型症状** 突发的呛咳和难治性咳嗽,伴或不伴呕吐。可出现剧烈呛咳,顿时面红耳赤,并有憋气、呼吸不畅等症状。

2. **体征** 一侧或双侧呼吸音减低,也可闻及气管拍击音、喘鸣音,叩诊出现浊音或鼓音。

3. **并发症** 轻者合并支气管炎、肺炎,重者有肺脓肿或脓胸;烦躁不安、面色苍白或发绀、心率增快提示心力衰竭;窒息时间较长可发生心跳呼吸停止,甚至死亡。

(二)辅助检查

1. **胸部 X 线检查** 最简便、准确的诊断气管内因素的方法。可发现不透 X 线的异物影(如金属物),确定异物部位、大小、形状。

2. **胸部 CT 检查** 可发现气管、支气管腔内小而半透光的异物。

3. **支气管镜** 明确气管或支气管异物的最可靠方法,定性、定位并能缓解危急症状。

(三)治疗措施

治疗原则:早发现、早诊断、早治疗是危重急救成功的关键。

1. **针对病因救治** 详细询问病史,了解窒息原因,气管外因素,立即畅通呼吸道,辅助通气;气管内因素应了解异物的种类，经内镜或气管切开取异物。

2. 心肺复苏术　由于窒息引起心跳呼吸骤停时应立即进行心肺复苏，迅速建立呼吸循环支持。

【护理要点】

（一）现场急救

1. 海姆立克手法（Heimlich）　将年长儿童平卧于坚硬的床板或地面上，施救者跪下或立于其足侧，也可取坐位，使患儿背靠施救者，骑坐在施救者的腿上，用两手的示指与中指放在患儿胸廓下与脐以上的腹部，快速向上冲击压迫，可重复操作。

2. 推压腹部法　将婴儿放于屈曲的腿上，让其头部越过屈曲的膝关节，抢救者用一只手放在其腹部脐与剑突之间，紧贴腹部向上适当加压；另一只手柔和地放在胸壁上，向上和向胸腔内适当加压，反复多次，检查婴儿口腔，观察异物咳出情况（图3-4）。

3. 倒立拍背法　适用于婴幼儿。倒提其两腿，使腹部紧贴抢救者前臂，将前臂放在屈曲的腿部，让婴幼儿头部越过屈曲的膝关节，同时轻拍其背部，使异物咳出（图3-5）。

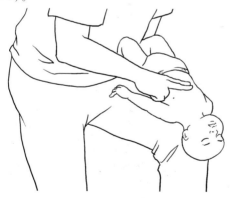

图3-4　推压腹部法

（二）专业照护

1. 病情观察　密切观察生命体征，做好监护；若尖

3

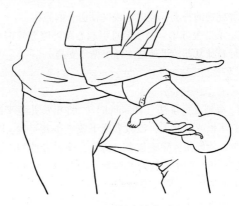

图 3-5 倒立拍背法

锐异物还应注意黏膜损伤及出血；注意观察心肺复苏的效果。

2. 对症治疗 给予高流量（4~6L/min）氧气吸入，若肺部有感染者，遵医嘱应用抗生素。

3. 抢救措施 医务人员相互配合，争分夺秒，对于窒息患儿应先实施内镜取出异物，再配合医师进行辅助通气。

（三）健康指导

1. 住院指导

（1）应指导监护人掌握气管异物相关急救知识，能够自患儿口中抠出异物，或在转运过程中对患儿采取倒置体位，则有可能避免患儿死亡。

（2）家长应看护好儿童，妥善放置物品。

2. 出院指导

（1）小儿应避免在进食时嬉笑哭闹、剧烈活动等，容易将口中的异物吸入气管内。进食物时应保持安静，集中精神，细嚼慢咽。成人吃饭、日常生活应为小儿树立榜样，避免口含细小物品，避免小儿效仿。

（2）如发生窒息现象，在现场急救仍没有效果时，应尽快拨打 120，立即到医院急救。

3. 门诊指导

（1）增加安全防范意识，避免嘴含食物或其他细小玩具，如花生仁、葵花籽、果冻、口香糖、笔帽、玻璃珠、纽扣、硬币、弹珠等；儿童换牙期间要防止松动的牙齿误呛入气道。

（2）家长与婴儿应同屋但不同床睡眠，避免引起缺氧、窒息，乳母不能让婴儿含着乳头睡，避免乳房捂住婴儿口鼻，引起窒息。

第六节　急性颅内压增高

急性颅内压增高（acute intracranial hypertension）是指由多种原因引起脑实质和（或）颅内液体量增加所致的一系列临床表现，是常见的危急重症之一。严重者可发展为脑疝，引起患儿突然死亡。

【临床要点】

（一）临床表现

1. 头痛　颅内高压时的头痛开始时为阵发性，以后发展为持续性，以前额及双颞侧为主。其轻重不等，当咳嗽、大便用力或改变体位时可使头痛加重。婴儿早期头痛不明显，常表现为烦躁不安、尖叫。

2. 喷射性呕吐　因颅内高压刺激第四脑室底部及延髓呕吐中枢所致。呕吐与饮食无关，多不伴恶心，晨起时较重，呕吐后头痛可减轻。

3. 意识障碍　早期表情淡漠、反应迟钝、嗜睡或躁动，以后可发生昏迷。

4. 头部体征　婴儿可见前囟紧张、隆起，失去正常搏动，前囟迟闭，颅缝裂开等。

5. 眼部改变　复视、落日眼、偏盲、视物模糊甚至失明，多有双侧视神经乳头水肿。

6. 生命体征改变　高热或超高热，血压升高，脉搏减慢，呼吸节律不齐、暂停，潮式呼吸，下颌运动等。

7. 惊厥及肌张力改变　脑缺氧或炎症刺激大脑皮层，可引起惊厥甚至癫痫样发作；脑干、基底节、大脑皮层和小脑某些部位及锥体外系受压迫，可使肌张力显著增高，主要表现为去大脑强直和去皮层强直。

8. 脑疝　是指脑实质受挤压离开原有间隙，位置发生改变的病理状态。

（1）小脑幕切迹疝：表现为四肢张力增高，意识障碍加深，瞳孔先缩小或忽大忽小，双侧不等大，对光反应减弱或消失。

（2）枕骨大孔疝：早期多有颈项强直，逐渐发展出现四肢强直性抽搐，昏迷加深，可突然出现中枢呼吸衰竭或呼吸骤停，双侧瞳孔散大，眼球固定，对光反应消失。

（二）辅助检查

1. 血、尿、粪常规检查及必要的血液生化检查　如电解质、血氨、肝功能等。

2. 腰椎穿刺　用以确定炎症、出血、肿瘤或颅内其他病变。

3. B 超检查　可发现脑室扩大、血管畸形及占位性病变等。

4. CT 检查、磁共振成像、脑血管造影等　有助于颅内占位性病变的诊断。

5. 眼底检查　可见视神经乳头水肿、视网膜水肿、视神经萎缩等改变。

（三）治疗措施

1. 降低颅内压　首选甘露醇，重症者可使用利尿剂如呋塞米，可在两次应用脱水剂之间或脱水剂同时应用，也可给予肾上腺皮质激素如地塞米松。

2. 对症治疗　如抗感染、改善通气、纠正休克与缺氧、消除颅内占位性病变等。

【护理要点】

（一）专业照护

1. 病情观察　密切观察病情变化，监测血压、呼吸、脉搏、体温、瞳孔、肌张力及有无惊厥、意识状态改变等，记录出入水量。若发生脑疝，立即通知医师，并配合抢救。

2. 气道管理　根据患儿病情选择不同方式供氧，保持呼吸道通畅，及时清除气道分泌物，以保证血氧分压维持在正常范围。氧疗不仅可提高治愈率，而且可有效减少或防止后遗症。备好呼吸机，必要时人工辅助通气。

3. 避免颅内压增高的因素　患儿需安静卧床休息，避免躁动、剧烈咳嗽，卧床时抬高床头 30° 左右，疑有脑疝时以平卧位为宜。检查和治疗尽可能集中进行，护理患儿时要动作轻柔，不要猛力转动患儿头部和翻身。

4. 提高药物疗效，减少不良反应。

（1）高渗脱水剂：首选 20% 甘露醇，6 ~ 8 小时一次。使用甘露醇时间不宜过长，一般 3 ~ 7 天，并应监测血电解质及渗透压。20% 甘露醇应在 15 ~ 30 分钟内静脉推注或快速滴入才能达到高渗利尿的目的，注射过快，可产生一时性头痛加重、视力模糊、眩晕及注射部位疼痛；注射过慢，将影响脱水效果。20% 甘露醇属高渗物质，避免药物外漏，以防组织坏死，一旦发生药物漏出血管，需尽快用 25% ~ 50% 硫酸镁局部湿敷并抬高患肢。甘露醇在室温较低时易产生结晶，冬季使用时需略加温溶解后静脉注射。

（2）利尿剂：利尿剂可迅速降低血容量，减少氯离子向损伤的脑细胞转移，并有抑制脑脊液生成的作用，可减轻脑水肿，降低颅内压。与甘露醇合用可增加疗效，并减少各自用量。常用药物为呋塞米，静脉注射。应用利尿剂时应观察患儿排尿次数，尿液的颜色和量，注意观察有无水电解质紊乱，特别是低血钾的发生。

（二）健康指导

1. 住院指导

（1）根据原发病的特点，向家长讲解疾病的相关知识及可能的预后。

（2）指导家长床旁守护，观察患儿的意识及生命体征变化，注意有无抽搐，出现异常情况及时通知医护人员。

（3）解释保持室内安静的重要性及床头抬高的意义，以取得家长的合作。

2. 出院指导

（1）患儿饮食宜清淡、易消化饮食，多食粗纤维食物，适当饮温水。

（2）保证患儿充足的休息，病情允许的情况下，适当户外活动，忌剧烈运动，不宜到嘈杂的环境中活动。患儿不宜长时间玩电脑等电子产品，避免受到惊吓及剧烈刺激。

3. 门诊指导

（1）指导患儿家长带患儿按时门诊复诊，告知相关医师的出诊时间。

（2）完善头部 CT、头部磁共振等相关检查。

（3）告知其所服药物的作用及副作用，指导正确用药，降低药物不良反应。

第七节 急性呼吸衰竭

急性呼吸衰竭，简称呼衰，是儿科常见的急重症之一，也是引起死亡的主要原因之一。是指各种原因导致的呼吸功能障碍，引起低氧血症和（或）高碳酸血症，并由此产生一系列生理功能和代谢紊乱的临床综合征。根据病变部位不同分为中枢性呼吸衰竭和周围性呼吸衰竭；根据呼吸功能障碍的性质分为通气功能障碍和换气功能障碍。

【临床要点】

（一）临床表现

1. 典型症状

（1）原发疾病的表现：如肺炎、脑炎等症状。

（2）呼吸系统表现：早期常有不同程度呼吸困难，较小的婴儿呼吸时有呻吟。神经肌肉性疾病呼吸衰竭早期无明显呼吸窘迫的表现，只有呼吸节律的改变，严重者出现呼吸暂停。

（3）循环系统表现：血压升高、心率增快；严重时出现心率减慢，血压下降引起休克。

（4）消化系统表现：可有食欲减退、恶心。

（5）泌尿系统表现：可出现少尿或无尿，严重时出现肾衰竭。

（6）神经系统表现：开始易激惹、烦躁不安，继而出现神志模糊、嗜睡、意识障碍，严重时出现惊厥、昏迷。

2. 体征　缺氧的典型表现可出现发绀，以唇、口周、甲床等处为主。周围性呼吸衰竭的儿童可出现鼻翼扇动及明显的三凹征。循环系统可出现心音低钝，心律失常。

3. 并发症　感染、心律失常、心力衰竭、应激性溃疡、胃肠道出血、DIC、静脉血栓与肺栓塞。

（二）辅助检查

血气分析检查：确定诊断的可靠指标，急性呼吸衰竭可分为Ⅰ型呼衰（低氧血症）和Ⅱ型呼衰（合并高碳酸血症）：①Ⅰ型呼衰：$PaO_2 < 50mmHg$，$PaCO_2$ 正常；②Ⅱ型呼衰：$PaO_2 < 50mmHg$，$PaCO_2 > 50mmHg$，血气分析指标见表 3-1。

表 3-1　血气分析的临床意义

项目	正常范围	有重要影响的临床值	病情危重值
pH	7.35 ~ 7.45	7.3 ~ 7.5 以外	7.20 以下
$PaCO_2$（mmHg）	35 ~ 45	30 ~ 50 以外	急 60 以上，慢 80 以上
PaO_2（mmHg）	80 ~ 100	60 以下	40 以下
BE（mmol/L）	±3	−6 以下	−15 以下

（三）治疗措施

治疗原则：去除病因和诱因、改善通气功能、纠正酸碱失衡和电解质紊乱、对症治疗、常规及特殊的呼吸支持。

1. 去除病因和诱因 积极查明并治疗原发病，选用敏感的抗生素防治感染。

2. 改善通气功能 保持呼吸道通畅，采用氧气疗法。

3. 纠正酸碱失衡和电解质紊乱 通过改善通气功能，纠正呼吸性酸中毒，合并代谢性酸中毒时常用5%碳酸氢钠溶液纠正。适当补液，控制输液速度，根据血钾、血钠、血氯等电解质紊乱的情况进行适当补充。

4. 对症治疗 维持心、脑、肺、肾功能，伴有严重心衰时，可使用毒毛花苷K等强心剂，血管活性药物主要选择多巴胺或酚妥拉明；脑水肿时常用20%甘露醇、呋塞米等；中枢性呼吸衰竭时可使用洛贝林、尼可刹米等呼吸兴奋剂；常用地塞米松缓解支气管痉挛，减轻脑水肿。

5. 呼吸支持 重症呼吸衰竭患儿可给予气管插管或切开，机械通气维持呼吸，如果常规呼吸支持无效，可给予高频通气、一氧化氮吸入、体外膜肺氧合（ECMO）、液体通气等特殊呼吸支持。

【护理要点】

（一）专业照护

1. 病情观察

（1）密切监测生命体征、检验结果及全身状态：观察呼吸频率、节律、类型，心率、心律、血压及血气分析结果。观察皮肤颜色、末梢循环、肢体温度、尿量、意识等变化，发现异常及时通知医师。昏迷患儿还应观察瞳孔、肌张力、腱反射及病理反射。

（2）关注并发症的发生：①观察患儿体温，咳嗽、咳痰的性质，遵医嘱应用抗生素，防止继发感染；②昏迷患儿关注受压部位，防止压疮发生；③危重患儿保证营养供给，防止发生负氮平衡。

2. 气道管理

（1）保持呼吸道通畅、协助排痰：鼓励并指导清醒患儿用力咳痰，对咳嗽无力或不会咳嗽的患儿给予定时翻身及轻叩背部等物理治疗，促进分泌物排出。

（2）气道湿化和雾化吸入：可用加温湿化器或超声

雾化器湿化气道，辅助药物治疗，每天数次，每次 15 ~ 20 分钟。

（3）人工吸痰：咳嗽无力、昏迷、气管插管及气管切开的患儿，要及时吸痰，吸痰前后充分给氧。

3. 合理氧疗　选择合适的吸氧方式，自主呼吸良好的患儿常用鼻导管、头罩或面罩给氧，以吸入温湿化的氧气为宜，急性缺氧吸氧浓度为 40% ~ 50%，慢性缺氧吸氧浓度为 30% ~ 40%，若吸入 100% 氧气的时间应不超过 4 ~ 6 小时，防止氧中毒。

4. 人工辅助呼吸

（1）适应证：①吸入 50% 氧气时，PaO_2 仍低于 60mmHg；②急性 CO_2 潴留，$PaCO_2$ 大于 60mmHg；③呼吸频率过慢，频繁呼吸暂停，呼吸暂停达 10 秒以上者；④呼吸骤停或即将停止者。

（2）相对禁忌证：①张力性气胸、多发性肺大疱；②肺部病变广泛，肺功能严重受损；③严重的先天性心脏病；④全身衰竭，恶病质。

（3）停呼吸机指征：①病情改善，呼吸循环系统功能稳定；②维持自主呼吸 2 ~ 3 小时以上无异常；③吸入氧浓度 50%，$PaO_2 > 50mmHg$，$PaCO_2 < 50mmHg$。

5. 提高药物疗效，减少不良反应。

（1）洋地黄类药物、血管活性药物等：控制给药速度，观察药物的疗效及副作用。

（2）肾上腺皮质激素：警惕细菌和真菌的双重感染。

（3）呼吸兴奋剂：观察呼吸的频率、节律和神志的变化。若出现恶心、呕吐、烦躁、面色潮红、皮肤瘙痒应减慢速度。

（二）健康指导

1. 住院指导

（1）向家长介绍病情及并发症，取得家长的理解和配合。

（2）定时翻身、叩背，鼓励清醒患儿咳嗽，指导患儿进行呼吸功能锻炼。

2. 出院指导

（1）及时治疗呼吸系统的疾病，避免诱发呼吸衰竭的因素。

（2）病情变化，及时就诊。

3

3. 门诊指导

（1）适当进行户外锻炼，增强免疫力，预防感染，避免着凉。

（2）婴儿喂奶时抬高头部，避免呛咳引起误吸。

第八节 充血性心力衰竭

充血性心力衰竭，简称心衰，是指在静脉回流正常的情况下，心肌收缩或舒张功能下降，心排血量绝对或相对不足，不能满足全身组织代谢需要的病理状态，是儿童时期常见的危重症之一。

【临床要点】

（一）临床表现

1. **典型症状** 年长儿症状与成人相似，主要表现为乏力、多汗、活动后气促，咳嗽，食欲减低和腹痛；婴幼儿喂养困难，烦躁多汗，哭声低弱，体重增长缓慢。

2. **体征** 年长儿安静时心率增快，呼吸浅快，颈静脉怒张，肝大伴压痛，肝颈反流实验征阳性，病情严重者可出现端坐呼吸、肺底部湿啰音、尿少及水肿，听诊多出现心音低钝、奔马律；婴幼儿呼吸浅快，频率可达 50~100 次/分；安静时心率增快，婴儿 >180 次/分，幼儿 >160 次/分，肺部可闻及湿啰音或哮鸣音，肝脏进行性肿大，水肿首见于颜面、眼睑等部位，严重时鼻唇三角区呈现青紫。

（二）辅助检查

1. **胸部 X 线检查** 心影呈普遍性增大，搏动减弱，肺纹理增多，肺门或肺门附近阴影增加，肺淤血。

2. **心电图** 可见到非特异性 ST-T 改变和 P 波增高，

虽不能诊断有无心衰，但有助于病因诊断和指导洋地黄的应用。

3. 超声心动图　心室和心房腔扩大，心脏收缩期时间延长，心室射血分数降低。

（三）治疗措施

治疗原则：病因治疗，增强心肌收缩力，减轻心脏负荷。

1. 病因治疗　对于先天性心脏病、心肌病的患儿应重视内科治疗，由甲状腺功能亢进、重度贫血或维生素 B_1 缺乏、病毒性或中毒性心肌炎等引起的心衰应及时治疗原发病。

2. 药物治疗

（1）洋地黄类药物：首选地高辛，能口服者开始给地高辛，首次给洋地黄化总量的 1/3 或 1/2，余量分 2 次，每隔 6～8 小时给予。如果病情较重或无法口服者，可选用静脉输注，首次洋地黄化总量的 1/2，余量分 2 次，每隔 4～6 小时静脉输注 1 次，多数患儿在 8～12 小时内达到洋地黄化。儿童常用剂量与用法见表 3-2。

（2）利尿剂：合理应用利尿剂在心衰治疗上有重要的地位，当使用洋地黄类药物未完全控制心衰或伴有明显水肿时，应加用利尿剂。急性心衰及肺水肿可选用呋塞米，慢性心衰一般联合应用噻嗪类与保钾利尿剂。

（3）血管扩张剂：常用药物有酚妥拉明、卡托普利、硝普钠等，伴有血压下降者可用多巴胺、间羟胺、肾上腺素。

【护理要点】

（一）专业照护

1. 病情观察

（1）一般观察：观察生命体征，监测脉搏及心率、呼吸、血压，准确记录出入液量与体重，观察水肿情况。

（2）评估儿童的心功能状态：①Ⅰ级：仅有心脏病体征，无症状，活动不受限，心功能代偿；②Ⅱ级：活动量较大时出现症状，活动轻度受限，亦称心衰Ⅰ度；

表3-2 洋地黄类药物的临床应用

洋地黄类制剂	给药方法	洋地黄化总量（mg/kg）	效力开始时间	效力最大时间	每天平均维持量
地高辛	口服	<2岁 0.04~0.05 >2岁 0.03~0.04 （总量不超过1.5mg）	2小时	4~8小时	洋地黄化12小时开始给予维持量，1/5洋地黄化量，分2次，疗程视病情而定
	静脉	口服量的1/2~2/3	10分钟	1~2小时	
毛花苷丙（西地兰）	静脉	<2岁 0.03~0.04 >2岁 0.02~0.03	15~30分钟	1~2小时	

3

126

③Ⅲ级：活动稍多即出现症状，活动明显受限，亦称心衰Ⅱ度；④Ⅳ级：安静休息时也有症状，活动完全受限，亦称心衰Ⅲ度。

2. 气道管理与氧疗   保持呼吸道通畅，必要时吸痰。患儿出现呼吸困难给予吸氧，如出现急性肺水肿可在氧气湿化瓶内加入 20%～30% 的酒精。

3

3. 提高药物疗效，减少不良反应。

（1）洋地黄药物：①使用药物前监测患儿的心率，当婴儿脉率＜90 次／分，幼儿脉率＜70 次／分时应通知医师，暂停给药；②精确配置药物，准确给药；③静脉注射速度应不小于 5 分钟，同时观察心率的变化；④注意药物的配伍禁忌，避免与钙剂同时使用；⑤观察药物毒性作用，包括心律失常、胃肠道反应、神经系统症状。

（2）利尿剂：多在清晨或上午给药，以免夜间排尿影响睡眠，观察水肿消退情况，服药期间鼓励患儿摄入富含钾的食物。观察有无低钾表现，及时通知医师。

（3）血管扩张剂：药液现用现配，用药期间密切观察心率及血压的变化，避免药物外渗。

（4）输液量与速度：限制液体量，每天液体总量控制在 60～80ml/kg，输液速度控制在小于 5ml/(kg·h)。

（二）健康指导

1. 住院指导

（1）指导患儿进食易消化、营养丰富的饮食，减少钠盐摄入，重症患儿可给无盐饮食。

（2）充分休息与睡眠，避免烦躁与哭闹，避免各种刺激，减轻心脏负担。

（3）使用镇静剂应取得患儿和家长的配合，做好指导。

（4）保持大便通畅，避免用力排便。

2. 出院指导

（1）病情恢复期应指导逐渐增加活动量，但避免过度劳累。

（2）指导患儿及家长测量脉搏的方法。

（3）教会家长坚持服药和正确的服药方法，掌握出院后家庭护理及急救方法。

3. 门诊指导

（1）积极防治原发病，避免感染、劳累、情绪激动等诱发因素。

（2）合理休息，保持情绪稳定，建立规律的生活方式。

（3）注意营养供给，提高免疫力。

第九节　急性肾衰竭

急性肾衰竭（acute renal failure，ARF）简称急性肾衰，是指由于各种原因引起的短期内肾功能急剧进行性减退，肾脏排除水分及清除新陈代谢废物的能力突然下降，以致不能维持机体内环境稳定而出现的一系列临床综合征。临床主要表现为氮质血症，水、电解质和酸碱平衡失调。

【临床要点】

（一）临床表现

根据尿量减少与否，急性肾衰竭可分为少尿性肾衰和非少尿性肾衰。

1. 少尿性肾衰　一般分为 3 期，但小儿常无明显分期界限。

（1）少尿期：尿量急剧减少，甚至无尿，学龄儿童尿量 <400ml/d。少尿一般持续 7～14 天，持续 2 周以上或在病程中少尿或无尿间歇出现者预后不良，如不采取透析等治疗，大部分患儿死于少尿期。

少尿期主要表现是：①水潴留；②电解质紊乱；③代谢性酸中毒；④氮质血症；⑤高血压；⑥感染。

（2）利尿期：此期尿量进行性增多，利尿时间持续不等，一般为 1～2 周，部分患儿可长达 1～2 个月。此期由于大量排尿，可发生低钾血症、低钠血症及脱水表现。

（3）恢复期：利尿期后肾功能逐渐恢复，血尿素氮及肌酐逐渐恢复正常，而肾的浓缩功能需要数月才能恢复至正常，少数患儿留有不可逆的肾功能损害。

2. 非少尿性肾衰　无少尿或无尿表现，但肾功能受到一定损害，使尿内溶质排除受限，形成进行性氮质血症。

（二）辅助检查

1. 尿液检查　尿液检查有助于鉴别肾前性 ARF 和肾实质性 ARF。

2. 血生化检查　应注意监测电解质浓度变化及血肌酐和尿素氮。

3. 肾影像学检查　腹部平片、超声波、CT、磁共振等检查有助于了解肾脏的大小、形态、血管及输尿管、膀胱有无梗阻，也可了解肾小球和肾小管的功能。使用造影剂可能加重肾损害，须慎用。

4. 肾活检　对原因不明的 ARF，肾活检是可靠的诊断手段。可帮助诊断和评估预后。

（三）治疗措施

治疗原则：去除病因，积极治疗原发病，减轻症状，改善肾功能，防止并发症的发生。

1. 少尿期治疗　重点是维持水、电解质和酸碱平衡，控制氮质血症，供给足够的营养，治疗原发病。

2. 利尿期治疗　应注意监测尿量、电解质和血压的变化，及时纠正水、电解质紊乱。低血钾者可给氯化钾口服，如低钾明显可静脉补充。应注意补充水分，但如尿量过多，应适当限制静脉补液，可缩短多尿期。

3. 控制感染　约 1/3 患儿死于感染。继发感染者选择敏感抗生素积极控制，但应注意保护肾脏功能。

4. 透析治疗　凡经保守治疗无效者，均应尽早进行透析。透析的方法包括腹膜透析、血液透析和连续动静脉血液滤过三种技术，儿童尤其是婴幼儿以腹膜透析为常用。

5. 恢复期　休息，加强营养，预防感染。

【护理要点】

（一）专业照护

1. 病情观察　注意体温、呼吸、心率、心律、血压、尿量、尿常规、肾功能等的变化。急性肾衰竭常以感染、心力衰竭、心律失常、水电解质紊乱等为主要死亡原因，要密切观察病情，及早发现异常表现，及时通知医师。

2. 维持液体平衡　准确记录 24 小时液体出入量，每天定时测体重，以了解水肿的变化情况，根据病情控制液体的入量，每天液量 = 尿量 + 不显性失水 + 显性失水（呕吐、大便、引流量等）－ 内生水。

3. 预防感染　感染是少尿期死亡的主要原因，常见的部位为呼吸道、泌尿道及皮肤，因此应采取切实措施，防止感染的发生。此期应作好病室的清洁和空气净化，避免不必要的侵入性检查，严格执行无菌操作；加强皮肤护理及口腔护理，保持皮肤清洁、干燥，定时翻身、拍背，保持呼吸道通畅；留置尿管的患儿应加强消毒、定期更换尿管；合理应用抗生素，防止感染的发生。

（二）健康指导

1. 住院指导

（1）饮食指导：少尿期应限制水、盐、钾、磷和蛋白质的摄入量，由于 ARF 患儿机体大多处于高分解状态，加之水和蛋白质的摄入受限，因此需要给予足够的能量。胃肠功能正常的患儿应尽早开始肠内营养支持，可通过口服或鼻饲的方式摄入高热量、高维生素、低蛋白、易消化的食物。胃肠功能障碍者可采用肠外营养。透析治疗时因丢失大量蛋白质，所以不需要限制蛋白质入量。

（2）活动指导：保证患儿休息，减轻肾脏负担。一般少尿期、多尿期患儿均应卧床休息，恢复期根据自身情况逐渐增加活动量。

（3）告知家长肾衰各期的护理要点，早期透析的重要性。

（4）少尿期应限制饮水，应使用带刻度的水杯饮水并记录水量。尿液应用透明有容量标识的容器盛装，以便医护人员观察尿液的颜色、性状和量。

（5）指导家长注意观察患儿有无发热，呼吸是否平稳，有无心慌、憋闷等表现。

（6）注意保护皮肤，指导家长正确按摩受压部位的皮肤，水肿部位用软枕衬垫抬高。

2. 出院指导

（1）注意营养，指导家长恢复期给予患儿高热量、高维生素、低蛋白、易消化的食物。

（2）平时加强锻炼，增强患儿体质，按季节变化及时增减衣物，防止受凉。

（3）免疫力低下患儿注意个人卫生，少去人员密集的公共场所，避免交叉感染。

3. 门诊指导

（1）告知患儿家长按时门诊复查，配合医师完善相关检查。

（2）遵医嘱按时、按剂量服药，预防并发症的发生。

（3）避免使用肾毒性药物。

第十节 休 克

休克是指机体受到强烈致病因素侵袭，有效循环血容量减少，全身器官组织的微循环灌注不足，机体发生缺氧和各种代谢紊乱。包括细胞内病理改变及多器官功能衰竭的一种临床综合征。

【临床要点】

（一）临床表现

1. 典型症状 如感染性休克有感染中毒症状，低血容量性休克有腹泻、呕吐及脱水或大出血贫血的表现，心源性休克有心脏原发病的症状。休克早期可有烦躁，面色苍白，手足湿冷；休克期表情淡漠，反应迟钝、神志不清，皮肤黏膜由苍白转为发紫或出现花斑，四肢厥冷；休克晚期可出现昏迷、全身发绀，四肢厥冷、体温不升。

2. 体征　休克早期脉搏细速，呼吸急促，血压正常或脉压差变小，尿量正常或减少；休克期血压下降，呼吸急促，出现代谢性酸中毒，尿量进一步减少或无尿，毛细血管再充盈时间延长；休克晚期血压测不到，心率由快转慢，心音低钝、少尿或无尿。

3. 并发症　弥散性血管内凝血，多器官功能障碍而死亡。

（二）辅助检查

1. 外周血检查　红细胞计数、血红蛋白有助于诊断失血性休克；白细胞计数、分类有助于判断感染性休克；心肌酶谱判断有无心肌损害；转氨酶、乳酸脱氢酶、血氨可了解肝功能；肌酐、尿素氮可了解肾功能；C-反应蛋白与降钙素原可反映感染的程度；血培养可明确病原菌。

2. 血气分析　pH、$PaCO_2$、PaO_2、BE、SaO_2、血乳酸可监测体内酸碱平衡紊乱情况。电解质紊乱常出现血钠降低，血钾可升高也可降低。

3. 出、凝血功能检测　血小板计数、出凝血时间、凝血酶原时间、纤维蛋白原及纤维蛋白降解产物（FDP）有助于判断休克进展及弥散性血管内凝血的发生。

4. 其他检查　X线检查、心电图检查、血糖等检查。

5. 血流动力学监测

（1）中心静脉压（CPV）：正常值：6～12cmH₂O，<6cmH₂O提示血容量不足；>12cmH₂O提示心力衰竭，液量过多。

（2）肺动脉楔压（PAWP）：正常值：8～12mmHg，<8mmHg提示血容量不足，>20mmHg，提示左心功能不全，26～30mmHg提示重度肺充血，>30mmHg提示有肺水肿。

（三）治疗措施

治疗原则：早诊断早治疗、及时抢救，纠正休克的病因，治疗休克的并发症。

1. 早诊断早治疗、及时抢救 综合治疗，可用生理盐水或胶体液迅速扩充血容量，大量失血应迅速补充血液；纠正酸中毒；强心、使用血管活性药物、激素等药物。

2. 纠正休克的病因 心源性休克应强心，避免大量补液；感染性休克要联合选用广谱、高效抗生素，积极控制感染；过敏性休克在抗休克的同时立即解除引起过敏的物质。

3. 治疗休克的并发症 对症支持治疗，给予氧气吸入或气管插管机械通气，注意能量补充，加强心、肺、肾、脑功能监测，维持器官功能、恢复内环境稳定，防治心力衰竭、肾衰竭、感染、弥散性血管内凝血等并发症。

【护理要点】

（一）专业照护

1. 病情观察

（1）常规监测：至少每15～30分钟监测一次心电、血氧饱和度，血压，中心静脉压；严密观察神志，患儿神志由烦躁转为嗜睡或清醒患儿突然神志不清，提示病情严重，反之，病情好转；观察皮肤色泽、温度，注意观察面色苍白，肢端发凉，全身花纹是否缓解；严密观察尿量，学龄儿 <400ml/d，学龄前儿 <300ml/d，婴幼儿 <200ml/d 即为少尿 [或 <1ml/（h·kg）]，准确记录24小时出入液量；定期测量体温，病情严重应每2～4小时测量肛温一次，注意肢体保暖，低体温或高热应及时处理。

（2）关注并发症的发生：①心率突然增快、肝脏进行性增大，注意是否发生心力衰竭；②少尿或无尿提示急性肾衰竭；③重度休克或休克后期可并发急性呼吸窘迫综合征，表现为进行性呼吸困难，呼吸衰竭，发绀，面色暗红或青灰；④意识障碍迅速加重，甚至昏迷、惊厥，肌张力增高，瞳孔改变等，提示脑水肿。

2. 中心静脉压的护理　保持测压管道通畅，避免打折扭曲；定期更换敷料、管路、压力套装和冲洗液；选择标准的测压零点，传感器置于腋中线第四肋间与右心房同一水平，注意影响中心静脉压的因素，如患儿体位、机械通气、腹内压等；结合患儿的临床表现观察有无心律失常、出血和血肿、气胸、血管损伤等并发症。

3. 提高药物疗效，减少不良反应。

（1）药物治疗：注意药物的配伍禁忌，观察药物疗效及副作用，严格掌握药物浓度和滴速。使用血管活性药物要注意监测血压的变化。

（2）扩容护理：保证输液通畅，至少开放两条静脉通路。严格控制静脉输液速度，避免引起肺水肿或心力衰竭。多巴胺等药物外渗可造成组织坏死，应该注意保护血管，及时更换输液部位，发生外渗，立即停止输液，必要时局部封闭。

（二）健康指导

1. 住院指导

（1）告知家长患儿病情的变化及预后，签署知情同意书。

（2）避免兴奋或烦躁患儿出现意外伤害，做好约束的告知与指导，悬挂标识牌，防止坠床，同时保持肢体功能位。

2. 出院指导

（1）针对休克的原因进行分析与告知，指导家长避免诱发因素。

（2）定期复查，病情变化，随时就诊。

3. 门诊指导

（1）加强保护意识，避免意外伤害，发生意外伤害应进行现场急救，及时转运至医院。

（2）心脏疾病，做好自我监测，出现紧急情况及时就医。

（3）避免接触易引起过敏的药物或食物，如抗生素类药物，牛奶、蛋类、海鲜等食物，昆虫叮咬。

第十一节 婴儿猝死综合征

3

婴儿猝死综合征是指1岁以内的婴儿在睡觉时发生了明显的致死性事件。检验人员经过完整的检验（包括系统尸体剖验、现场环境勘查以及死者病史资料的回顾调查）之后仍然不能确定死因的突然死亡，多发生于生后6个月内。

【临床要点】

（一）临床表现

典型症状 常见于秋季、冬季和早春时分，一般半夜至清晨发病为多，几乎所有婴儿猝死综合征的死亡发生在婴儿睡眠中。常无先兆，安静状态下死亡，死前未见挣扎。极少数可观察到婴儿突然发绀、呼吸停止，四肢瘫软，听不到哭声。有些小婴儿曾发生过呼吸暂停，经过抢救可以复苏成功，部分婴儿由于缺氧时间较长导致脑损伤。

（二）辅助检查

1. 常规尸体解剖以及肉眼检测项目 一般发育状态，器官系统检查。

2. 组织病理学检查。

3. 其他检查 法医毒物分析（怀疑中毒死亡婴儿进行此项目检查），微生物学检查，影像学检查，血液生化学检查。

（三）治疗措施

治疗原则：去除病因，针对高危人群使用监护设备，一旦发现立即抢救。

1. 去除病因 及时解除呼吸暂停，积极治疗胃食管反流、心血管疾病、感染等，避免药物滥用。

2. 针对高危人群使用监护设备 ①婴儿曾经有过呼

吸暂停或发绀发作史；②家族中有过婴儿猝死综合征患儿或"几近死亡儿"（曾有过呼吸暂停或曾发生过婴儿猝死综合征而被及时抢救过来的婴儿，常合并呼吸及心搏异常）；家长和医师精神都十分紧张时。

3. 抢救措施　如果发现婴儿面色发绀，呼吸停止，立即给予心肺复苏术，使心跳恢复跳动，同时给予高级生命支持。

【护理要点】

（一）专业照护

1. 病情观察

（1）观察婴儿是否出现面红出汗、头发潮湿或者呼吸急促等现象，此时应尽量减少衣物覆盖。建议使用睡袋或用包被，注意包被不得高于婴儿的双肩。

（2）关注并发症的发生：使用安慰奶头能降低婴儿猝死综合征的发生率，尤其在长睡眠期使用，其发生的机制可能与减低觉醒阈值有关。但应注意婴儿咬合不正的发生率、中耳炎、肠道感染和口腔内念珠菌定植的几率增高。

2. 做好抢救工作　一旦发生呼吸、心搏骤停等异常症状者，积极抢救，进行人工呼吸恢复通气，立即胸外按压，尽早建立呼吸循环功能。

（二）健康指导

1. 住院指导

（1）避免在成人过度疲劳时照顾婴儿。

（2）喂养与卧位指导：鼓励母乳喂养，婴儿睡眠生理学研究发现，睡眠时母乳喂养的婴儿比配方喂养的婴儿更警觉，可能保护婴儿不发生婴儿猝死综合征；有胃食管反流者，乳中添加淀粉或进食黏稠的食物，使其不易呕吐，喂奶后保持 20°～30° 的半卧位，避免平卧喂奶。宜选择仰卧睡眠，避免婴儿俯卧位和侧卧位睡眠，此体位易发生婴儿猝死综合征（严重胃食管反流除外）。

（3）避免接触传染源，做好手卫生，接触婴儿前后洗手，减少探视。

2. 出院指导

（1）减少危险因素：室内定时通风，避免潮湿；使用硬的床面，避免床上用品，如枕头、棉被、防撞垫、充填性玩具等覆盖或堵住婴儿口鼻部；避免过度加温或过度包被，使环境过热，引起感染，应在凉爽舒适的环境中睡眠；避免出生后婴儿被动吸烟；婴儿应避免与父母或家中其他成员同睡一床，也避免让婴儿独处一室，建议将婴儿床放置于父母床边，与父母同屋睡，但不同床睡。

（2）不推荐常规使用家庭监护设备，可造成监护人紧张，但如果发生婴儿猝死综合征，复苏抢救成功后6个月内仍有发病可能，或存在高风险因素的婴儿需严密监护。

（3）向家长及长期照顾婴儿者做好急救知识如病情观察及心肺复苏的相关培训。

3. 门诊指导

（1）定期产检，做好围生期保健及宣传工作。避免孕期吸烟、喝酒、吸毒等，容易造成胚胎发育异常，而产生潜在性的疾病；如母亲过于年轻（<20岁）、家族发病倾向、经济条件差等应尤为注意，常规接种疫苗，降低猝死风险。

（2）尽量勿用次级照护人，非父母照护如临时保姆或没有经验、责任心较差的人员照顾婴儿。

（3）婴儿在清醒状态下并有人在旁观察时，可使其俯卧，一般采取仰卧位；不可将奶瓶直接塞在婴儿口中而无成人在旁照顾；婴儿不宜佩戴平安符、项链等可能阻塞呼吸的物件；已经建立母乳哺育习惯后再考虑于睡眠时使用奶嘴，不要强迫给予。

（三）人文关怀

婴儿猝死综合征是外表健康的婴儿在意想不到、原因不明的情况下突然发生死亡，很多婴儿在发现时已失去治疗良机，或者复苏后脱险，但预后不良，总让父母伤心欲绝，甚至若是发生在保姆照顾的时候，也会引起法律纠纷，给家庭带来了不安。医务人员应做好心理护理，安抚家长，让家长了解此病发生前可无明显症状，不应完全因为照顾不周而造成过大的心理负担，但对于有高危因素及脱险患儿应严密观察，做好监护，随时就诊。

第十二节 急性中毒

急性中毒是指具有毒性作用的物质经过各种途径进入机体后，在一定条件下，与体液和组织细胞成分发生生物化学或生物物理作用，引起组织和器官的功能性或器质性损害，出现一系列的中毒症状和体征，甚至危及生命。

【临床要点】

（一）临床表现

小儿急性中毒首发症状多为腹痛、腹泻、呕吐、惊厥或昏迷，严重者可出现多脏器功能衰竭。要注意有重要诊断意义的中毒特征，如呼吸、呕吐物的特殊气味；口唇甲床是否发绀或潮红；出汗情况；皮肤色泽；呼吸状态、瞳孔、心律失常等。不同毒物中毒，临床症状和体征不同，如亚硝酸盐中毒出现发绀；有机磷中毒出现瞳孔小、肌震颤、口流涎、呼吸困难等；吗啡中毒则可有呼吸浅表甚至呼吸抑制等。

（二）辅助检查

1. 毒物分析　毒物检测是唯一客观的最后确定急性中毒诊断的方法。不但可以确定诊断，还可评估病重程度和预后，并指导中毒的治疗。

2. 酶的测定　用于有机磷（胆碱酯酶）农药中毒。

3. 碳氧血红蛋白、高铁血红蛋白测定　用于一氧化碳、亚硝酸盐中毒。

4. 生化检查　如电解质、血糖、血钙、阴离子间隙、渗透压、是否代谢性酸中毒等。

5. 腹部 X 片检查　用于金属、三氯乙烯、四氯化碳、氯化钾和高锰酸钾等中毒。

（三）治疗措施

小儿急性中毒的治疗原则是立即终止毒物对机体的接触，进行早期治疗，对中毒原因不明者，在诊断的同时，先做一般急救处理，以排除毒物为首要措施，尽快减少毒物对机体的损害；维持呼吸、循环等生命器官的功能；采取措施减少毒物的吸收，促进毒物排泄。诊断一旦明确，尽快应用特效解毒剂。

【护理要点】

（一）一般护理

1. 对症护理　对高热的患儿采取物理降温，勤换衣服和被单；对体温不升者应注意保暖；对昏迷者，应保持床单位平整、清洁，2 小时变换 1 次体位，防止压疮的发生。

2. 防止受伤　对于意识不清、有惊厥的婴儿，必须专人看护，加床档，防止受伤；特别对中毒症状重伴有惊厥的患儿，应在控制惊厥后采用洗胃等措施。

（二）专业照护

1. 维持生命体征稳定　严密观察患儿生命体征变化，及时发现威胁患儿的生命危象；保持呼吸道通畅，及时清除分泌物，对呼吸抑制或气道阻塞患儿给予气管插管人工辅助呼吸；观察患儿神志是否清楚，有无意识障碍，瞳孔的大小，对光反射是否存在；观察皮肤的颜色、温度、湿度以及水肿等情况；建立静脉通路，及时纠正循环灌注不良；有危及生命的症状如惊厥、呼吸困难、循环衰竭等，应立即对症抢救治疗。

2. 清除毒物

（1）口服毒物中毒：采用催吐、洗胃、洗肠和导泻等方法清除消化道毒物。

1）催吐：适用于食入毒物 4~6 小时，神志清楚、合作和年龄较大的儿童。一般采用压舌板或手指刺激患儿的咽喉部和咽喉壁引起呕吐。腐蚀性毒物中毒者一律不催吐。

2）洗胃：一般于服入毒物4~6小时内进行最有效，但有些毒物在胃内停留时间较长，虽然超过6小时仍有洗胃的必要。强酸强碱切忌洗胃，以免引起胃黏膜损伤，甚至导致食管或胃穿孔，但可采用中和方法。常用洗胃液有温开水或生理盐水，也可根据毒物性质来采用有特殊作用的洗胃液。洗胃时患儿取左侧头低卧位，确保胃管在胃内后注入洗胃液。每次注入胃内的液体量不可过多，小儿按每次10~20ml/kg，同时注意洗出液的颜色并保持出入平衡，反复多次进行，直到洗出液澄清为止，洗胃时应特别注意防止呕吐物引起的窒息和吸入性肺炎。

3）导泻：最常用的是硫酸镁，配成25%的溶液，口服或胃管灌入。

4）洗肠：对于中毒时间久、毒物滞留于肠内、吸收缓慢的毒物（巴比妥类和重金属）较为有效。可用1%温盐水、1%肥皂水或清水；也可加入药用炭，反复灌洗，直至洗出液变清为止。

（2）吸入中毒：立即将患儿撤离现场，吸入新鲜空气或吸入氧气，并保持呼吸道通畅。

（3）皮肤接触中毒：立即脱去污染的衣服，暴露皮肤用清水冲洗。强酸、强碱类忌用中和剂，因为化学反应可加重损伤。毒物溅入眼睛内，应立刻用生理盐水或清水冲洗，然后送眼科处理。有机磷可用肥皂水或清水冲洗，敌百虫（美曲磷酯）忌用肥皂水冲洗。

3. 促进毒物排泄

（1）利尿：大多数毒物进入人体后经肾脏排泄。可20%甘露醇、呋塞米或5%~10%葡萄糖溶液静脉滴注，能口服者可大量饮水，稀释毒物在血液内的浓度，增加尿量促进毒物排泄。

（2）碱化或酸化尿液：毒物肾脏的清除率与尿量并不成正比，单独利尿并不意味着排泄增加，碱化尿液后可使弱酸如水杨酸、苯巴比妥和百草枯排除率增加，降低尿pH使弱碱类排除增加的方法在临床应用较少。

（3）血液净化疗法：对于病情较重患儿，可通过血液透析、血浆置换、灌流等血液净化疗法来清除毒物。

4. 应用特效解毒剂 有些中毒有特效解毒药，一旦确诊，应尽快使用。护士要熟知常见毒物的拮抗剂，做好用药前的准备，选择正确的给药方法使特殊解毒剂在最短的时间内发挥最好的疗效，注意防止副作用。如农药中毒用阿托品和碘解磷定，应用阿托品时，应警惕阿托品中毒，在出现阿托品化后要维持用药一段时间，防止反跳症状出现。

5. 详细记录出入水量 由于催吐、洗胃、导泻等措施易造成患儿脱水、酸中毒，必须准确记录出入水量，保证液体平衡，维持有效循环血量。

(三) 健康指导

1. 住院指导

(1) 向患儿家长讲解急性中毒的临床表现及相关处理方法。

(2) 指导家长关注患儿用药后有无不良反应，如有意识改变、心慌、胸闷、呼吸困难等表现及时通知医护人员。

(3) 对于有自杀倾向的患儿告知家长应 24 小时床旁守护，以免发生意外。

2. 出院指导

(1) 提高患儿及家长对急性中毒的认识，告知患儿家长一切药品及毒物应妥善保管，以防患儿误食以致中毒。

(2) 切勿擅自给患儿用药，药品使用前按医嘱并认真核对药瓶标签、用量、服用方法，对变质、标签不清楚的药物切勿服用。

(3) 教育患儿不要随便采食野生植物，不吃有毒或变质的食品。

(4) 指导家长学会简单的急性中毒居家急救处理方法。

3. 门诊指导

(1) 指导患儿正确用药，严格遵医嘱使用药物，准确掌握剂量及用法，定期随诊。

（2）对有自杀倾向患儿进行心理疏导，保护患儿隐私及自尊。

（3）普及预防中毒相关健康知识，告知家长如患儿出现不明原因的恶心、呕吐、抽搐等症状应及早就医，减少严重后果的发生。

（四）人文关怀

由于小儿的耐受性差，病情变化急剧，抢救难度大，再加上患儿年龄小不合作等因素，容易延误抢救时机，所以在抢救中护士必须安慰鼓励患儿，减轻其紧张恐惧的心理，使其能积极配合抢救工作，同时要做好家长的心理护理，注意安抚家长担忧、懊恼的情绪，以娴熟的抢救技术、良好的服务态度赢得家长的信任，配合医护人员救治患儿。

（范　玲）

第四章

新生儿疾病及护理

新生儿时期是一生中最重要的发展阶段之一，此时的小儿由宫内生活向宫外生活过渡，生活方式和环境均发生巨大变化。此期疾病有其特殊性，医护人员应充分认识新生儿疾病特点，给予正确的治疗和护理，为其一生的健康和发展奠定基础。

第一节 新生儿分类

从脐带结扎至生后满 28 天称为新生儿期（neonatal period），期间的小儿称为新生儿（neonates, newborns）。它是胎儿的延续，又是人类发育的基础阶段。围生期（perinatal period）指围绕分娩前后的一段特定时期，期间的胎儿和新生儿称为围生儿。目前我国将围生期定义为从妊娠 28 周至生后 1 周。国际上常以新生儿死亡率和围生期死亡率作为衡量一个国家卫生保健水平的标准。

（一）新生儿分类

新生儿分类见表 4-1、4-2、4-3。

（二）高危儿

指出生时已发生或有可能发生危重情况而需要密切特殊监护的新生儿。包括：母亲有异常妊娠史的新生儿，异常分娩的新生儿，出生时有异常的新生儿。护士应及时将护理过程中观察评估所得的信息提供给医师，根据 SNAP II（新生儿急性生理学评分 II 表 4-4），协助其做出正确及时的处理，确定患儿是否入住新生儿科或新生儿重症监护病房。

表 4-1　根据胎龄分类

分类	出生时胎龄
足月儿	≥37 周至 <42 周
早产儿	≥28 周至 <37 周
极早早产儿	≥22 周至 <28 周
过期产儿	≥42 周

表 4-2　根据出生体重分类

分类	出生体重
正常出生体重儿	2500~3999g
低出生体重儿	<2500g
极低出生体重儿	<1500g
超低出生体重儿	<1000g
巨大儿	≥4000g

表 4-3　根据体重与胎龄关系分类

分类	出生体重与胎龄
适于胎龄儿	出生体重在同胎龄儿平均体重的第 10~90 百分位
小于胎龄儿	出生体重在同胎龄儿平均体重的第 10 百分位以下
足月小样儿	胎龄已足月，出生体重 <2500g
大于胎龄儿	出生体重在同胎龄儿平均体重的第 90 百分位数以上

表4-4　SNAPIⅡ新生儿急性生理学评分Ⅱ

评分项目	测定值	评分
平均动脉压（mmHg）	20～29	9
	<20	19
最低体温（℃）	35.0～35.5	8
	<35	15
PaO_2/FiO_2 比值	1.0～2.49	5
	0.3～0.99	16
	<0.3	28
pH	7.10～7.19	7
	<7.10	16
反复惊厥	无	0
	有	19
尿量［ml/(kg·h)］	0.1～0.9	5
	<0.1	18

注：评分范围0～115分，分值越高，病情越重，分值≥30分为极重危重；10～29分为危重；<10分为非危重

（三）新生儿重症监护对象

1. 需要进行呼吸管理的新生儿，如急慢性呼吸衰竭，需要氧疗、应用辅助通气及拔管后24小时内的患儿。

2. 病情不稳定、需要急救的新生儿，如重症休克、反复惊厥、中毒窒息者。

3. 胎龄<30周、生后48小时内或胎龄<28周、出生体重<1500g的所有新生儿。

4. 大手术后，特别是术后24小时内的新生儿，如先天性心脏病、食管气管瘘、膈疝等。

5. 严重器官功能衰竭及需要全胃肠外营养、换血者。

第二节 新生儿疾病一般
护理要点

新生儿是非常特殊的群体，由于其生理调节和适应能力不够成熟，不仅发病率高，死亡率也高，因此新生儿要特别加强护理，在环境条件、保暖、喂养、皮肤护理、预防感染、安全管理等多方面需倍加关注。新生儿常见症状有呼吸暂停、惊厥、呕吐、腹胀、哭闹等，常用诊疗技术有气管内插管术、硬脑膜下穿刺术等。

一、一般护理原则

（一）环境与保暖

1. **环境** 新生儿病室应严格执行消毒隔离及质量标准，早产儿室温保持在 24 ~ 26℃，足月儿室温为 22 ~ 24℃，湿度以 55% ~ 65% 为宜。保证良好的通风和空气质量，最好备有层流净化装置，无层流装置病房建议每天进行空气消毒 2 ~ 3 次，每次不少于 1 小时。

2. **保暖** 刚娩出的新生儿应立即擦干全身，用温暖毛巾包裹，头部可戴帽子保暖。危重儿、极低出生体重儿、早产儿等可放于辐射式保暖台或暖箱内，早产儿可用塑料薄膜包裹患儿，减少不显性失热。

（二）喂养

新生儿应尽早开奶和吸吮，常见的喂养制剂有母乳、配方奶、特殊配方奶。母乳始终是新生儿喂养的首选，对于早产儿，母乳还有其他非营养性特点：改善喂养耐受性，降低新生儿坏死性小肠结肠炎（NEC）的风险和改善神经预后。固然，肠道功能允许下，早期喂养的非营养效用远大于营养效用。极早早产儿母乳中还需添加母乳强化剂来追赶生长。当某些情况缺乏母乳或母乳不足时，可选用专业的足月儿或早产儿配方乳。特殊生理或病理情况下可选择特殊配方乳：乳糖不耐受患儿可选用不含乳糖的豆奶配方乳，短肠综合征或严重肠黏膜损伤者可使用要素配方（游离氨基酸）或半要素配方奶（深度水解蛋白）。

（三）体位

无论新生儿是仰卧位、侧卧位或俯卧位，都尽可能支持和促进新生儿的生理体位，任何改变体位时，支持新生儿的手脚处于一种柔软放松的屈曲位。适宜抬高床头 15°~30°，避免颈部前屈或过度后仰，俯卧时头偏向一侧。大多患儿进食后右侧卧位居多，但胃潴留患儿宜仰卧位，胃食管反流患儿进食后先左侧卧位 30 分钟后再仰卧位为宜，家庭护理时，婴儿入睡可采取俯卧位。

（四）皮肤、口腔与脐部护理

新生儿皮肤柔嫩，防御能力差，易受损伤及罹患皮肤疾病。保持皮肤清洁，衣被棉柔，视患儿病情酌情定时沐浴擦浴，及时更换尿片，必要时涂油保护。口腔每天用生理盐水清洁 2~4 次，动作轻柔，注意观察口腔黏膜有无破溃、霉菌感染等，少量鹅口疮可在病因去除、停用抗生素后自限；较多者可用制霉菌素溶液涂抹（10 万~20 万/5~10ml）；病变面积较大者可同时服用维生素 B_2 及维生素 C。脐带脱落前每天用 75% 酒精消毒 2 次，注意有无渗血、异味等，保持干燥。

二、常见症状与体征护理

（一）呼吸暂停

呼吸暂停（apnea）是指在一段时间内无呼吸运动，呼吸停止 >20 秒，伴有心率减慢 <100 次/分或出现青紫、血氧饱和度降低和肌张力低下。呼吸暂停是新生儿尤其是早产儿的常见症状，早产儿发生率约 20%~30%，极低出生体重儿可达 50%。如不及时发现和处理，可导致脑缺氧损伤甚至猝死，应密切监护，及时处理。

【护理要点】

1. 病情观察

（1）观察症状：监护患儿呼吸、面色、心率、经皮氧饱和度，观察呼吸暂停的时间、发作的频次，经皮氧饱和度和心率波动的范围，有无诱发原因及呕吐、抽搐等伴随症状等。

（2）周期性呼吸：有些新生儿可以有 5～15 秒短暂的呼吸停顿，以后又出现呼吸，此时新生儿的心率、血氧饱和度都无明显变化，无青紫和肌张力减低，称为周期性呼吸。周期性呼吸是一良性过程，无需特殊处理，多加观察。

2. 预防及处理

（1）避免可能促发呼吸暂停的诱因：如减少咽部吸引及插管，减少经口喂养，避免颈部的过度屈曲或伸展等，必要时吸氧。

（2）物理刺激：呼吸暂停发生时可先用物理刺激，促使呼吸恢复，如拍打患儿足底、托背、摇床等刺激方式，或用气囊面罩加压呼吸。

3. 用药护理　反复发作者应给予兴奋呼吸中枢的药物，如：氨茶碱、纳洛酮、咖啡因等，注意控制药物的输注速度，密切观察用药后的反应。

4. 吸氧　勿常规给氧，仅在发生青紫及呼吸困难时才给予吸氧，一般以维持动脉血氧分压 50～70mmHg（6.7～9.3kPa）或经皮血氧饱和度 85%～93% 为宜。

5. 机械通气　频发的呼吸暂停，对药物治疗无效者，可用持续气道正压通气（CPAP），对 CPAP 和药物均无效者，需气管插管使用人工呼吸机进行机械通气。

（二）惊厥

惊厥（convulsion）指全身性或某一局部肌肉运动性抽搐，是骨骼肌不自主地强烈收缩而引起。发作时脑电图可正常或异常，由于中枢神经系统发育不成熟，新生儿尤其是早产儿更应发生惊厥。常见原因有产伤、电解质紊乱、感染等。

【护理要点】

1. 病情观察　检查新生儿有无惊厥，必须把包被全部打开，仔细观察自然姿态和自发动作。惊厥常表现为：

肢体自发动作为徐缓的、无规则的徐动，有时可见踝部、膝部和下颌的抖动；突然出现的肌张力改变、持续性的伸肌强直，反复迅速的肢体某一部位抽搐，以及阵发性痉挛等。

2. 预防窒息

（1）松解衣领，清除口鼻腔分泌物、呕吐物，保持呼吸道通畅。

（2）肩部垫起使颈部处于伸展位，防止舌后坠阻塞呼吸道造成呼吸不畅。

（3）备好急救用品，如开口器、吸痰器、气管插管用物等。

3. 保持环境安静，减少探视，治疗护理集中进行，动作轻柔，尽量减少刺激。

4. 用药护理

（1）首选苯巴比妥钠，其负荷量为 $25 \sim 30mg/kg$，首次 $10 \sim 15mg/kg$ 静脉注射，本药半衰期长，注意观察药物的蓄积作用。

（2）根据不同病因处理：如改善通气、换气功能，维持体液平衡，纠正低血糖、电解质紊乱及酸中毒，控制感染等。

5. 吸氧　及时吸氧，防止组织缺氧与脑损伤，减少惊厥后的脑损伤。

6. 防止外伤

（1）移开周围可能伤害患儿的物品，手心和腋下塞柔软布类，防止皮肤摩擦受损。

（2）必要时使用约束带，发作时勿强力按压或牵拉患儿肢体，以免骨折或脱臼。

（3）对有可能发生惊厥的患儿要专人守护，以防发作时受伤。

（三）呕吐

呕吐是指因胃、胸部和腹部肌肉协调收缩，使胃内容物通过松弛的食管括约肌经口排出体外。新生儿呕吐有生理性及病理性之分。生理性呕吐多与新生儿的解剖生理发育不够完善以及喂养不当有关，病理性呕吐则往往与多种疾病有关，包括内科性疾病及外科性疾病。呕吐物反流入气管可导致窒息，长期呕吐可导致水、电解质紊乱以及营养不良等。

【护理要点】

1. 病情观察　注意观察患儿呕吐发生的时间（进食情况与呕吐的关系），呕吐类型，呕吐物颜色、性状、量，以及伴随症状，肠鸣音、肠型和胃肠蠕动等腹部情况及排便情况等。

2. 保持呼吸道通畅　上半身抬高 15°～30°，头偏向一侧，必要时用吸引器吸尽患儿口、鼻腔的呕吐物，防止窒息和误吸。

3. 必要时禁食、持续胃肠减压，妥善固定胃管，密切观察引流液的颜色、性质及量的变化。

4. 用药护理

（1）解痉止吐：幽门痉挛者可在每次喂奶前 15 分钟滴入 1:（1000～2000）的阿托品，逐步增加剂量直到用药后面部潮红表示药量已足。

（2）遵医嘱给予胃动力药物多潘立酮（吗丁啉），每次 0.3mg/kg。

（3）纠正脱水、酸中毒：一般按 3:1 液按比例加钾补充丢失，用 5:1 液维持，注意观察用药后反应。

（4）洗胃：咽下综合征可用温生理盐水或 1% 碳酸氢钠洗胃。

5. 避免引起溢奶因素

（1）每次不要喂得过饱。母乳喂养时，一般喂 15～20 分钟左右即可。

（2）奶嘴孔不要太大，喂奶时注意不要让奶瓶头部留有空气，以免新生儿吸入过多空气。

（3）哺乳时将新生儿头部及上身抬高成 45°，不宜平躺。

（4）哺乳后将新生儿竖抱，轻拍后背，直到孩子将胃内空气排出（打嗝为止）。

（5）哺乳后 30 分钟内不要摇晃或嬉戏新生儿。

（四）腹胀

腹胀（abdominal distention）表现为腹部局限性或全腹膨隆，严重者可伴有腹壁皮肤紧张、发亮。严重腹胀可使膈肌活动受限，肺活量减少，胸、腹腔内血液循环障碍，而使疾病的病理生理过程加重，也是危重患儿病情恶化的征兆。可分为生理性和病理性腹胀。

【护理要点】

1. 病情观察　注意观察患儿腹胀发生的时间（进食情况与腹胀的关系），有无呕吐、呕吐物性状、肠鸣音、肠型和胃肠蠕动情况，局部有无压痛、包块，排气、排便情况，大便性状及患儿有无哭闹不安或反应差等精神症状。

2. 保持呼吸道通畅　腹胀常伴有呕吐，及时清理呕吐物，减少误吸的发生，减轻肠胀气，可采用肛管排气，腹胀不能缓解者，应及早给予胃肠减压。

3. 止哭闹　拥抱、抚摸患儿，轻轻按摩患儿腹部，促进肠胃蠕动和气体排出，以减轻腹胀。

4. 避免腹胀诱发因素　尽量不要让患儿哭泣或让患儿饿太久后才喂奶，喂奶时，应当注意让奶水充满奶瓶嘴的前端，不要有斜面，以免让患儿吸入空气。

（五）哭闹

新生儿哭闹是表达感觉和需要的一种方式，可分为生理性哭闹和病理性哭闹。生理性哭闹是为了达到某种要求而啼哭，一般对机体不会产生危害；病理性哭闹，应先明确哭闹的原因，再给予相应的处理。

【护理要点】

1. 病情观察　注意观察哭闹的性质、时间、哭闹与体位的关系及哭闹与伴随症状等。饥饿、过冷或过热、尿湿等生理性哭闹，一般声调不高，程度不剧烈，解除原因后易停止哭闹；高声、长时间、有时身体还摇动的剧烈哭闹可能与疼痛刺激有关；哭声为尖声、高调常提示中枢神经系统疾病；哭声微弱提示重症败血症或神经肌肉疾病等。

2. 安抚婴儿　观察并记录哭闹的特征，指导家长采用减轻哭闹的方法，护理时动作轻柔，避免更多刺激，用倾听、陪伴、抚摸等方式来稳定新生儿的情绪。

3. 对症护理　去除病因是治疗新生儿哭闹的根本措施，应尽量查明病因，彻底纠正或及时治疗，根据不同病因可适当给予对症治疗。注意观察药物的疗效及不良反应。如肠痉挛腹痛者可给颠茄合剂或阿托品；昼眠夜哭者，应减少新生儿白天睡眠时间，必要时遵医嘱睡前给予镇静药。

三、常用专科检查及护理

（一）气管内插管术

气管内插管术指将特制的气管导管，通过声门直接插入气管内的技术。是气管内麻醉和抢救患者的一种技术，也是保持上呼吸道通畅的最可靠手段。其目的是清除呼吸道分泌物或异物，解除上呼吸道阻塞，进行有效人工呼吸，增加肺泡有效通气量，为气道雾化或湿化提供条件。可分为经口气管插管和经鼻气管插管。

1. 术前准备

（1）术前告知：与患儿家长进行沟通，解释进行气管内插管术的目的和意义，取得家长的同意和配合，并签署知情同意告知书。

（2）物品准备：准备气管插管用物，检查喉镜性能，选择合适的气管导管，备好吸引器，做好吸痰准备。

（3）术者准备：常规洗手消毒，戴口罩和手套。

2. 术中配合

（1）将患儿放置在辐射保温台，呈仰卧位，让颈部轻微伸展，抽空胃液，清理呼吸道，吸尽咽部的黏液。

（2）观察新生儿的心率和呼吸，必要时用复苏囊面罩加压给氧 1 分钟。

（3）体位：将患儿头部置于正中位，头后仰，在颈后垫以棉布卷，以保持气道平直。

（4）插管：有两种插管方法：①经口气管插管：操作者左手持喉镜从嘴角置入，过悬雍垂，挑起会厌即可暴露声门，右手持气管导管从口腔轻柔地插入导管，过声门1cm左右，抽出喉镜，迅速用复苏囊连接气管导管加压给氧1~2分钟，医师听诊两肺呼吸音是否对称，调整位置，用"工"型胶布的一端包绕气管插管，另一端贴在患儿的鼻翼上固定。②经鼻气管插管：将气管插管从鼻腔轻轻插入，如遇阻力，可轻轻转动插管，将插管送至咽喉部。将喉镜插入口腔，暴露声门，用插管钳夹住插管送入声门，插入深度同经口插管深度，抽出喉镜，迅速用复苏囊连接气管导管加压给氧1~2分钟，医师听诊两肺呼吸音是否对称，调整位置，用"工"型胶布的一端包绕气管插管，另一端贴在患儿的鼻翼上固定。

（5）诊疗：可用复苏气囊加压给氧或接调节好参数的呼吸机机械通气。

（6）插管不畅：声门暴露不佳时，护士用手轻压环状软骨处，使气管向下暴露声门。做好吸引的准备，当有痰液或胃内反流物遮住气管口时立即将其吸出。30秒插管不成功或患儿出现发绀、心动过缓，通知医师停止操作，复苏囊加压给氧待症状缓解后再次插管。

（7）病情观察：严密监测生命体征、血氧饱和度以及面色的改变，反复操作会造成气道黏膜损伤出血，须及时吸出防止堵塞引起窒息。

3. 术后照护

（1）病情观察：用连续心电监护，随时观察面色、周围循环的变化，随时做好急救准备。

（2）吸痰：加强翻身拍背和体位引流，痰液黏稠时应雾化吸入，稀释痰液。每次吸痰前可给予高浓度氧2~3分钟。吸痰间隔时间根据气道分泌物和痰液黏稠度有关，一般1~2小时，每次吸痰不超过15秒。

（3）预防感染：呼吸管路每天更换消毒，吸痰、雾化严格执行无菌操作，做好口腔护理。

（4）避免误吸：术后禁食4~6小时，留置胃管，给予鼻饲。

（5）固定：每班记录导管置入位置，更换固定胶布时应轻柔，以防扭曲或滑脱。

（二）硬脑膜下穿刺

硬脑膜下穿刺术适用于诊断前囟未闭的硬膜下血肿或积液，治疗化脓性脑膜炎合并硬膜下积液（排液减压）。

1. 术前准备

（1）患儿准备：将患儿放置在辐射保温台上，剃去前囟及其周围约 3~4cm 内头发。

（2）物品准备：治疗盘，胶布，无菌纱布，常规消毒用品、7 号针头，20ml 无菌注射器。

（3）术者准备：常规洗手消毒，戴口罩和手套。

2. 术中配合

（1）体位：患儿取仰卧位，不垫枕头。护士固定患儿头部，局部皮肤常规消毒。

（2）穿刺：用针头连接注射器，穿刺针于前囟侧角最外侧一点，垂直刺入约 0.2~0.5cm，有落空感时即进入硬脑膜下，抽取所需要的液体后拔针，局部消毒后无菌纱布覆盖并贴胶布。

（3）诊疗积液分别盛放在 3 支无菌试管中，按需要分送细菌培养、生化及常规检验，也可注入药物如抗生素和激素。

（4）病情观察严密监测生命体征、血氧饱和度以及面色的改变，插入过深，用力吸引，可能会吸出脑组织。

3. 术后照护

（1）患儿需卧床休息，床头抬高，便于静脉回流，降低颅内压和减轻脑水肿。

（2）病情观察：观察是否存在意识障碍、瞳孔异常、头痛、呕吐等颅内压增高的症状，随时做好急救准备。

（3）观察并发症：颅内出血、颅内感染、脑疝等。

四、人文关怀

1. **急性期**　无论对家长还是婴儿，新生儿期都是一个特殊时期。患儿因病入住病房治疗时，一方面，对于刚刚晋升为父母的家长，乃至整个家庭，原本从新生命到来的喜悦骤然转变到孩子与家人的分离，都伴随着压力，危机感随之产生（特别是产妇，过度的焦虑和郁结，易形成产后抑郁）；另一方面，新生儿因其生理特点，各器官功能不成熟，病情隐匿，变化快，住院期间面临的各类风险与之倍增。目前，新生儿科一般为封闭式无陪病房，在与家长交流不紧密、沟通不到位的情况下，容易出现信任危机和纠纷。因此，对内医护人员要具备高度的爱心、耐心、细心和责任心，真正树立"医者父母心"的服务理念，同时要具备丰富的学识和经验，能善于观察和发现新生儿的异常情况，作出正确的评估和判断，处理紧急情况，细致入微监护新生儿；对外要积极与家长沟通，介绍疾病的基本知识、治疗方案、疾病诊治进展、专科护理措施、日常诊治流程等，同时充分了解家庭文化、经济等背景，做好健康教育工作，赢取家长的信任，使其有效配合诊治工作和承担应有责任。关爱产妇，关注产妇心理变化，及早发现问题，早期沟通疏导，防止产后抑郁症的发生。

2. **恢复期**

（1）促进母婴感情的建立：患儿疾病进入稳定期后，家属情绪逐渐平缓，此时，提倡母婴同室，在母婴情况和医疗条件允许下，应尽早将新生儿安放在母亲身边，促进感情交流，有利于婴儿身心发育。鼓励母乳喂养，母婴分离期间，指导家属母乳正确收集、储存、转运等相关知识，有条件的医疗单位，建立在院新生儿母乳库，以利于患儿院内母乳喂养实施。

（2）宣传育儿保健常识：患儿病情稳定，进入出院期或母婴同室后，护理工作中应大力指导育儿知识，重点介绍体位、保暖、喂养、辅食添加、皮肤护理、预防接种等方面常识，鼓励家长参与新生儿的照顾，提高居家护理能力。新生儿家长在其就医过程中充当极其重要的角色，要重视与家长的解释和沟通，做好健康教育工作，对某些有可能存在后遗症的患儿，指导协助家长尽早对患儿进行早期干预治疗，了解家长的心理状况，尊重家长的要求和选择。

第三节 早产儿护理

早产儿是指胎龄小于 37 周（≤259 天）出生的新生儿。

【临床要点】

（一）临床表现

1. 外表特点 哭声轻，颈肌软弱，四肢肌张力低下，皮肤红嫩，胎毛多，耳壳软，指（趾）甲不超过指（趾）端，乳晕不清，跖纹少，男婴睾丸未降或未完全降，女婴大阴唇不能遮盖住小阴唇。

2. 分类 见表 4-5。

表 4-5 早产儿分类

	低出生体重儿（LBW）	极低出生体重儿（VLBW）	超低出生体重儿（ELBW）
出生体重	<2500g	1000～1499g	<1000g
生理性体重减轻	4%～7%	10%～15%	20%
呼吸暂停发生率	<20%	20%～30%	90%
动脉导管未闭发生率	<40%	40%～50%	>50%

3. 并发症　神经发育的损伤，伤残类型包括：脑瘫、癫痫、视听障碍以及发育迟缓，早产儿视网膜病变（ROP）和慢性肺病（CLD）的发生率也在增加。

（二）辅助检查

实验室检查、脑电生理及影像学检查等。

（三）治疗措施

1. 保暖　详见下述专科照顾章节。

2. 保证营养的供给　酌情给予肠外、肠内营养。

3. 维持有效呼吸　给氧指征：患儿有呼吸窘迫的表现，吸入空气时，动脉氧分压（PaO_2）＜50mmHg 或经皮氧饱和度（$TcSO_2$）＜85% 者。治疗的目标是维持 PaO_2 50～70mmHg，或 $TcSO_2$ 85%～93%。必要时给予机械通气。

4. 对症支持治疗　护脑、退黄、抗感染等治疗。

【护理要点】

（一）专业照顾

1. 密切观察病情　早产儿病情变化快，除应用监护仪监测体温、脉搏、呼吸等生命体征外，还应注意观察患儿的进食、腹部及大小便情况、精神反应、皮肤颜色、肢体末梢循环等，及早发现病情变化。

2. 保暖　避免环境温度的波动，维持体温的恒定。不同类型的早产儿需要的暖箱温度见表4-6。

3. 喂养　尽早开奶，以防止低血糖。提倡母乳喂养，无法母乳喂养者以早产儿配方乳为宜。喂乳量根据早产儿耐受力而定，以不发生胃潴留及呕吐为原则（表4-7）。尽可能减少血糖浓度波动。每天详细记录出入量、准确测量体重，以便分析、调整喂养方案，满足能量需求。

4. 呼吸管理

（1）体位：为保持呼吸道通畅，维持有效呼吸，早产儿取仰卧位时，肩下垫软枕，避免颈部屈曲或仰伸过度。俯卧位可改善动脉氧分压和肺顺应性，增加潮气量，降低能量消耗。

表 4-6 不同体重早产儿暖箱温湿度参数表

类别	温度				相对湿度			
	35℃	34℃	33℃	32℃	3～5天	10～20天	>30天	
超低出生体重儿（ELBW）	初生10天内	10天后	3周内	5周后	90%～100%	70%～80%	65%	
极低出生体重儿（VLBWW）	-----	初生10天内	10天后	4周后	80%～90%	65%～70%	55%～65%	
低出生体重儿（LBW）	-----	初生2天内	2天后	3周后	维持55%～65%即可			

表4-7 早产儿喂乳量与间隔时间

出生体重（g）	<1000	1000 ~ 1499	1500 ~ 1999	2000 ~ 2499
开始量（ml）	1 ~ 2	3 ~ 4	5 ~ 10	10 ~ 15
每天隔次增加量（ml）	1	2	5 ~ 10	10 ~ 15
哺乳间隔时间（小时）	1	2	2 ~ 3	3

（2）氧疗及呼吸支持方式：①头罩吸氧或改良鼻导管吸氧用于有轻度呼吸窘迫的患儿。给氧浓度视病情需要而定，开始时可试用40%左右的氧，10 ~ 20分钟后根据 PaO_2 或 $TcSO_2$ 调整。如需长时间吸入高浓度氧（>40%）才能维持 PaO_2 时，应考虑采用辅助呼吸。②鼻塞持续气道正压给氧（NCPAP）早期应用可减少机械通气的需求。要应用装有空气、氧气混合器的 CPAP 装置以便调整氧浓度。③当临床上表现重度呼吸窘迫，吸入氧浓度（FiO_2）>0.5时，PaO_2 <50mmHg、PCO_2 >60mmHg 或有其他机械通气指征时需给予气管插管机械通气。

（3）监测：在氧疗过程中，应密切监测 FiO_2、PaO_2 或 $TcSO_2$。在不同的呼吸支持水平，都应以最低的氧浓度维持 PaO_2 50 ~ 80mmHg，$TcSO_2$ 85% ~ 93%。当患儿血气、呼吸改善后，及时降低 FiO_2，及时调整氧浓度。

5. 预防感染 严格执行消毒隔离制度，做好手卫生。其余见本章第二节新生儿疾病一般护理。

6. 提高药物疗效，减少不良反应

（1）早产儿在输液管理中有渗漏高风险、输液疗程长的特点，合理保护静脉，条件允许予以 PICC 置管，保证药物的有效供给。同时降低反复穿刺性疼痛对患儿后期行为发育的影响。

（2）长时间肠外营养的过程中，肝脏对脂肪的代谢

4

负担加重，早产儿易出现皮肤黝黑等胆汁淤积的表现，应严格控制脂肪的摄入。

（3）肺泡表面活性物质（PS）的应用：常见的给药方法为气管内滴入式、雾化吸入，前者居多。常有干粉剂和混悬剂两种剂型，需冷冻保存。使用时注意：首先清理呼吸道，保证通畅；干粉剂用前加生理盐水摇匀，混悬剂用前解冻摇匀，室温或辐射台、暖箱中复温；均匀抽吸，避免浪费，同时确定气管导管在气管内；匀速气管内注入，并予人工正压通气，严格无菌操作；使用完毕后，6小时禁止翻身拍背吸痰，抬高床单位20°～30°；使用前、使用中和使用后均需密切关注生命体征、面色、经皮血氧饱和度等变化。根据患儿情况及时调低氧浓度或氧流量，有辅助通气的患儿及时调低峰压等，以免导致氧中毒而损伤患儿。

7. 疾病筛查 对可能的疾病在临床症状尚未表现之前或表现轻微时给予筛查，做到早期诊断、早期治疗。如：先天性甲状腺功能减退症、苯丙酮尿症和ROP（详见后续附一）等。

（二）健康指导

1. 住院指导

（1）向家长介绍发生早产的原因及早产儿疾病的特点，耐心解答家长提出的问题，减轻他们的焦虑及恐惧，提供心理支持。

（2）在做好隔离措施的前提下，鼓励早产儿父母参与探视和照顾患儿的活动，如：亲自喂奶、抱抚等，让早产儿与其父母有视觉、嗅觉及肌肤接触的机会，帮他们认识早产儿行为语言，了解早产儿的需要，以增加照顾早产儿的能力和信心。

2. 出院指导

（1）育儿指导：刚刚出院的早产儿相对于足月儿来说生活能力低下、喂养困难，家庭护理极其重要，应向家长详细介绍喂养、保暖、皮肤护理、预防接种、添加辅食的原则等知识，让他们掌握早产儿护理的要点。提供详细完整的书面出院指导，使其能够做到：居室正确通风、湿式清扫、保证空气清新；衣被专用，清洁柔软，勤洗勤换；保持脐部和臀部清洁干燥，防止脐炎和红臀发生；等等。

（2）预防感染：居室必须有充足的阳光，减少人员探视，避免交叉感染。保持手部清洁，接触婴儿前及换尿片后，必须洗手。奶具使用后用清水清洗，每天煮沸消毒。

附：早产儿视网膜病变筛查

（一）筛查方法

间接眼底镜是目前国际上主要的检查方法。

（二）筛查对象

1. 胎龄 <34 周或体重（BW）<2000g 的早产儿。

2. BW >2000g 的新生儿，但病情危重，曾接受机械通气或 CPAP 辅助通气，吸氧时间长者。

（三）筛查时间

符合眼科筛查标准的早产儿，应在出生后 4~6 周或矫正胎龄 32~34 周时进行眼科 ROP 筛查，以早期发现，早期治疗。

（四）筛查配合

眼底检查的配合：①检查前准备：检查前 30 分钟用 0.2% 环喷托酯和 1% 去氧肾上腺素充分扩大瞳孔。每 15 分钟一次，共 4 次，确保眼药水滴入患儿眼内。②检查过程中，护理人员、新生儿医师和眼科医师需共同协作，保证患儿安全，包括做好保暖措施，维持合理体位，保障有效呼吸，严密检测生命体征，防止眼心反射所致的心动过缓等。③检查完成后，需暂禁食 30 分钟~2 小时，并及时进行眼部护理，使用抗生素眼药水或软膏预防感染。术后予以普通抗生素眼药水消炎。

（五）复诊时间

随诊频率应根据第 1 次的检查结果而定。第 1 次对早产儿进行眼底检查后，1 期或无 ROP，每 2 周检查 1

次，直到视网膜血管发育到周边部；2期者，每周检查1次；3期者，每周检查2~3次；激光治疗以后，眼科随访至视网膜血管发育成熟（矫正胎龄46周以后）。

第四节　新生儿窒息与复苏

新生儿窒息（asphyxia of newborn）是指胎儿因缺氧发生宫内窘迫或娩出过程中引起的呼吸、循环障碍，以致生后1分钟内无自主呼吸或未能建立规律性呼吸，而导致低氧血症和混合性酸中毒。本病为新生儿死亡及伤残的重要原因之一。国内发病率5%~10%。

【临床要点】

（一）临床表现

1. 胎儿缺氧（宫内窒息）　早期有胎动增加，胎心率增快，≥160次/分；晚期胎动减少甚至消失，胎心率变慢或不规则，<100次/分；羊水被胎粪污染呈黄绿色或墨绿色。

2. 新生儿窒息分度　Apgar评分是一种简易的临床评价新生儿窒息程度的方法。包括心率、呼吸、对刺激的反应、肌张力和皮肤颜色五项；每项0~2分，共10分。8~10分为正常，4~7分为轻度窒息，0~3分为重度窒息。生后1分钟评分可区别窒息程度，5分钟及10分钟评分有助于判断复苏效果和预后（表4-8）。

3. 并发症

（1）中枢神经系统：主要是缺氧缺血性脑病和颅内出血。

（2）呼吸系统：羊水或胎粪吸入综合征、持续肺动脉高压及肺出血等。

（3）血管系统：轻者心肌受损，严重者可出现心源性休克、心衰。

（4）泌尿系统：肾衰竭及肾静脉血栓形成。

（5）代谢方面：低血糖、低钙及低钠血症等。

（6）消化系统：应激性溃疡、坏死性小肠结肠炎等。

表 4-8　新生儿窒息分度

体　征	评分标准			生后评分	
	0 分	1 分	2 分	1 分钟	5 分钟
皮肤颜色	青紫或苍白	躯干红,四肢青紫	全身红		
心率(次/分)	无	<100	>100		
弹足底反应或喉反射	无反应	有些动作,如皱眉	哭,喷嚏		
肌肉张力	松弛	四肢略屈曲	四肢能活动		
呼吸	无	慢,不规则	正常,哭声响		

4

（二）辅助检查

1. 血气分析可有 pH 和 PaO_2 降低，$PaCO_2$ 升高。

2. 根据病情需要可检测血糖、电解质、肝肾功能等生化指标。

3. B 超或 CT/MRI 可显示脑水肿或颅内出血。

（三）治疗措施

1. 预防及积极治疗孕母疾病。

2. 早期预测　估计胎儿娩出后有窒息危险时，应充分做好准备工作，包括人员、仪器、物品等。

3. 及时复苏　按 ABCDE 复苏方案。

A（air way）：清理呼吸道；B（breathing）：建立呼吸，增加通气；C（circulation）：维持正常循环，保证足够心搏出量；D（drug）：药物治疗；E（evaluation and environment）：评价和保温。其中 A 是根本，B 是关键，评价和保温贯穿于整个复苏过程。

4. 复苏后处理　评估和监测呼吸、心率、血压、尿量、肤色、经皮血氧饱和度及窒息所致的神经系统症状等，注意维持内环境稳定，控制惊厥，治疗脑水肿。

【护理要点】

（一）专业照顾

1. 复苏配合　积极配合医师，按 A→B→C→D 步骤进行复苏，顺序不能颠倒，复苏过程中严密心电监护。

2. 清理呼吸道（air way）　出生后 15～20 秒内完成。

（1）新生儿娩出后立即置于远红外或其他方法预热的保暖台上。

（2）温热干毛巾揩干头部及全身，减少散热。

（3）仰卧位，肩部垫高 2～2.5cm，颈部轻微伸仰。

（4）立即吸净口、咽、鼻黏液，吸引时间每次不超过 10 秒，先吸口腔、再吸鼻腔黏液。

3. 建立呼吸（breathing）

（1）触觉刺激：拍打足底和按摩背部促使患儿出现自主呼吸；如出现正常呼吸，心率 >100 次/分。肤色红润或仅手足青紫者可予观察。

（2）正压通气：若无自主呼吸建立或心率＜100 次/分，应立即用复苏囊加压给氧，面罩应密闭遮盖下颌尖端、口鼻，但不盖住眼睛，通气频率为 40～60 次/分，吸呼比为 1：2，压力以可见胸动（胸廓运动）和听诊呼吸音（对称）正常为宜。30 秒后再评估，如心率＞100 次/分，出现自主呼吸可予以观察；如无规律性呼吸，或心率＜100 次/分，须进行气管插管正压通气。

4. 恢复循环（circulation）　气管插管正压通气 30 秒后，心率＜60 次/分或心率 60～80 次/分不再增加，应同时进行胸外心脏按压。可采用双拇指法：操作者双拇指并排可重叠于患儿胸骨体下 1/3 处，其他手指围绕胸廓托在后背；中、示指法：操作者一手的中、示指按压胸骨体下 1/3 处，另一只手或硬垫支撑患儿背部；按压频率为 90 次/分（每按压 3 次，正压通气 1 次，每个动作周期包括 3 次按压和 1 次呼吸，双人配合，耗时约 2 秒），按压深度 1.5～2cm，按压有效时可摸到颈动脉和股动脉搏动。胸外心脏按压 30 秒后评估心率恢复情况。

5. 药物治疗（drug）

（1）建立有效的静脉通道。

（2）保证药物的应用：胸外按压 30 秒不能恢复正常循环时，可给予 1：10 000 肾上腺素静脉或气管内注入；如心率＜100 次/分，酌情用纠酸、扩容剂，有休克症状者可给多巴胺或多巴酚丁胺；对产前 4～6 小时母亲应用吗啡类麻醉或镇静药者，可用纳洛酮 0.1mg/kg，静脉或气管内注入。

6. 复苏后监护　严密监测患儿体温、心率、呼吸、血压、尿量、肤色和窒息所导致的神经系统症状；注意酸碱失衡、电解质紊乱、大小便异常、感染和喂养等问题，认真观察并做好相关记录。

（二）健康指导

1. 住院指导　复苏术后 1～2 天内管饲喂养，待到患儿吞咽能力强时可采用奶瓶喂养。

2. 出院指导　教会家长如何正确观察患儿精神、反应、面色、哭声、食欲、大小便和皮肤颜色等，要求其定期随访，以便早期发现患儿体格发育和智力发育的异常，及时诊治。

第五节　新生儿肺透明膜病

新生儿肺透明膜病（hyaline membrane disease of the newborn，HMD）又称新生儿呼吸窘迫综合征（neonatal respiratory distress syndrome，NRDS），由于缺乏肺表面活性物质（pulmonary surfactant，PS）所致，主要发生在早产儿。临床表现为出生后不久出现进行性加重的呼吸窘迫和呼吸衰竭。

【临床要点】

（一）临床表现

1. 症状　出生时可以正常，也可无窒息表现。在生后 6 小时内出现呼吸窘迫（>60 次/分），呼吸窘迫呈进行性加重是本病特点。可出现肌张力低下，呼吸暂停甚至出现呼吸衰竭。生后 2、3 天病情严重，72 小时后明显好转。

2. 体征　呼吸时鼻翼扇动，胸廓开始时隆起，随着肺不张的加重，胸廓随之下陷，以腋下最明显，吸气时胸廓软组织下陷，以肋缘下、胸骨下最明显。肺呼吸音减低，吸气时可听到细湿啰音。

3. 并发症　肺出血、动脉导管开放（PDA）、持续肺动脉高压（PPHN）、肺部感染、支气管肺发育不良（BPD）等。

（二）辅助检查

1. 血气分析　PaO_2 下降，$PaCO_2$ 升高，pH 降低，并同时化验 Na^+、K^+、Cl^- 等电解质综合分析。

2. 肺部 X 线检查　早期肺野透明度降低，内有散在细小颗粒和网状阴影，后出现支气管充气征，严重者两肺呈白肺。

3. 肺成熟度检查　产前取羊水测磷脂和鞘磷脂的比值，如低于 2:1，提示胎儿肺发育不成熟。

4. 胃液振荡实验　胃液 1ml 加等量 95% 酒精用力摇荡 15 秒，静置 15 分钟后观察，如沿管壁有多层泡沫形为阳性。阳性者可排除本病。

（三）治疗措施

1. 纠正缺氧　根据患儿情况可予头罩吸氧、鼻塞持续气道正压（CPAP）吸氧、气管插管、机械呼吸。

4

2. 替代治疗　PS 治疗是 HMD 的常规治疗手段，早期给药是治疗成败的关键，一旦出现呼吸困难、呻吟，立即给药。

3. 维持酸碱平衡　呼吸性酸中毒以改善通气为主；代谢性酸中毒用 5% 碳酸氢钠治疗。

4. 支持治疗　总量不宜过多，轻症只需维持量，重症适当补液，以防止动脉导管开放，发生肺水肿和肺出血。

【护理要点】

（一）专业照顾

1. 病情观察　严密监测患儿体温、心率、呼吸、血压、血氧饱和度、面色、经皮测 $TcPO_2$、$TcPCO_2$ 和平均气道压等。

2. 呼吸管理　见早产儿护理相关章节。

3. 提高药物疗效　PS 应用详见"早产儿"章节。

（二）健康指导

新生儿肺透明膜病以早产儿居多，健康指导见本章第三节"早产儿护理"。

第六节　新生儿缺氧缺血性脑病

新生儿缺氧缺血性脑病（hypoxic-ischemic encepha-lopathy，HIE）是由于各种围生期新生儿缺氧引起的脑部病变，常见于各种原因导致的胎儿宫内窘迫，如脐带绕颈、羊水异常等，或分娩过程及出生后的窒息缺氧，少数可见于其他原因引起的脑损伤。

【临床要点】

（一）临床表现

主要表现为意识改变和肌张力变化，严重者可伴有脑干功能障碍。根据病情可分为轻、中、重3度。

1. 轻度　其特点为兴奋、激惹，肢体可出现颤动，拥抱反射活跃，肌张力正常，一般不出现惊厥。上述症状一般在24小时内明显，3天内逐渐消失，预后良好。

2. 中度　患儿有嗜睡、反应迟钝，肌张力减低，可出现惊厥，拥抱反射和吸吮反射减弱等，症状在生后72小时内明显，病情恶化者嗜睡程度加重，反复抽搐，可留有后遗症。

3. 重度　常处于昏迷状态，肌张力低下，惊厥频繁，反复呼吸暂停，拥抱反射和吸吮反射消失等，重度患儿死亡率高，存活者多数留有后遗症。

（二）辅助检查

1. 化验检查　通过血气分析和生化检查了解缺氧和酸中毒程度。

2. 影像学检查　B超、CT、MRI。

3. 脑功能状态检查　电生理检查、脑血流动力学检查和脑代谢检查。

（三）治疗措施

1. 支持疗法　维持生命体征的稳定。

2. 控制惊厥　首选苯巴比妥，其次为苯妥英钠、水合氯醛等。

3. 治疗脑水肿　常用甘露醇、地塞米松、呋塞米等。

4. 亚低温治疗　采用人工诱导方法将体温下降2~4℃，减少脑组织的基础代谢，保护神经细胞。目前仅适用于足月儿，对早产儿不宜采用。

【护理要点】

（一）专业照顾

1. 病情观察　严密监护患儿的呼吸、心率、血氧饱和度、血压等。注意观察患儿的意识、瞳孔、前囟张力、肌张力、抽搐症状等。

2. 合理氧疗　给予较高浓度吸氧时，吸氧的时间不宜过长。如缺氧严重，可考虑气管插管或机械辅助呼吸。

3. 亚低温治疗的护理

（1）降温：亚低温治疗时采用循环水冷却法进行选择性头部降温，起始水温保持在 10～15℃，直至体温降至 35.5℃时开启体部保暖，脑温下降至 34℃时间应控制在 30～90 分钟，否则将影响效果。

（2）恒温：使头颅温度维持在 34～35℃，由于头部降温，体温亦会相应的下降，因此在亚低温治疗的同时必须注意保暖，可给予远红外或热水袋保暖。患儿给予持续的肛温监测，维持体温在 35.5℃左右。

（3）复温：复温宜缓慢，时间＞5 小时，保证体温上升速度不高于每小时 0.5℃，避免快速复温引起的低血压，复温的过程中仍须肛温监测。体温恢复正常后，须每 4 小时测体温 1 次。

（4）监测：作好详细记录。注意心率的变化，如出现心率过缓或心律失常，及时与医师联系是否停止亚低温的治疗。

4. 提高药物疗效、减少不良反应　应用脱水药、利尿药时应密切观察患儿精神状态、前囟、皮肤弹性、尿量及色泽的变化，以防脱水过度导致水电解质平衡失调；苯巴比妥和地西泮合用时注意观察有无呼吸抑制。应用血管活性药时，要精确控制输液量和速度；应用多巴胺时应定时测量血压，检查有无血压升高、心率增快等不良反应。

5. 早期康复干预　对疑有功能障碍者，将其肢体固定于功能位。早期给予患儿动作训练和感知刺激的干预措施，以促进脑功能的恢复。

（二）健康指导

1. 住院指导　指导家长掌握康复干预的措施，如新生儿抚触。

2. 出院指导

（1）心理支持：部分重症患儿可能会留下后遗症，向家长做好病情解释工作，树立家长的信心，减轻焦虑心理。

（2）对有后遗症者，告知家属各种康复的方法和手段，利用各种工具和途径，如网络、电视、专人现场带教等，尽早指导家长带患儿进行功能训练及智能开发，如婴儿抚触、被动操、视听训练等，尽可能减轻脑损伤，增强其战胜疾病的信心。

（3）指导家属遵医嘱按时服用胞磷胆碱、吡拉西坦（脑复康）、脑活素等营养神经细胞的药物，协助脑功能的恢复。

（4）定期随访：常见后遗症有脑瘫、脑积水、智力低下、癫痫等。新生儿出院后随访从 2~3 个月开始，坚持 6 个月。

第七节　新生儿颅内出血

新生儿颅内出血（intracranial hemorrhage of the newborn）是新生儿期最严重的脑损伤之一，多由缺氧、产伤等引起，多见于早产儿。

【临床要点】

（一）临床表现

1. 症状及体征　出血部位和出血量有关，主要表现为神经系统的兴奋或抑制状态，多于出生后 1~2 天出现。

2. 并发症　脑疝。

3. 后遗症　脑积水、智力低下、癫痫、脑瘫等。

（二）辅助检查

1. 头颅 B 超、CT 检查可提供出血部位和范围，有助于确诊和判断预后。

2. 腰穿脑脊液检查为均匀血性，镜下有皱缩红细胞，有助于脑室内及蛛网膜下腔出血的诊断，但病情重者不宜行腰穿检查。

（三）治疗措施

1. 镇静 控制惊厥，选用地西泮、苯巴比妥等药物。

2. 降低颅内压 应用小剂量20%甘露醇、呋塞米静脉注射等。

3. 止血 选用维生素 K_1、酚磺乙胺、卡巴克络、巴曲酶（立止血）等。

4. 应用脑代谢激活剂 出血停止后，可给予胞磷胆碱、脑活素静脉滴注，恢复期可予吡拉西坦（脑复康）。

5. 外科处理 足月儿有症状的硬膜下出血，可用腰穿针从前囟边缘进针吸出积血；脑积水早期有症状者可行侧脑室穿刺引流，进行性加重者行脑室-腹腔分流。

【护理要点】

（一）专业照顾

1. 密切意识形态改变 如激惹、过度兴奋或表情淡漠、嗜睡、昏迷等。

（1）眼症状：如凝视、斜视、眼动异常、眼震颤等。

（2）颅内压增高表现：如前囟饱满、脑性尖叫、惊厥等。

（3）呼吸改变：出现呼吸增快、减慢、不规则或暂停等。

（4）肌张力改变：早期肌张力增高，后期肌张力减低。

（5）瞳孔：不对称，对光反应差。

（6）其他：黄疸和贫血。

2. 关注并发症的发生、及早发现颅内高压 当出现两侧瞳孔不等大、对光反射迟钝或消失、呼吸节律不规则等应考虑脑疝。

3. 绝对静卧，抬高头部，减少噪声，必要时可使用镇静剂以保持患儿安静，一切必要的治疗和护理操作要轻、准、稳，尽量减少对患儿的移动和刺激，减少反复穿刺，维持体温稳定，防止加重颅内出血。

4. 呼吸管理 详见"早产儿护理"相关章节。

（二）健康指导

1. 住院指导 避免患儿剧烈哭闹，严禁洗澡，杜绝一切引起颅内压增高的因素。

2. 出院指导

（1）心理支持：向家属介绍颅内出血的严重性及可能出现的并发症等相关知识，告知家属切勿剧烈摇晃患儿，指导其日常观察评估患儿的正确方法。

（2）鼓励坚持治疗：坚持恢复期的康复治疗，如高压氧治疗，并告知相关注意事项。

（蒋小剑）

第八节　新生儿胎粪吸入综合征

胎粪吸入综合征（meconium aspiration syndrome，MAS）系胎儿在宫内窘迫或产时窒息时排出胎粪，污染羊水，被吸入后导致呼吸道和肺泡机械性阻塞、肺泡表面活性物质（pulmonary surfactant，PS）失活和肺组织化学性炎症，生后出现以呼吸窘迫为主，同时伴有其他脏器受损的一组综合征。常见于足月儿和过期儿。

【临床要点】

（一）临床表现

1. 症状 羊水胎粪污染是首要表现。症状可分为三型：

（1）无症状型：胎儿吸入胎粪量不多，出生即吸出，可不出现症状。

（2）普通型：吸入胎粪较多。婴儿呼吸急促，皮肤发绀，可有肺不张和肺气肿，病程约1~2周。

（3）重型：生后呼吸困难持续48小时以上，严重青紫，极严重时对一般氧疗无效，需要高浓度氧治疗，常发生并发症。

2. 体征　胸廓饱满，两肺听诊先有鼾音、粗湿啰音，后出现中细湿啰音。

3. 并发症　易发生气胸、肺出血、中枢神经系统症状及多器官功能障碍，持续性肺动脉高压（persistent hypertension of the newborn，PPHN）因有大量右向左分流，可出现心脏扩大、肝大等心衰表现。

（二）辅助检查

1. 实验室检查　血常规、血生化检查，气管吸引物培养及血培养；血气分析可出现 PaO_2 降低、$PaCO_2$ 增高及酸中毒等。

2. X 线检查　两肺透亮度增强伴有节段性或小叶肺不张，也可仅有弥漫浸润影或并发肺气肿、气胸等。

3. 心脏彩色多普勒（Doppler）超声检查。

（三）治疗措施

1. 吸出胎粪　吸出胎粪的最佳时间是头部刚娩出，尚未出现第一口呼吸时。并在后期的气管插管等处理时，尽可能再次吸净。

2. 氧疗　有缺氧者用鼻导管或头罩输氧，根据患儿呼吸困难程度、血气分析结果予以人工呼吸机辅助通气。

3. 抗生素　根据感染的时间、程度或药敏试验选择抗生素。

4. PS 的应用　MAS 时 PS 被抑制，PS 最好在出生后 6 小时使用。但 PS 不可能恢复已损伤的组织。

5. 支持疗法　保证足够的液体及营养，纠正酸中毒及电解质失调。持续肺动脉高压可应用一氧化氮吸入治疗。

【护理要点】

（一）专业照护

1. 密切观察病情及并发症的发生

（1）严密监测患儿生命体征、血气分析、血糖、中心静脉压等的变化。如出现烦躁不安、心率加快、呼吸急促、肝脏在短时间内增大时，提示合并心力衰竭，应立即吸氧，并给予强心、利尿药物，控制补液量和速度。

（2）气漏和气胸：MAS患儿随梗阻程度不同而并发肺不张、气胸或纵隔气肿，如突然出现呼吸困难、发绀加重应警惕可能发生，立即做好胸腔穿刺及胸腔闭式引流准备，同时使用肌松剂等抑制患儿过于强烈的自主呼吸活动。

4

（3）PPHN：临床出现严重低氧血症、上肢和下肢经皮血氧饱和度差距大等症状时，应警惕PPHN的发生。一般采用高频振荡通气（HFOV）、吸入一氧化氮治疗、前列环素、西地那非等治疗。

（4）肺出血与颅内出血：缺氧酸中毒严重者可致颅内出血和肺出血，病程迁延者常有间质性肺炎及肺部纤维化。有创等刺激性操作应尽量集中进行。

2. 保持呼吸道通畅　保持患儿头稍后仰体位。及时清除口、鼻、咽的分泌物。气管插管者加强气道湿化，定时翻身、拍背、吸痰，防止气道内导管堵塞。

3. 合理用氧　根据动脉血气分析，选择合适供氧方式。使用机械通气时，注意观察通气效果，若患儿安静，面色红润，肢端皮肤温暖，胸廓起伏适中，左右对称，自主呼吸增快，辅助呼吸肌无剧烈收缩，动脉血氧分压上升，提示通气良好。

4. PS的应用　详见"新生儿肺透明膜病"相关章节。

（二）健康指导

1. 住院指导

（1）安慰家属，减轻其压力。告知家属该病的发病原因及预防方法，让其了解病情及治疗过程，增强治疗信心。加强与产科的沟通联系，增强高危妊娠及分娩的监护与治疗，预防窒息及宫内窘迫的发生。

（2）及时进行新生儿听力筛查及神经行为评分，重视患儿的触觉、视觉及听觉的需要，及早发现异常。

（3）喂养指导：根据患儿吸吮能力合理喂养，避免呛咳，注意体位。

2. 出院指导

（1）避免居室拥挤、通风差、空气污浊、阳光不足、冷暖失调等环境因素。

（2）出院后1、2、3、4个月新生儿随访门诊进行高危儿神经发育筛查，血常规，头颅B超，CT或MRI。有并发症者积极康复治疗。

（3）适时预防接种，定期新生儿专科门诊复查。

第九节　新生儿糖代谢紊乱

一、低血糖症

新生儿低血糖（neonatal hypoglycemia）：不论胎龄和出生体重，血糖 < 2.2mmol/L（40mg/dl）均为低血糖症，而低于2.6mmol/L为临床需要处理的界限值。

【临床要点】

（一）临床表现

症状不典型或无症状，少数表现为精神萎靡、反应低，嗜睡、喂养困难、肌张力低下、呼吸暂停、低体温，阵发性青紫等，也可出现震颤，惊厥昏迷等。发病在生后1~2天内居多，结合血糖监测可作诊断。频繁发生低血糖者不论有无症状，均可引起脑细胞损伤。

（二）辅助检查

1. 血糖测定　是确诊和早期发现本症的主要手段。生后1小时内应监测血糖，对有可能发生低血糖者定期监测血糖，了解血糖变化。

2. 其他辅助检查　诊断不明确时需要查血型、血红蛋白、血钙、血镁、尿常规与酮体，必要时做脑脊液、X线胸片、心电图或超声心动图等检查。

（三）治疗措施

1. 能进食者优先进食，可缓慢静脉注射10%葡萄糖2ml/kg，速率为1ml/min；随后继续用10%~12%葡萄糖静脉泵入，低血糖不能纠正者可静脉输注葡萄糖泵入速度为 6~8mg/（kg·min），定期监测血糖，维持血糖在正常水平。

2. 低血糖持续时间较长，经上述处理仍不能维持正常血糖水平者，则加用肾上腺皮质激素，首选氢化可的松 5~10mg/（kg·d）泵入，至症状消失，血糖恢复后 24~48 小时停止，激素疗法可持续一周。

3. 持续性低血糖可用胰高血糖素治疗，必要时应用二氮嗪和生长激素。

【护理要点】

（一）专业照护

1. 密切观察病情变化

（1）对有发生低血糖可能和已发生低血糖者应密切监测血糖。常用微量血糖仪监测法，生后 4 小时内每小时测一次，以此指导调整葡萄糖的输入量和速度，直至度过危险期。对糖尿病母亲所生新生儿且已发生低血糖者，出院后还应定期复查。

（2）密切观察患儿呼吸节律、频率等变化，出现呼吸暂停时立即予以拍足底、弹足跟、托背。

（3）观察患儿有无惊厥、昏迷，有异常及时报告医师处理。

2. 保证能量供给　对早产儿、低体重儿、窒息儿应尽快建立静脉通路，静脉给予葡萄糖，输液时注意葡萄糖浓度及输液速度，避免引起高血糖症。

3. 提高药物疗效，降低药物不良反应。

（1）合理用药、避免外渗：外周静脉使用糖浓度应≤12.5%，经外周中心静脉置管（PICC）糖浓度≤25%。早期针对患者进行静脉输液管理，低血糖症患儿普遍血管通透性大，脆性大，易发生渗漏及坏死，有条件者予 PICC 置管，以便纠正患儿低血糖救治时，有一稳定且可输入高浓度糖的通道。

（2）降低药物不良反应：使用氢化可的松时，患儿可出现颜面、鼻黏膜、眼睑肿胀，食欲增加等症状，及时调整输液速度及量，临床中有氢化可的松静脉输注致局部坏死的案例报道，应谨防渗漏发生。

4. 环境与温度 室温以22～24℃为宜，尽可能睡暖箱，温度恒定适宜，低体温患儿给予复温保暖。

（二）健康指导

1. 住院指导

（1）喂养：生后能进食者提倡尽早哺乳，对可能发生低血糖者，出生后应尽早开始喂哺（或鼻饲），无母乳则改为婴儿配方奶。

（2）早发现早治疗，告知家属监测血糖的重要性以及低血糖的严重后果。

2. 出院指导

（1）合理喂养，对母乳不足者可加用婴儿配方奶。

（2）密切观察，早期发现患儿低血糖表现，及时就医。

（3）定期监测血糖，定期健康检查，按时预防接种。

二、高血糖症

高血糖（neonatal hyperglycemia）指全血血糖 > 7.0mmol/L（125mg/dl）或血浆糖 > 8.12mmol/L（145mg/dl）。

【临床要点】

（一）临床表现

1. 常见表现 轻者无症状。血糖显著增高或持续时间长者可发生高渗血症、高渗性利尿，表现为口渴、烦躁、多尿、体重下降，呈特有面貌，眼睑闭合不严，伴惊恐状。出现严重高渗血症时，因新生儿颅内血管壁发育较差，可致颅内出血，高血糖还可引起呼吸暂停。

2. 高危因素 新生儿窒息、寒冷损伤、严重感染、外科手术等危重疾病；早产儿或小于胎龄儿输注葡萄糖溶液的速度过快或机体不能耐受，以及某些药物如氨茶碱、激素、咖啡因的应用等也可能引起新生儿高血糖。

（二）辅助检查

1. 血糖检测，了解血糖变化。

2. 尿酮体 真性糖尿病尿酮体常为阳性，可伴发酮症酸中毒。医源性高血糖症或暂时性糖尿病，尿酮体常为阴性或弱阳性。

3. 尿糖 由于新生儿肾糖阈低，血糖 > 6.7mmol/L（120mg/dl）时常出现糖尿。

4. 腹腔 B 超检查。

（三）治疗措施

1. 减少葡萄糖输注浓度和速度 对于轻症、短暂高血糖可通过减少葡萄糖输注浓度和速度予以纠正，严格控制糖速，改用 5% 葡萄糖液。血糖升高明显者还可酌情改用生理盐水输注。

2. 胰岛素 空腹血糖 > 14mmol/L、尿糖阳性或高血糖持续不见好转者可试用胰岛素治疗。间歇胰岛素滴注：0.05 ~ 1U/kg，每 4 ~ 6 小时 1 次，必要时通过输液泵输注（15 分钟）；持续胰岛素滴注：滴注速率 0.01 ~ 0.2U/(kg·h)，通常开始剂量 0.05U/(kg·h) 直至稳定。

3. 对症支持治疗 重症高血糖伴有明显脱水表现，应及时补充水及电解质溶液，以迅速纠正血浆电解质紊乱状况，并降低血糖浓度和减少糖尿。伴有酸中毒时，纠正酮症酸中毒。有中枢神经系统表现者，应保持患儿安静，积极止血、控制脑水肿和惊厥等。

【护理要点】

（一）专业照护

1. 密切观察病情变化

（1）血糖、尿糖的监测：对于高危儿，入院时常规监测血糖或尿糖。高血糖症患儿根据血糖情况，酌情定时进行监测，如持续胰岛素滴注需每 30 分钟监测血糖，直至稳定。

（2）准确记录 24 小时出入水量，保持液体平衡，避免渗透性利尿脱水。

（3）观察患儿有无惊厥、昏迷，有异常及时报告医师处理。

2. 维持血糖稳定

（1）严格控制葡萄糖入量，尽可能避免患者血糖忽高忽低波动。肠外营养从葡萄糖的基础量开始，逐步增加。32～34周胎龄的早产儿应每天增加基础量的1%，较大早产儿和足月儿每天增加基础量的2.5%。肠外营养加入氨基酸和脂肪乳时，减少葡萄糖的用量。

（2）遵医嘱及时补充电解质溶液，以纠正电解质紊乱。

（3）去除病因，治疗原发病如纠正缺氧、恢复体温、停用激素、控制感染或休克等。

3. 合理用药、保证疗效　胰岛素配置时精确，严格双人查对，保证药物疗效。胰岛素使用时，严格控制速度，新生儿对胰岛素特别敏感，应及时根据患儿血糖的变化调整，避免低血糖的发生。胰岛素滴注期间，每6小时监测血钾水平。

（二）健康指导

1. 住院指导

（1）重视血糖的监测。

（2）早期诊断，及时治疗，减少脑损害。

2. 出院指导

（1）合理喂养，对母乳不足者可加用婴儿配方奶。

（2）密切观察患儿的精神神经系统表现。

第十节　新生儿肺出血

新生儿肺出血（neonatal pulmonary haemorrhage, NPH）是指肺的大量出血，至少影响两个肺叶，不包括肺部散在的局灶性的小量出血。本症发生在许多严重原发疾病的晚期。

【临床要点】

（一）临床表现

1. 常见诱因　约30%～50%患儿出生有窒息史或伴有宫内窘迫史。其次为感染因素、寒冷损伤、早产，此外心力衰竭、凝血功能障碍、机械通气压力过高、输液过快过量等也可诱发。

2. 临床症状

（1）呼吸障碍：呼吸困难加重，三凹征、呻吟等，经皮血氧饱和度难以维持正常水平。

（2）出血表现：从口、鼻流出血性分泌物，或从气管插管中吸出大量的泡沫样血性分泌物，皮肤黏膜、注射部位出血。

（3）全身症状：反应差、面色苍白、发绀、四肢冷等。

（4）肺部体征：可闻及中粗湿啰音，较原来增加。

（二）辅助检查

1. X 线检查　斑片状阴影分布广泛，涉及两肺各叶，大小不一，密度均匀。肺血管淤血影，大量出血时两肺透明度明显降低，可呈"白肺"。心脏增大，左心室增大较明显。

2. 实验室检查　血常规：白细胞一般明显增高，但也可以正常或下降。血气分析以混合型最常见，单纯代谢性酸中毒次之。凝血功能异常，有感染者血培养、痰液培养或脓液培养等可为阳性。

（三）治疗措施

1. 一般治疗　保暖复温，纠正酸中毒，控制液体量。

2. 机械通气　正压通气和呼吸末正压是治疗肺出血的关键措施。如已经发生肺出血给予正压通气治疗为时已晚，对缺氧或感染非常严重的病例，应早期进行机械通气，以预防肺出血。而不应等待血性液体流出才插管进行正压通气。当发生肺出血时即应予气管插管正压通气，为达到"压迫性"止血的目的，肺出血患儿机械通气时应适当增加吸气峰压（PIP）和呼气末正压（PEEP）2～3cmH$_2$O。

3. 抗感染治疗　合理使用抗生素，加强疗效。感染引起的肺出血，往往非常严重。

4. 对症治疗　包括：多巴胺改善微循环，小剂量肝素纠正凝血功能障碍，多巴酚丁胺维持正常心功能，出血多者可输新鲜血补充血容量，巴曲酶等止血药物的及时应用等等。

【护理要点】

（一）专业照护

1. 密切观察病情变化　当患儿出现呼吸困难进行性加重，经皮血氧饱和度下降且吸氧后不能缓解，面色发灰，肺部听诊有湿啰音，甚至口角或鼻腔流出少许血性泡沫液体，则高度警惕患儿已出现肺出血，应立即通知医师进行气管插管、吸痰进一步证实。

2. 保持呼吸道通畅

（1）当肺出血一旦确诊，立即进行气管插管，吸干净气道内的血性分泌物。

（2）合理用氧：缺氧患儿立即供氧，用鼻导管或面罩给氧或正压通气，根据病情决定。

（3）及时清除呼吸道分泌物，维持正常呼吸。

（4）机械通气气道的护理：①在用呼吸机过程中每隔 1~2 小时吸痰 1 次（但肺出血患儿早期、肺部血量较多、有活动性出血时，反复吸痰可能会加重肺部的出血），吸引器负压不超过 100mmHg，每次吸引时间不超过 15 秒，尽量采取密闭式吸痰器吸引。吸痰时注意观察分泌物颜色、性质及量，并详细记录。②如血性分泌物多，需视情况缩短吸痰间隔时间，并于充分吸尽分泌物后，遵医嘱予以止血药物气管内滴入。③在出血控制前不宜多翻身、拍背以免加重出血。

3. 提高药物疗效、减少不良反应　必须使用微量输液泵控制输液量和速度，同时详细记录出入量，既要维持适当的有效的循环血量，保证心、脑、肾等重要脏器的供血，又不增加心肺负担。

（二）健康指导

1. 住院指导

（1）新生儿肺出血是新生儿重症的重要死因，应加强与患儿家属的沟通交流，告知家属疾病的相关知识，及时让家属了解患儿的病情。避免家属过于紧张焦虑。

（2）及时观察患儿病情变化，避免气道堵塞。

2. 出院指导

（1）合理喂养，避免呛奶。

（2）避免到人群密集、通风不良、空气污浊等环境处。

3. 门诊指导

（1）就诊指导：定期新生儿专科门诊复查。

（2）检查指导：出院后1、2、3、4个月新生儿随访门诊进行高危儿神经发育筛查，血常规，头颅B超，CT或MRI。

（3）用药指导：评估患者及家长用药知识，按医嘱使用药物，定期健康检查，按时预防接种。

第十一节 新生儿黄疸与溶血病

一、新生儿黄疸

新生儿黄疸是胆红素（大部分为未结合胆红素）在体内积聚而引起，是新生儿时期常见症状之一，尤其是早期新生儿。它可以是新生儿正常发育过程中出现的症状，也可以是某些疾病的表现，严重导致脑损伤。

【临床要点】

（一）临床表现

1. 常见症状 皮肤、巩膜黄染，尿色深黄，肝脾大及肝功能损害等，合并外科疾病时可出现大便色泽变淡或呈陶土色。

2. 临床分类

（1）生理性黄疸：足月儿生理性黄疸一般于生后2~3天出现，4~5天最明显，10~14天消退，一般无任何症状，肝功能正常。

（2）病理性黄疸：又可分为感染性和非感染性。感染性常见于新生儿肝炎和新生儿败血症及其他感染，非感染性常见于新生儿溶血症、胆道闭锁、母乳性黄疸、遗传性疾病、药物性黄疸。

（3）高胆红素脑病（bilirubin encephalopathy）：胆红素脑病指胆红素对基底节及各脑干神经核毒性所致的中枢神经系统临床表现。分为急性胆红素脑病和慢性胆红素脑病，前者指生后 1 周出现的胆红素毒性急性表现，后者又称核黄疸，是指胆红素毒性所致的慢性、永久性临床后遗损害。

3. 新生儿病理性黄疸进展特点　①生后 24 小时出现黄疸，胆红素浓度 > 102μmol/L；②血清总胆红素浓度足月儿 >221μmol/L，早产儿 >257μmol/L；③黄疸程度重、发展快，血清总胆红素每天上升 > 85μmol/L；④黄疸持续不退或退而复现，足月儿 > 2 周，早产儿 > 4 周，并进行性加重；⑤血清结合胆红素 >34μmol/L。

（二）辅助检查

1. 胆红素检测　是新生儿黄疸诊断的重要标准，传统的检验方法是静脉血偶氮法测血总胆红素值（TSB）、结合胆红素值及经皮胆红素测定（TCB）。

2. 其他实验室检查　血常规有助于新生儿溶血病的筛查。父母及新生儿的血型，特别是可疑新生儿溶血病时，非常重要。红细胞脆性试验排除 ABO、RH 溶血病。还包括尿三胆检查、高铁血红蛋白还原率、血清酶学检查（G-6-PD 酶）、C-反应蛋白、肝功能等。血清胆红素定量试验。

3. 影像学检查　超声、放射性核素肝扫描、计算机断层摄影（CT）、磁共振胰胆管造影（MRCP）。

（三）治疗措施

1. 光照疗法　患儿血清胆红素水平根据日龄不同而不同，不同日龄的新生儿黄疸干预方案见表4-9、表4-10。

表 4-9 足月儿黄疸推荐干预方案

时龄(小时)	总血清胆红素水平 μmol/L(mg/dl)			
	考虑光疗	光疗	光疗失败换血	换血加光疗
~24	≥103(≥6)	≥154(≥9)	≥205(≥12)	≥257(≥15)
~48	≥154(≥9)	≥205(≥12)	≥291(≥17)	≥342(≥20)
~72	≥205(≥12)	≥257(≥15)	≥342(≥20)	≥428(≥25)
>72	≥257(≥15)	≥291(≥17)	≥376(≥22)	≥428(≥25)

表 4-10 早产儿黄疸推荐干预方案 μmol/L(mg/dl)

	24h		48h		72h	
	光疗	换血	光疗	换血	光疗	换血
<28 周/1000g	≥86(5)	≥120(7)	≥120(7)	≥154(9)	≥120(7)	≥171(10)
28~31 周/1000~1500g	≥103(6)	≥154(9)	≥154(9)	≥222(13)	≥154(9)	≥257(15)
32~34 周/1500~2000g	≥103(6)	≥171(10)	≥171(10)	≥257(15)	≥205(12)	≥291(17)
35~36 周/2000~2500g	≥120(7)	≥188(11)	≥205(12)	≥291(17)	≥239(14)	≥308(18)
≥36 周/>2500g	≥137(8)	≥239(14)	≥222(13)	≥308(18)	≥257(15)	≥342(20)

4

2. 换血疗法（详见后续换血疗法）。

3. 药物疗法

（1）降低血清胆红素：酶诱导剂：常用的酶诱导剂有苯巴比妥，因使用后 2~3 天才出现疗效，所以应及早给药。

（2）减少游离的未结合胆红素：白蛋白。

（3）抗生素：用于感染引起的黄疸。

（4）中药治疗：使用菌陈冲剂、三黄汤及茵栀黄制剂。

【护理要点】

（一）专业照护

1. 密切观察病情变化

（1）监测血清胆红素水平，观察皮肤、巩膜黄染的程度，大小便的颜色变化。

（2）观察神经系统症状：如患儿出现拒乳、嗜睡、肌张力过高或下降、手足抽动等胆红素脑病的早期表现，立即通知医师，给予及时处理。

（3）观察光疗效果及不良反应：光疗不良反应有以下特点：发热、腹泻、皮疹、维生素 B_2 缺乏与溶血、青铜症、低血钙、贫血。

（4）减少合并症的发生：光疗中防止患儿过多活动而导致皮肤擦伤等发生，妥善保护易摩擦处，及时有效安抚；胆红素从粪便中排泄时，大便稀，次数多，刺激性大，易导致新生儿尿布皮炎的发生，应加大更换尿布频次，提前做好护臀等干预措施。

2. 光照疗法的护理　详见第十五章光照疗法。

3. 提高疗效，减少不良反应。

（1）及时予以补充维生素 B_2 及钙剂，避免快速输入高渗性药物，严防液体渗漏的发生。

（2）光疗过程中不显性失水增加，需补充足够的营养和水分，提早喂养诱导正常菌群的建立，合理应用调理肠道菌群药物，减少肝肠循环。

（二）健康指导

1. 住院指导

（1）密切监测患儿黄疸指数，每天测量 TCB，及时对症处理。

（2）密切观察病情，及时发现胆红素脑病的早期征象，及时处理。

（3）检查指导：测量 TCB 时应清洁皮肤尽量避免患儿剧烈哭闹，减少误差。

2. 出院指导

（1）合理喂养，保证营养补充。避免居室拥挤、通风不良、空气污浊、阳光不足、冷暖失调等环境因素。

（2）如并发胆红素脑病者积极进行康复治疗。

（3）用药指导：使用茵栀黄等退黄药后会出现大便频繁及性状的改变，告知家长，并提醒他们及时更换尿片，早期保护患儿臀部皮肤。

二、新生儿溶血病

新生儿溶血病是指母婴血型不合，母血中血型抗体通过胎盘进入胎儿循环，所引起同种免疫反应导致胎儿、新生儿红细胞破坏而引起的溶血病。

【临床要点】

（一）临床表现

表现为黄疸进展迅速、早期出现贫血、肝脾大等，ABO 溶血病临床表现差异很大，Rh 溶血病症状比 ABO 溶血病严重。其余详见"新生儿黄疸"章节。

（二）辅助检查

血型检测可见母子血型不合；红细胞、血红蛋白降低、网织红细胞、有核红细胞增多；血清胆红素增高，三项试验（①改良直接抗人球蛋白试验，即改良 Coombs' test 试验；②患儿红细胞抗体释放试验；③患儿血清中游离抗体试验）。其余同"新生儿黄疸"章节。

（三）治疗措施

1. 产前监测和处理 孕妇产前监测抗体滴度，不断增高者，可采用反复血浆置换、宫内输血和考虑提前分娩等。

2. 产后治疗 包括：蓝光治疗、换血疗法等，详见新生儿黄疸治疗措施。

【护理要点】

专业照护

1. 监测血清胆红素水平，观察皮肤、巩膜黄染的程度，大小便的颜色变化。

2. 密切观察病情变化，观察神经系统症状，如患儿出现拒乳、嗜睡、肌张力下降等胆红素脑病的早期表现，立即通知医师，给予及时处理。

3. 余详见"新生儿黄疸"章节。

附：换血疗法

（一）目的

1. 换出部分血中游离抗体和致敏红细胞，减轻溶血。

2. 换出血中胆红素，防止发生胆红素脑病。

3. 纠正溶血导致的贫血，防止缺氧及心功能不全。

（二）适应证

由于换血可引起血栓、心力衰竭、心脏停搏、继发感染等，应严格掌握换血的适应证。

1. 母婴有 ABO 血型不合或 Rh 血型不合，产前确诊为溶血病。

2. 出生时胎儿有水肿、肝脾大、心力衰竭，并有明显贫血（出生时脐带血血红蛋白低于 120g/L）。

3. 血清总胆红素达换血水平。

4. 凡有早期胆红素脑病症状者，不论血清胆红素浓度高低均应考虑换血。

5. 体重 1500g 的早产儿血清胆红素 > 256μmol/L，体重 1200g 的早产儿血清胆红素 > 205μmol/L 时均应考虑换血。而前一胎有死胎、全身水肿、严重贫血等病史者也应适当放宽换血指征。

6. 出生后天数也可作为换血指征的参考，生后已一周以上，无胆红素脑病症状者，即使血清胆红素达327μmol/L，而其中直接胆红素占85μmol/L以上，也可先用其他方法治疗。

（三）换血指征

不同的胎龄、日龄、体重及有无高危因素，比如窒息、低氧、酸中毒、低蛋白、败血症等，换血的值都不同（如图4-1：胎龄>35周新生儿不同胎龄和生后小时龄的光疗标准）。

（四）血液的选择

1. 首选新鲜血 在无新鲜血的情况下可使用低温保存的冷冻血。换血前先将血液在室内预热，使之接近体温（27～37℃）。

2. Rh血型不合 应采用与母亲Rh血型相同和ABO血型与新生儿相同的血液；Rh溶血病无Rh阴性血时，也可用无抗D（IgG）的Rh阳性血。

3. ABO血型不合 最好采用AB型血浆和O型血细胞混合后的血液。

（五）换血量和换血速度

1. 换血量 为新生儿全部血容量的2倍，新生儿血容量约80ml/kg，总量约400～600ml。

2. 换血速度 进出大致平衡防止血压波动过大，输注速度每小时约200～300ml。

3. 换血时间 约2～3小时，约换出85%～90%致敏红细胞及降低循环中60%的胆红素和抗体。

（六）患儿准备

1. 建立两条静脉通道，尽量选择较粗的四肢静脉进行留置针，标记"V"（如：大隐静脉，肘正中静脉，腋静脉）。

4

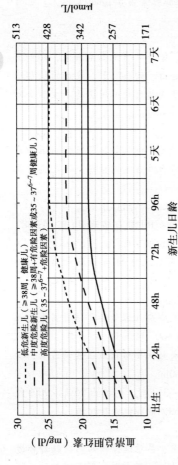

图 4-1 胎龄与光疗标准

注:Total Serum Bilirubin:血清总胆红素 Age:新生儿日龄 Infants at lower risk(≥38wk and well):低危新生儿(≥38周,健康儿)Infants at medium risk(≥38wk + risk factors or 35~37⁶⁻⁷ wk and well):中度危险新生儿(≥38周+有危险因素或35~37⁶⁻⁷周健康儿)Infants at higher risk(35~37⁶⁻⁷ wk + risk factors):高度危险儿(35~37⁶⁻⁷+危险因素)资料来源:Pediatrics,2004,225:297-316

2. 建立动脉出血通道，常选择桡动脉或肱动脉，以直式留置针进行穿刺，穿刺成功连接预充肝素液的三通管，标记"A"，妥善固定。

3. 禁食2～4小时（减少一次喂奶），留置胃管，禁食时间过短则于换血开始前抽尽胃内容物。

4. 遵医嘱中心吸氧，心电监护，镇静。

（七）换血

开始前以生理盐水预冲换血管道并连接，安装好各输血泵（图4-2）（第一小时）。

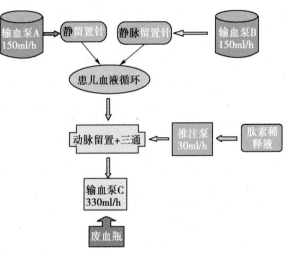

图4-2 换血回路示意图

（八）术中监测

1. 生命体征 换血刚开始时应5～10分钟记录一次HR、R、BP、SPO₂、入血量及出血量，出入量平衡、生命体征平稳则每15分钟记录一次。同时注意面色改变，每15分钟关闭蓝光灯观察面色一次。

2. 生化指标 换血开始前、换血后1小时、换血后2小时及换血结束后分别采血作血气、E4A、BS、胆红素、血常规检查。血标本可从动脉留置针处采集。操作时应注意血气标本勿混入过多肝素，血清标本勿混入肝素。

（九）换血后护理

1. 保留动脉留置针 24 小时（持续低浓度肝素化最佳或肝素封管），以防患儿病情变化迅速需二次换血。

2. 遵医嘱继予输入少量浓缩红细胞，一定记住调整输血速度。

3. 禁食 4 小时，一般情况好、觅食反射强烈者可适当缩短禁食时间。

4. 继续给予光疗。

5. 继续监测生命体征。每 30 分钟测一次，共 4 次，以后改每 2 小时 1 次共 4 次。

6. 每 4 小时测定胆红素 1 次，密切观察黄疸有无消退或反弹，当血清胆红素再次上升时，应按指征考虑再次换血。

第十二节　新生儿感染性疾病

一、感染性肺炎

感染性肺炎（infectious pneumonia）是新生儿常见疾病，是新生儿死亡的重要原因之一。可发生在宫内、产时或出生后，病原体包括细菌、病毒或原虫等。

【临床要点】

（一）临床表现

1. 常见症状　出生后或数天内出现呼吸快、呻吟、吐沫、体温不升、拒奶、青紫、憋喘、呼吸暂停、三凹征等症状，肺部听诊有湿啰音。

2. 根据感染途径可分为

（1）宫内感染：病原体可经血行通过胎盘、羊膜侵袭胎儿。

（2）产时感染：在娩出过程中，胎儿吸入了被污染的羊水或者产道分泌物。

（3）出生后感染：发生率最高，可分为医院或社区

感染两类。医源性传播高危因素有：①出生体重 <
1500g；②长期住院；③病房过于拥挤、消毒制度不严；
④护士过少；⑤医护人员无菌观念差；⑥滥用抗生素；
⑦使用呼吸机交叉感染；⑧多种侵入性操作，气管插管
72 小时以上或多次插管。病原体以金黄色葡萄球菌、大
肠埃希菌为多见。社区感染以细菌和病毒多见。

（二）辅助检查

1. X 线检查　胸片可显示肺纹理增粗，有点状、片
状阴影，有的融合成片，可有肺不张、肺气肿。有助于
宫内感染性肺炎与其他呼吸窘迫的疾病进行鉴别。

2. 血液检查　细菌感染者白细胞计数增高，病毒
感染者、体弱儿及早产儿白细胞总数多降低。血沉、
CRP 可有改变，全血常规和血小板可助于判断感染轻
重程度。

3. 病原学检查　取血液、脓液、气管分泌物做细菌
培养、病毒分离，免疫学的方法监测细菌抗原、血清检
测病毒抗体及衣原体特异性的 IgM 等有助诊断。

（三）治疗措施

1. 控制感染　明确为细菌或病毒感染继发细菌感染
者，根据不同病原体选择抗生素。多采用青霉素类和头
孢类抗生素，待培养结果后调整敏感抗生素。

2. 呼吸管理　确保呼吸道通畅。呼吸困难者采用氧
疗，根据缺氧程度选择头罩吸氧或机械通气，合并肺动
脉高压（persistent hypertension tension of the newborn，
PPHN），予以 NO 吸入治疗，维持血 PaO_2 60~80mmHg。

3. 对症治疗　脓气胸、胸腔积液时立即行闭式引
流；有低血压及心功能不全者，给予多巴胺或多巴酚丁
胺等血管活性药物治疗；不能经口喂养者予以肠外营养，
保持液体和电解质平衡，纠正酸碱平衡紊乱。

【护理要点】

（一）专业照护

1. 病情观察与监测

（1）体温监测：密切观察体温的变化，每 4 小时一

次，温度异常者每小时监测体温一次。

（2）呼吸监测：监测呼吸的频率、有无点头样呼吸、发绀、鼻翼扇动、三凹征、呼吸浅表或呼吸暂停。听诊肺部呼吸音是否增粗或者有啰音。

（3）循环监测：肺炎引起心力衰竭时可表现为呼吸急促、青紫、面色苍白或灰暗、皮肤出现花纹、肢端温度低、心动过速、肝脏增大、心音减弱。血压通常正常，心排血量显著减少时，血压可下降。

（4）黄疸的监测：细菌、病毒、支原体、衣原体、原虫等引起的重症感染可导致溶血，感染还可出现抑制肝酶活性，使肝细胞结合胆红素能力下降出现黄疸。观察黄疸出现的时间和程度。

2. 保持呼吸道通畅　及时有效清理呼吸道分泌物，分泌物黏稠者采用雾化吸入，湿化气道，促进分泌物排出，定时翻身、叩背，必要时体位引流。

3. 合理用氧、改善呼吸功能　氧气需先加温到 31～33℃、湿化后供给。早产儿严格控制治疗用氧，以防 ROP 的发生。

（二）健康指导

1. 住院指导

（1）少量多餐喂养，喂养姿势需坐立、抱立或侧卧，避免反流误吸。

（2）正确雾化吸入、叩背、体位引流等措施保持呼吸道通畅。

2. 出院指导

（1）日常护理：合理调节居室温度，衣着不宜过多，以四肢末端温暖无汗为宜，不将患儿置于居室通风对流口。教会家属使用体温计监测体温。鼓励母乳喂养。人工喂养者合理选择喂养工具，奶嘴孔径适宜，流速适中，以免呛咳误吸。

（2）合理用药：发热以物理降温为主，可松解被服、温水擦浴、冷枕等，慎用或禁忌使用退热药。口服抗生素等其他药物注意患儿大小便、喂养等不良反应的发生。

二、新生儿化脓性脑膜炎

化脓性脑膜炎（neonatal purulent meningitis）系指出生后 4 周内化脓菌引起的脑膜炎症。临床表现很不典型，故早期诊断困难。一般新生儿败血症中 25% 会并发化脓性脑膜炎。

【临床要点】

（一）临床表现

1. 一般表现　反应低下，面色、精神稍差，哭声微弱，进食减少及体温异常等表现常与败血症相似，但常常更重，发展更快。

2. 特殊表现

（1）神志异常：嗜睡（50% ~90%）、易激惹、惊跳、可突然尖叫、感觉过敏。

（2）眼部异常：两眼无神，双目发呆、凝视，可有眼球震颤或斜视等。

（3）颅内压增高征：前囟紧张、饱满、隆起已是晚期表现，失水时前囟平也提示颅内压增高。

（4）惊厥（30% ~50%）：可仅眼睑抽动、面肌小抽动、手脚滑动，甚至伴有阵发性面色改变、呼吸暂停。

（5）败血症较特殊表现：如黄疸、肝大、瘀点、腹胀、休克等可同时出现。

3. 并发症　脑室膜炎、硬脑膜下积液、脑性低钠血症、脑积水、癫痫等。

（二）辅助检查

1. 脑脊液　脑脊液检查是确诊本病的重要依据。化脓性脑膜炎典型的脑脊液改变为压力增高，外观浑浊或呈脓性；白细胞计数显著增高，≥$1000 × 10/L$，以中性粒细胞为主；糖含量明显降低；蛋白含量显著增高。脑脊液涂片和血培养可帮助明确病因。还可采用对流免疫电泳法、乳胶颗粒凝集法进行病原学检测。

2. 细菌学检查　血培养阳性率可达 45% ~85%，尤其是早发型败血症及疾病早期未使用抗生素者，阳性率很高。亦可做尿培养，提高阳性率。

3. 脑影像学检查　B超不能肯定时再做颅脑CT，MRI对多房性及多发性小脓肿诊断价值较大。

4. 其他辅助检查　血常规白细胞计数明显增高，可达 $(20 \sim 40) \times 10^9/L$，以中性粒细胞为主。C-反应蛋白大多数升高，也有正常者。

（三）治疗措施

原则是早期、联合、足量、足疗程、静脉用药。

1. 抗菌治疗　早期选用大剂量且容易透过血-脑脊液屏障的杀菌药，首次剂量加倍，从静脉推入或快速滴入。原因不明的脑膜炎现多采用头孢呋辛或头孢噻肟钠加耐酶青霉素，铜绿假单胞菌不能除外时，则加头孢他啶。病原明确的脑膜炎，根据药敏结合临床用药。

2. 对症和支持治疗　可多次输新鲜血浆或血，静脉免疫球蛋白（IVIG）等免疫疗法也可采用，尤其对极低出生体重儿（VLBW）或铜绿假单胞菌脑膜炎患儿。及时处理高热、惊厥、颅内压增高，维持水、电解质及酸碱平衡。糖皮质激素在危重新生儿的应用，目前仍有争论。

3. 并发症治疗　硬膜下积液多时可反复穿刺放液，一般每次不超 $20 \sim 30ml$；若硬膜下积脓除了穿刺放液外，可选择相应抗生素进行局部冲洗。脑室管膜炎可做侧脑室穿刺引流，并注入相应的抗生素。脑性低钠血症应适当限制液体入量，酌情补充钠盐。

【护理要点】

（一）专业照护

1. 病情观察、防治并发症

（1）监测生命体征：若患儿烦躁不安、剧烈头痛、意识障碍、频繁呕吐、前囟膨隆或紧张等提示颅内压增高；若呼吸不规则、瞳孔不等大、对光反射迟钝或消失、血压升高提示有脑疝及中枢性呼吸衰竭。应经常巡视、密切观察，以便及早发现，给予急救处理。患儿有颅内压增高时，遵医嘱给予20%甘露醇降颅压。

（2）并发症观察：注意观察有无皮肤花纹、四肢厥冷、血压下降等感染性休克的表现。若患儿在治疗中高热不退或退而复升，反复惊厥发作，前囟饱满，颅缝裂开，呕吐不止，出现落日眼、破壶音，提示硬膜下积液、脑积水。可做颅骨透照、颅脑 CT 等检查，尽早确诊，及时处理。

2. 维持正常体温　遵医嘱给予抗生素治疗，并了解各种药物的使用要求、配伍禁忌及毒副作用。高热患儿每小时测体温 1 次，并观察热型及伴随症状，当体温超过 38.5℃时，应及时给予物理降温或药物降温，并观察降温效果。体温 9 不升时要注意保暖。

3. 腰椎穿刺术护理

（1）术前护理：避免喂奶进食后予以操作，妥善穿戴纸尿裤，以防术中大小便污染；遵医嘱予以镇静；准备好穿刺包等相关物品。

（2）术中护理：去枕侧卧，协助患儿曲颈抱膝，使脊柱尽量前屈，以增加椎间宽度；密切观察患儿面色、呼吸变化，尽可能在监护仪监测下进行操作。

（3）术后护理：患儿去枕平卧 4~6 小时，避免哭吵，予以有效安抚；穿刺部位予覆盖干燥纱布，观察有无渗液、渗血，24 小时内不宜沐浴。

4. 保证药物疗效　现配现用抗生素，保证其疗效。保证足够疗程，注意保护血管，最好使用静脉留置针或 PICC 置管（详见第十五章节 PICC 置管及维护）。

（二）健康指导

1. 住院指导

（1）预防意外发生：做好患儿日常生活护理，及时清理呕吐物，保持呼吸道通畅，防止误吸。烦躁不安或频繁惊厥者遵医嘱使用镇静、止惊剂，如地西泮、苯巴比妥等，并注意防止坠床、抓伤等。昏迷卧床者应注意防止发生压疮。

（2）疾病指导：向家长介绍病情、用药原则、护理方法，使其主动配合。

2. 出院指导

（1）功能训练：对恢复期或有神经系统后遗症的患儿应进行功能训练指导，并让家长掌握相应的功能训练方法，以促进患儿尽早康复。

（2）加强卫生知识宣传、预防化脑：积极防治上呼吸道、消化道感染性疾病，预防新生儿脐部及皮肤感染等。还可采用脑膜炎球菌荚膜多糖疫苗在流行地区进行预防接种。密切观测患儿神经行为、生长发育等指标的变化；有后遗症者康复训练。

三、新生儿败血症

新生儿败血症是指新生儿期病原体侵入血液循环并在血中生长繁殖，产生毒素所造成的全身性感染。出生体重越轻，发病率越高，VLBW 儿可高达 16.4%，长期住院者可更高达 30%。

【临床要点】

（一）临床表现

1. 一般表现　可有烦躁、嗜睡、神志不清，严重者昏迷。面色苍白，继而出现面色青灰、发绀等。哭吵不安或哭声减弱、不哭。吮奶量减少或拒吮。

2. 特异性表现

（1）黄疸：可为败血症的唯一表现。生理性黄疸消退延迟，或 1 周后开始出现黄疸，黄疸迅速加重或退而复现的黄疸。

（2）体温：体温不稳定，24 小时内波动范围 >1℃，体健儿可发热，但体弱儿、早产儿常有体温不升，或有不同程度的皮肤硬肿。

（3）肝脾大：出现较晚。

（4）出血倾向：可有瘀点、瘀斑，甚至弥散性血管内出血（抽血针孔处出血、呕血、便血、血尿或肺出血），贫血迅速加重提示有溶血或出血。

（5）休克表现：休克常常是败血症病程发展到全身炎症反应综合征（SIRS）和多系统器官功能衰竭

（MSOF）的表现。患儿面色苍白、皮肤出现大理石样花纹、脉细而速，血压降低，毛细血管再充盈时间延长，肌张力低下，尿少、尿闭等。

（6）其他：可出现中毒性肠麻痹（腹胀、肠鸣音消失）、脓尿、深部脓肿、化脓性关节炎、骨髓炎、脑膜炎。发病前可有脓皮病、甲沟炎、脐炎或眼部炎症。

3. 临床分型

（1）早发型：生后 7 天内起病，病原菌以大肠埃希菌等革兰阴性杆菌为主，常呈暴发性多器官受累，病死率高。

（2）晚发型：出生 7 天后起病，病原菌以葡萄球菌、机会致病菌为主，常有脐炎、肺炎、脑膜炎等局灶性感染，病死率较早发型低。

（二）辅助检查

1. 细菌培养　血培养仍然是诊断的"金标准"。尽量在应用抗生素前严格消毒下采血 0.5～1ml 做血培养。怀疑产前感染者，生后 1 小时内取胃液及外耳道分泌物培养。必要时可取清洁尿培养。脑脊液、感染的脐部分泌物、浆膜腔液以及所有拔除的导管头均应送培养。

2. 血常规　白细胞计数增加或减少，出生 12 小时以后采血结果较为可靠。血小板出现减少现象。

3. C- 反应蛋白（CRP）　炎症发生 6～8 小时后即可升高，炎症组织损伤时 CRP 迅速增高，有助于感染的早期诊断。

4. 血清降钙素原（PCT）或白细胞介素 6（IL-6）测定　出现早于 CRP，较 CRP 和白细胞计数等临床常用指标有更高的特异性和敏感性。

（三）治疗措施

1. 选用合适的抗生素　早期静脉联合用药，疗程充足。血培养阴性，经抗生素治疗好转时应继续治疗 5～7 天。血培养阳性，疗程至少 10～14 天。有并发症者应治疗 3 周以上。

2. 对症治疗　一般需静脉补液，纠正酸中毒及电解质失调。生后前几天常有低血钙，如抗利尿激素分泌过多导致稀释性低钠血症应限制液量。休克患儿应用生理盐水扩容，纠酸扩容后无改善可静滴多巴胺，静注免疫球蛋白可提高 IgG 水平，尤其适用于早产儿。

3. 其他治疗 注意保暖、纠正缺氧；处理局部病灶如脐炎、脓疱疮等。黄疸较重时及时光疗预防核黄疸，必要时换血。

【护理要点】

（一）专业照护

1. 观察病情变化 监测生命体征、神志、瞳孔、指端温度、末梢循环的变化，早期发现休克症状；并在自然光线下或白色荧光灯下观察患儿皮肤黄疸，患儿表现为厌食、嗜睡、肌张力减低、吸吮力减弱、黄疸明显加深，应考虑核黄疸的可能。

2. 维持体温稳定 保持体温为中性温度，维持正常体温所需的代谢率和氧耗量最低时的环境温度。患儿体温易波动，应每 4 小时测体温 1 次。当体温偏低或体温不升时，及时予保暖措施；对体重在 2000g 以下的患儿使用暖箱，因为密闭式暖箱是通过对流加热，所以采用双层箱壁可防止通过辐射造成的热量散失。为减少头部散热，早产儿可戴上帽子。

3. 消除局部病灶 断脐和护理脐带残端时严格无菌操作，保持脐部清洁干燥。发现脐炎时，轻者局部用 75% 乙醇清洗，每天 2～3 次，避免生水和尿液污染脐部。有明显脓液、脐周有扩散或有全身症状者，除局部处理外，可留取脐渗出物培养。皮肤脓疱疮时留取脓疱液培养，应用 1:50 络合碘泡澡，局部遵医嘱外涂百多邦等外用药。在留取标本时，棉签只能接触创面的渗出物或脓液，不能接触四周皮肤及器械，并根据培养结果选用适当抗生素。

4. 提高药物疗效，减少不良反应。

（1）保证抗生素有效进入体内。因疗程较长，需有计划地使用静脉给药，有条件者 PICC 置管。

（2）抗生素现配现用，确保疗效。1 周的新生儿，尤其是早产儿肝肾功能不成熟，给药次数宜减少，每12～24小时给药一次，1周后每8～12小时给药一次。

（3）用氨基糖苷类药物时注意药物稀释浓度及对肾脏、听力的影响，故应按时检查尿液。供给足够的水分和电解质，必要时给支持疗法。

（二）健康指导

1. 住院指导　防止交叉感染，由于消毒不严的雾化器、吸痰器、呼吸机及各种管道可造成医源性感染，因此，要求医务人员严格执行消毒隔离制度，室内物品定期更换，每天消毒。

4

2. 出院指导

（1）加强口腔和皮肤的清洁，每天沐浴及清洗会阴部，并更换干洁衣裤。

（2）避免人为的皮肤损伤，如拔灯火、自制药贴肚脐等不科学的"土方法"。

四、先天性梅毒

新生儿梅毒（neonatal syphilis）又称先天性梅毒（congenital syphilis）、胎传梅毒，是梅毒螺旋体由母体经过胎盘进入胎儿血液循环中所导致的疾病。

【临床要点】

（一）临床表现

1. 全身症状　营养障碍、消瘦。发热、贫血、易激惹，肝、脾大，伴有黄疸和肝功能异常。

2. 皮肤黏膜损害　出生后2～3周。皮疹为散发或多发性，呈多种形状如圆形、卵圆形或彩虹状，外围有丘疹，带有鳞屑。分布比外观更具特征性，多见于口周、臀部、手掌、足，重者全身分布。口腔黏膜如唇、腭、舌、肛门、鼻前庭黏膜均可出现红斑。

3. 其他　骨损害、鼻炎、中枢系统性梅毒等。

4. 并发症　骨软骨炎、骨髓炎，脑膜血管神经梅毒脑膜炎等，涉及神经系统可留有慢性脑膜炎、痉挛性瘫痪、惊厥、智力低下、耳聋及视神经萎缩等后遗症。

（二）辅助检查

1. 实验室检查

（1）梅毒螺旋体检查：可取胎盘、脐带或皮肤黏膜损害处渗出物涂片。

（2）血清学实验：包括非特异性试验即非梅毒螺旋体抗原血清试验和特异性试验即梅毒螺旋体抗原试验。性病研究实验室试验（venereal disease research laboratory, VDRL）可作为筛查试验，荧光螺旋体抗体吸附试验（fluorescent treponema antibody-antibody absorption, FTA-ABS）则有助于诊断。

2. 脑脊液检查　淋巴细胞增加，蛋白阳性，VDRL阳性，可诊断为神经梅毒。

3. X线检查　胸片见肺部炎性浸润影。骨片可见肌层骨膜下新骨骨膜层状增生，骨干骺端骨质疏松破坏骨炎骨膜炎。

（三）治疗措施

1. 强调早期诊断、及时治疗、防止发展到晚期。

2. 抗梅毒治疗　首选青霉素治疗本病。每次5万U/kg，每12小时1次，静脉滴注，共7天，以后改为每8小时1次，共10～14天，青霉素过敏者，可用红霉素每天15mg/kg，连用12～15天，口服或注射，疗程结束后应在2、4、6、9、12个月时追踪监测性病研究实验室VDRL试验，直至其滴度持续下降或呈阴性，赫氏反应（即因大量杀灭梅毒螺旋体所释放出的异性蛋白所引起的脑及心血管损害加重）。

【护理要点】

（一）专业照护

1. 密切观察病情变化　全身散在斑丘疹、梅毒性天疱疮最常见于口周、鼻翼和肛周，皮损数月后呈放射状裂痕；梅毒性鼻炎表现为鼻塞、脓血样分泌物，即"涕溢"，含有大量病原体，极具传染性，鼻黏膜溃疡累及鼻软骨时可形成"鞍鼻"，累及喉部引起声音嘶哑；骨损害剧痛可形成"假瘫"；大便出现血丝样改变，提示消化道出血。

2. 皮肤护理　新生儿梅毒的皮肤护理至关重要。

（1）尽可能置于暖箱、穿单衣以便护理操作。

（2）在所有斑丘疹处遵嘱涂以软膏，之后用单层纱布覆盖创面，每天换药，注意头发内斑丘疹的涂药。

（3）患儿躁动时，易擦伤足跟部，要用纱布加以包扎。加强臀部护理，保持全身皮肤清洁干燥，防止感染。

（4）在行静脉穿刺时，要注意避开皮肤斑丘疹部位，动作轻柔，不要碰破皮肤，严格执行无菌操作技术。

3. 梅毒假性麻痹的护理　90% 的患儿有不同程度的骨损害，较严重的出现梅毒假性麻痹，表现为示指呈弯曲状态，张力大，不能自然放松伸直，牵拉时患儿出现尖叫，提示有剧烈的疼痛。因此在治疗护理操作时动作轻柔，不采取强制体位，尽量减少患儿的疼痛和不必要的刺激。此类患儿常常出现哭闹、烦躁不安，护士必须检查全身情况，发现异常及时处理。

4. 提高药物疗效、减少不良反应　详见"新生儿败血症"相关章节。

（二）健康指导

1. 住院指导

（1）勤换尿片，加强臀部护理，保持全身皮肤清洁干燥，防止皮肤感染。

（2）大小便等污染物定点处置，妥善处理，避免交叉感染。

（3）及时观察患儿哭闹等情绪，皮肤黏膜、疼痛等病情变化的发生。

（4）注意保护患儿及其家属的隐私，避免产生医患矛盾及纠纷。积极向家属讲解疾病相关知识，告知其治疗效果及预后，避免其产生恐惧、焦虑、急躁、悲观、自责等负面情绪，根据家长不同的文化程度，进行健康教育，解除其思想顾虑。

2. 出院指导

（1）此类患儿应连续观察 2~3 年。在疗程完后的

2、4、6、9、12 个月追踪观察血清学实验。

（2）神经梅毒 6 个月后再复查脑脊液，根据临床复发现象可重复治疗，USR 转阴后每 6 个月复查一次。

（3）不可自行停药或间断治疗，保证患儿得到正确的、全程的、彻底的治疗。患儿全身症状好转，皮肤斑丘疹完全消失，体检后予以接种乙肝疫苗和卡介苗。

五、新生儿破伤风

新生儿破伤风（neonatal tetanus）系由破伤风杆菌由脐部侵入引起的一种急性严重感染，俗称"脐风"、"七日风"、"锁口风"、"扁担风"。

【临床要点】

（一）临床表现

潜伏期多为 4~8 天（2~14 天），此期及从出现症状到首次抽搐的时间越短，预后越差。常在生后 7 天左右发病，临床上以全身骨骼肌强直性痉挛、牙关紧闭为特征。

（二）辅助检查

白细胞总数及中性粒细胞稍增高。脑脊液偶有轻度蛋白增高。部分病例伤口分泌物可分离出破伤风杆菌。

（三）治疗措施

控制痉挛、预防感染、保证营养是治疗的三大要点，疾病初期控制痉挛尤为重要。

1. 控制痉挛　常需较大剂量药物才能生效。首选地西泮，其次为苯巴比妥、10% 水合氯醛等，各药可以交替、联合使用。

2. 中和毒素　破伤风抗毒素 1 万 U 立即肌内注射或静滴，中和没有与神经组织结合的毒素。

3. 控制感染　选用青霉素、甲硝唑等能杀灭破伤风杆菌的抗生素。

4. 保证营养　根据病情予静脉营养和鼻饲喂养。

5. 对症治疗　处理脐部、给氧、人工呼吸等。

【护理要点】

（一）专业照护

1. 密切观察病情　除专人护理外，应加强监护；详细记录病情变化，尤其使用止痉药后第一次抽搐发生时间、强度、持续时间和间隔时间，抽搐发生时患儿面色、心率、呼吸及氧饱和度改变，一旦发现异常，及时抢救。

2. 脐部护理

（1）用灭菌剪刀剪去残留脐带的远端并重新结扎，近端用3%过氧化氢或1∶4000高锰酸钾液清洗后涂以碘酒。保持脐部清洁、干燥。

（2）遵医嘱用破伤风抗毒素3000U做脐部封闭，以中和未进入血流的游离毒素。

3. 合理氧疗　有缺氧、发绀者间歇用氧，但避免鼻导管给氧（鼻导管的插入和氧气直接刺激鼻黏膜可使患儿不断受到不良刺激，加剧骨骼肌痉挛），可选用头罩给氧，氧流量至少5L/min，避免流量过低引起头罩内CO_2潴留。缺氧改善及时停氧，避免氧疗并发症。

4. 提高药物疗效、减少不良反应　甲硝唑在使用中注意患儿有无过敏反应、胃肠道症状、中枢神经系统症状的发生；破伤风抗毒素使用前应先皮试。

（二）健康指导

1. 住院指导　保持室内安静，禁止一切不必要的刺激，必须的操作如测体温、翻身等尽量集中进行。每次喂奶前要先抽尽残余奶，残余奶过多可暂停一次，以免发生呕吐窒息。

2. 出院指导　注意居室环境清洁卫生，患儿的生活用品包括奶具、衣物等应及时清洗，消毒处理。

第十三节　新生儿寒冷损伤综合征

新生儿硬肿症（scleredema neonatorum）也称新生儿

4

寒冷损伤综合征，简称新生儿冷伤。多见于寒冷的冬、春季节，也可发生在严重的败血症过程中，95%发生在生后48小时内，以早产、窒息、感染的新生儿为常见。

【临床要点】

（一）临床表现

1. 典型症状

（1）低体温：体核温度（肛门内5cm温度）<35℃。

（2）皮肤硬肿：紧贴皮下，不能移动。

（3）多器官功能损害。

2. 体征　呈"蛙状"姿势，皮肤按压似橡皮样感，呈暗红色或青紫色。硬肿呈对称性，发生顺序为下肢、臀部、面颊、上肢、全身。

3. 并发症　休克、DIC、急性肾衰竭、肺出血。

4. 临床分度　根据体温及皮肤硬肿范围分为轻、中、重度。

（1）轻度：体温≥35℃，皮肤硬肿范围<20%。

（2）中度：体温30~35℃，皮肤硬肿范围20%~50%。

（3）重度：体温<30℃，皮肤硬肿范围>50%，伴有器官功能障碍。

（二）辅助检查

外周血检查。合并感染时白细胞总数及中性粒细胞可不同程度升高，常有酸中毒、血糖低、尿素氮升高；心电图检查显示心肌损害、心动过缓、低电压、心律失常等；胸部X线检查常有肺淤血、水肿或出血，常合并肺炎。

（三）治疗措施

1. 复温　是治疗的关键。原则是逐步复温，循序渐进。

2. 补充热量和液体　供给充足的热量有助于复温和维持正常体温。

3. 控制感染　根据血培养和药敏结果应用抗生素。

4. 纠正器官功能紊乱　对并发心力衰竭、休克、DIC、肾衰竭和肺出血等应予以相应治疗。

【护理要点】

（一）专业照护

1. 密切观察病情变化

（1）连续心电监测，注意体温、脉搏、呼吸、硬肿范围及程度、尿量、有无出血症状等，并详细记录，以及时发现病情变化。备好抢救药物和设备（氧气、吸引器、复苏囊、呼吸机等），一旦发生病情变化，能争分夺秒组织有效地抢救。

（2）关注并发症的发生：测量患者的神志、生命体征、尿量、血气等来进行评估。神志状态反映脑灌注情况，出现烦躁不安、反应差甚至昏迷说明循环血量不足和脑灌注量不足；呼吸急促是感染性休克的早期征象；血压是判断机体循环状态最常用的参数，需动态监测；尿量是休克的敏感指标，对休克患者应常规记录 24 小时尿量：新生儿尿量小于 $1ml/(kg \cdot h)$ 为少尿，少于 $0.5ml/(kg \cdot h)$ 为无尿；常规监测动脉血气，开始氧疗30 分钟后应测定血气分析；观察有无肺出血、消化道出血征象，如面色青灰、呼吸增快、肺部湿啰音增多、呕血便血等。

2. 复温　复温的目的是在体内产热不足的情况下，通过提高环境温度（减少散热或外加热），以恢复和保证正常体温。

（1）若肛温 >30℃，腋-肛温差为正值，提示体温虽低，但棕色脂肪产热较好，此时可通过减少散热使体温回升。将患儿置于以预热至中性温度的暖箱中，一般在 6～12 小时内恢复正常体温。

（2）当肛温 <30℃，多数患儿腋-肛温为负值，提示体温很低，棕色脂肪耗尽。虽少数患儿腋-肛温差为正值，但体温过低，靠棕色脂肪自身产热难以恢复正常体温，且易造成多器官功能损害，所以只要肛温 <30℃，一般均应将患儿置于比肛温高 1～2℃的暖箱中进行外加热。每小时提高箱温 1～1.5℃，箱温不超过 34℃，在12～24 小时内恢复正常体温。然后根据患儿体温调整暖

箱温度。在肛温 >30℃，腋-肛温差为负值，仍提示棕色脂肪不产热，故此时也应采用外加温使体温回升。

3. 提高药物疗效，减少不良反应。

（1）药物治疗：有感染者根据药敏结果选用抗生素，头孢菌素与大环内酯类抗生素，均可致患儿出现消化道症状，应注意药物泵入速度；休克时应用血管活性药物，应持续监控血压，及时观察输液部位，防止药物外渗，避免引起局部组织坏死；多组液体输入时，注意药物配伍禁忌。

（2）输液速度：保证液体供给，应用输液泵控制补液速度，无条件者应加强手控滴数。每小时严格记录输入量及速度，根据病情加以调节，以防止输液速度过快引起心力衰竭和肺出血。

（二）健康指导

1. 住院指导

（1）复温指导：如无复温设备时，可采用温水浴、热水袋、电热毯或母亲怀抱等方式复温，但要防止烫伤。

（2）喂养指导：待消化功能恢复正常后及早喂乳，首选母乳，哺喂时要耐心、少量多次，喂奶后保持头高脚低右侧卧位，防止呛咳、呕吐。

2. 出院指导

（1）预防感染：避免到人多拥挤处。注意保暖，及时添加衣物，保持适宜的环境温度和湿度，随时监测体温。鼓励母乳喂养。

（2）告知家属2~4周后应到门诊新生儿或儿科专科复诊，及时补充维生素 AD 剂、钙剂，早产儿补充铁剂及其他维生素。有条件者多行日光浴。

（吴莎莉）

第五章

感染性疾病患儿的护理

感染性疾病是指病原体（病毒、细菌、衣原体、立克次体、螺旋体、真菌和寄生虫）感染人体后产生的疾病。感染性疾病包括传染病和非传染病，其主要区别点在于前者具有传染性、流行性和免疫性。护士必须熟悉传染病的相关知识，以采取适当的预防和支持措施控制传染病。为防止传染病的传播、并发症的发生及降低发病率，在护理执行过程中按照传染病的管理要求执行。

【传染病的管理】

(一) 建立预诊制度

在门诊设立分诊处，及早发现传染病，防止交叉感染。传染病门诊应与普通门诊分开，设立直接通道从分诊处通向门诊。不同病种传染病应设立独立诊疗室。目前，按系统分为空气隔离（黄色标识）、飞沫隔离（粉色标识）、接触隔离（蓝色标识）三种隔离方式。

1. 空气隔离（黄色标识） 适用于预防通过空气传播的疾病，如肺结核、水痘等。在标准预防的基础上，应将患儿安置于负压病房，当负压病房不足时，应尽快将患者转运至有条件收治呼吸道疾病的医疗机构。指导患儿佩戴外科口罩，定期更换，并限制活动范围。医务人员进入病房时均应佩戴 N95 呼吸防护器或医用防护口罩。严格空气消毒。

2. 飞沫隔离（粉色标识） 适用于预防通过飞沫传

播的疾病，如百日咳杆菌、白喉、流感病毒感染、腺病毒感染、流行性脑脊髓膜炎等，在标准预防的基础上，应将患儿安置于单人病房，限制患者的活动范围。进入病房时应戴帽子、口罩。密切（1m 以内）接触患儿时除了口罩外建议常规佩戴护目装备。加强空气通风或空气消毒。

3. **接触隔离（蓝色标识）** 适用于预防经接触的患儿或周围医疗环境而传播的疾病，如耐甲氧西林金黄色葡萄球菌、肠道病毒、皮肤感染等。在标准预防的基础上，还应限制患者的活动范围。减少转运。密切接触患儿时须穿隔离衣。接触患儿的血液、体液、分泌物、排泄物等应戴手套。凡患儿接触过的物品应严格灭菌后方可清洁处理。

分诊处护士应掌握以上隔离要求和各种传染病的流行病学特征，及时分诊传染患者。传染病门诊设立单独的治疗室、观察室、药房、化验室、厕所等，患者就诊完毕后从专门出口离院。

（二）严格消毒

选用适宜的消毒方法，对医疗用具、患者接触物品、排泄物、衣物和环境进行消毒，控制传染病的传播，切断传播途径。

（三）报告疫情

一旦发现传染病，护士应按照国家规定的时间向卫生防疫机构报告疫情，并采取相应的隔离措施。对传染病接触者特别是托幼机构的儿童，应立即报告有关机构进行筛查，及时控制传染源。

第一节 感染性疾病一般护理要点

一、一般护理原则

1. **环境与休息** 保持病房内空气新鲜，适宜温湿度，定时进行空气消毒。患儿尽量休息，急性期需卧床休息,恢复期逐渐增加活动量。

2. 预防传染性疾病 按照国家预防免疫计划进行接种,防止常见传染性疾病;流行高峰期避免去人群聚集场所。咳嗽、打喷嚏时应使用纸巾等,避免飞沫传播。经常洗手,避免脏手接触口、眼、鼻,防止接触感染。

3. 防治感染传播 按照不同疾病的隔离方式进行隔离,住院期间不得随意离开病区,不能随意到其他患儿房间,防止交叉感染。严格落实标准预防,做好各种分泌物、排泄物及物品的消毒,减少感染。

4. 密切观察病情变化,防止严重并发症的发生;能及时发现病情变化采取相应的措施。

5. 皮肤与口腔护理 保持皮肤的清洁、舒适,有皮疹的患儿遵医嘱正确涂药物与护理,及时修剪指甲,防止抓伤皮肤。发热的患儿及时更换衣被并擦身,防止受凉。重症患儿则参照第三章第一节皮肤与口腔护理。

6. 饮食 感染性疾病患儿消耗较大,根据病情给予高热量、易消化、清淡的饮食,少量多餐。并补足足量的维生素,不吃刺激性和油腻的食品。如不能进食则参照第三章第一节饮食护理。

二、常见症状与体征护理

发 热

感染性发热是传染病最常见、最突出的症状,在急性传染病中有特别重要的临床意义。

【临床要点】

(一)临床表现

1. 发热过程 传染病的发热过程可分为 3 个阶段:①体温上升期:是指患儿在病程中体温上升的时期。若体温逐渐上升,患儿可出现畏寒,见于伤寒、菌痢;若体温骤然上升至39℃以上,可伴寒战,见于疟疾和登革热等。②极期:是指体温上升至一定高度,然后持续一段较长时间的时期,如典型伤寒的极期。③体温下降期:

是指升高的体温缓慢或骤然下降的时期。有些传染病患儿体温缓慢下降，几天后才降至正常，如伤寒。有些传染病患儿体温可在一天之内降至正常，此时常伴有大量出汗，如疟疾、败血症、恙虫病等。

2. 常见热型　热型是传染病的重要特征之一，具有鉴别诊断的意义。热型可通过每天定时测量体温、进行记录并绘制体温曲线得到。常见热型有：①稽留热：表现为体温升高到39℃，且24小时体温变化相差不超过1℃，见于伤寒、斑疹伤寒等传染病的极期；②弛张热：发热特点为24小时体温相差超过1℃，但最低点未达正常水平，常见于败血症、伤寒缓解期、肾综合征出血热等传染病；③间歇热：发热表现为24小时内体温波动于高热与正常体温之间，如疟疾；④回归热：是指高热持续数天后自行消退，但数天后又再出现高热，可见于回归热，⑤不规则热：是指体温曲线无一定规律的热型，如流感和结核病等。

【护理要点】

1. 严密监测病情变化　严密监测患者的生命体征，重点观察体温的变化。注意发热的过程、热型、持续时间、伴随症状。根据病情确定体温测量的间隔时间。

2. 采取有效降温措施

（1）物理降温：可有效降低头部温度，适用于中枢神经系统传染性疾病；对高热、烦躁、四肢肢端厥冷的患儿采用32～35℃的温水擦浴；冷（温）盐水灌肠适用于中毒性痢疾患者；降温时应注意：①冷敷时避免长时间冰敷在同一部位，以防局部冻伤；②注意周围循环情况，有脉搏细速、面色苍白、四肢厥冷的患儿，禁用冷敷和酒精擦浴；③对全身发疹或有出血倾向的患儿禁忌温水或酒精擦浴降温。

（2）药物降温：常用的降温药物：布洛芬或对乙酰氨基酚、阿司匹林赖氨酸盐。高热惊厥患儿可遵医嘱采用冬眠疗法或亚冬眠疗法。

实施物理或化学降温后，评价降温的效果，观察降温过程中患儿有无虚脱等不适出现。

3. 饮食　鼓励多饮水，并保持足够的热量和液体的摄入。可给予高热量、高蛋白、高维生素、易消化的流质或半流质食物，以维持水、电解质的平衡，防止脱水。

4. 用药护理

（1）应用药物降温时，注意不可在短时间内体温降得过低，以免大汗导致虚脱。

（2）应用冬眠疗法降温前，应先补充血容量，用药过程中避免搬动患儿，观察生命体征，特别是血压的变化，并保持呼吸道通畅。

皮　疹

皮疹是由病原体或其毒素直接或间接造成皮肤、黏膜的损害，使毛细血管扩张，通透性增强，导致渗出或出血所致。

【临床要点】

（一）临床表现

1. 种类和形态　常见的皮疹按形态可分为斑疹、丘疹、疱疹、荨麻疹等。

斑疹是与皮肤齐平、具有界限性的皮肤色泽改变，见于伤寒、麻疹、猩红热等。丘疹是高于皮肤的界限性隆起，丘疹的大小、形状、颜色、硬度均不一致，见于水痘发展的一个阶段、手足口病等。疱疹是高于皮肤、内有空隙、具有界限性的隆起，内含清晰或混浊的浆液，多见于水痘。荨麻疹是暂时性水肿皮肤隆起，顶面齐同，常伴有瘙痒和灼热感，通常突然发生，经过数十分钟或数小时后即迅速消失，可见于荨麻疹或其他过敏反应。

2. 分布和顺序　皮疹可呈全身分布如麻疹、猩红热；或以躯干为多，呈向心性分布，如水痘；或以四肢为多，呈离心性分布，如天花。皮疹一般先见于颈项，延至躯干，再及四肢，最后出现在手心足底。有些则无此顺序，如伤寒玫瑰疹仅见于上腹部及下胸部。不同传染病出疹日期各有不同，如水痘、风疹出现在发病第一天，猩红热皮疹出现在第二天，天花在第三天，麻疹在第四天，伤寒在第六、七天。

【护理要点】

1. 病情观察 观察局部症状：出疹时间、顺序、颜色、大小，初步判断皮疹的类型；全身症状：神志、精神状态、发热、呕吐、腹痛等。

2. 皮疹与皮肤护理 大片脱皮时及时用消毒剪刀剪掉脱离部分，不能强行撕去，以免出血或继发感染。保持皮肤清洁，避免让患儿用手抓，防止感染。沐浴时避免水温过高，避免使用刺激性强的肥皂或沐浴露，以免加重皮肤瘙痒感。

3. 按医嘱使用外用药物，做好药物指导。

4. 心理支持 患儿可能因为皮疹出现自卑、烦躁、易怒的情绪，要做好病情解释，鼓励患儿参与皮肤护理，树立信心。

5. 衣被 不宜穿衣过多，被子不宜盖得太厚，被褥、衣物清洁柔软。衬衣和贴身衣服，最好是质地柔软的棉质衣服，不穿化纤和毛织品。

三、人文关怀

（一）心理支持

1. 疾病宣教 当患儿及家长得知患传染性疾病时，容易产生紧张、焦虑的情绪，尤其是对患儿健康危害较大的传染性疾病（如流行性脑脊髓膜炎、病毒性脑炎、麻疹等）恐惧感油然而生，因此，应详细地给患儿及家属介绍病因、治疗护理措施、并发症、预后，让其了解严重程度以及转归，缓解紧张情绪，较好地配合治疗。

2. 树立信心 阐述家长情绪对患儿情绪的影响以及心理因素对疾病转归的促进与阻碍作用。同时，.列举该类疾病成功救治的案例，帮助患儿及家长树立战胜疾病的信心。

3. 表达愿望 通过语言与非语言，让患儿及家属感受医护人员的关爱以及医护人员希望患儿尽快恢复的强烈愿望。

（二）行为支持

1. 关心、体贴患儿　在落实各项隔离措施的同时，关心、体贴患儿，操作时注意分散患儿的注意力，及时给予表扬和鼓励，操作技术娴熟，稳、准、轻、快地完成操作过程，把痛苦减少到最低限度。使患儿在治疗过程中，始终保持良好的情绪，促进患儿早日康复。

2. 探视与陪伴　指导患儿及家属按不同疾病需要实施的隔离种类落实隔离措施，在隔离期间，为家属提供隔离设施进行探视和陪伴，若不能探视与陪伴，则通过视频、墙报、宣传手册，让家属与患儿之间缩短距离，减少患儿恐惧焦虑心理。

3. 及时沟通　及时与患儿及家属沟通病情，解答各种疑问，当患儿病情危重时，参照第三章急危重患儿给予人文关怀。

4. 行为指导　指导家属消毒隔离的方法，宣传预防传染病的知识，做好家庭的消毒隔离工作。

5. 促进康复

（1）对瘫痪肢体尚未完全恢复的患儿，应耐心指导家长做瘫痪肢体的按摩和被动运动。指导家长做好日常生活护理，注意安全，防止意外发生。对后遗症患儿做好自我保健指导，坚持残肢的主动与被动锻炼，树立健康心理；坚持与社会的正常交往，以获得更广泛的支持与帮助。

（2）为了促进患儿意识恢复，从开始就采用呼唤式护理方法，即在做任何治疗、护理操作时，首先要呼唤其姓名，解释操作目的及注意事项，鼻饲、擦浴、大小便都要先与患儿交流，像对待清醒患者一样与其不断交流，播放患儿喜爱的音乐，争取早日让患儿恢复意识。

第二节　流行性感冒

流行性感冒（influenza），简称流感，是流感病毒引起的急性呼吸道传染病，是一种传染性强、传播速度快的疾病。流感病毒可分为甲（A）、乙（B）、丙（C）三型，流行由甲、乙型病毒引起，丙型流感都为散发。甲型流感病毒容易发生抗原变异，传染性大，传播迅速，极易发生大范围流行，特点是突然发生与迅速传播，典型的临床症状是：急起高热、头痛、全身肌肉酸痛、显著乏力，呼吸道症状较轻，婴幼儿易并发肺炎。

【流行病学】

（一）传染源

流感患者及隐性感染者为本病的主要传染源。

（二）传播途径

呼吸道经飞沫传播，也可通过口腔、鼻腔、眼睛等处的黏膜直接或间接传播。

（三）易感人群

人群普遍易感。儿童较青壮年易感，但病情相对较轻。

（四）流行特征

流感病毒具较强传染性，加之以呼吸道飞沫传播为主要方式，极易引起流行和大流行。一般多发生于冬、春季，主要发生于学校及公共娱乐场所人群聚集的地方。

【临床要点】

（一）临床表现

1. 潜伏期　潜伏期一般为1~7天，多数为2~4天。

2. 症状　常因年龄不同而各具特点。

（1）普通流感：多见，常突然起病，畏寒高热，体温可达39~40℃，多伴头痛、全身肌肉关节酸痛、极度乏力、食欲减退等全身症状，常有咽喉痛、干咳，可有鼻塞、流涕、胸骨后不适等。多见于年长儿。

（2）肺炎型流感：实质上就是并发了流感病毒性肺炎，主要表现为高热持续不退，剧烈咳嗽、咳血痰或脓性痰、呼吸急促、发绀，肺部可闻及湿啰音。胸片提示两肺有散在的絮状阴影。痰培养无致病细菌生长，可分离出流感病毒。可因呼吸循环衰竭而死亡。

（3）中毒型流感：少见，表现为高热、休克、呼吸衰竭、中枢神经系统损害及弥散性血管内凝血（DIC）等严重症状，病死率高。

（4）胃肠型流感：儿童中多见，除发热外，以呕吐、腹痛、腹泻为显著特点，2～3天即可恢复。

3. 并发症　肺炎、Reye综合征（瑞氏综合征）；心脏损害：主要有心肌炎、心包炎。重症病例可出现心力衰竭；神经系统损伤：包括脑脊髓炎、横断性脊髓炎等；肌炎和横纹肌溶解综合征：在流感中罕见。主要症状有肌无力、肾衰竭，肌酸激酶（CK）升高。

4. 预后　流感病程呈自限性，无并发症的患儿通常5～10天可自愈。少数重症病例可因呼吸或多脏器衰竭而死亡。

（二）辅助检查

1. 外周血检测　白细胞总数一般不高或降低，重症病例也可以升高，若合并细菌感染，白细胞总数及中性粒细胞上升。淋巴细胞增高。

2. 病原学相关检查　主要包括病毒抗原检测、病毒分离、病毒抗原、核酸和抗体检测。

3. 影像学检查　胸片可表现为支气管纹理增多的支气管感染征象，重症患儿可出现肺部浸润性病变或胸腔积液，甚至融合成片。

（三）治疗措施

治疗原则：应用抗病毒药物，并加强对症和支持治疗，预防和治疗并发症。

【护理要点】

（一）一般护理

按飞沫隔离和接触隔离原则进行护理。患儿隔离至热退后48小时，室内要加强通风和空气消毒，对患者呼吸道分泌物要及时消毒，对食具、用具及衣服可采用煮沸或日光暴晒等方法消毒。

（二）专业照护

1. 病情观察

（1）观察体温及中毒症状：观察症状与体征，初步判断患儿属于何种类型的流感，及时发现肺炎型与中毒性流感。

（2）关注并发症的发生：若患儿高热持续不退，剧烈咳嗽、咳血痰或脓性痰、呼吸急促、发绀，肺部闻及湿啰音，提示并发肺炎；若患儿在使用阿司匹林等水杨酸类解热镇痛后，出现恶心、呕吐，继之嗜睡、昏迷、惊厥等神经系统症状，提示 Reye 综合征。

2. 体位　呼吸困难或发绀者应取半卧位，对全身酸痛或头痛明显者，可协助患儿采取舒适的体位。

3. 发热　参照发热护理。

4. 氧疗　肺炎型流感，容易出现缺氧则给予吸氧，必要时机械辅助通气。

5. 提高药物疗效、减少不良反应　抗病毒治疗是流感治疗最基本和最重要的环节，应在发病 36 小时或 48 小时内开始。不良反应有胃肠道症状、头晕、疲劳以及神经系统症状（头痛、失眠、眩晕）。向家属讲解药物的作用与不良反应，使用药物时要注意观察，若有不适，及时通知医务人员。

（三）健康指导

1. 住院指导

（1）疾病知识宣教：给患儿及家属讲解流行性感冒发病原因、病程、传播知识、治疗护理措施以及预后，缓解患儿及家属紧张情绪，提高依从性。

（2）药物指导：避免盲目或不恰当使用抗生素。

（3）饮食指导：鼓励患者多喝水，进食清淡、富含维生素、足够热量、易消化的饮食。

2. 门诊指导　病情稳定，不需要住院治疗，但仍然具有传染性，需要在家隔离（即居家隔离），避免到人多的公共场所，可按照以下几方面进行家庭护理：

（1）将患儿安置在单人房间，以防止飞沫传播。

（2）房间通风良好，并定时用食醋熏蒸消毒空气，照料患儿时应戴口罩，对患儿呼吸道分泌物、污物（如呕吐物等）应进行消毒。

（3）对有高热者应指导家属运用物理降温的方法和正确使用退热药物。

（4）给予富有营养、易消化的清淡饮食，应鼓励患儿多饮水以减轻中毒症状和缩短病程。

（5）如有高热不退、咳嗽、脓痰、呼吸困难等应及时到医院就诊。

第三节　流行性腮腺炎

流行性腮腺炎（mumps），是由腮腺炎病毒引起的小儿常见急性呼吸道传染病，以腮腺肿胀及疼痛为特征的非化脓性炎症。各种腺体组织及器官均可受累，常见并发症有脑炎、睾丸炎、胰腺炎或卵巢炎。感染后一般可获较持久的免疫力。

【流行病学】

（一）传染源

早期患者及隐性感染者均为传染源。患儿在腮腺肿大前 7 天到发病后 9 天均可排出病毒。

（二）传播途径

主要通过飞沫传播。

（三）易感人群

5～15 岁小儿是主要的易感者。无免疫力的成人亦可发病。

（四）发病季节

一年四季均可发病，多见于冬春季。90% 的病例发生在 1～15 岁（特别是 5～9 岁儿童）。多为散发，儿童机构可暴发。

【临床要点】

（一）临床表现

1. 潜伏期　14～25 天，平均 18 天。

2. 症状

（1）前驱期：有发热、畏寒、头痛、咽痛等，此期可无或者很短。

（2）腮腺肿胀期：腮腺肿胀的特点是以耳垂为中心，向前、后、下发展，边缘不清，触之有弹性及触痛，局部发热但多不红，咀嚼或进食酸性食物时胀痛加剧。常先见于一侧，2~3天波及对侧，也有仅限于一侧者。在上颌第2磨牙对面黏膜上可见红肿的腮腺管口，挤压腮腺始终无脓性分泌物自开口处溢出。腮腺肿大可持续5天左右，以后逐渐消退而恢复正常。

3. 并发症　脑膜脑炎、睾丸炎、急性胰腺炎。其他并发症：心肌炎较常见，而肾炎、乳腺炎、胸腺炎、甲状腺炎、泪腺炎、角膜炎、血小板减少及关节炎等偶可发生。

4. 预后　本病预后良好，偶有重症因呼吸循环衰竭导致死亡的。少数病例可发生耳聋。

（二）辅助检查

1. 血清学检查　近年来大多采用 ELISA 法检测患者血清中腮腺炎病毒特异性 IgM 抗体，可以早期快速诊断（前提是1个月内未接种过腮腺炎减毒活疫苗）。

2. 病毒分离　在发病早期取患者唾液、尿液、脑脊液或血液标本，及时接种鸡胚或人胚肾细胞进行病毒分离实验，阳性标本采用红细胞吸附抑制试验或血凝抑制试验进行鉴定，阳性者可以确诊。

3. 常规检查　白细胞计数和尿常规一般正常，有睾丸炎者白细胞可以增高。有肾损害时尿中可出现蛋白和管型。血、尿液中淀粉酶轻~中度升高。血脂肪酶增高，有助于胰腺炎的诊断。脑脊液检查：有腮腺炎而无脑膜炎症状和体征的患者，约半数脑脊液中白细胞计数轻度升高，且能从脑脊液中分离出腮腺炎病毒。

（三）治疗措施

治疗原则：卧床休息，对症支持治疗。对高热、头痛和并发睾丸炎者给予解热止痛药物。并发胰腺炎时应禁食，静脉输液用抗生素。中药治疗常用普济消毒饮加减内服。发病早期可使用抗病毒药物静脉滴注，也可使用干扰素治疗，有加速消肿、缩短热程的效果。对重症患儿可短期进行肾上腺皮质激素治疗。

（四）预防

集体机构的接触儿童应检疫 3 周。保护易感儿可接种腮腺炎减毒活疫苗。

【护理要点】

（一）专业照护

1. 病情观察

（1）观察腮腺肿胀的消退情况及体温变化。

（2）关注并发症的发生：①腮腺肿大后 1 周左右出现持续高热、剧烈头痛、偶有颈强直、嗜睡、烦躁或惊厥，提示脑膜脑炎；②若男性患者高热、阴囊肿胀、疼痛、皮肤发红，提示睾丸炎；③若患者体温骤升，反复呕吐、上腹部剧烈疼痛、腹泻、腹胀，提示急性胰腺炎。

2. 口腔护理　保持口腔清洁，预防继发感染。腮腺肿痛，影响吞咽，口腔内残留食物易致细菌繁殖，应经常用温盐水漱口，不会漱口的幼儿应鼓励其多饮水。

3. 减轻疼痛　腮腺局部冷敷，使血管收缩，可减轻炎症充血程度及疼痛。

4. 发热护理　参照发热常规。

5. 预防感染的传播　对患儿采取飞沫隔离至腮腺肿大完全消退为止。对其呼吸道的分泌物及其污染的物品应进行消毒。

（二）健康指导

1. 住院指导

（1）疾病知识的宣教与防护：流行性腮腺炎患儿需要进行飞沫隔离。对家长做好流行性腮腺炎的防护。

（2）饮食指导：鼓励患儿多饮水，给予清淡、易消化的半流或软食，避免进食酸、硬、辛辣等刺激性食物，以免疼痛加剧。进食后指导患儿用生理盐水或 4% 的硼酸溶液漱口。

2. 门诊指导

（1）隔离：无并发症者居家隔离，指导家长做好隔离工作，患儿不宜去公共场所，避免疾病传播，直至腮腺肿胀消退后 3 天方可解除隔离。告知家属病情观察，出现并发症时及时送医院就诊。

（2）居家照顾：定时测量体温，必要时采取降温措施。多饮水，避免进食刺激性食物。保持口腔卫生，要经常用温盐水漱口。患处冷敷，减轻疼痛。如果睾丸疼痛，可给予绷带将阴囊托起，以减轻疼痛。

第四节　麻　疹

麻疹（measles）是麻疹病毒感染引起的具有高度传染性的急性出疹性呼吸道传染病。临床症状有发热、咳嗽、流涕、眼结膜充血、口腔麻疹黏膜斑（又称柯氏斑，Koplik's spots）、全身斑丘疹及疹退后遗留色素沉着伴糠麸样脱屑为特征。

【流行病学】

（一）传染源

患者是唯一的传染源。

（二）传播途径

主要通过飞沫传播和直接接触传播。

（三）易感人群

人群普遍易感。病后有持久免疫力。

（四）流行特征

冬、春季多见。6 个月 ~5 岁的儿童发病率最高。自麻疹疫苗广泛接种以来，发病率显著下降。青少年和成人发病率相对增多。

【临床要点】

（一）临床表现

1. 潜伏期　大多为 6~18 天，平均 10 天左右。

2. 症状　临床上分为典型麻疹和非典型麻疹。

（1）典型麻疹：①前驱期：一般为 3~4 天。主要表现为中度以上发热、上呼吸道感染症状、麻疹黏膜斑（在鲜红色口腔颊黏膜沿第二磨牙部位，直径 0.5~1mm 的白色或蓝白色斑点），部分病例可有全身不适、食欲减退、精神不振等非特异性症状。②出疹期：多发生在发热 3~4 天后出现皮疹，全身中毒症状加重，常有高热，可有神经精神症状。皮疹为红色斑丘疹，无痒感，先出现于耳后、发迹、颈部，逐渐蔓延至额面、躯干及四肢。此期可有肺部病变。③恢复期：出疹 3~4 天后发热开始减退，皮疹开始消退，疹退后皮肤留有棕色色素沉着伴糠麸样脱屑。全身症状逐渐好转。

（2）非典型麻疹：非典型的临床类型有：①轻型麻疹；②重型麻疹（包括中毒性麻疹和休克性麻疹）；③出血性麻疹；④异型麻疹。

3. 并发症

（1）肺炎：是麻疹最常见的并发症，以出疹期一周内常见，占麻疹患儿死因的 90% 以上。多见于 5 岁以下小儿，由麻疹病毒引起的肺炎多不严重，主要为继发肺部感染，病原体有金黄色葡萄球菌、肺炎球菌、流感杆菌、腺病毒等。也可为多种菌混合感染。

（2）心肌炎、喉炎、麻疹脑炎、亚急性硬化性全脑炎等。

4. 预后 单纯麻疹预后良好。若患儿免疫力低下且有并发症可影响预后，重型麻疹病死率较高。

（二）辅助检查

1. 常规检查 白细胞总数减低，淋巴细胞相对增高。

2. 鼻咽部分泌物涂片 检测麻疹病毒抗原。患儿血、尿和呼吸道分泌物中可以分离到麻疹病毒。

3. 血清抗体检测 目前用酶联免疫吸附试验（ELISA）检测血中特异性 IgM 和 IgG，疹后 3 天 IgM 阳性，可早期诊断。

（三）治疗措施

主要为对症治疗，加强护理和防治并发症。

高热可酌用小量退热剂，应避免急骤退热致虚脱。咳嗽用祛痰止咳药。体弱病重患儿可早期肌内注射丙种球蛋白。支气管肺炎：主要为抗菌治疗；心肌炎：有心衰者宜及时处理。急性喉炎：应尽量使患儿安静，雾化吸入稀释痰液，重症者可用肾上腺皮质激素以缓解喉部水肿。

（四）预防

提高人群免疫力是预防麻疹的关键，故对易感人群实施计划免疫十分重要。发现麻疹患儿应立即作疫情报告，并实行飞沫隔离至疹后 5 天，有并发症者延至 10 天。凡接触患者的易感儿应检疫 3 周，并根据情况给予自动免疫或被动免疫，接受免疫制剂者，应延长检疫至 4 周。在麻疹流行期间，应大力宣传患儿不出门，医药送上门，易感儿不出门，集体机构加强晨间检查，对可疑者应隔离观察。

【护理要点】

（一）专业照护

1. 病情观察

（1）观察出疹情况：出疹时间、顺序、与发热天数是否相关以及皮疹消退，伴随的精神状态、呼吸、心率、意识变化等。观察眼部分泌物，是否有感染等。

（2）关注并发症的发生：①若患儿持续高热、呼吸急促、咳嗽、咳痰，提示并发肺炎；②若患儿出现嗜睡、烦躁、呕吐、惊厥甚至昏迷等，提示并发脑炎；③若患儿出现声音嘶哑、犬吠样咳嗽、呼吸困难并可见三凹征，提示并发喉炎。

2. 降低体温　患儿持续高热，可用退热剂，注意避免急骤退热，特别是在出疹期，不宜用物理和药物强行降温，禁用冷敷及乙醇擦浴，避免皮疹不易透发或突然隐退。可用小剂量退热剂或温水擦浴，使体温降低以免惊厥。出汗较多时，补充水分。多卧床休息，避免剧烈运动。

3. 保持口腔、眼、耳、鼻部的清洁　眼部因炎性分泌物多而形成眼痂者，应用生理盐水冲洗双眼，再使用抗生素眼药水或眼膏，一天数次，并加服鱼肝油预防干眼症；防止眼泪及呕吐物流入耳道，引起中耳炎；及时清除鼻痂，保持鼻腔通畅。

4. 皮疹　参照第一节。

5. 并发肺炎　见第六章第五节专业照护。

6. 预防感染传播　实行飞沫隔离。

（二）健康指导

1. 住院指导

（1）疾病知识宣教：介绍麻疹发病原因、病程、传播途径、治疗护理措施、注意事项以及预后，提高患儿及家属对疾病知识的了解，积极配合治疗。

（2）环境：病室应常通风，在阳光下或流动空气中30分钟麻疹病毒会失去致病力，为避免阳光直晒，可用深色窗帘遮盖。

（3）饮食指导：以清淡、易消化、高热量、高维生素的流质或半流质为主，鼓励多饮水。皮疹消退，进入恢复期，及时添加营养丰富的食物。

（4）生活指导：卧床休息至体温正常、皮疹消退。

2. 门诊指导　病情稳定，不需要住院治疗，但患儿具有传染性，需要在家隔离（即居家隔离），多休息，避免与健康儿童密切接触。居室经常开窗通风换气。勤洗手，衣服、玩具、餐具、枕头被褥等要保持卫生，日常用具要消毒。患儿的唾液、痰液等分泌物要用卫生纸包好丢到垃圾箱。一旦出现咳嗽加重、气喘、呼吸困难、面色发绀、声音嘶哑、嗜睡或烦躁、头痛、剧烈呕吐甚至惊厥昏迷等，应立即就诊。

第五节　幼儿急疹

幼儿急疹又名婴儿玫瑰疹（exanthem subitum，ES），是婴幼儿常见的传染病，一种以高热、皮疹为特点的疾病，多发生于春秋季，无性别差异，发病多在2岁以内，尤以1岁以内最多。人类疱疹病毒6、7型感染是引起幼儿急疹的病因。临床特征为高热3~5天，然后骤然退热并出现皮疹，即"热退疹出"。本病预后良好，均能自愈。

【流行病学】

（一）传染源

除典型患者外，尚可能有无皮疹的发热者和隐性感染者。

（二）传播途径

主要由呼吸道飞沫传染，母婴由于亲密接触经唾沫传播也很重要。

（三）易感人群

婴幼儿为多发群体，年长儿和成人发病较少。

【临床要点】

（一）临床表现

1. 潜伏期　大多为 6~17 天，平均 10 天左右。

2. 症状

（1）发热：体温可达 39℃ 或更高，常突起高热，病初可伴有惊厥，但临床体征不明显，仅有咽部和扁桃体轻度充血和头颈部淋巴结轻度肿大，表现为高热与轻度的症状及体征不相称。

（2）出疹：热退后出疹，皮疹为红色斑丘疹，分布于面部及躯干，可持续 3~4 天。部分患儿软腭可出现特征性红斑，皮疹无需特殊处理，可自行消退，没有脱屑，没有色素沉积。

（3）其他症状：包括眼睑水肿、前囟隆起、轻咳、流涕、腹泻、食欲减退等。部分患儿颈部淋巴结肿大。

3. 并发症　极少有并发症，偶见中耳炎及下呼吸道感染，也有并发脑炎。

4. 预后　大多良好，热退后很快康复。但伴有脑炎、肝炎等并发症者可留下后遗症，甚至致死，尤其在免疫低下或缺陷的患者预后较差。

（二）辅助检查

外周血常规：白细胞计数明显减少，淋巴细胞增高，最高可达 90% 以上。

（三）治疗措施

无需特殊治疗，为自限性疾病，主要是加强护理及对症治疗。注意休息，多饮水，给予易消化食物。高热及时退热，以免出现惊厥。

【护理要点】

（一）专业照护

1. 发热护理　详见第一节。

2. 皮疹护理　详见第一节。

（二）健康指导

1. 定时测量体温，必要时采取降温措施。

2. 患儿不宜去公共场所。

3. 多饮水，避免进食刺激性食物。

4. 基于幼儿急疹的特点，加强疾病的宣教，减少家属的焦虑情绪。分散患儿注意力，减轻患儿的不适。

第六节　水　痘

水痘（varicella，chickenpox）是由水痘-带状疱疹病毒初次感染引起的急性传染病。为小儿常见急性传染病。传染率很高。临床特征为皮肤和黏膜相继出现并同时存在斑疹、丘疹、疱疹及结痂，全身症状轻微，预后良好。

【流行病学】

（一）传染源

患者是唯一的传染源，出疹前 1~2 天至病损全部结痂时均有传染性。

（二）传播途径

病毒存在于患者上呼吸道鼻咽分泌物及疱疹液中，经飞沫和直接接触传播。

（三）易感人群

人群普遍易感，主要见于儿童，以 2~6 岁为高峰。

（四）流行特征

任何季节均可发病，发病季节以冬春季为多。病后免疫力持久，一般不再发生水痘，但多年后可发生带状疱疹。

【临床要点】

（一）临床表现

1. 潜伏期　该病潜伏期为 12 ~ 21 天，平均 14 天。

2. 症状　年长儿可有低热、头痛、不适、厌食等前驱症状，持续约 1 ~ 2 天，婴幼儿多不明显。

（1）典型水痘：①皮疹首发于头、面和躯干，继而扩展到四肢，末端稀少，呈向心性分布；②最初的皮疹为红色斑疹和丘疹，继之变为透明饱满的水疱疹，24 小时后水痘内容物变混浊并中间凹陷，水疱易破溃，2 ~ 3 天迅速结痂；③皮疹陆续分批出现，伴痒感，在疾病高峰期可见斑疹、丘疹、疱疹和结痂同时存在；④黏膜皮疹还可出现在口腔、眼结膜、生殖器等处，易破溃形成浅溃疡。轻型水痘多为自限性疾病，10 天左右痊愈，皮疹结痂后一般不留瘢痕。

（2）重症水痘：多发生在恶性疾病或免疫功能低下患儿。持续高热和全身中毒症状明显，皮疹多、且易融合成大疱型或出血性，可继发感染或伴血小板减少而发生暴发性紫癜。

（3）先天性水痘：母亲在妊娠早期感染水痘可导致胎儿多发性先天畸形；若发生水痘数天后分娩可导致新生儿水痘，病死率 25% ~ 30%。

3. 并发症　最常见为皮肤继发感染如脓疱疮、丹毒、蜂窝织炎，甚至由此导致败血症等；水痘肺炎主要发生在免疫缺陷儿和新生儿中，其他年龄少见。

4. 预后　良好。

（二）辅助检查

1. 常规检查　白细胞总数正常或稍低。

2. 疱疹刮片　刮取新鲜疱疹基底物用瑞氏或吉姆萨染色检查多核巨细胞，用酸性染色检查核内包涵体。

3. 病毒分离　在起病 3 天内取疱疹液做细胞培养，其病毒分离阳性率高，后用免疫荧光，酶联免疫吸附试验及放射免疫等方法鉴定。也可取新鲜疱疹内液直接做电镜检查。

4. 血清学检查　血清水痘病毒特异性 IgM 抗体检测，可早期帮助诊断。

（三）治疗措施

1. 对症治疗　高热者可口服对乙酰氨基酚，注意不用水杨酸类药。局部治疗以止痒和防止感染为主，可外搽炉甘石洗剂，疱疹破溃或继发感染者可外用 3% 阿昔洛韦软膏或抗生素软膏。继发感染全身症状严重时，可用抗生素。忌用皮质类固醇激素，以防止水痘泛发和加重。

2. 抗病毒治疗　对免疫能力低下的播散性水痘患者、新生儿水痘或水痘性肺炎、脑炎等严重病例，应及早用抗病毒药物治疗，阿昔洛韦是目前治疗水痘-带状疱疹的首选抗病毒药物，但须在发病后 24 小时内应用效果更佳。

（四）预防

控制传染源，隔离患儿至皮疹全部结痂为止，对已接触的易感儿，应检疫 3 周。对免疫功能低下、应用免疫抑制剂者及孕妇，若有接触史，可使用丙种球蛋白。可使用水痘减毒活疫苗，预防效果较好。

【护理要点】

（一）专业照护

1. 病情观察

（1）观察出疹情况：出疹时间、顺序以及皮疹、水疱、结痂的形态及伴随的精神状态、呼吸、心率、意识变化等。

（2）关注并发症的发生：①若患儿持续高热、寒战、精神差，提示败血症；②若患儿持续高热、呼吸急促、咳嗽、咳痰，提示并发肺炎；③若患儿出现嗜睡、烦躁、呕吐、惊厥甚至昏迷等，提示并发脑炎。

2. 降低体温　患儿中、低度发热时，不必物理降温。高热可采用头部冷敷、温水擦浴进行物理降温或服用适量的退热剂，注意避免急骤退热。出汗较多时，补充水分。

3. 皮肤护理　保持皮肤清洁。勤换内衣。勤剪指

5

甲，避免抓伤皮肤引起继发感染。

4. 并发肺炎　见第六章第五节专业照护。

（二）健康指导

1. 住院指导　同麻疹。

2. 门诊指导　患儿病情较轻，不需要住院治疗，但应隔离患者直至全部皮疹结痂干燥为止，易感儿童和孕妇应该避免接触水痘患者，甚至水痘减毒活疫苗接种者。在集体机构中，对接触患儿的易感者应留验 3 周。被患儿污染的空气、被服和用具，应通风、紫外线照射、暴晒或煮沸消毒。流行期间尽量少带孩子去公共场所。

第七节　手足口病

手足口病是由肠道病毒引起的传染病，引发手足口病的肠道病毒有 20 多种（型），其中以柯萨奇病毒 A16 型（Cox A16）和肠道病毒 71 型（EV 71）最为常见。多发生于 5 岁以下儿童，主要表现为口痛、厌食、低热、手、足、口腔等部位出现小疱疹或小溃疡。少数患儿可引起心肌炎、肺水肿、无菌性脑膜脑炎等并发症。个别重症患儿病情发展快，导致死亡。

【流行病学】

（一）传染源

患者和隐性感染者均为传染源。

（二）传播途径

主要通过消化道、呼吸道和密切接触等途径传播。

（三）易感人群

多发生于学龄前儿童，尤以 3 岁以下年龄组发病率最高。

（四）流行特征

任何季节均可发病，5~7 月为高发期。

【临床要点】

（一）临床表现

1. 潜伏期　多为 2~10 天，平均 3~5 天。

2. 症状　普通病例与重症病例。

（1）普通病例：急性起病，发热、口痛、厌食、口腔黏膜出现散在疱疹或溃疡。手、足、臀部、臂部、腿部出现斑丘疹，后转为疱疹，疱疹周围可有炎性红晕，疱内液体较少。消退后不留痕迹，无色素沉着。部分病例仅表现为皮疹或疱疹性咽峡炎。多在一周内痊愈，预后良好。部分病例皮疹表现不典型，如单一部位或仅表现为斑丘疹。

（2）重症病例：少数病例（尤其是小于 3 岁者）病情进展迅速，在发病 1～5 天左右出现脑膜炎、脑炎（以脑干脑炎最为凶险）、脑脊髓炎、肺水肿、循环障碍等，极少数病例病情危重，可致死亡，存活病例可留有后遗症。

我国原卫生部在 2011 年发布了肠道病毒 71 型（EV71）感染重型病例临床专家共识，将 EV71 感染分为 5 期：第Ⅰ期手足口出疹期；第Ⅱ期神经系统受累期（精神差、嗜睡、易惊、头痛、呕吐、肢体抖动、肌阵挛、眼球震颤、惊厥等）；第Ⅲ期心肺功能衰竭前期（呼吸浅促、口唇发绀、咳嗽、咳白色、粉红色或血性泡沫样痰液，心率增快或减慢，血压升高或下降）；第Ⅳ期心肺功能衰竭期；第Ⅴ期恢复期。

（二）辅助检查

1. 血常规检查　白细胞数减低或正常，或白细胞计数增多，血糖升高。

2. 血气分析　呼吸系统受累时可有动脉血氧分压降低、血氧饱和度下降，二氧化碳分压升高，酸中毒。

3. 脑脊液检查　神经系统受累时可表现为：外观清亮，压力增高，白细胞计数增多，多以单核细胞为主，蛋白正常或轻度增多，糖和氯化物正常。

4. 病原学检查　CoxA16、EV71 等肠道病毒特异性核酸阳性或分离到肠道病毒。咽和气道分泌物、疱疹液、粪便阳性率较高。

5. 血清学检查　急性期与恢复期血清 CoxA16、

EV71 等肠道病毒中和抗体有 4 倍以上的升高。

（三）治疗措施

1. 普通病例　预后一般良好，多在一周内痊愈。主要为对症治疗。

2. 重症病例　维持水、电解质、酸碱平衡；有颅内压增高者可给予甘露醇等脱水治疗，重症病例可酌情给予甲泼尼龙、静脉用丙种球蛋白等药物；出现低氧血症、呼吸困难等呼吸衰竭征象者，宜及早进行机械通气治疗；维持血压稳定，必要时适当给予血管活性药物；其他重症处理：如出现 DIC、肺水肿、心力衰竭等，应给予相应处理。

3. 抗病毒药物　一般在发病 24～48 小时前使用最佳。

【护理要点】

（一）专业照护

1. 落实接触隔离措施。

2. 观察病情变化

（1）监测体温、观察皮疹的变化：观察伴随症状，如患儿精神状态，呼吸、心率、血压变化，是否有肢体抖动等，及早发现重症病例。

（2）关注并发症的发生：监测病情变化，尤其是脑、肺、心等重要脏器功能；危重患者特别注意监测血压、血气分析、血糖及胸片。因此，当患儿出现高热、头痛、面色苍白、心动过速等症状时，应引起高度重视，同时立即报告医师，密切观察生命体征并做好应急抢救工作。

3. 口腔护理　患儿因口腔溃疡出现拒食、哭闹，饭前饭后应用 0.9% 氯化钠溶液漱口，保持口腔清洁。必要时可用 3% 碳酸氢钠液涂擦口腔溃疡面，操作时动作要轻柔，尽量减轻对溃疡部和患儿的刺激。

4. 发热护理　见第一节发热护理。

5. 皮疹　手足部皮疹初期可涂炉甘石洗剂，待有疱疹形成或疱疹破溃时可涂 0.5% 碘伏；臀部有皮疹的患者，应随时清理其大小便，保持臀部清洁干燥。

6. 重症手足口病的护理

（1）脑炎、脑干脑炎的护理：抬高患儿头部15°～30°，以利颅内血液回流；频繁呕吐者侧卧位，保持气道通畅，注意呕吐物的量与性质；维持液体匀速输入，避免快速大量输液；抽搐患儿给予止惊处理；遵医嘱应用20%甘露醇注射液，以减轻脑水肿降低颅内压。

（2）肺水肿或肺出血的护理：呼吸困难时适当抬高患儿头肩部，开放气道，给予鼻导管吸氧，应用呼吸机可减轻心肺负担，缓解呼吸困难症状，早期的心肺功能支持可改善。肺出血急性期不主张拍背和胸部叩击。

（二）健康指导

1. 住院指导

（1）疾病知识宣教：向家长讲解手足口病的流行特点、临床表现及预防措施。手足口病容易引起患儿及家长的恐慌、紧张和焦虑，护理人员应态度和蔼，关心体贴患儿。对于重症手足口病的患儿要做好病情解释，安慰家属。

（2）饮食指导：给予患儿营养丰富、易消化、流质或半流质饮食。

（3）生活指导：衣、被褥要清洁舒适、柔软，经常更换，保持皮肤清洁，防止感染。及时按要求用药。修剪指甲，防止抓破水疱。

2. 门诊指导　病情稳定，暂不需要住院治疗，但具有传染性，应在家隔离，避免到人多的公共场所。居家隔离至少两周，并需要注意多休息，孩子的唾液、痰液等分泌物要用卫生纸包好丢到垃圾箱，孩子的粪便要收集好、消毒后丢入厕所，不要随意丢弃，同时要消毒便盆。具有以下特征的患者病情及时到就近医院就诊。持续高热不退；出现四肢末端发凉、发紫、皮肤花纹等；呼吸、心率增快，节律不齐；精神差、面色苍白、反应淡漠、烦躁不安、呕吐、肢体抖动、抽搐等。

第八节 流行性脑脊髓膜炎

流行性脑脊髓膜炎（epidemic cerebrospinal meningitis, meningococcal meningitis, ECM）简称流脑，是由脑膜炎奈瑟菌（又称脑膜炎球菌）引起的一种急性化脓性脑膜炎。主要临床特征为突发高热、剧烈头痛、频繁呕吐、皮肤黏膜瘀点瘀斑和脑膜刺激征，脑脊液呈化脓性改变。严重者可有败血症休克及脑实质损害，病死率高。

【流行病学】

（一）传染源

带菌者是本病的传染源，流脑患者传播的少见。

（二）传播途径

病原菌主要经咳嗽、打喷嚏借飞沫由呼吸道直接传播。密切接触如同睡、怀抱、接吻等对2岁以下婴幼儿的发病有重要意义。

（三）人群易感性

人群普遍易感，15岁以下多见，以6个月~2岁婴幼儿发病率高。病后获持久免疫。本病隐性感染率高。

（四）流行特征

全年均可发病，冬春季多见，3~4月为发病高峰。

【临床要点】

（一）临床表现

1. 潜伏期 一般为2~3天，最短1天，最长7天。

2. 症状 按病情可分为以下各型：

（1）普通型：最常见，占全部病例的90%以上。①前驱期（上呼吸道感染期）：多数患者此期症状不明显。②败血症期：起病急，突发寒战、高热，体温39~40℃，伴头痛、全身乏力、食欲缺乏、呕吐以及精神萎靡等毒血症状。皮肤、黏膜瘀点及瘀斑，开始为鲜红色，以后为紫红色，病情严重者瘀斑扩大中央呈紫黑色坏死或大疱，持续1~2天。③脑膜炎期：高热持续不退，出现明显的中枢神经系统症状，头痛剧烈、喷射状呕吐频繁、烦躁不安、畏光、颈后部及全身疼痛，经治疗持续 2～5 天。④恢复期：体温逐渐降至正常，意识及精神状态改善，皮肤瘀点、瘀斑吸收或结痂愈合。神经系统检查均恢复正常。

（2）暴发型：起病急骤，病势凶险，如不及时治疗可在 24 小时内危及生命。儿童多见，病死率高。可分为三型：①休克型：起病急，高热寒战，严重者体温不升，伴头痛、呕吐及全身严重中毒症状，精神萎靡及烦躁不安。全身皮肤黏膜广泛性瘀点、瘀斑并迅速融合呈片状中央坏死，早期即出现循环衰竭表现，易发生 DIC。②脑膜脑炎型：除高热、全身毒血症状、瘀斑外，严重颅内高压为本型突出症状。体检可见脑膜刺激征、巴宾斯基征阳性等病理反射。③混合型：为最严重的类型，以上两型表现同时或先后出现，病死率高。

（3）轻型脑炎：见于流脑流行后期，病变轻微。表现为低热、轻微头痛及咽痛等轻微上呼吸道症状，皮肤黏膜细小出血点及脑膜刺激征阳性，无意识改变。脑脊液变化不明显，咽拭子培养可有病原菌。

（4）慢性败血症型：此型极为少见，可迁延数月。表现为间歇性发热、寒战、皮肤瘀点或皮疹、多发性大关节痛，少数患者有脾大，每次发作可持续 1～6 天。易误诊，故需反复多次血培养或瘀点涂片检查。

（二）辅助检查

1. 血常规　白细胞总数显著升高，并发 DIC 时血小板可明显减少；细菌学检查做涂片染色，细菌阳性率为 60%～80%，亦可取血或脑脊液做细菌培养。

2. 脑脊液检查　是确诊的重要方法。压力增高，外观浑浊似米汤样。白细胞数明显增高达 $1000 \times 10^6/L$，以中性粒细胞为主。蛋白增高，糖、氯化物明显降低。

3. 细菌学检查　涂片检查在皮肤瘀点处刺破，挤出少量组织液或取脑脊液离心沉淀物涂片、染色，均可检出脑膜炎球菌。细菌培养可取血液、皮肤瘀点刺出液或脑脊液做细菌培养。应在使用抗生素药物治疗之前采集标本并及时送检，可提高阳性率。

4. 抗原检测　检测血液、脑脊液或尿液中的细菌荚膜多糖抗原，方法简便、快速、敏感、特异性强。

（三）治疗措施

治疗原则：尽早诊断，严密观察，就地住院，隔离，早期足量应用敏感抗菌药物，积极对症治疗。

1. 普通型病原治疗　一旦高度怀疑流脑，给予抗生素治疗。常选用青霉素类、头孢菌素类。

2. 暴发型

（1）休克型治疗：尽早应用抗菌药物；联合用药。迅速纠正休克，治疗 DIC。

（2）脑膜脑炎型：尽早应用抗菌药物。治疗脑水肿预防脑疝。防治呼吸衰竭。

（3）混合型：积极治疗休克，注重脑水肿的治疗。

【护理要点】

（一）专业照护

1. 隔离　落实飞沫隔离措施，至患儿症状消失后 3 天，但不少于发病后 7 天。

2. 病情观察　严密监测生命体征，及早发现循环衰竭及呼吸衰竭。密切观察和记录患儿的意识状态、瞳孔、抽搐等情况。观察头痛情况，头痛剧烈、躁动不安、频繁抽搐或呕吐，为颅内压增高表现。观察有无面色苍白、四肢厥冷、血压下降、脉搏细速、尿少、烦躁等休克征象。观察皮肤瘀点、瘀斑的部位、范围及变化情况。翻身时避免拖、拉、拽等动作，防止皮肤破损，预防压疮发生。

3. 发热　参照发热护理。

4. 药物护理　注意药物不良反应。

5. 安全护理

（1）意识障碍者，使其头偏一侧，避免呕吐物吸入，造成吸入性肺炎。

（2）昏迷患者应注意有无尿潴留，及时给予排尿，以防患者躁动引起颅内压增高。

（3）对于烦躁不安者，应上好床栏或四肢加以约束，防止坠床，必要时遵医嘱给予镇静剂。

（二）健康指导

1. 住院指导

（1）疾病知识宣教：讲解流脑的临床过程及预后等，接受飞沫隔离，以防疫情扩散。

（2）指导患儿和家属坚持功能锻炼、按摩等，改善患儿肢体功能，以提高患儿的生活质量。

（3）饮食指导：给予高热量、高蛋白、高维生素、易消化的清淡物质或半流质饮食如鱼类、蔬菜、牛奶等。可自行进食的患儿鼓励多饮水。对意识障碍患儿，给予鼻饲或静脉高营养。

2. 出院指导　对有神经系统后遗症和恢复期的患儿，与家属一同制订个性化的功能训练计划，指导家长具体的护理措施，促进机体康复。讲解疾病预防知识，积极治疗原发病。

第九节　乙型脑炎

流行性乙型脑炎（epidemic encephalitis B），简称乙脑，是由乙型脑炎病毒引起的以脑实质炎症为主要病变的中枢神经系统急性传染病。临床特征为高热、意识障碍、抽搐、病理反射阳性及脑膜刺激征。重症可出现中枢性呼吸衰竭，病死率高，可有后遗症。

【流行病学】

（一）传染源

本病属于人兽共患病，人和动物均可成为传染源，猪是主要传染源。

（二）传染途径

蚊子是乙脑的主要传播媒介，同时也是储存宿主。

（三）人群易感性

普遍易感，多数呈隐性感染，感染后可获得较持久的免疫力。以 2～6 岁儿童发病率高，但由于儿童多接种乙脑疫苗，发病率明显下降，成人和老年人发病率相对增加。

（四）流行特征

乙脑主要分布于亚洲。多为夏秋季流行，在热带地区全年均可发生。

【临床要点】

（一）临床表现

潜伏期一般为 6～16 天。

典型的临床表现可分为以下四期：

1. 初期 为病初的 1～3 天。起病急，体温在 1～2 天内上升至 39～40℃，伴有头痛、精神倦怠、食欲差、恶心、呕吐和嗜睡，此期易误认为上呼吸道感染。少数患儿可出现神志淡漠和颈项强直。

2. 极期 病程的第 4～10 天，除初期症状加重外，突出表现为脑实质受损的症状。出现高热（体温常高达 40℃，一般持续 7～10 天）、寒战、头痛、畏光、恶心、呕吐、嗜睡、谵妄、昏迷、惊厥或抽搐、呼吸衰竭（主要为中枢性呼吸衰竭）等。有时可出现血压下降、脉搏细速、休克和胃肠道出血。

高热、抽搐和呼吸衰竭是乙脑极期的严重表现，三者互相影响，呼吸衰竭为引起死亡的主要原因。

3. 恢复期 患者体温逐渐下降，神经系统症状和体征日趋好转，一般患者于 2 周左右可完全恢复，但重型患者需 1～6 个月才能逐渐恢复。

4. 后遗症期 约 5%～20% 的重型乙脑患者留有后遗症，主要有失语、肢体瘫痪、意识障碍、精神失常及痴呆等，经积极治疗后可有不同程度的恢复。癫痫后遗症有时可持续终生。

（二）辅助检查

1. 血常规检查 白细胞总数在 $(10～20) \times 10^9/L$，疾病初期中性粒细胞增高，可达 80% 以上。

2. 脑脊液检查 脑脊液压力增高，外观无色透明或微混，白细胞计数在 $(50～500) \times 10^6/L$ 以上、早期中性粒细胞稍增多，氯化物正常，糖正常或偏高，蛋白质轻度增加。

3. 血清学检查　特异性 IgM 抗体检查一般在病后 3～4 天即可出现，2 周时达高峰，有早期诊断价值。血凝抑制试验血凝抑制抗体于病后 4～5 天出现，2 周达高峰，持续 1 年以上，可用于临床诊断和流行病学调查。

4. 病原学检查　病毒分离病程第 1 周内死亡病例的脑组织中可分离出病毒，但脑脊液和血中不易分离出病毒。病毒抗原及核酸检测：在血液或组织中检测病毒抗原或通过聚合酶链反应（PCR）检测病毒核酸。

（三）治疗措施

治疗原则：积极对症和支持治疗，维持体内水和电解质的平衡，密切观察病情变化，重点处理高热、抽搐、控制脑水肿和呼吸衰竭等危重症状，降低病死率和减少后遗症的发生。

【护理要点】

（一）专业照护

1. 落实接触隔离各项措施。

2. 病情观察　注意意识、体温、脉搏、血压以及瞳孔的变化；对惊厥或者抽搐患者应争取早期发现先兆，协助医师及时处理。

3. 高热的护理　详见本章第一节发热护理。

4. 昏迷患儿做好基础护理，防止并发症。

5. 呼吸衰竭的护理　吸氧，保持呼吸道通畅，定时翻身，拍背，吸痰，必要时应用人工呼吸机。

6. 恢复期及后遗症的护理要点　鼓励并帮助患儿进行功能锻炼，有运动障碍者，帮助其进行被动运动，防止肌肉萎缩，促进早日康复。观察患者神志、各种生理功能、运动功能的恢复情况。

（二）健康指导

1. 住院指导

（1）疾病知识宣教：重型乙脑患儿病情发展迅速，

5

昏迷期病情危重，家属情绪紧张，担心疾病预后，护士应针对家属的心理，及时向家属说明疾病发展的规律，做好相关解释工作，使其密切配合治疗。

（2）环境：保持病室安静整洁，避免不必要的刺激；病室有防蚊和降温设备。

（3）饮食指导：昏迷者可行鼻饲，给予足够的营养及维生素。

（4）康复指导：评估患者神志、各种生理功能、运动功能的恢复情况，指导患者进行功能锻炼，帮助其尽快恢复。为了促进患儿意识恢复，从开始就采用呼唤式护理方法，即在做任何治疗、护理操作时，首先要呼唤其姓名，解释操作目的及注意事项，鼻饲、擦浴、大小便都要先与患儿交流，像对待清醒患儿一样与其不断交流，同时可播放患儿喜爱的音乐。医护人员应积极、耐心理解、安慰患者，并进行疾病知识讲解，鼓励患儿及家属树立信心，配合治疗护理。

2. 出院指导 乙脑患儿出院时如遗留瘫痪、失语、痴呆等神经精神症状时，应向患者及家属说明积极治疗的意义，尽可能争取在6个月内恢复，以防成为不可逆的后遗症。鼓励患儿坚持康复训练和治疗，定期复诊，并教会其家属本病相关的护理措施及康复方法。

3. 门诊指导 宣传乙脑的防护知识，包括：①大力开展防蚊、灭蚊工作，在流行季节利用蚊帐、避蚊油等防止蚊虫叮咬；②易感者进行乙脑疫苗的接种；③流行地区在流行季节前，对猪进行接种疫苗，能有效地控制乙脑在猪群中的传播流行。

第十节 脊髓灰质炎

脊髓灰质炎（poliomyelitis）是由脊髓灰质炎病毒引起的急性传染病。临床特点为发热及肢体迟缓性瘫痪。因本病多发于儿童，故又称"儿童麻痹症"。自口服脊髓灰质炎减毒活疫苗广泛应用以来，本病发病率已明显降低。

【流行病学】

（一）传染源

患者和无症状的病毒携带者（隐性感染）均为传染源，整个病程均具有传染性，潜伏期末和瘫痪前期传染性最强。

（二）传染途径

粪-口传播是本病主要传播方式，病初亦可通过飞沫传播。

（三）人群易感性

人群普遍易感，5 个月 ~ 5 岁儿童多见。感染后可获得同型病毒持久免疫力。

（四）流行特征

一年四季均可发病，以夏季和秋季为多。

【临床要点】

（一）临床表现

潜伏期一般 9 ~ 12 天。典型病例可分为以下 5 期：

1. 前驱期　主要表现为发热、乏力、咽痛、流涕及咳嗽等上呼吸道症状，或食欲缺乏、恶心、呕吐、腹泻等消化道症状。多数患儿 1 ~ 4 天热退，症状消失，称顿挫型。

2. 瘫痪前期　前驱期热退后 1 ~ 6 天，体温再次上升（呈本病典型的双峰热型），或由前驱期直接进入本期。患儿感觉过敏、肌肉酸痛，主要为肢体和颈背部疼痛。小婴儿拒抱，较大患儿体检可见以下体征：三脚架征、吻膝试验阳性、头下垂征。如患儿经 3 ~ 6 天康复，称无瘫痪型。

3. 瘫痪期　多在起病后 3 ~ 4 天或第 2 次发热后 1 ~ 2 天发生瘫痪，并逐渐加重，至体温正常后瘫痪停止进展，不伴感觉障碍。根据瘫痪表现可分为 4 型。

（1）脊髓型：最常见。表现为分布不规则、不对称、迟缓性软瘫，单侧下肢为多，不伴感觉障碍。

（2）延髓型：出现脑神经麻痹及呼吸、循环受损的表现，可因呼吸衰竭或循环衰竭而死亡。

（3）脑型：较少见。表现与病毒性脑炎相似，可有发热、头痛、嗜睡、昏迷、惊厥和肢体强直性瘫痪。

（4）混合型：上述各型同时存在称混合型。以脊髓型和延髓型同时存在多见。

4. 恢复期　瘫痪后 1 ~ 2 周肢体功能逐渐恢复，常自肢体远端小肌群开始，继之近端大肌群。

5. 后遗症期　如瘫痪 1 ~ 2 年仍不能恢复则为后遗症，可导致肌肉萎缩及畸形，患儿不能站立行走或呈跛行。

（二）辅助检查

1. 血常规　白细胞计数正常或可升高，急性期血沉加快。

2. 脑脊液　瘫痪前期脑脊液出现异常，压力增高，呈蛋白-细胞分离现象。热退后白细胞恢复正常，但蛋白增高，且持续时间可长达 4 ~ 6 周。

3. 血清学检测。

4. 病毒分离。

（三）治疗措施

1. 前驱期及瘫痪前期

（1）一般治疗：卧床至热退后 1 周，避免各种引起瘫痪发生的因素，如剧烈活动、肌内注射、手术等。保证补液量及热量的供给。

（2）对症治疗：必要时可使用退热药物、镇静剂缓解全身肌肉痉挛和疼痛；适量的被动运动可减少肌肉萎缩、畸形发生。

2. 瘫痪期治疗　保持功能体位，予以充足的营养及水分，使用神经细胞的营养药物如维生素 B_1、B_{12} 及促神经传导药物。对于延髓型瘫痪的患儿要监测生命体征，发现问题及时处理。

3. 恢复期及后遗症期　体温恢复正常，肌肉疼痛消失和瘫痪停止发展后应进行积极康复治疗。

【护理要点】

（一）专业照护

1. 落实接触隔离的各项措施

（1）管理传染源：隔离患儿至病后 40 天，密切接触者医学观察 20 天。

（2）切断传播途径：衣物、被褥日光暴晒。

（3）保护易感者：5 岁以内未患过疫苗而与患者密切接触者，及时注射丙种球蛋白。普遍接种疫苗是降低发病率以至消灭本病的主要措施。

（4）做好日常卫生：保持环境卫生、消灭苍蝇、培养卫生习惯等十分重要。本病流行期间，儿童应减少去人群众多场所，避免过分疲劳和受惊，推迟各种预防注射和不急需的手术等，以免促使顿挫型感染变成瘫痪型。

2. 病情观察　观察生命体征及肢体的运动功能：观察呼吸状态即呼吸频率、节律以及深度，及时发现呼吸肌功能减退的征象，在出现呼吸肌麻痹时，应当在缺氧出现之前开始机械通气。

3. 发热护理　详见本章第一节发热的护理。

4. 止痛、保持关节功能位　瘫痪前肢体常有感觉异常，肌肉疼痛，应避免刺激和受压，可局部热敷改善血液循环；对已发生瘫痪的肢体，可用支架保持患肢于功能位，防止足下垂或足外翻；恢复期帮助患儿进行肢体的主动或被动功能锻炼，促进肌肉功能最大限度恢复，防止挛缩畸形。

5. 用药及护理　注意药物使用的注意事项。

6. 恢复期及后遗症期可采用针灸、按摩及理疗。

（二）健康指导

1. 喂养指导　根据患儿的吞咽和咀嚼能力，选择高蛋白、高热量、高维生素易消化的流质或半流质饮食，少量多餐。不能经口进食者给予鼻饲。

2. 康复锻炼　教会家长帮助患儿进行康复训练的方法，鼓励、指导患儿坚持瘫痪肢体的主动锻炼，加强对生活自理能力的训练，注意强度适中、循序渐进、持之

5

以恒。定期进行门诊复查。

第十一节 猩红热

猩红热（scarlet fever）为 A 族溶血性链球菌感染引起的急性呼吸道传染病。其临床特征为发热、咽峡炎、全身弥漫性鲜红色皮疹和疹退后明显的脱屑。少数患者患病后由于变态反应而出现心、肾、关节的损害。

【流行病学】

（一）传染源

主要是患者和带菌者。

（二）传播途径

主要经空气飞沫传播。亦可经皮肤伤口或产道等处感染。

（三）易感人群

人群普遍易感，多见于小儿。

（四）流行特征

全年均可发病，冬、春季发病较多。

【临床要点】

（一）临床表现

1. 潜伏期　2~3 天，也可少至 1 天，多至 6 天。

2. 症状　起病急剧，突然高热、头痛、咽痛、恶心、呕吐等。发病初期，出疹之前即可见舌乳头红肿肥大，突出于白色舌苔之中，称为"白色草莓舌"。3~4 天后，白色舌苔脱落，舌色鲜红，舌乳头红肿突出，状似杨梅，称"红色杨梅舌"，同时伴有下颌下淋巴结肿大。

（1）前驱期：大多骤起畏寒、发热，重者体温可升到 39~40℃，伴头痛、咽痛、食欲减退、全身不适，恶心呕吐。婴儿可有谵妄和惊厥。咽红肿，扁桃体上可见点状或片状分泌物。软腭充血水肿，并可有米粒大的红疹或出血点，即黏膜内疹，一般先于皮疹而出现。

（2）出疹期：皮疹为猩红热最重要的症候之一。多数自起病第 1～2 天出现。从耳后、颈底部及上胸部开始，1 天内即蔓延及胸、背、上肢，最后及于下肢，少数需经数天才蔓延及全身。典型的皮疹为在全身皮肤充血发红的基础上散布着针帽大小、密集而均匀的点状充血性红疹，高出皮面，扪之粗糙，压之褪色，疹间无正常皮肤可见；中毒重者可有出血疹，患者常感瘙痒。在皮肤皱褶处如腋窝、肘窝、腹股沟部可见皮疹密集呈线状，称为"帕氏线"。面部充血潮红，但无皮疹，口鼻周围相形之下显得苍白，称"环扣苍白"征。皮疹一般在 48 小时内达到高峰，2～4 天可完全消失。重症者可持续 5～7 天甚至更久。下颌下及颈部淋巴结可肿大，有压痛，一般为非化脓性。出疹时体温更高，皮疹遍布全身时，体温逐渐下降，中毒症状消失，皮疹隐退。

（3）恢复期：退疹后一周内开始脱皮，脱皮部位的先后顺序与出疹的顺序一致。躯干多为糠状脱皮，手掌足底皮厚处多见大片膜状脱皮，甲端皲裂样脱皮是典型表现。脱皮持续 2～4 周，不留色素沉着。

3. 类型　临床表现一般分为以下 4 个类型：

（1）普通型：在流行期间 95% 以上的患者属于此型。临床表现如上所述。有咽峡炎和典型的皮疹及一般中毒症状，下颌下淋巴结肿大，病程 1 周左右。

（2）轻型：表现为低热，全身症状轻，咽部轻度充血，皮疹少、色淡、不典型，可有少量片状脱皮，整个病程约 2～3 天，易被漏诊。

（3）重型：又称中毒型，全身中毒症状明显，高热、剧吐、头痛、皮疹可呈片状或出血性瘀斑，甚至神志不清，可有中毒性心肌炎及周围循环衰竭、化脓性脑膜炎、中毒性休克、败血症等。此型病死率高，目前很少见。

（4）外科型：病原菌由创口侵入，局部先出现皮疹，由此延及全身，但无咽炎，全身症状大多较轻。

4. 并发症　初期可发生化脓性和中毒性并发症，如化脓性淋巴结炎、中耳炎及中毒性心肌炎、中毒性肝炎等。在病程 2 ~ 3 周，主要有风湿病、肾小球肾炎和关节炎，为变态反应所致。近年由于早期应用抗生素使病情得以控制，故并发症少见。

（二）辅助检查

白细胞数增高，中性粒细胞占 80% 以上。红疹毒素试验早期为阳性。咽拭子、脓液培养可获得 A 族链球菌。

（三）治疗措施

1. 抗生素疗法　青霉素是治疗猩红热的首选药物，早期应用可缩短病程、减少并发症，病情严重者可增加剂量。为彻底消除病原菌、减少并发症，疗程至少 10 天。对青霉素过敏者可用红霉素或头孢菌素。严重时也可静脉给药，疗程 7 ~ 10 天。

2. 对症治疗及并发症治疗。

【护理要点】

（一）专业照护

1. 发热　详见本章第一节。

2. 皮疹护理　详见本章第一节。

3. 病情观察　密切观察生命体征及意识状态。观察咽部黏膜及分泌物情况。观察皮疹范围、颜色、有无出血及脱屑等变化。观察有无化脓性或中毒性及变态反应性并发症。

4. 用药护理　保持静脉通道的通畅。向家属讲解抗生素的作用，使用药物时要注意观察，若有不适，及时通知医务人员。应用青霉素之前应询问过敏史，做皮肤过敏试验，并备好抢救物品，注意观察疗效及过敏反应。

（二）健康指导

病情稳定者不需要住院治疗，但仍然具有传染性，需要在家隔离。应进行 6 天隔离治疗。儿童机构内有本病流行时，对咽峡炎或扁桃体炎患者，亦应按猩红热隔离治疗。流行期间应避免到人群密集的公共场所，接触患者应戴口罩。

第十二节　传染性单核细胞增多症

传染性单核细胞增多症（infectious mononucleosis）是由 EBV 病毒（一种接触传染性病毒，Epstein-Barr virus）所致的急性自限性传染病。其临床特征为发热，咽喉炎，肝脾、淋巴结肿大，外周血淋巴细胞显著增多并出现单核样异常淋巴细胞，嗜异性凝集试验阳性，感染后体内出现抗 EBV 抗体。儿童和青少年常见。

【流行病学】

（一）传染源

带毒者及患者为本病的传染源。

（二）传播途径

口-口传播为主要传播途径，也可经飞沫、输血和粪便传播。

（三）易感人群

人群普遍易感，但儿童及青少年患者更多见。

【临床要点】

（一）临床表现

1. 潜伏期　潜伏期 4～15 天，一般为 9～11 天。

2. 前驱症状　该病病程长短悬殊，伴随症状多样化，各次流行迥然不同。

3. 典型症状

（1）发热：体温高低不一，多在 38～40℃之间。热型不定。热程自数天至数周，甚至数月。可伴有寒战和多汗。中毒症状多不严重。

（2）淋巴结肿：见于 70% 的患儿。以颈淋巴结肿大最为常见，腋下及腹股沟部次之。质地中等硬，分散，无明显压痛，不化脓、双侧不对称等为其特点。消退需数周至数月。肠系膜淋巴结肿大引起腹痛及压痛。

（3）咽痛：大多数病例可见咽部充血，少数患儿咽部有溃疡及假膜形成，可见出血点。

（4）肝脾大：仅 10% 患者出现肝大，肝功能异常者则可达 2/3。少数患儿可出现黄疸，但转为慢性和出现肝功能衰竭少见。

（5）皮疹：约 10% 左右的病例在病程 1~2 周出现多形性皮疹，为淡红色斑丘疹，亦可有麻疹样、猩红热样、荨麻疹样皮疹，多见于躯干部，一周内隐退，无脱屑。

（6）神经系统症状：见于少数严重的病例。可表现为无菌性脑膜炎、脑炎及周围神经根炎等。90% 以上可恢复。

4. 并发症　咽峡部溶血性链球菌感染、急性肾炎、脾破裂、心肌炎等。

5. 预后　病程多为 1~3 周，少数可迁延数月。偶有复发，复发时病程短、病情轻。本病预后良好，病死率仅为 1%~2%，多系严重并发症所致。

（二）辅助检查

1. 血常规检查　白细胞总数正常或稍增多，最高可达（30~50）×10^9/L。单个核细胞（淋巴细胞、单核细胞及异型淋巴细胞）可达 60% 以上，其中异型淋巴细胞可在 10% 以上。

2. 嗜异性凝集试验（heterophil agglutination test）、EBV 抗体检测、EBV DNA 检测。

（三）治疗措施

本病为自限性疾病，预后良好。治疗为对症性，不需要特殊治疗。急性期特别是并发肝炎时应卧床休息，应随时警惕脾破裂发生的可能。抗病毒治疗首选阿昔洛韦。

（四）预防

目前尚无有效预防措施。急性期患者应进行飞沫隔离。其呼吸道分泌物及痰杯应用含氯消毒剂或煮沸消毒。疫苗尚在研制中。

【护理要点】

（一）专业照护

1. 病情观察

（1）观察症状：咽部肿胀严重患儿应密切观察面

色、神志、脉搏、呼吸、血压情况，必要时吸痰或行气管切开。

（2）关注并发症的发生：急性期绝对卧床休息，避免撞击腹部；限制或避免运动，加强跌倒坠床措施；进行腹部体格检查时动作应轻柔；定期复查肝功能等指标；避免排便用力过度。

2. 维持正常体温 详见本章第一节发热护理。

3. 用药护理 保持静脉通道的通畅，合理调节滴速，向家属讲解所输药液的作用，阿昔洛韦可能出现头痛头晕、恶心呕吐、骨髓抑制等不良反应，使用药物时要注意观察，若有不适，及时通知医务人员。

4. 饮食和活动 饮食上选用优质蛋白食物（瘦肉、牛奶、豆制品、蛋）；应在症状改善后 2~3 个月甚至 6 个月才能剧烈运动。

（二）健康指导

1. 住院指导

（1）向患儿家长介绍疾病知识、诊疗及护理措施。

（2）病房每天空气消毒，并保持室内空气新鲜，温湿度适宜。症状缓解后可适当下床活动，有脾大者避免剧烈运动，以防脾破裂。

（3）饮食指导：对因咽部肿胀、疼痛不愿进食患儿，鼓励少食多餐，进食高热量、高蛋白、清淡、易消化食物。

2. 出院指导 指导患儿出院后定期复查血常规及肝、肾功能。加强营养，适当参加体育锻炼，增强体质。

第十三节 结 核 病

结核病（tuberculosis），是由结核分枝杆菌引起的慢性感染性疾病，全身各个脏器均可受累，但以肺结核最常见。儿童结核病主要类型是原发性肺结核，也就是结核菌初次侵入肺部后引起的原发感染。原发性肺结核包括原发综合征和支气管淋巴结结核。前者由肺原发病灶、局部淋巴结病变和两者相连的淋巴管炎组成；后者以胸腔内肿大的淋巴结为主，而肺部原发病灶或因其范围较小或被纵隔影掩盖，X线无法查出，或原发病灶已经吸收，仅遗留局部肿大的淋巴结。

【流行病学】

（一）传染源

痰中带菌的肺结核患者，尤其是未经治疗者。

（二）传播途径

肺结核最重要的传播途径是飞沫传播。

【临床要点】

（一）临床表现

症状轻重不一；轻者可无症状，起病多缓慢，可有结核中毒症状。婴幼儿可突发高热，但一般情况尚好，与发热不相称，并伴结核中毒症状，干咳和轻度呼吸困难最为常见。婴儿可表现为体重不增或生长发育障碍。部分高度过敏状态小儿可出现眼疱疹性结膜炎，皮肤结节性红斑和（或）多发性一过性关节炎。肺内淋巴结高度肿大时，可发生压迫症状，肺部体检多无阳性体征，与肺内病变不一致。

（二）辅助检查

1. 痰结核分枝杆菌检查　是确诊肺结核、制订化学治疗方案和考核治疗效果的主要依据。

2. 影像学检查　常见的X线表现如原发综合征呈哑铃状阴影；纤维钙化的硬结病灶表现为密度较高、边缘清晰的斑点、条索或结节；干酪样病灶表现为密度较高、浓淡不一、有环形边界的不规则透光区或空洞形成等。肺部CT检查可发现微小或隐蔽性病灶。

3. 结核菌素试验　通常在左前臂屈侧中下部1/3交界处皮内注射纯结合蛋白衍生物（PPD）0.1ml（5IU），48～72小时（一般以72小时为准）后测量皮肤硬结直径（以硬结大小作为判断反应的标准，红晕多为非特异性反应，不作为判断指标）。硬结直径（平均直径即横径＋纵径之和的1/2）＜5mm为阴性（－），5～9mm为弱阳性（＋），10～19mm 为阳性（＋＋），≥20mm 为强阳性（＋＋＋）。局部除硬结外还有水疱和淋巴管炎等为极强阳性反应（＋＋＋＋）。结核菌素试验对婴幼儿的诊断价值大于成人。3 岁以下强阳性反应者，应视为新近感染的活动性结核病，应进行治疗。

4. 纤维支气管镜检查 有助于支气管内膜结核和支气管淋巴结结核的诊断。

（三）治疗措施

1. 一般治疗 注意营养，选用富含蛋白质和维生素的食物。有明显结核中毒症状的患儿应卧床休息。避免传染麻疹、百日咳等疾病。

2. 抗结核菌治疗 抗结核菌治疗是主要治疗措施。抗结核治疗原则为：早期、联用、适量、规律、全程。WHO 认定的一线抗结核药物为异烟肼（INH）、利福平（RFP）、吡嗪酰胺（PZA）、链霉素（SM）、乙胺丁醇（EMB）。可根据病情制定联合用药方案。抗结核治疗分强化和巩固两个阶段。

（四）预防

1. 控制传染源 结核菌涂片阳性患者是小儿结核病的主要传染源，早期发现及合理治疗结核菌涂片阳性患者是预防小儿结核病的根本措施。

2. 普及卡介苗接种 卡介苗接种是预防小儿结核病的有效措施。

【护理要点】

（一）专业照护

1. 病情观察 观察结核中毒症状：体温变化、食欲、盗汗、体重及营养状况，观察咳嗽、咳痰的时间、性质、频率等。观察呼吸状态：呼吸频率、深度、节律等。

2. 预防感染传播 结核活动期实行飞沫隔离，落实各项隔离措施。

3. 提高药物疗效，减少不良反应。抗结核药物对肝脏、肾脏有损害，应核准剂量执行；定期检查肝肾功能，

INH 与 RFP 联合用药时可增加肝脏损害，更应注意；EMB 可引起球后视神经炎，口服时应监测视力；使用链霉素时，需注意有无听神经损害。出现不良反应时，要及时与医师联系，不要自行停药，大部分不良反应经相应处理可以完全消失。

（二）健康指导

1. 住院指导

（1）疾病知识宣教：向患儿及家属讲解结核病的病因及传播知识、治疗护理措施、注意事项及预后，让患儿及家属积极配合治疗，提高依从性。通过治愈实例来教育他们，使他们了解结核病并非不治之症，从而正视现实，正确认识疾病，树立治疗信心。

（2）药物治疗指导：①有计划、有目的向患儿及家属逐步介绍药物治疗的知识；②强调早期、联合、适量、规律、全程化学治疗的重要性，督促患儿按医嘱服药，建立按时服药的习惯。

（3）饮食护理：为患儿提供高热量、高蛋白、富含维生素和钙质的食物。增加饮食的品种，采取患者喜欢的烹调方式，增加食欲，每周测体重 1 次并记录，判断患者营养状况是否改善。

（4）活动与休息：保证患儿有充足的睡眠时间，适当进行户外活动，但结核活动期应尽量休息，减少消耗，如有咯血或病情较重应卧床休息。

（5）指导患儿及家属监测病情：如体温变化、午后潮热以及药物的不良反应等。

（6）防治疾病传播：除落实各项隔离措施外，指导患儿不可面对他人打喷嚏或咳嗽，在咳嗽或打喷嚏时，用双层纸巾遮住口鼻，纸巾焚烧处理。留置于容器中的痰液须经灭菌处理再弃去。

2. 出院指导

（1）坚持按要求服药，继续加强营养，逐步进行活动与锻炼，增强抵抗力。

（2）生活卫生习惯：有条件的患儿应单居一室，注意个人卫生，严禁随地吐痰。

（3）清洁消毒措施：接触痰液后用流动水洗手。餐具煮沸消毒或用消毒液浸泡消毒，同桌共餐时使用公筷，以预防传染。被褥、书籍在烈日下暴晒6小时以上。外出时要戴口罩。

（4）注意定期复查，了解疗效和药物使用情况并及时调整治疗方案。

第十四节 病毒性肝炎

病毒性肝炎（viral hepatitis）是由多种肝炎病毒引起的，以肝脏损害为主的一组全身性传染病。目前按病原学明确分类的有甲型、乙型、丙型、丁型、戊型五型肝炎病毒。各型病毒性肝炎临床表现相似，以疲乏、食欲减退、厌油、肝功能异常为主，部分病例出现黄疸。

【流行病学】

（一）传染源

甲型、戊型肝炎传染源为急性期患者和隐性感染者。乙型、丙型、丁型肝炎的传染源主要是急、慢性患者和病毒携带者。

（二）传播途径

1. 甲型、戊型肝炎　主要经粪-口途径传播。粪便污染饮用水源、食物、蔬菜、玩具等可以引起传播。

2. 乙型、丙型、丁型肝炎　主要通过血液、体液传播。接触（日常生活密切接触和性接触）传播和母婴传播也是乙型肝炎的传播方式。

（三）易感者

人类对各类肝炎病毒普遍易感，感染后可获得一定的免疫力，但各型之间无交叉免疫。

（四）流行特征

1. 流行暴发　常见于甲型和戊型肝炎。

2. 季节分布　我国甲型肝炎以秋冬季为发病高峰，以幼儿、学龄前儿童最多。戊型肝炎多发生于雨季或洪水后。乙、丙、丁型肝炎主要为散发性发病和慢性经过，无明显季节性。

3. 地区性差异　我国是乙型肝炎高发区，有家庭聚集现象，儿童及青少年发病率高。

【临床要点】

（一）临床表现

潜伏期：甲型肝炎为 2～6 周，乙型肝炎为 6 周～6 个月，丙型肝炎为 2～26 周，丁型肝炎 4～20 周，戊型肝炎 2～9 周。

1. 急性肝炎　急性肝炎包括急性黄疸型肝炎和急性无黄疸型肝炎。

（1）急性黄疸型肝炎：总病程 2～4 个月，主要症状有全身乏力、食欲减退、恶心、呕吐、厌油、腹胀、肝区痛、尿色加深等，肝功能改变。巩膜和皮肤出现黄染，1～3 周内黄疸达高峰。

（2）急性无黄疸型肝炎：较黄疸型多见，约占急性肝炎 90% 以上。除无黄疸外，其他临床表现与黄疸型相似。通常起病较缓慢，症状较轻，多在 1～2 个月内恢复。

2. 慢性肝炎　仅见于乙、丙、丁三型肝炎，急性肝炎病程超过 6 个月，或发病日期不明，或虽无肝炎病史，但影像学或肝组织病理学检查符合慢性肝炎者。

3. 重型肝炎（肝衰竭）　表现为一系列肝衰竭综合征。

4. 淤胆型肝炎　又称毛细胆管型肝炎。起病类似急性黄疸型肝炎，但自觉症状轻。黄疸较深，持续数月或 1 年以上，主要表现为肝内梗阻性黄疸，肝大、皮肤瘙痒、大便陶土色。

（二）辅助检查

1. 肝功能检查

（1）血清酶测定：谷丙转氨酶（ALT）是目前反映肝功能的最常用指标。但重型肝炎肝细胞大量坏死时，胆红素升高，ALT 反而下降，称胆-酶分离现象。谷草转氨酶（AST）也可升高。

（2）血清白蛋白：白/球（A/G）比值下降甚至倒置。

（3）胆红素：胆红素含量是反映肝细胞损伤程度的重要指标。血清胆红素和尿胆色素黄疸型肝炎时血中胆红素升高，尿中尿胆原和胆红素均增加。梗阻性黄疸时尿胆红素强阳性而尿胆原阴性。

（4）凝血酶原活动度（PTA）PTA < 40% 时提示肝损伤严重，是诊断重型肝炎的重要依据，也是判断重型肝炎预后的敏感指标。

（5）血氨：血氨升高，常见于重型肝炎、肝性脑病患者。

2. 病原学检查　肝炎病毒标记物检测，可以确诊不同病毒感染及感染不同阶段具有参考意义。

3. 影像学检查　B 超对肝硬化有较高的诊断价值。

4. 肝组织病理学检查　肝组织病理学检查是判断炎症活动度、纤维化程度及评估疗效的可靠依据。

（三）治疗措施

治疗原则：充足的休息、合理营养，辅以适当药物，避免患儿劳累和使用损害肝脏药物。

（四）预防

保护易感人群：①甲型肝炎疫苗：用于幼儿、学龄前儿童及其他高危人群；②人血丙种免疫球蛋白：主要用于接触甲型肝炎患者的易感儿童；③乙型肝炎疫苗：学龄前和学龄儿童接种；④乙型肝炎免疫球蛋白：主要用于母婴传播的阻断。

【护理要点】

（一）专业照护

1. 病情观察　密切观察患儿生命体征和肝功能情况，急性肝炎患儿应观察消化道症状、黄疸、尿的颜色；慢性肝炎患儿应加强评估各种实验室检查结果；密切观察重型肝炎患儿的精神和意识状况、凝血酶原时间、血小板计数、血红蛋白、24 小时尿量、尿常规、尿比重及尿钠、血尿素氮、血肌酐及血清钾、钠等。注意有无出

5

血、脑病等并发症的发生。

2. 预防感染传播 对患者和带菌者执行接触隔离措施。甲型、戊型肝炎进行接触隔离至病后 21 天；慢性乙型肝炎进行血液、体液隔离，症状、体征好转后可出院。丙、丁型肝炎处理同乙型肝炎。

3. 黄疸、瘙痒的护理 见本章第一节皮疹护理。

4. 发热 参照本章第一节发热的护理。

5. 恶心呕吐的护理

（1）保持舒适安静的环境，减少刺激。

（2）协助患儿采取坐位，如病情不允许，可采取侧卧位或仰卧位，头偏向一边，避免呕吐物呛入呼吸道。

（3）呕吐后做好洗漱工作，保持舒适。

（4）呕吐频繁者可暂时禁食，予静脉补液及补充静脉营养。

（5）观察呕吐物的色、质、量及有无水电解质失衡的表现。

（二）健康指导

1. 住院指导

（1）疾病知识宣教：向患儿及家属讲解肝炎发病率、病毒性肝炎的病因及疾病传播知识、治疗护理措施、注意事项、宣传各型病毒性肝炎的预防方法以及预后和修养知识，让患儿及家属积极配合治疗，提高依从性，减轻焦虑恐惧心理。

（2）落实接触隔离措施：急性甲型、戊型肝炎隔离期自发病日起 3 周隔离。

（3）饮食指导：急性肝炎宜进清淡、易消化、富含维生素的流质饮食，多食蔬菜和水果，保证适量热量、适量蛋白质并限制脂肪的摄入；慢性肝炎患儿需增加蛋白质的摄入。各型肝炎患儿均不宜长期进食高糖、高热量饮食，营养摄入最好使体重维持在标准水平。重型肝炎患儿饮食宜低盐、低脂、高热量、高维生素、易消化；有肝性脑病倾向者应限制或禁止蛋白质摄入。

（4）指导患儿及家属注意饮食、饮水卫生；养成良好卫生习惯。

2. 出院指导

（1）向患儿及家属宣传病毒性肝炎的家庭护理和自我保健知识。

（2）定期复查，急性肝炎出院后第一个月每2周复查一次，如正常则1~2个月复查一次，如检查正常，建议随访。

（3）合理营养，适当增加蛋白质摄入，注意避免长期高热量、高脂肪饮食。

（4）作好家庭隔离，家中密切接触者，应预防接种。

（5）提高预防知识：对于甲型、戊型肝炎要搞好卫生，加强粪便管理，保护水源，严格饮用水消毒，加强食品卫生和食具消毒。对于乙、丙、丁型肝炎重点在于防止通过血液、体液传播。

（6）指导接受输血、大手术应用血制品的患儿，定期检测肝功能及肝炎病毒标志物。

第十五节　伤寒与其他沙门菌属感染

一、伤寒

伤寒（typhoid fever）是由伤寒杆菌引起的急性消化道传染病。临床表现为持续高热、全身中毒症状，肝脾大，白细胞减少，部分患者有玫瑰疹和相对缓脉。主要病理改变为全身单核-吞噬细胞系统的增生性反应，尤以回肠下段淋巴组织病变最明显。主要的并发症有肠出血和肠穿孔。

【流行病学】

（一）传染源

患儿与带菌者，潜伏期末即可从粪便排菌。慢性带菌者是引起伤寒不断传播或者流行的主要传染源。

（二）传播途径

主要通过消化道传播。通过患儿和带菌者的粪便污染水源及食物而传播。

（三）人群易感性

普遍易感，病后可获得持久性免疫，再次患病者极少。本病以儿童和青壮年居多，无明显性别差异。

（四）流行特征

伤寒在世界各地均有发病，以热带、亚热带地区多见。本病多见于夏秋两季，但也可终年散发流行。

【临床要点】

（一）临床表现

学龄期儿童症状与成人相似，出现发热、食欲缺乏、嗜睡、烦躁、腹痛、腹胀、便秘、鼻出血及肝脾大等。学龄前儿童较成人轻，年龄越小症状越不典型。

1. 潜伏期　一般为 7~14 天，食物型暴发流行可短至 48 小时，而水源性暴发流行时间可长达 30 天。

2. 发病　患儿发病较急，出现高热、呕吐、惊厥等症状较多，也可出现头痛、厌食、咳嗽、腹痛、腹泻等症状。

3. 缓脉　在较大儿童可见成人期的缓脉，年龄越小，相对缓脉越少。

4. 玫瑰疹　小儿时期少见。多为数个到数十个不等的斑丘疹，直径约 2~4mm，压之褪色，多见于腹部，其次为胸腰部和背部，约 2~4 天内消失。

5. 呼吸道感染症状　半数以上患儿出现呼吸道感染症状，主要在发病 1~2 周，有咳嗽、咽部充血等表现。

6. 腹泻　婴儿期容易发生腹泻，严重者出现脱水、酸中毒，腹泻可发生在起病时也可贯穿于全病程。

7. 病程　小儿病情较轻，热程也较短，营养不良儿的病程较长，总病程约 2~4 周。

8. 复发　少数患者热退后或停用抗生素后 2 周左右，临床症状再现，与初次发作相似，血培养再度阳性，称为复发。

9. 并发症　本病预后较佳，但营养不良小儿预后较差，可并发肠出血、肠穿孔而危及生命。支气管炎和支气管肺炎为小儿伤寒最常见的并发症。

（1）肠出血：是伤寒较常见的肠道并发症（近年已减少），多见于病程第 2 ~ 4 周。可有粪便隐血至大量便血。

（2）肠穿孔：为最严重的并发症（近年已减少），发生率约 3% ~ 4%，多见于病程第 2 ~ 4 周，好发于回肠末段。穿孔前常有腹胀、腹泻或肠出血等先兆，穿孔时出现右下腹突然腹痛，然后出现恶心、呕吐、体温下降、脉率增快、烦躁不安及腹膜炎体征等。

5

（3）其他并发症：在伤寒病进程中还可发生中毒性肝炎、中毒性心肌炎、肾损害、胆道感染等。

（二）辅助检查

1. 常规检查　外周血白细胞大多下降，伴中性粒细胞减少和嗜酸性粒细胞减少或消失。尿常规中高热时出现轻度蛋白尿和少量管型。粪便检查在腹泻患者可见少量白细胞，并发肠出血时粪便隐血试验阳性。

2. 细菌学检查

（1）血培养是确诊本病的依据，发病第 1 ~ 2 周血培养阳性率最高。

（2）骨髓培养阳性率高于血培养，阳性持续时间长，尤适合于已用抗生素药物治疗、血培养阴性者。

（3）粪便培养：对早期诊断价值不高，常用于判断带菌情况。

（4）尿培养：应避免粪便污染。

（5）玫瑰疹的刮取物或活检切片也可获阳性培养。

3. 免疫学检查

（1）肥达反应：又称肥达试验，伤寒杆菌血清凝集反应，对伤寒有辅助诊断价值。

（2）其他免疫学检查：对流免疫电泳（CIE）、间接血凝试验（IHA）、酶联免疫吸附试验（ELISA）、炭凝集试验、PCR 等。

（三）治疗措施

1. 病原治疗

（1）第三代喹诺酮类药物：氧氟沙星和环丙沙星是目前治疗伤寒的首选药物。

（2）头孢菌素类：可选用头孢噻肟、头孢哌酮等。

（3）氯霉素：对氯霉素敏感的非多重耐药伤寒杆菌所致的伤寒散发病例，仍为有效药物。但新生儿忌用。

（4）其他：还可以选用氨苄西林或复方磺胺甲基异恶唑。

2. 对症治疗　有严重病毒血症状者，可在适量、有效抗生素治疗同时，加用肾上腺糖皮质激素。兴奋、躁狂者可用镇静剂。

3. 慢性带菌者治疗　可选择氧氟沙星或者氨苄西林。

4. 并发症的治疗

（1）肠出血：严格卧床休息，严密观察血压、脉搏、神志变化及便血情况；禁食或进少量流质；注意水、电解质平衡；如患儿烦躁不安，可注射镇静剂，禁用泻剂及灌肠；经积极治疗仍出血不止者，应考虑手术处理。

（2）肠穿孔：及早确诊，及早处理。禁食、胃肠减压，加用对肠道菌敏感的抗生素，以加强腹膜炎的控制。视患儿具体情况，尽快手术处理。

【护理要点】

（一）专业照护

1. 病情观察

（1）观察生命体征及消化道症状体征：如腹痛、腹胀的性质、体温、脉搏（有无相对缓脉）、意识神志变化以及大便的性状。

（2）并发症的护理：①避免诱因：常见诱因包括疾病中过早下床活动或随意起床，过量饮食，饮食中含固体或者纤维渣滓较多、排便时用力过度、腹胀、腹泻、治疗性灌肠或用药不当等。②及早发现并发症的征象：密切观察及早识别肠道并发症的征象，发生异常时，及时通知医师并配合处理。③便秘、腹泻、腹胀的护理:便秘的患儿切忌过分用力,必要时开塞露通便,效果不佳,用温盐水低位灌肠,忌用泻剂。④肠穿孔、肠出血的护理:肠出血时要绝对卧床休息,保持安静,暂时禁食,必要时给予镇静剂;密切观察患儿的面色、脉搏、血压变化及每次排便的量和颜色。肠穿孔患儿在密切观察生命体征的同时,积极准备手术。

2. 用药护理　遵医嘱使用抗生素,观察用药后药效及不良反应。

3. 预防感染传播　落实接触隔离措施,至体温正常后 15 天或间隔 5 ~ 7 天粪便培养 1 次,连续 2 次阴性,方可解除隔离。接触者应医学观察 2 周,发热者应立即隔离。

（二）健康指导

1. 住院指导

（1）疾病知识宣教:伤寒的发病原因、传播途径、治疗护理措施、注意事项、预后,让患儿及家属积极配合治疗,提高依从性,降低并发症的发生。

（2）落实接触隔离措施。

（3）饮食指导:可给予易消化的高热量、高维生素、少渣或无渣的流质或半流质饮食,少量多餐,避免暴饮暴食,避免刺激性和产气的食物,并观察进食后胃肠道的反应。在患儿病程第三周饮食恢复时,切记过量进食和吃生硬不易消化的食物。

（4）指导患儿及家属注意饮食、饮水卫生;养成良好卫生习惯。

2. 出院指导

（1）继续加强小儿卫生管理,养成良好的个人卫生习惯。

（2）改善饮水卫生,防治水源受污染。

（3）加强粪便管理、环境卫生以及饮食卫生。

（4）加强体育锻炼,保持生活规律,增强体质。

（5）按要求复诊。

二、副伤寒

副伤寒（paratyphoid fever）包括副伤寒甲、副伤寒乙、副伤寒丙三种，分别由副伤寒甲、副伤寒乙、副伤寒丙型沙门菌引起。

副伤寒甲、乙引起肠黏膜层炎症性改变，溃疡少而表浅，肠出血、肠穿孔较少见，但炎症病变广泛，可累及肠道较大范围，以胃肠炎或结肠炎的临床表现较多，副伤寒丙较多侵犯肠外组织及器官，主要改变为败血症，可引起骨、关节、脑膜、心包、软组织等处的化脓性迁徙灶，其次为胃肠炎型。

副伤寒的表现与伤寒较难鉴别，需依靠细菌培养及肥达反应才能确诊。

治疗与伤寒相同，并发脓肿病灶形成者，在足量有效的抗生素应用同时行外科手术治疗。

第十六节 细菌性痢疾

细菌性痢疾（bacillary dysentery）简称菌痢，是志贺菌属引起的急性肠道传染病。临床表现主要有腹痛、腹泻、里急后重、黏液脓血便，可伴有发热及全身毒血症状。临床表现不一，轻者仅有腹痛、腹泻，严重者可有感染性休克和（或）中毒性脑病，预后凶险。

【流行病学】

（一）传染源

患儿及带菌者是传染源。

（二）传播途径

经粪-口途径传播。在流行季节如食物或者饮用水被污染，则可引起食物传播局部流行或水型传播暴发流行。

（三）人群易感性

以学龄前儿童多见，与不良卫生习惯有关，可多次重复感染。

（四）流行特征

菌痢终年散发，但以夏秋季多发。

【临床要点】

（一）临床表现

潜伏期一般为 1~3 天（数小时至 8 天）。

1. 急性菌痢　根据毒血症状与肠道症状轻重分为 3 型：

（1）普通型（典型）：起病急，高热时伴有畏寒、寒战，伴头痛、乏力、食欲减退、恶心、呕吐、腹痛、腹泻及里急后重。粪便性状开始为稀便，可迅速转为黏液脓血便，每天排便 10 余次至数十次，量少，失水不显著。体检时有左下腹压痛及肠鸣音亢进。

（2）轻型（非典型）：一般无全身中毒症状，不发热或仅有低热。肠道症状较轻。粪便内有黏液而无脓血，镜检有红、白细胞，培养有痢疾杆菌生长，可以此与急性肠炎相鉴别，常为痢疾的传播者。一般病程 3~6 天后可自愈，少数患者可转为慢性。

（3）中毒型：此型多见于 2~7 岁体格健壮的儿童。起病急骤，突然发热，体温高达 40℃以上，全身中毒症状明显，精神萎靡、面色青灰、四肢厥冷、烦躁、反复惊厥等，可迅速发生循环和呼吸衰竭。而肠道症状较轻，可无腹泻或腹痛。根据其主要临床表现，可分为休克型、脑型、混合型，其中混合型预后最为凶险。

2. 慢性痢疾　菌痢反复发作或迁延不愈达 2 个月以上，即为慢性痢疾。分为急性发作型、慢性迁延型和慢性隐匿型。

（二）辅助检查

1. 一般检查　急性期外周血细胞计数增高，多在 $(10~20) \times 10^9/L$，以中性粒细胞升高为主，慢性菌痢患儿可有轻度贫血。粪便检查，外观多为黏液脓血便，常无粪质。镜检可见满视野散在的红细胞及大量成堆的白细胞，如有吞噬细胞更有助于诊断。

2. 病原学检查　大便培养检出志贺菌有助于菌痢的

确诊及抗菌药物的选用。

3. 免疫学检查 采用免疫学方法检测细菌或抗原，以助早期诊断。

4. 肠镜检查 用于慢性患儿鉴别诊断。

（三）治疗要点

1. 急性菌痢

（1）一般治疗：接触隔离至临床症状消失，大便培养连续 2 次阴性方可解除隔离。

（2）病原治疗：轻型菌痢在充分休息、对症处理和医学观察的条件下可不用抗菌药物，其他各型菌痢需给予病原治疗。可选用喹诺酮类（在告知家长的前提下，严格掌握适应证使用）、复方磺胺甲基异恶唑等。

（3）对症治疗：腹痛剧烈者可用颠茄浸膏片或阿托品；毒血症严重者可给予小剂量肾上腺皮质激素。

2. 中毒性菌痢 病情凶险、变化迅速，故需密切观察病情变化，采取对症治疗为主的综合抢救措施，如降温、控制感染、抗休克、防治呼吸衰竭等。

3. 慢性菌痢 积极治疗并存的慢性消化道疾病或肠道寄生虫病。选用有效的抗菌药物，积极对症处理。

【护理要点】

（一）专业照护

1. 密切观察病情变化 对休克型患儿应专人监护，密切观察生命体征、神志、尿量，观察有无面色苍白、四肢湿冷、血压下降，脉细速、尿少、烦躁等休克征象，通知医师，配合抢救。准确记录 24 小时出入量。

2. 维持有效血液循环 对休克型患儿，取平卧位，适当保暖以改善周围循环，迅速建立并维持静脉通道，必要时开放两条通路，保持输液通畅和药物输入。

3. 腹泻的观察 密切观察排便次数、量、性质及伴随症状，正确评估水分丢失量作为补液参考。采取含有脓血、黏液部分的新鲜粪便作为标本，及时送检，以提高阳性率。

4. 监测体温变化 参照发热护理。

5. 皮肤舒适　患儿每次便后予及时清理排泄物，并清洗肛周，预防刺激。伴明显里急后重患儿排便时不宜过度用力，以免脱肛。

6. 合理饮食　严重腹泻伴呕吐者可暂禁食，静脉补充所需营养，使肠道得到充分的休息。能进食的患儿，以进食高热量、高维生素、少渣、少纤维素，易消化清淡流质或半流质饮食为原则，避免生冷、多渣、油腻或刺激性食物，少量多餐。病情好转逐渐过渡至正常饮食。

7. 预防感染传播　落实接触隔离措施，至临床症状消失后 1 周或 2 次大便培养阴性止。尤其要加强患儿粪便、便器及尿布的消毒处理。

5

（二）健康指导

1. 住院指导

（1）疾病知识宣教：告知患儿及家属发病原因、传播途径以及治疗措施、注意事项以及预防知识。

（2）落实接触隔离的具体措施，防止在病区内传播。粪便消毒对于传染源的控制极为重要，应向患儿及其家属说明。

（3）遵医嘱按时、按量、按疗程坚持服药。

（4）饮食指导：慢性菌痢的患儿应注意避免进食生冷食物、暴饮暴食、过度紧张等诱发因素。

（5）评估患儿生活与卫生习惯并及时纠正。养成良好的个人卫生习惯，餐前便后洗手，不饮生水，不摄入不洁食物。

2. 出院指导　见伤寒。

第十七节　寄生虫感染

寄生虫感染（parasitic infection）是寄生虫侵入人体而引起的疾病。因虫子的种类和寄生部位不同，引起的病理变化和临床表现各异。是小儿时期最常见的一类疾病，对小儿危害大，重者可致生长发育障碍。常见的小儿寄生虫病有：蛔虫病、蛲虫病、钩虫病等。本类疾病分布广泛，世界各地均可见到，但以贫穷落后、卫生条件差的地区多见，热带和亚热带地区更多。

【传播途径】

（一）经口传播

如通过食物吃入蛔虫卵。

（二）经皮肤感染

如钩虫丝状蚴钻进皮肤而侵入人体。

（三）经媒介昆虫传播

如丝虫的感染性幼虫和疟原虫的子孢子等，通过昆虫媒介叮咬侵入人体。

（四）经接触感染

如阴道滴虫是通过与受感染者的直接或间接接触感染。

【临床要点】

（一）临床表现

1. 蛔虫病　是似蚓蛔线虫寄生于人体小肠或其他器官所引起的常见病。居国内寄生虫病首位。儿童由于食入感染期虫卵而被感染，3～10 岁儿童感染率最高，5 岁为高峰期，大多无明显自觉症状。

（1）幼虫移行引起的症状：蛔虫卵移行至肝、肺和其他器官引起相应症状。移行至肺而造成肺蛔虫病，称为蛔幼性肺炎或蛔虫性嗜酸性细胞性肺炎，即肺蛔虫症（Loeffler 综合征）。表现为咳嗽、胸闷、血丝痰、血嗜酸性细胞增多，肺部 X 线胸片可见肺部点状、片状或絮状阴影等。

（2）成虫引起的症状：成虫寄生于空肠，患儿表现为食欲缺乏或多食易饥，异食癖，常腹痛，位于脐周，喜按揉，不剧烈。部分患儿烦躁易惊或萎靡、磨牙，虫体的异种蛋白可引起荨麻疹等过敏症状。感染严重者可造成营养不良、贫血甚至影响生长发育。

（3）并发症：蛔虫有钻孔的习性，可引起胆道蛔虫症、蛔虫性肠梗阻，上窜阻塞气管、支气管造成窒息死亡，亦可能钻入阑尾或胰管引起炎症。严重者可导致蛔虫性肝脓肿、蛔虫性腹膜炎、蛔虫性脑病等。

2. 蛲虫病　是蠕形住肠线虫（enterobius vermicularis）寄生于人体结肠和回盲部所引起的疾病。儿童常见。患者和带虫者是本病唯一的传染源。

最常见的症状是肛门瘙痒和会阴部瘙痒，夜间为重，导致患儿睡眠不安。局部皮肤可因瘙破而发生皮炎和继发感染。全身症状有胃肠激惹现象，如恶心、呕吐、腹痛、腹泻、食欲缺乏，还可见不安、夜惊、易激动及其他精神症状。末梢血见嗜酸性细胞增多。

3. 钩虫病　是由钩虫（hook warm）寄生人体小肠引起的疾病，主要表现有贫血、胃肠功能紊乱、营养不良。轻者可无症状，称钩虫感染，严重者可导致心功能不全及发育障碍。长期反复感染可影响儿童生长和智力发育。

（1）钩蚴皮炎：多见于足趾或手指间皮肤较薄处及其他部位暴露的皮肤，可见红点状丘疹或小水疱，烧灼、针刺感，奇痒，数天内消失。搔抓破后常继发感染，形成脓疱，并可引起发热和淋巴结炎。

（2）呼吸道症状：临床见咳嗽、发热、气急和哮喘，痰中带血丝，甚至大咯血。胸部 X 线检查见肺有短暂的浸润性病变，嗜血性粒细胞增高。病程数天或数周。

（3）贫血：失血性贫血是主要症状。表现为不同程度的贫血、皮肤黏膜苍白、乏力、眩晕，影响小儿体格和智力发育。严重者可发生贫血性心脏病。

（4）消化道症状：初期表现为贪食、多食易饥，但体重下降。后期食欲下降、胃肠功能紊乱、腹胀不适、异食癖、营养不良等，严重者可出现便血。婴幼儿患者呈急性血性腹泻，大便呈黑色或柏油状，面色苍白。

（二）辅助检查

包括病原学检查、免疫学检查及分子诊断。

1. 粪便检查　粪便检查是诊断寄生虫病常用的方法。要取得准确的结果，粪便必须新鲜，送检时间一般不宜超过 24 小时。

2. 血液检查，痰液、十二指肠液和胆汁、尿液、鞘膜积液的检查。

3. 影像学检查　如超声检查、CT 检查等。

（三）治疗措施

1. 药物治疗　以消灭寄生虫为主，根据虫种采用最有效的驱虫药物。常用阿苯达唑、甲苯达唑、噻嘧啶、左旋咪唑等。

2. 对症支持治疗　解痉、止痛。

3. 当有外科并发症时应及时进行外科处理。

【护理要点】

（一）专业照护

1. 观察病情

（1）观察患儿生命体征及临床症状的变化：观察患儿腹痛的性质、部位、发作时间及伴随的症状；如为蛲虫感染，则观察患儿入睡后肛周、会阴部皮肤皱褶处有无乳白色小线虫（可指导家长观察）；如为钩虫感染，则观察患儿咳嗽、咳痰的性质、贫血的严重程度、大便的颜色等。

（2）关注并发症的发生：①如蛔虫感染的患儿如突然剑突下右侧剧烈疼痛，屈体弯腰，伴恶心、呕吐，提示胆道蛔虫症；如突然出现脐周或右腹下阵发性剧烈疼痛，呕吐（含食物、胆汁、蛔虫）提示发生肠梗阻。②如钩虫感染的患儿突然出现心慌、气促、面部及下肢水肿，提示贫血严重引起贫血性心脏病。

2. 提高药物疗效、减少不良反应　掌握驱虫时间，疼痛剧烈时，不可驱虫，缓解后可驱虫治疗，在托幼机构可集体驱虫。根据患儿年龄选择不同的驱虫药，严格按照医嘱服药。由于蛲虫易于再感染与复发，因此，服药 2～4 周后，应再进行一次治疗。同时，对家庭成员同时用药，提高治愈率。钩虫感染的患儿，常需多次反复治疗，并联合用药。驱虫药，大都有轻微的胃肠道反应，注意观察。驱虫后，观察大便，是否有虫体排出。

（二）健康指导

1. 住院指导

（1）活动与休息：急性发作期尽量休息，严重时如腹痛厉害、重度贫血应卧床休息。

（2）饮食指导：①评估患儿的饮食习惯，给予营养丰富、易消化的饮食，根据患儿的喜好经常变化食物种类，促进食欲，加强营养；②评估患儿是否有贫血，给予含铁丰富的食物。

（3）疾病知识宣教：告知家属及患儿发病原因、驱虫措施及注意事项；评估患儿的生活习惯、卫生常识并进行指导。

2. 出院指导

（1）定期随访，如蛔虫感染，首次服药后 3～6 个月后宜再次服药，以防再次感染。

（2）生活习惯：告知患儿不喝冷水，不吃生食和不洁瓜果；饭前便后要洗手、勤剪指甲；彻底煮熟食物，尤其是烧烤或进食火锅时；教育小儿改掉吮手、咬指甲的习惯；定期清洗玩具。蛲虫病的患儿只要注意每天烫洗孩子的内衣裤和小褥单，不要让孩子吮手和抓肛门，做到饭前便后洗手，孩子可自行痊愈。

（3）加强水源管理、避免水源污染：不随地大小便，加强粪便无害化处理，不用新鲜粪便施肥，加强家畜管理，城市不养鸡、鸭、鹅。

（4）托幼机构、学校应定期检查粪便，及早发现寄生虫患儿，以利彻底驱虫，并做好个人防护。

（殷彩欣）

第六章

呼吸系统疾病患儿的护理

呼吸系统疾病是儿童常见病，其中上呼吸道感染、支气管炎、支气管肺炎为多见。但发病情况在不同的年龄阶段而不同，年龄越小，病情越重，并发症越多，死亡率越高。其发病率始终居儿科疾病首位。

第一节　呼吸系统疾病一般护理要点

一、一般护理原则

（一）环境

保持室内安静，整齐、清洁，定时开窗通风，保持室内空气流通，避免有害气味及强光的刺激。温度、湿度适宜，室温控制在18~22℃、湿度控制在50%~60%。

（二）休息与活动

合理安排休息，咳嗽剧烈、高热、喘息时尽量减少活动量。呼吸困难、咯血时卧床休息，尽量使患儿保持安静，减少耗氧量，必要时镇静。急性期尽量休息，避免情绪激动与紧张的活动。恢复期指导患者逐步活动，以患儿不疲乏为度。

（三）饮食

鼓励多饮水，以稀释痰液。给予清淡易消化、富含高热量、高蛋白、高维生素的饮食，少量多餐，婴幼儿喂哺时避免呛咳。有喘息症状的患儿避免进食过敏性食物和冷饮，出现咯血时应禁食。出现高热时给予流食或软食。

（四）皮肤与口腔护理

婴幼儿进食后喂适量开水，清洁口腔。年长儿在晨起、餐后、体位引流后、咳嗽后、睡前均应漱口，保持口腔清洁。使用抗生素时间较长的患儿，应观察口腔黏膜有无真菌感染，做好口腔护理，发热患者进行温水擦浴，勤换衣服和被单，保持皮肤清洁、干燥、舒适。

二、常见症状与体征护理

（一）咳嗽与咳痰

咳嗽是因咳嗽感受器受刺激引起的一种呈突然、暴发性的呼吸运动，以清除气道分泌物。

咳痰是借助支气管黏膜上皮的纤毛运动、支气管平滑肌的收缩及咳嗽反射，将呼吸道分泌物经口腔排出体外的过程。

【护理要点】

1. 病情观察

（1）观察症状：咳嗽咳痰发生的急缓、性质、出现及持续的时间，痰液的颜色、量、性质，必要时留取痰标本并送检。

（2）观察有无伴随症状：有无发绀、咯血、鼻翼扇动、三凹征、呼吸困难等。

2. 体位　经常变化体位，可取半卧位或抬高头、肩部20°～30°。

3. 促进有效排痰

（1）有效咳嗽：取坐位或半卧位，先进行深而慢的呼吸5～6次，后深吸气至膈肌完全下降，屏气3～5秒，继而缩唇，缓慢呼出，再深吸一口气后屏气3～5秒，身体前倾，从胸腔进行2～3次短促有力的咳嗽，将痰液咳出。

（2）气道湿化：分为湿化和雾化治疗法，适用于咳嗽、痰液黏稠和排痰困难者，可在雾化液中加入化痰药、抗生素等。

（3）胸部、背部叩击：将患儿侧卧位或坐位，叩击者两手手指弯曲并拢，使掌侧成杯状，以手腕力量从肺底自下而上、由外向内迅速而有节奏地叩击胸壁、背部。每次叩击 5～15 分钟，宜餐后 2 小时至餐前 30 分钟完成，避免呕吐。条件许可用体外振动排痰仪排痰。

（4）体位引流：适用于有大量痰液排出不畅时，禁用于明显呼吸困难、近 1～2 周内有大咯血史等。引流体位原则上抬高患部位置，引流支气管开口向下。每次引流 15～30 分钟，每天 2～3 次。引流结束后帮助患儿采取舒适体位，给予温水漱口。

（5）机械吸痰：适用于无力咳出、痰液黏稠、意识不清或排痰困难者，每次吸引时间少于 15 秒，两次抽吸间隔时间大于 3 分钟。动作轻柔，严格无菌操作。

4. 用药护理　遵医嘱使用抗生素、止咳、祛痰药物，给药途径有口服、静脉滴注、雾化吸入，注意观察药物的疗效和不良反应。

（二）喘息

喘息是指呼吸深而快，发作前可有刺激性干咳、喷嚏、流泪等，常伴有胸闷及呼吸困难，呈阵发性发作，以夜间和晨起为重。

【护理要点】

1. 病情观察

（1）观察症状：喘息发生的急缓、出现及持续的时间。

（2）观察有无伴随症状：咳嗽、胸闷、烦躁不安、面色苍白、鼻翼扇动、口唇及指甲发绀、呼吸困难甚至大汗淋漓。

2. 体位　患儿常被迫采取端坐位，婴幼儿可抱起抬高上身或取高枕卧位，以利于膈肌下移，增加气体交换量。

3. 雾化吸入　给予解痉平喘药物雾化吸入，吸入中密切观察患儿的病情变化、管道的通畅及雾量的情况，如出现咳嗽、发绀、面色青紫、呛咳、呼吸困难等情况应立即予以停止吸入，必要时给氧吸痰，同时通知医师处理。

4. 氧疗　一般采用鼻前庭导管给氧，妥善固定，氧流量为 0.5 ~ 1L/min。缺氧明显者用面罩给氧，氧流量2 ~4L/min。

5. 用药护理

（1）糖皮质激素：吸入给药时少数患者可出现声音嘶哑、咽部不适和口腔念珠菌感染，指导患者吸药后及时用清水含漱口咽部，洁净颜面部。口服给药宜在饭后给药，以减少胃肠道刺激，必须严格遵医嘱按时按量服药，不能擅自停药或停服，以免出现戒断症状。

（2）β_2受体激动剂：用药过程观察有无心悸、骨骼肌震颤、低血钾等不良反应。

（3）茶碱类：静脉注射时浓度不宜过高，速度不宜过快。不良反应有恶心、呕吐、心律失常、血压下降和呼吸中枢兴奋，严重者可致抽搐甚至死亡。

（三）咯血

咯血是指喉及其以下呼吸道或肺组织出血，经口咳出，常见原因是肺结核、肺炎、异物、支气管扩张等。根据咯血量对咯血严重程度进行分度：①Ⅰ度：痰中带血，失血量少于有效循环血量的5%，外周血细胞计数和血红蛋白值无明显变化；②Ⅱ度：1 次或反复加重的咯血，失血量为有效循环血量的5% ~10%，外周血红细胞计数和血红蛋白值较咯血前降低10% ~20%；③Ⅲ度：大口咯血，口鼻喷血，失血量大于有效循环血量的15%，血压下降，外周血红细胞计数和血红蛋白值较咯血前降低20%以上。

【护理要点】

1. 病情观察

（1）观察症状：观察咯血的量、性质、颜色及是否有窒息表现。

（2）观察有无伴随症状：①突然出现胸闷、呼吸困难、神情呆滞、双手乱抓、面色发绀、呼吸减弱或消失、神志丧失、大小便失禁提示窒息；②患儿由精神紧张、兴奋或烦躁不安，逐渐发展为表情淡漠、反应迟钝甚至昏迷，皮肤苍白、四肢冰凉、心率、呼吸加快、血压下降，尿量减少，需警惕失血性休克。

2. 体位　对于明确出血部位的患儿取患侧卧位，有利于止血且可避免血液流入或阻塞健侧气管，有利于健侧肺通气，防止吸入性肺炎和肺不张；部位不明确者取平卧位，头偏向一侧；发生大咯血时，则采取头低脚高45°的俯卧位。

3. 保持呼吸道通畅　对患儿进行正确咯血方法的指导，让患儿全身放松，头偏向一侧，轻拍患儿背部协助其咳出血液。大咯血时，快速清除患者口咽部和气管内的积血和血块（必要时使用电动吸引器）；发生窒息或严重呼吸困难者可紧急做气管切开、气管内插管并连接呼吸机行辅助呼吸或纤维支气管镜吸引。

4. 氧疗　一般采用鼻前庭导管给氧、妥善固定，氧流量为 0.5～1L/min。

5. 用药护理

（1）收缩血管药物：具有强烈的血管收缩作用，使用药过程中，需密切观察患者是否出现头痛、面色苍白、腹痛及血压升高等副作用。

（2）扩张血管药物：用药期间需严密观察患者的生命体征，尤其是血压，防止直立性低血压的发生。对血容量不足的患儿，应在补充血容量的基础上应用此药。

（3）镇静、镇咳药物：使用镇静药物时应密切观察患儿的神志及意识状态；使用止咳药物时应注意观察患儿能否有效地将血液咯出，以保持呼吸道通畅。

6. 口腔护理　患儿咯血后用生理盐水棉球洗净牙齿各面和舌面上的血液，或帮助其漱口清除积血，减少细菌在口腔内的繁殖，保持口腔清洁，使患儿舒适，避免口腔炎的发生。

7. 营养支持　禁食患者给予静脉营养治疗，注意输液速度，保持水、电解质平衡；能够进食的患儿可经口给予高蛋白、不含粗纤维、易消化的膳食，保证营养供给促进机体康复。

（四）呼吸困难

呼吸困难是指患者主观感觉空气不足、呼吸不畅，客观表现为呼吸用力，呼吸频率、深度及节律异常。临床上分为三种类型：①吸气性呼吸困难：吸气时呼吸困难显著，重者可出现"三凹征"；②呼气性呼吸困难：呼气费力，呼气时间延长，常伴有哮鸣音；③混合性呼吸困难：吸气和呼气均感费力，呼吸频率增快，变浅，常伴有呼吸音减弱或消失。

【护理要点】

1. 病情观察

（1）观察症状：动态观察呼吸节律、频率，判断呼吸困难类型，监测血氧饱和度、动脉血气变化。

（2）观察有无伴随症状：观察有无发热、胸痛、腹痛腹泻、意识障碍、喘息等。

2. 体位　采取身体前倾、坐位或半卧位，可使用枕头、靠背架或床边桌等支撑物，以患儿自觉舒适为原则，避免紧身衣服或过厚盖被而加重胸部压迫感。

3. 氧疗　气促、发绀患儿应及早给氧，一般采用鼻前庭导管给氧，氧流量为 0.5 ~ 1L/min。缺氧明显者用面罩给氧，氧流量 2 ~ 4L/min。肺水肿时，吸入 30% ~ 50% 乙醇湿化的氧气，每次不宜超过 20 分钟。

4. 用药护理　遵医嘱使用支气管舒张剂、呼吸兴奋剂等，密切观察有无血压增高、心悸、心动过速等不良反应。有心衰表现时应减慢输液速度。

四、常用辅助检查护理

常用的诊疗技术包括：影像学检查、痰液检查、动脉血气分析、肺功能检查、过敏原检查、支气管纤维镜检查等。

（一）儿童纤维支气管镜检查术及护理

纤维支气管镜检查是利用光学纤维内镜对气管、支气管管腔进行的检查。可作形态学、病原学、病理学检查。随着适应证的不断扩大，纤维支气管镜检查术已成为儿科呼吸系统疾病诊治中不可缺少的手段。

1. 术前准备

（1）患者准备：完成术前宣教，完善术前检查，清理呼吸道分泌物，术前禁食禁饮 4~6 小时。

（2）仪器及药品准备：检查纤维支气管镜及操作系统功能，准备急救器械、急救药品。

（3）术前用药：术前 30 分钟肌内注射阿托品（0.01~0.03mg/kg），术前 20 分钟分别予以布地奈德 + 万托林及 2% 利多卡因 2ml 雾化和局部麻醉，必要时使用镇静药物。

2. 术中配合

（1）体位：取仰卧位，约束四肢。操作者站于患者头前，助手用双手扶持患者头部，避免头部晃动。

（2）插镜：纤维支气管镜经鼻插入，在直视下自上而下依次检查各叶、段支气管。同时注入麻醉剂行黏膜表面麻醉。

（3）诊疗：在病变部位，经纤支镜治疗孔注入温无菌生理盐水 2~5ml 并负压抽吸，留取标本送检。根据情况实施灌洗、治疗、活检、冷冻等。

（4）观察：严密监测生命体征、血氧饱和度以及面色的改变，术中吸氧。

（5）关注并发症：①出血：最常见的并发症，小量出血，可经气管镜直接滴注 0.01% 去甲肾上腺素 1~2ml 至出血部位；大量出血，保持气管镜通畅，吸氧，取患侧卧位，同时经气管镜注入止血药物或静脉滴注垂体后叶素；②气胸：保持患儿安静，立即吸氧，严密观察，必要时抽气或做胸腔闭式引流。

3. 术后照护

（1）病情观察：监测生命体征及血氧饱和度，观察有无呼吸困难、咯血、发热、声嘶、喉痉挛、气胸等并发症。

（2）继续吸氧、吸痰，保持呼吸道通畅。

（3）避免误吸：术后禁食禁饮 2 小时，进食前先尝试小口饮水，无呛咳再进食。

（4）适当休息：术后可能出现鼻腔咽喉不适、疼痛、声嘶、头晕、吞咽不畅等，休息后可逐渐缓解。

（二）肺功能检查及护理

肺功能检查是呼吸系统疾病重要的检查方法。对于判断呼吸系统疾病的病理生理改变、疾病严重程度及鉴别呼吸系统疾病性质、评估药物治疗效果以及指导呼吸机参数合理调整等方面有重要的指导意义。儿童肺功能检查常包括常规通气、潮气呼吸、脉冲震荡、支气管舒张试验、支气管激发试验等。

1. 肺常规通气功能检测常用指标及意义（适用于年龄 >5 岁的儿童）

（1）肺容量：是呼吸道与肺泡的总容量。①VT（潮气量）：平静呼吸时每次吸入或呼出的气量；②ERV（补呼气量）：平静呼气末再用力呼气所能呼出的最大气量；③IC（深吸气量）：平静呼气末尽力吸气所能吸入的最大气量，由潮气量与补吸气量组成；④肺活量（VC）：是尽力吸气后缓慢而完全呼出的最大气量；⑤残气量（RV）：补呼气后，肺内不能被呼出的残留气量；⑥肺总量（TLC）：深吸气后肺内所能容纳的总气量，由肺活量和残气量组成。

（2）肺通气量：是单位时间进出肺的气量和流速，显示时间与容量的关系，并与呼吸幅度、呼吸频率和用力大小有关，是一个较好反映肺通气功能的动态指标。①FVC（用力肺活量）：指最大吸气至肺总量（TLC）后以最大用力、最快速度呼出的气量，正常情况下与肺活量一致，可以反映较大气道的呼气期阻力；②FEV1（第1秒用力呼气量）：指最大吸气至 TLC 位后第 1 秒内的呼气量，既是容量测定，也是一秒内的平均流速测定，是肺功能受损的主要指标；③FEV1% FVC（1 秒率）：指第 1 秒钟呼出容积占用力肺活量之比，是判断气道阻塞的常用指标；④MMEF75/25（最大呼气中期流量）：指用力呼气 25% ~75% 肺活量时的平均流速，是判断气道阻塞（尤其小气道病变）的主要指标；⑤MVV（最大通气量）：单位时间内以尽快的呼吸频率和尽可能深的呼吸幅度进行呼吸所得到的通气量，用以衡量气道的通畅度、肺和胸廓的弹性和呼吸肌的力量。

2. 脉冲振荡 是目前国际上最先进的一种检查技术，可以检查气道阻力增高是产生于中央抑或周边部位，能对肺及胸廓的顺应性状况进行客观的评价。受检者取坐位，放松，含口器，上鼻夹，双手压颊部，头稍上抬，颈伸直，平静呼吸一两分钟即可。主要参数包括：Fres（共振频率）、R5（总气道阻力）、R20（中心气道阻力）、Zrs（呼吸总阻抗）等。其正常范围：Fres < 20，HZR5 <120% 预计值、R20（中心气道阻力）<120% 预计值，Zrs（呼吸总阻抗）<0.5kPa（L.s）。

3. 支气管舒张试验 对于阻塞性通气障碍的患者，为了了解其阻塞气道的可逆程度，行支气管舒张试验，若阳性则气道阻塞是可逆的（如哮喘）。常用吸入药物为沙丁胺醇、特布他林等 β_2 受体激动剂。

舒张试验阳性判断标准：①以 FEV1 判断，若用药后 FEV1 变化率较用药前增加≥12%，且 FEV1 绝对值增加 >200ml；②其他指标阳性，用药后较用药前 FVC、PEF 增加≥15%；FEF25 ~ 75 增加≥25%。

4. 支气管激发试验 支气管激发试验是评价气道高反应的一种方法，临床上主要用于诊断不典型哮喘。通过给予某些化学、物理或药物刺激，使支气管平滑肌收缩，并用肺功能做指标来判断气道狭窄的程度。但患儿直接吸入各种变应原，往往可引起受检者哮喘发作，具有一定危险性，同时也缺乏标准化，故用乙酰甲胆碱来代替比较安全。

5. 护理

（1）检查前准备：①患者准备：向家属解释肺功能

检查的目的和意义，取得大龄患儿的配合；②仪器及药品准备：检查肺功能操作系统功能，准备急救器械、急救药品；③检查前用药：4岁以下儿童遵医嘱使用水合氯醛镇静。检查前如果考虑哮喘，须遵医嘱停用平喘药物。

（2）检查中配合：消除患儿紧张情绪，耐心解释检查步骤，取得其最大的配合。检查中如出现胸闷、憋气、咳嗽等症状，可休息一会儿继续完成检查。

（3）检查后照护：嘱患儿休息，记录肺功能结果。

（三）皮肤点刺试验

皮肤点刺试验是将少量高度纯化的致敏原液体滴于患儿前臂、再用点刺针轻轻刺入皮肤表层。如患者对该过敏原过敏，则会于15分钟内在点刺部位出现类似蚊虫叮咬的红肿块，伴痒的反应或者颜色上有改变。主要用于检测速发型变态反应，适应于荨麻疹、丘疹性荨麻疹、特应性皮炎、药疹、过敏性鼻炎、哮喘等。

1. 检查前准备

（1）患者准备：向家属解释皮肤点刺试验的目的和意义，取得大龄患儿的配合。点刺试验宜在无临床症状时进行，有过敏性休克史者禁行此试验。

（2）仪器及药品准备：①点刺工具：一次性点刺针。②试剂：变应原点刺液包括：组胺液（阳性对照液）；生理盐水（阴性对照液）；吸入性过敏原，如羽毛、兽毛、花粉、豚草、梧桐粉、粉尘螨、屋尘螨、霉菌、艾蒿等；食物性过敏原，如小麦粉、羊肉、牛奶、虾、玉米、花生、鱼、鸡蛋、牛肉、芒果等。③抢救物品：对高敏体质、晕针患儿备肾上腺素、复苏囊等。

（3）检查前用药：试验前3天需停服抗组胺类（氯苯那敏等）、泼尼松等药物，以免出现假阴性反应。

2. 检查中配合

（1）抗原选择：年幼儿阳性反应种类少，一般选择尘螨、霉菌等，年长儿反应种类多，除上述外，还常用花粉类、棉絮、塑料及羽毛等变应原。

（2）操作步骤：①患儿坐于操作者对侧，手臂放松放于桌上，选择单侧或双侧前臂屈侧健康皮肤作点刺；②用酒精清洁试验部位皮肤，用笔在该处做好标记，通常单侧前臂屈侧可作两排，两排间隔 3cm，每两种点刺液间距离为 2cm，按照编号进行；③将每种待测变应原试液分别滴 1 滴在标记部位旁的皮肤上，用点刺针尖呈直角通过滴在皮肤上的试液刺入皮肤表皮（以不出血为度），1 秒后提起弃去，对每种试液应更换新的点刺针；④用组胺液（阳性对照）及生理盐水（阴性对照）进行对照试验，点刺后 15 分钟读出试验结果。

注：操作过程中动作轻柔，点刺时严格遵守操作规程，选择点刺部位时避开瘢痕、皮炎、丘疹等。

（3）结果判定：阳性结果判断标准：以变应原及组胺（阳性对照液）所致风团面积比判断反应级别。无反应或与阴性对照相同者为（－）；比值为组胺风团（阳性对照）1/4 以上者为（＋）；等于或大于阳性对照范围的 1/2 为（＋＋）；与阳性对照相等的为（＋＋＋）；大于阳性对照范围 2 倍者为（＋＋＋＋）。

3. 检查后照护

（1）密切观察患儿局部和全身反应，出现过敏及时报告医师处理。

（2）结果为阴性时，应继续观察 3～4 天。

五、人文关怀

1. 急性期　当患儿出现咳嗽咳痰、喘息、高热等症状时，易引起烦躁不安、恐惧等不适，家属随之产生紧张、焦虑等情绪。护士应关心、体贴患儿、与患儿及家属及时沟通，耐心介绍病情、治疗方案、疾病诊治进展、专科护理措施、日常诊治流程等，并以娴熟救护技能，缓解患儿咳嗽、气喘等症状，减轻痛苦，促进舒适，赢得患儿及家长的信任，使其有效配合诊治工作。

2. 恢复期　患儿呼吸系统症状逐渐减轻，渴望恢复日常生活及社会实践，家属情绪渐平缓，患儿的诊断预后、医疗服务、经济支持等成为他们关注的焦点。根据患儿的年龄、行为能力帮助其恢复日常生活及社会实践能力，提高自信心。及时与家属沟通疾病的转归，指导家属及患儿进行有效咳嗽咳痰、正确拍背方式、专科药物的服用方法与注意事项、专科器皿的正确使用、家庭雾化的指导等，树立对疾病的正确认知，促进家属在疾病过程中角色实施，提高依从性，促进康复。

第二节　急性上呼吸道感染

急性上呼吸道感染是鼻腔、咽、喉部的急性炎症的总称，是小儿时期最常见的急性感染性疾病。包括普通感冒、急性咽炎、急性喉炎、急性扁桃体炎，统称为上呼吸道感染。病原体以病毒为主，占90%以上，常见病毒：鼻病毒、柯萨奇病毒、流感病毒、副流感病毒、呼吸道合胞病毒、腺病毒等。全年可发病，冬春季较多，在幼儿期发病最多，5岁以下小儿平均每人每年发生4~6次。病毒性上呼吸道感染为自限性疾病。

【临床要点】

（一）临床表现

1. 局部症状　鼻塞、流涕、喷嚏、流泪、咽部不适、发痒、咽痛等，多见于年长儿。

2. 全身症状　畏寒高热、烦躁不安、头痛、食欲缺乏、乏力等，常伴有呕吐、腹泻、阵发性脐周腹痛等消化系统症状，婴幼儿急性上呼吸道感染可出现高热惊厥，发生在起病后1~2天内，很少反复发生。

婴幼儿起病急，常以全身症状为主，局部症状较轻，小于3个月的婴儿发热轻微或无热，表现为哭闹不安、张口呼吸、吸吮困难、拒奶，伴有呕吐或腹泻。

3. 体征　可见咽部充血，扁桃体肿大，有时可见下颌下淋巴结肿大、触痛。

4. 并发症　急性结膜炎、鼻窦炎、中耳炎、肺炎、心包炎、脓胸、腹膜炎、脑膜炎、关节炎、肾炎、心肌炎、热性惊厥等。

（二）辅助检查

1. 外周血检查　病毒性感染者白细胞计数大多正常或偏低；细菌感染者白细胞计数及中性粒细胞数升高，且血清 C-反应蛋白（CRP）值多上升。

2. 病原学检查　病毒分离和血清学检查。

（三）治疗措施

以充分休息、解表、清热、预防并发症为主，并重视一般护理和支持疗法。

1. 一般治疗　注意休息、多饮水、补充维生素 C 等，做好呼吸道隔离。

2. 病因治疗　病毒感染者，早期予以抗病毒或对症治疗。常用药物：利巴韦林、奥司他韦等，需要注意的是，勿滥用抗生素，除非病情重、合并细菌感染或有并发症时；细菌感染者适当使用抗生素。

3. 对症治疗　退热、止惊、止咳等，咽痛者可含服咽喉片。

4. 中药治疗　根据不同症状采用辛温解表法；辛凉解表、清热解毒法；清热发湿、解表透邪等。

【护理要点】

（一）专业照护

1. 病情观察

（1）观察症状：观察患儿精神状态、面色，有无乏力、烦躁或萎靡；观察口腔黏膜，进食情况；观察有无伴随症状：有无呕吐、腹痛、腹泻等。

（2）关注并发症的发生：①患儿口腔黏膜改变及皮肤有皮疹，出现咳嗽的性质改变及神经系统症状时，要早期警惕麻疹、猩红热、百日咳及流行性脑脊髓膜炎等急性传染病；②在疑有咽后壁脓肿时，应及时报告医师，同时，要注意防止脓肿破溃后脓液流入气管引起窒息；③若高热患儿出现兴奋、烦躁、惊跳等惊厥先兆，应立即通知医师，按医嘱给予地西泮、苯巴比妥钠、水合氯醛等镇静处理。

2. 体位　经常变化体位，痰液多且黏稠者予以侧卧位或头偏向一侧。

3. 监测体温变化　发热者给予物理或药物降温，每4小时测量体温一次，并准确记录，如有超高热或有热性惊厥史者需 1～2 小时测量一次，退热处理一小时后复测体温，以防惊厥或体温骤降。如有虚脱表现，应予保暖，饮热水，严重者给予静脉补液。

4. 保持呼吸道通畅　详见第一节促进有效排痰。

5. 提高药物疗效，减少不良反应。

使用退热药后应注意多饮水，防止出汗虚脱，高热惊厥的患儿使用镇静剂时，应观察止惊的效果；使用抗生素类药物时应观察有无过敏。

（二）健康指导

1. 住院指导

（1）居室宽敞、整洁、采光好，定时开窗通气。

（2）喂养指导：合理喂养，提倡母乳喂养，及时添加辅食，保证摄入足够的蛋白质及维生素。

2. 出院指导

（1）指导家长合理喂养小儿，及时添加辅食，加强营养，保证摄入足量的蛋白质及维生素，要营养平衡，纠正偏食。

（2）指导家长进行体格锻炼的方法，多进行户外活动。

（3）指导家长学会惊厥发作时简单的急救处理方法。

3. 门诊指导

（1）就诊指导：家属应了解一般感冒的简单处理方法，如物理降温、有效拍背等，孩子如出现精神食欲差、持续高热等应及时就医。

（2）检查指导：指导家属掌握正确监测体温的方法。

（3）用药指导：评估家长用药知识，告知相关注意事项及不良反应。

第三节　急性喉炎

急性喉炎为喉部黏膜急性弥漫性炎症，多发生在冬、春季节，6个月~3岁婴幼儿多见。常继发于上呼吸道感染，可为急性传染病的前驱症状或并发症。

【临床要点】

（一）临床表现

1. **典型症状**　犬吠样咳嗽、声嘶、喉鸣、吸气性呼吸困难。小儿喉梗阻分为4度：

（1）**第Ⅰ度喉梗阻**：安静时无症状，活动后出现轻度吸气性喉鸣和呼吸困难，肺部听诊及心率无改变。

（2）**第Ⅱ度喉梗阻**：安静时也有轻度吸气性呼吸困难，活动时加重，但不影响睡眠和饮食。脉搏正常，无烦躁不安等缺氧症状。

（3）**第Ⅲ度喉梗阻**：吸气性呼吸困难明显，喘鸣声音较响，吸气性胸廓周围软组织凹陷显著，并出现缺氧症状，如烦躁不安、不易入睡、拒食、脉搏加快等。

（4）**第Ⅳ度喉梗阻**：呼吸极度困难，由于严重的缺氧和体内二氧化碳积聚，患儿坐立不安、手足乱动、面色苍白或发绀、出冷汗、心律失常、脉搏细数、血压下降、昏迷、大小便失禁等。如不及时抢救，可因窒息、呼气衰竭、呼吸心跳停止而死亡。

2. **体征**　发绀、三凹征、咽部充血等，喉梗阻时肺部听诊可闻及喉传导音或管状呼吸音，或呼吸音明显降低。

3. **并发症**　喉梗阻、窒息、呼吸衰竭。

（二）辅助检查

喉镜检查可见喉黏膜呈弥漫性充血甚至遮盖声带。

（三）治疗措施

治疗原则：保持呼吸道通畅，控制感染，使用肾上腺皮质激素，对症治疗，掌握气管切开术的时机。

1. **控制感染**　一般给予全身抗生素治疗，常用青霉素类、大环内酯类或头孢菌素类。

2. 应用肾上腺皮质激素 减轻喉头水肿、缓解症状。

3. 对症治疗 吸氧、雾化吸入、消除黏膜水肿、镇静等。

4. 气管切开 有严重缺氧征象或有Ⅲ度喉梗阻者及时行气管切开。

【护理要点】

（一）专业照护

1. 病情观察

（1）观察症状：注意患儿的面色、意识状态、呼吸频率与节律，有无犬吠样咳嗽及喉喘鸣。观察有无伴随症状：鼻翼扇动、口唇发绀或青紫、三凹征、心动过速、烦躁不安甚至抽搐等。

（2）关注并发症的发生：若患儿出现呼吸窘迫、胸闷、颜面灰暗、烦躁不安、发绀、意识不清、喉头痰鸣等，提示出现呼吸道阻塞及窒息先兆，应立即通知医师抢救。

2. 体位 可取半卧位或抬高床头 20°~30°。

3. 监测体温变化 详见第二节监测体温变化。

4. 改善呼吸功能 吸氧，保持安静，保持呼吸道通畅，根据情况予以雾化、吸痰等。根据情况急性喉炎的患儿床旁可准备气管切开包，以备急救。

5. 提高药物疗效，减少不良反应。给予抗生素、肾上腺皮质激素等治疗，减轻喉头水肿，缓解呼吸困难。常用激素为泼尼松，每天 1~2mg/kg，分次口服；重症可用地塞米松静脉推注，每次 2~5mg，继之每天 1mg/kg 静脉滴注，用 2~3 天，至症状缓解。静脉用药时注意速度，减少胃肠道反应。

6. 气管切开的护理

（1）宜专人护理，定时吸痰、雾化，保持呼吸道通畅、湿润。

（2）保持气管套管通畅，及时更换气管套管敷料，注意无菌操作。

（3）注意观察伤口情况，有无红、肿、热、痛、渗液等感染表现。

（4）密切观察患儿精神、面色、呼吸、心率、分泌物的量和性状、听诊双肺呼吸音等，警惕出血、水肿、管道堵塞或脱落、气胸等并发症。

（5）保证患儿营养，注意口腔卫生以及皮肤护理。

（二）健康指导

1. 住院指导

（1）根据疾病的特点，向家长讲解疾病的相关知识及气管切开的必要性，取得家长理解和配合。

（2）保证充分休息，避免烦躁与哭闹，以免加重呼吸困难。

（3）喂养指导：合理喂养，提倡母乳喂养，及时添加辅食，保证摄入足够的蛋白质及维生素。

2. 出院指导

（1）急性喉炎常继发于急性鼻炎、咽炎，当小儿罹患该病时应积极治疗，避免炎症进展。

（2）小儿营养不良、抵抗力低下、特应性体质以及上呼吸道慢性疾病时易诱发急性喉炎。应加强锻炼、提高免疫力。

3. 门诊指导

（1）就诊指导：选择儿童呼吸专科或耳鼻喉专科诊治，急性喉炎原则上优先安排就诊以免出现喉梗阻引起窒息等。

（2）检查指导：指导家属观察患儿进食、吞咽情况等。

第四节　急性支气管炎

急性支气管炎（acute bronchitis）是由生物性或非生物性致病因素引起的支气管黏膜感染，因气管常受累，故又称为急性气管支气管炎（acute tracheo-bronchitis）。

常并发或继发于呼吸道其他部位的病毒感染。生物性因素主要是病毒、细菌、肺炎支原体等。非生物性因素主要是：环境污染、空气污浊、有害气体等。急性支气管炎是儿童常见的呼吸道疾病，一年四季均可发生，冬春季节达高峰。

（一）临床表现

1. **典型症状**　大多先有上呼吸道感染症状，之后以咳嗽为主，可伴有发热、呕吐、腹泻等不适。

2. **体征**　听诊呼吸音粗，或有少许干、湿啰音，以不固定的中等水泡音为主。

3. **并发症**　肺炎、中耳炎、喉炎、鼻窦炎等。

（二）辅助检查

1. **血常规检查**　白细胞正常或稍高，合并细菌感染时，可明显增高。

2. **胸部 X 线检查**　无异常改变，或有肺纹理增粗、肺门阴影增深。

（三）治疗措施

治疗原则：对症治疗，控制感染。

1. **一般治疗**　同上呼吸道感染。

2. **对症治疗**　止咳：常用复方甘草合剂、止咳糖浆等药物。化痰：常用氨溴索、乙酰半胱氨酸、羧甲司坦等。平喘：沙丁胺醇雾化吸入等。

3. **控制感染**　怀疑有细菌感染时可适当选择抗生素。

【护理要点】

（一）专业照护

1. 病情观察

（1）观察症状：注意发热的规律及特点。呼吸频率、节律等。咳嗽频率、时间；痰的性状与颜色。观察有无伴随症状：鼻翼扇动、口唇发绀、三凹征等。

（2）关注并发症的发生：身体健壮的小儿少见并发症，但在营养不良、免疫功能低下、先天性呼吸道畸形、慢性鼻咽炎、佝偻病等患儿中，易并发肺炎、中耳炎、喉炎、鼻窦炎等。

2. 体位　注意经常变换体位，头胸部稍抬高。

3. 保持呼吸道通畅、及时清除呼吸道分泌物　详见第一节促进有效排痰。

4. 监测体温变化　详见第二节监测体温变化。

5. 氧疗　气促、发绀患儿应及早给氧，常用鼻前庭导管给氧，氧流量为 0.5～1L/min，氧浓度不超过 40%，患儿缺氧明显时使用面罩或头罩给氧，氧流量为 2～4L/min，氧浓度小于 50%～60%，必要时使用机械通气。

6. 提高药物疗效，减少不良反应。口服止咳糖浆后不宜立即饮水；发生支气管痉挛，可用平喘药物如氨茶碱等。氨茶碱治疗量与中毒量相近，使用时应注意稀释配制到精确剂量，静滴时注意滴速，并观察有无震颤、烦躁不安或心悸等中毒前兆。

（二）健康指导

1. 住院指导

（1）指导家属提醒或帮助患儿经常变换体位，使呼吸道分泌物易于排出。保持室内空气新鲜，常开窗通风换气，并注意手卫生。

（2）指导家属给患儿叩背，并鼓励患儿有效咳嗽，指导患儿进行呼吸功能锻炼。

2. 出院指导

（1）生活指导：适当运动，劳逸结合，增强机体抵抗力，加强机体对气温变化的适应能力；居室及周边环境空气新鲜，温湿度适宜，定时通风换气。在呼吸道传染病流行期间，禁止带儿童到公共场所，不去公共场所，避免感染。

（2）及时治疗呼吸系统的疾病，不适随诊。

第五节　小儿肺炎

肺炎是由不同病原体或其他因素（如异物、过敏等）引起的肺部炎症。是婴幼儿时期的常见病，一年四季均可发生，以冬春寒冷季节及气候骤变时多见，多由急性上呼吸道感染或支气管炎向下蔓延所致。

临床诊断分类主要是：

1. **病理分类**　大叶性肺炎、支气管肺炎、间质性肺炎、毛细支气管炎、吸入性肺炎，以支气管肺炎为最多见。

2. **病原体分类**　细菌性肺炎、病毒性肺炎、真菌性肺炎、支原体肺炎、衣原体肺炎、非感染因素引起的肺炎。

3. **病程分类**　急性肺炎、慢性肺炎、迁延性肺炎。

4. **病情分类**　轻症肺炎、重症肺炎。

【临床要点】

（一）临床表现

1. **典型症状**　以咳嗽与咳痰、发热、气促、呼吸困难为主要症状。小婴儿多起病急，呼吸增快，可有拒食、呕吐、呛奶等表现。除呼吸系统症状外，可伴有精神萎靡、烦躁不安或嗜睡或者食欲减退、呕吐、腹泻、腹胀等。大叶性肺炎在后期可有咳铁锈色痰；支原体肺炎常以刺激性咳嗽为突出表现，有时阵咳与百日咳相似，一般无呼吸困难；毛细支气管炎可出现持续性干咳和发作性呼吸困难，咳与喘憋同时发生；腺病毒肺炎往往表现为频咳或轻度阵咳，重症者出现鼻翼扇动、三凹征、喘憋及口唇甲床青紫，可有胸膜反应或胸腔积液。

重症肺炎可合并心肌炎，患儿出现烦躁不安、面色苍白、呼吸 > 60 次/分、心率 > 180 次/分、心音低钝、奔马律、肝脏迅速增大，提示出现心力衰竭。有时四肢发凉、口周灰白、脉搏微弱，则为末梢循环衰竭。

2. **体征**　肺部体征早期可不明显，随着病情进展后可闻及中、粗湿啰音。新生儿及小婴儿常不易闻及湿啰音。合并胸腔积液时可有叩诊实音或听诊呼吸音消失。支原体肺炎的特点之一是体征轻而 X 线改变明显。

3. **并发症**　心力衰竭、中毒性肠麻痹、中毒性脑炎、胸腔积液、脓气胸、肺大疱等。

（二）辅助检查

1. **外周血检查**　细菌性肺炎白细胞计数升高；病毒性肺炎的白细胞计数大多正常或偏低；细菌感染时血清C-反应蛋白的阳性率可高达96%。

2. **病原学检查**　采取痰液、血标本等作细菌培养和鉴定，鼻咽拭子或气管分泌物做病毒分离鉴定，同时进行药物敏感试验对明确细菌性致病菌和治疗有指导性意义。肺炎支原体做血清特异性抗体测定。

3. **胸部X线检查**　早期见肺纹理增粗，以后出现双肺中下叶有大小不等的点片状浸润，或融合成片状阴影。大叶性肺炎可见肺部斑片状渗出性改变，累及肺段在1个或2个以上，一般以单侧发病为主。间质性肺炎可见实质浸润影。

（三）治疗措施

治疗原则：控制炎症、改善通气功能、对症治疗、防止和治疗并发症。

1. **控制感染**　明确为细菌或病毒感染继发细菌感染者，根据不同病原体选择抗生素。支原体肺炎对大环内酯类抗生素敏感，红霉素为首选药物。

2. **对症治疗**　有发热、咳嗽、咳痰者，予以退热、祛痰、止咳。喘憋者可用支气管解痉剂；腹胀伴低钾者及时补钾，中毒性肠麻痹者，禁食、胃肠减压等；纠正水、电解质酸碱平衡。

3. **其他**　中毒症状明显或严重喘憋、脑水肿、感染性休克、呼吸衰竭者可短期应用糖皮质激素。

【护理要点】

（一）专业照护

1. **病情观察**

（1）观察呼吸状态与伴随的症状：①呼吸频率、节律、伴随发绀喘息、咳嗽、咳痰的性状；②体温、热性及伴随症状；③意识、瞳孔、囟门及肌张力等变化；④有无腹胀、肠鸣音是否减弱或消失，呕吐的性质，是否便血等。

(2) 关注并发症的发生：①患儿出现烦躁不安、面色苍白、呼吸 >60 次/分、心率 >180 次/分、心音低钝、奔马律、肝脏迅速增大，提示出现心力衰竭；②患儿咳粉红色泡沫样痰则为肺水肿的表现；③患者腹胀、肠鸣音减弱或消失、呕吐、便血等，提示出现中毒性肠麻痹和胃肠道出血；④患儿病情突然加重，出现剧烈咳嗽、呼吸困难、烦躁不安、胸痛、一侧或双侧呼吸运动受限等，提示出现气胸或脓胸。

2. 体位　采取头高位或半卧位，经常翻身更换体位，减少肺部淤血。

3. 监测体温变化　详见第一节监测体温变化。

4. 气道管理　详见第一节促进有效排痰。

5. 氧疗　详见第四节氧疗。

6. 提高药物疗效，减少不良反应。

(1) 药物治疗：头孢菌素与大环内酯类抗生素，均导致患儿出现消化道症状，应注意药物滴注速度。止咳祛痰类药物口服时，注意服后不宜立即饮水，也不宜服用其他药物，以免降低疗效。应用血管活性药物应监控血压及防止药液外渗而引起的局部组织坏死。

(2) 输液速度：严格控制静脉点滴速度，有条件者使用输液泵，以免发生急性肺水肿。

(二) 健康指导

1. 住院指导

(1) 促进痰液排出：教会患儿有效咳嗽的方法，正确的拍背排痰方法，勤换体位。

(2) 喂养指导：鼓励患儿多饮水。小婴儿喂哺时需根据奶嘴的孔径大小与形状合理选择，避免流速过快而致呛咳，进食时需坐起、头部抬高或竖抱。

2. 出院指导　出院恢复期患儿保持室内空气流通，避免去拥挤、通风不良、空气污浊、阳光不足、冷暖失调等环境，适时增减衣物，注意保暖。注意洗手，避免被动吸烟。易感人群在季节交换、作息环境改变时应做好防备工作，可给予主动与被动运动，增强体质。

3. 门诊指导　选择儿童呼吸专科医师（熟悉患者病史的医师更佳）诊治。告知患者用药的注意事项，按医嘱使用药物（不要随意更改使用时间、剂量与品种），定期健康检查，按时预防接种。

第六节　支气管哮喘

支气管哮喘（bronchial asthma），简称哮喘，是一种以慢性气道炎症为特征的异质性疾病。具有喘息、气短、胸闷和咳嗽的呼吸道症状病史，伴有可变的呼气气流受限，呼吸道症状和强度可随时间而变化。常在夜间与清晨发作或加剧，多数患儿可经治疗缓解或自行缓解。

【临床要点】

（一）临床表现

1. 诱发因素　接触或吸入过敏原、食物过敏原、呼吸道感染、运动和过度通气、药物、过度情绪激动等、其他（寒冷空气、职业粉尘和气体等）。

2. 前驱期症状　流清水样鼻涕、打喷嚏、鼻痒、眼痒、鼻堵塞等过敏性鼻炎或感冒样症状。

3. 典型症状　喘息、气短、咳嗽、胸闷，可伴有呼吸性呼吸困难和喘鸣声。阵发性发作，夜间或清晨加重。儿童慢性或反复咳嗽有时可能是支气管哮喘的唯一症状，即咳嗽变异性哮喘。

4. 体征　心率增快、鼻翼扇动，中～重度哮喘在吸气时出现三凹征，呼气时出现颈静脉显著怒张。听诊吸气呼吸音减弱，呼气相延长，双肺可闻及喘鸣音及干性啰音。

5. 哮喘危重状态　休息时喘息、端坐呼吸、呼吸急促、三凹征明显、喘鸣音、脉快、发绀，血气分析显示低氧血症（或）二氧化碳潴留。

6. 分期　根据临床表现，哮喘可分为急性发作期（突然发生典型症状）、慢性持续期［近 3 个月内不同频率和（或）不同程度地出现过典型症状］和临床缓解期三期（经过治疗或未经治疗，症状、体征消失，肺功能恢复到急性发作水平，并维持 3 个月以上）。

7. 并发症 发作时可并发气胸、纵隔气肿、肺不张，长期反复发作和感染可并发慢性支气管炎（简称慢支）、肺气肿、支气管扩张症、间质性肺炎、肺纤维化和肺源性心脏病。

（二）辅助检查

1. 外周血常规 嗜酸性粒细胞可增高 6% 以上，有特异性体质的患儿可高达 20% ~ 30%，直接计数在 $(0.4 \sim 0.6) \times 10^9/L$，有时可高达 $(1.0 \sim 2.0) \times 10^9/L$。

2. 痰液检查 痰涂片可见嗜酸性粒细胞增多（通常大于 2.5%）。

3. 胸部 X 线检查 无合并症的哮喘患儿肺部 X 线大多无特殊发现，重症哮喘和婴幼儿哮喘急性发作时可见两肺透亮度增加，呈过度充气状态；如并发呼吸道感染，可见肺纹理增加及炎症性浸润阴影。

4. 肺功能检测 主要观察 FEV1 和 PEF。包括支气管激发试验（判断哮喘患儿气道对某些药物和刺激物的反应程度）和支气管舒张试验（即吸入速效 β_2 受体激动剂后 15 分钟第一秒用力呼吸量（FEV1）增加 ≥ 12%）。

5. 特异性过敏原的检测 体外实验：血清特异性 IgE 测定，过敏性哮喘患儿血清 IgE 可较正常人高 2 ~ 6 倍。体内试验：皮肤点刺试验，在缓解期即可进行，但应防止发生过敏反应。

（三）治疗措施

治疗原则：去除病因、控制发作、预防复发。坚持长期、持续、规范、个体化治疗。

1. 发作期治疗 主要是解痉和平喘，以便快速缓解症状。常用的药物有糖皮质激素、β_2 受体激动剂、茶碱类药物、抗胆碱药物等。

2. 缓解期治疗 主要是坚持长期规范使用吸入型糖皮质激素治疗 1 ~ 3 年。常用药物有丙酸倍氯米松、布地奈德（普米克）、丙酸氟替卡松。

6

3. 哮喘危重状态治疗　主要是解痉与氧疗，同时补液与纠正酸中毒，并保持患儿安静，必要时药物镇静（禁用吗啡与盐酸哌替啶和氯丙嗪）。常用药物糖皮质激素、β_2 受体激动剂、氨茶碱、水合氯醛等。如出现下列情况可给予机械辅助通气：持续的严重呼吸困难；呼吸音减低到几乎听不到哮鸣音者；因过度通气致呼吸肌疲劳，使胸廓运动受限；意识障碍或昏迷；吸入 40% 的氧气，发绀不能纠正（$PaO_2 < 50mmhg$ 或 $PaCO_2 > 45mmHg$），宜用定容性呼吸机，以防气胸。

【护理要点】

（一）专业照护

1. 病情观察

（1）观察呼吸状态：喘息、气促是否改善，是否有辅助呼吸肌参与呼吸运动等，同时注意体温、心率、血压、经皮血氧饱和度、动脉血气变化，及时发现异常并积极处理。

（2）关注并发症的发生：①患儿出现呼吸困难，平喘解痉效果不见好转，叩诊呈鼓音，听诊呼吸音低等，提示自发性气胸的可能，应及时排气减压，缓解症状；②患者病情突然恶化，发绀明显，心率增快，叩诊呈实音，呼吸音减弱或消失，提示发生肺不张，应尽快清理呼吸道以防因气道阻塞或窒息而死亡。

（3）应警惕患者哮喘危重状态的发生。

2. 体位　采取使肺部扩张的体位，可取坐位或半卧位，以利于呼吸。

3. 氧疗　详见第四节氧疗。

4. 提高药物疗效，减少不良反应。

（1）见喘息的用药护理。

（2）抗胆碱药吸入后，少数患者可有口苦或口干感。酮替芬有镇静、头晕、口干、嗜睡等不良反应。白三烯调节剂的主要不良反应是轻微的胃肠道症状，少数有皮疹、血管性水肿、转氨酶升高，停药后可恢复。

5. 保持呼吸道通畅　雾化-拍背-吸痰。

（二）健康指导

1. 住院指导

（1）指导呼吸运动、增强呼吸肌功能：方法：①腹部呼吸运动；②向前弯曲运动；③胸部扩张运动。在进行呼吸运动前，先清除呼吸道分泌物。

（2）用药指导：教会患者及家长了解自己所用的不同类型的药物名称、用法、剂量、使用时间及注意事项，正确、安全用药，并掌握药物不良反应的预防和处理对策，根据病情、年龄指导患儿掌握正确的药物吸入技术。

2. 出院指导

（1）自我病情监测：首先告知患者及家长出现前驱期症状及时用药，避免哮喘发作。其次告知家长及患儿正确使用峰流速仪监测病情。

（2）避免诱发因素。

（3）持续、规范用药，按时复诊。

3. 门诊指导　在门诊建立哮喘患者个人档案，并指导患者进行个性化哮喘管理和哮喘教育。

（1）就诊指导：选择哮喘专科门诊，或者哮喘专科医师（熟悉患者病史医师更佳）诊治。

（2）检查指导：指导患者进行肺功能检查、特异性过敏原检测等。

（3）用药指导：评估患者及家属用药知识，告知口服药、吸入型药物的使用与注意事项，指导患者及家长正确选择吸入型雾化装置。

第七节　胸膜炎

胸膜炎（pleuritis）是指由致病因素感染（通常为细菌或病毒）刺激胸膜所致的胸膜炎症。以春冬季发病较多。通常分为 3 型：干性（dry or plastic pleurisy）又称成形性胸膜炎，大多由于肺部感染侵及胸膜所致；浆液性，又称渗出性胸膜炎（serofibrinous pleurisy），大多为结核性、支原体性；化脓性胸膜炎（purulent pleurisy）

是胸膜腔积脓，故又称脓胸，婴幼儿最多见。

【临床要点】

（一）临床表现

1. 典型症状　以胸痛、咳嗽、胸闷、气促、畏寒、发热、呼吸困难为主要症状。结核性胸膜炎患儿可有盗汗、乏力，较大患儿表现为性格改变、易怒、烦躁等。

2. 体征　患侧呼吸运动受限制、呼吸音减弱或消失、胸膜摩擦音；肋间隙饱满，叩诊可呈实音或浊音；气管、纵隔及心脏向对侧移位；语言震颤减弱或消失；积液如在右侧，可使肝脏向下方移位。

3. 并发症　胸腔积液、支气管胸膜瘘、张力性脓气胸、败血症、胸壁感染、腹膜炎、呼吸衰竭、化脓性脑膜炎、营养不良等。

（二）辅助检查

1. 外周血检查　白细胞计数和中性粒细胞比例常增高，血沉增快。

2. 结核菌素试验　可协助诊断。

3. 胸液检查　结核性胸膜炎穿刺液多为草绿色渗出液，约3%患儿呈淡红色血性胸水，可找到结核分枝杆菌，但阳性率不高。浆液性胸膜炎渗出液外观淡黄、黄绿或粉红色。脓胸穿刺液在试管静置沉积24小时后，1/10～1/2为固体成分。

4. 胸部X线检查　干性胸膜炎患侧膈呼吸运动减少，肋膈角变钝。浆液性胸膜炎中等量积液时可见典型有弧形上缘的致密阴影。化脓性胸膜炎胸部大片均匀昏暗影，肺纹多被遮没，且纵隔明显地被推向对侧。

（三）治疗措施

治疗原则：治疗原发病，控制感染、排除胸腔积液、减轻疼痛、改善全身情况。

1. 控制感染　脓胸感染广泛，需全身使用抗生素，疗程一般4周左右，为防止复发，体温正常后应再给药2～3周。结核性胸膜炎需抗结核治疗。非结核性胸膜炎应针对原发病选择相应的药物治疗。

2. 胸腔穿刺引流　胸膜炎引起胸腔积液少时宜穿刺抽液，较多时宜行胸腔闭式引流。

3. 对症支持治疗

（1）有高热、咳嗽、咳痰、疼痛者，应予以退热、止咳、祛痰、缓解疼痛等处理。

（2）结核性胸膜炎需抗结核治疗，早期在抗结核的基础上可使用肾上腺皮质激素。

（3）营养不良、全身抵抗力低下者，需加强营养，必要时行肠内营养和静脉营养或少量多次输血治疗。

【护理要点】

（一）专业照护

1. 病情观察

（1）观察患儿咳嗽、胸痛、呼吸状态：观察患儿咳嗽频率，痰液的颜色、气味，了解患儿胸痛的部位，有无牵涉及放射痛。

（2）关注并发症的发生：①患儿突然出现呼吸急促、鼻翼扇动、发绀、持续性咳嗽、烦躁，甚至呼吸暂停，应警惕张力性气胸发生；②患儿高热不退、呼吸困难加重，咳嗽、胸痛明显，提示出现脓胸。

2. 体位　干性胸膜炎应取患侧卧位，以减轻疼痛；大量胸腔积液时取半卧位。

3. 监测体温变化　详见第一节监测体温变化。

4. 气道管理　雾化后可拍背，轻症及能配合治疗的患儿，指导并鼓励自行将痰液排出。避免用力咳嗽，咳嗽时用手按压患侧胸部，无力咳嗽的患儿，可吸痰帮助排出痰液。

5. 氧疗　详见第四节氧疗。

6. 缓解胸痛

（1）评估：运用合适的儿童疼痛量表进行胸痛评估。

（2）体位：协助患儿采取舒适的体位，胸膜炎致胸腔积液的患儿，可协助患儿取患侧卧位，必要时可用宽胶布固定，减少胸廓活动幅度，减轻疼痛。

6

（3）胸痛伴有剧烈咳嗽时，可实施热湿敷。伴咯血时，可冷湿敷。

（4）调整情绪，并转移患儿的注意力，以此来减轻疼痛的症状。必要时可遵医嘱给予止痛剂或镇静剂。

7. 胸腔抽液（脓）的配合

（1）大量积液时，可做胸腔穿刺抽液以缓解症状，抽液时应严格无菌操作。

（2）首次抽液不应过多或过快，以免胸腔压力骤减、纵隔移位引起循环障碍或休克。

（3）胸膜反应的处理：操作过程中密切观察患者面色、脉搏、血压的变化，做好记录。术中如发生连续咳嗽或出现头晕、胸闷、面色苍白、出汗、晕厥等胸膜反应症状，应立即停止抽液拔除穿刺针，让患者平卧，予吸氧等对症处理。

（4）抽液完毕，协助患儿平卧休息，并要求家属配合监督患儿卧床休息 2 小时。（胸腔闭式引流护理详见"胸腔积液"章节）

8. 提高药物疗效，减少不良反应。

（1）确诊结核性胸膜炎患儿行抗结核治疗，需遵循早期、联合、适量、规律、全程治疗的原则，并注意观察药物不良反应。

（2）注意剂量准确，指导患儿家属喂服到口，并需观察用药过程中的不适反应。

（二）健康指导

1. 住院指导

（1）活动与休息：患儿应多休息，恢复期可适度进行运动，如扩胸运动、按摩胸部、慢走等，注意动作轻巧、呼吸自然，防止用力过猛。

（2）饮食指导：胸膜炎患儿，病程长，消耗大，应保证营养所需。注重增加患儿食欲，指导家属制作并为其提供喜欢的食品。

（3）患儿咳嗽时注意勿对向他人，痰液应吐于纸中并消毒处理，如为开放性结核，应采取呼吸道隔离措施。

（4）指导并协助患儿咳嗽及深呼吸锻炼时，手掌贴于患侧胸部以减轻其胸痛症状。

2. 出院指导

（1）休息与生活：指导家长做好日常护理和饮食护理，建立合理的生活制度。保证足够的休息，严防受凉，积极预防各种急性传染病，加强营养，树立良好的饮食习惯。

（2）恢复期：应减少出入人群密集的地方，适当的户外活动；注意室内空气新鲜，保持通气、干净、整洁、阳光充足；避免疲劳，增强体质，提高机体抵抗力。

3. 门诊指导

（1）检查指导：定期复查胸片，肝、肾功能，血尿常规，留取痰标本等。

（2）用药指导：向家属讲解有关胸膜炎的知识及全程治疗的重要性，强调要坚持服药（时间、剂量、用法、品种不可随意变换）；治疗时间长的患儿，如发生变化应及时就诊；定期康复检查，按时预防接种。

第八节　胸腔积液

正常情况下，小儿胸膜腔内仅有微量液体，在呼吸运动时起到润滑的作用。胸膜腔内液体（pleural fluid）简称为胸液，形成与吸收处于动态平衡状态，任何原因使患儿胸液形成过多或吸收过少均可导致胸液的异常积聚，称为胸腔积液（pleural effusion），简称胸水。胸腔积液是儿科常见疾病，若能得到及时的对症治疗及护理，可减少并发症，提高治愈率。

【临床要点】

（一）临床表现

1. 典型症状　以气促、咳嗽、呼吸困难、胸闷、胸痛为主要症状，可随积液量的增多而加重。全身症状取决于胸腔积液的病因。

2. 体征　少量积液时，体征可不明显或仅闻及胸膜摩擦音。中~大量积液时，可致患侧呼吸运动受限，肋间隙饱满。语颤减弱或消失，可伴气管、纵隔向健侧移位。局部叩诊呈浊音。听诊积液区呼吸音可减弱或消失。肺外疾病引起的胸腔积液可有原发病的体征。

3. 并发症　肺不张、肺脓肿、休克、气胸、脓胸等。

（二）辅助检查

1. 胸部 X 线、CT 检查　少量积液时，患侧肋膈角变钝或消失；中等积液时，可呈外高内低的弧形积液；大量积液，整个患侧胸部呈致密阴影，气管和纵隔推向健侧；平卧时积液散开，可使整个肺野透亮度降低。CT 检查能显示少量胸水、肺和胸膜的病变、纵隔和气管旁淋巴结病变，可有助于病因诊断。

2. B 超　积液为漏出液，声像图表现为清亮的无回声区；如为渗出液，多由胸膜病变引起，表现为无回声区可见弥漫性点状回声及分隔。B 超定位准确，可协助胸腔穿刺定位。

3. 胸水检查　原因不明的胸腔积液，做胸水涂片、培养、细胞及生化检查。

4. 纤维支气管镜检查　用于咯血或疑有气道阻塞的导致胸腔积液患儿。

5. 实验室检测　病原检测、血清 MP 特异性抗体、血常规、痰液检查、纯蛋白衍生物结核菌素（PPD）试验、血培养等均为常规有效的检查。

（三）治疗措施

胸腔积液为胸部或全身疾病的一部分，病因治疗尤其重要。漏出液常常在纠正病因后可吸收。

1. 一般治疗　包括充分休息、营养支持及对症治疗。积极补充丢失液体量，提高胶体渗透压，纠正患儿水、电解质、酸碱平衡紊乱。可补充血浆或人体白蛋白，以增强机体抵抗力。

2. 控制感染　细菌、支原体感染等炎性积液应积极抗感染治疗，抗生素使用足量和联合用药，可全身和

（或）胸腔内给药。如为结核性胸腔积液应行抗结核治疗，全身中毒症状严重、有大量胸水者，在有效抗结核药物治疗的同时，可加用糖皮质激素。

3. 排出积液　可胸腔抽液、胸腔引流，结核性胸膜炎患儿胸水中的蛋白含量高，易引起胸膜粘连，应尽早抽尽积液。

【护理要点】

（一）专业照护

1. 病情观察

（1）观察胸痛、呼吸状态：注意观察呼吸频率、节律及有无气促、呼吸困难等症状。在胸腔穿刺过程中应注意观察抽液速度、抽液量及观察患儿生命体征变化。

（2）观察缺氧程度：注意患儿面色、口唇、四肢末端颜色、意识，监测血氧饱和度或动脉血气分析的改变。

（3）关注并发症的发生：①患儿呼吸急促、咳嗽、胸痛、烦躁不安，肋间隙窄小，胸壁内陷，气管移位，呼吸音减弱或消失，提示肺不张；②患儿突然出现面色苍白、喘鸣、出汗、脉搏细速等，提示出现休克；③患儿病情突然加重，出现剧烈咳嗽、烦躁不安、胸痛、一侧或双侧呼吸运动受限，或高热不退等，提示出现气胸或肺脓肿。

2. 体位　按照胸腔积液的部位采取适当体位，一般取斜坡卧位或患侧卧位，减少胸水对健侧肺的压迫。

3. 氧疗　详见第四节氧疗。

4. 胸腔穿刺及闭式胸腔引流的护理

（1）胸腔穿刺后注意观察患儿呼吸、脉搏情况，嘱其卧床休息 2～3 小时，鼓励深呼吸以促进肺膨胀。

（2）安全有效：保持水封瓶低于胸腔，引流管连于床旁负压水封瓶，并接于瓶中流入玻璃管，该管下端浸入水面以下 2～3cm，接瓶橡皮引流管的高度要求约60cm，故患儿需卧高床，以防因小儿大哭负压增高而致反流。搬动患儿时，用止血钳夹住引流管，防止引流管内液体和气体逆流入胸腔。

（3）观察：观察引流管是否通畅，水封瓶压力管中水柱是否随呼吸或咳嗽上下波动（平时负压 0.981kPa 即 $10cmH_2O$），无波动，可能为接管堵塞，或脓腔很小或已闭合，容积已固定。记录引流液量、色及性状。

（4）严格无菌操作，按时更换引流装置及伤口敷料。

（5）拔管：掌握拔管指征（1～2 周，引流液少，热退，水下管无波动），做好拔管护理，拔管后要观察患儿是否有呼吸困难、气胸或皮下气肿，观察引流管口是否有继续渗液、敷料渗湿情况。

5. 缓解胸痛　胸痛的护理详见胸膜炎章节。

6. 提高药物疗效，减少不良反应。控制输液速度，必要时使用输液泵。合理安排患儿输液顺序及输液计划，以保证药物疗效。注意联合用药的配伍禁忌，避免多种药物混合输注。治疗过程中注意观察药物的毒副作用。

（二）健康指导

1. 住院指导

（1）活动：指导患儿及早活动，待体温恢复正常，胸液抽吸或吸收后，鼓励患儿逐渐下床活动，增加肺活量。

（2）呼吸锻炼：鼓励并指导患儿有效咳嗽、咳痰，较小患儿因不会呼吸配合，可鼓励吹气球，吹笛子玩具。年长患儿应每天督导其进行缓慢深呼吸，提高通气量。

（3）恢复期：须做好卫生宣教工作，预防受凉，增强体质，避免剧烈运动。

2. 出院指导

（1）疾病知识指导：向患儿及家属讲解继续加强营养是胸腔积液治疗的重要组成部分，需合理调配饮食，增强机体抵抗力；合理安排休息与活动，避免过度劳累。

（2）用药指导与病情监测：向患儿及家属解释本病的特点及目前的病情，进行个性化用药指导、病情监测。

3. 门诊指导　嘱定期到医院复查。对结核性引起的胸腔积液，应继续抗结核治疗 6 个月～1 年，定期门诊复查血常规、肝功能。注意避免到人群密集场所，以防止感染。

第九节　气管、支气管异物

气管、支气管异物（foreign bodies in the trachea and bronchi）是儿科的常见危重症之一，严重时可以造成儿童的突然死亡。是因外界物突然误吸入气管、支气管而出现的以呼吸系统症状为主的一系列合并综合征，分为内源性异物和外源性异物，临床多以外源性异物多见。气管、支气管异物常发生于儿童，多见于学龄前儿童，以婴幼儿最多见，男孩比女孩多 1 倍。5 岁以下者大约占 80% ~ 90%。

【临床要点】

（一）临床表现

1. **典型症状**　一般气管异物有以下三个典型症状：①气喘哮鸣：张口呼吸时听得更清楚；②气管拍击音：异物随呼出气流撞击声门下发生，以咳嗽时更为显著，异物固定时无此音；③气管撞击感：触诊气管可有撞击感。

2. **体征**　根据异物梗阻的部位及性质而定。除有咳嗽时闻及拍击音外，两肺有不同程度的呼吸音降低及痰鸣；一侧或某叶肺不张或肺气肿的体征，患侧肺部叩诊呈浊音或鼓音。

3. **并发症**　窒息、肺气肿、肺不张、肺脓肿、脓气胸、支气管扩张、支气管炎及肺炎等。

（二）辅助检查

1. **外周血检查**　异物未能及时取出而继发感染时，常有感染血象表现即白细胞计数和中性粒细胞比例增高。

2. **放射学检查**

（1）胸部 X 线检查：支气管中的异物通过 X 线可以观察到纵隔摆动、肺不张或者单侧肺气肿等现象，而金属类异物因不透 X 线可直接显影。

（2）CT：螺旋 CT 在儿童呼吸道异物的判断和定位中具有重要的价值，可以显示出异物所在的部位及大小。

3. 支气管镜检查　上述检查仍不能明确诊断，可行支气管纤维镜以确诊。

（三）治疗措施

治疗原则：异物取出、控制感染、对症治疗、防治并发症。

1. 异物取出　喉镜或支气管镜取出异物，个别用支气管镜钳取有困难者开胸取出。支气管深部的金属性异物，必要时在 X 线监视下钳取。

2. 控制感染　吸入的异物可刺激支气管黏膜致局部红肿、炎症，异物未能及时取出而继发感染时，应酌情用抗生素。

3. 对症治疗　有发热、咳嗽、咳痰者，予以退热、祛痰、止咳，保持呼吸道通畅；有缺氧症状，及时上氧。喘憋者可用支气管解痉剂；异物导致心力衰竭时应酌情使用强心药。

4. 防治并发症　密切观察病情变化，警惕并发症的发生，一旦发生，立即通知医师，进行紧急处理。

【护理要点】

（一）专业照护

1. 病情观察

（1）观察呼吸状态：是否有声嘶、痰鸣；呼吸频率、节律、伴随症状（如喘鸣、发绀、咳嗽、咳痰）、意识、瞳孔、呼吸困难的程度与类型；根据病情酌情予氧气吸入。床旁备好气管切开包、吸引器等急救用物，一旦发生紧急情况，立即配合医师进行急救处理。

（2）监测体温变化：详见第二节监测体温变化。

（3）关注并发症的发生：①患儿病情突然加重，出现剧烈咳嗽、呼吸困难、烦躁不安、胸痛、一侧或双侧呼吸运动受限等，提示出现气胸或脓胸；②患侧有明显的疼痛，突发呼吸困难，发绀，甚至出现血压下降、心动过速，发热，常伴刺激性干咳，提示出现肺不张；

③患者术后出现吸气性的喉喘鸣、呼吸急促、剧烈哭吵时口唇发绀等，提示喉头水肿。

2. 体位

（1）异物取出前：根据异物不同部位，选择合适的体位，为防止异物嵌顿在声门下区引起窒息，可将患儿直立竖抱缓解呛咳症状。

（2）异物取出后：根据麻醉方式选择合适卧位，全麻患儿麻醉未清醒前，取平卧位，保持患儿头偏向一侧。局麻患儿取半卧位。

3. 窒息急救 患儿如出现气管拍打音，提示有活动性异物，警惕窒息的危险。一旦出现窒息先兆，应立刻托起患儿头部，在颈下垫软枕，开放气道，进行急救处理。

4. 气道管理 保持呼吸道通畅，控制感染，遵医嘱抗感染、雾化吸入等治疗，床边备吸引器，严格执行无菌操作。

5. 保持患儿安静 提供安静舒适的环境，集中进行检查、治疗与护理，安抚患儿情绪，避免哭吵导致异物突然移位阻塞对侧支气管后引起窒息，必要时予以镇静。

6. 支气管镜检查 见第一节支气管纤维镜术。

（二）健康指导

1. 住院指导

（1）术前指导：告知禁食禁水和术前用药的目的与时间，根据异物不同部位，指导正确卧位，保持患儿安睡，禁止拍背，避免运动及哭闹，必要时可用患儿感兴趣的事物来分散其注意力，防止异物松动引起呼吸困难和窒息。

（2）术后指导：根据麻醉方式选择合适卧位，全麻患儿禁食禁饮6小时，不要随意变换体位。局麻患儿禁食禁饮约2小时左右可以试喂少量温开水，如无呛咳，可进食温凉的流质或半流质饮食。

（3）喂养指导：避免进食干硬、油腻、刺激性食物。喂食时不要打闹、逗笑。危重及昏迷患者进食时，应特别注意头偏向一侧，防止误吸发生。

2. 出院指导　呼吸道异物发生的主要原因是由于家长缺乏知识及监护的疏漏，正确的预防是避免呼吸道异物发生的有效措施之一，应广泛地对家长进行健康知识宣教。

3. 门诊指导

（1）就诊指导：选择儿童呼吸专科医师（熟悉患者病史的医师更佳）诊治。需要进行详细、反复的询问是否存在异物吸入史，对于一些出现吸气性喉鸣及喘鸣、严重呼吸困难、哮鸣音的患儿，要高度警惕异物吸入。

（2）检查指导：指导患者完善胸片或 CT 检查。但不可以单纯地依据 X 线胸片检查结果判断，需要借助支气管镜进一步地检查确诊。

（3）用药指导：评估患者及家长用药知识，告知患者用药的注意事项，按医嘱使用药物（不要随意更改使用时间、剂量与品种），定期健康检查，按时预防接种。

第十节　儿童阻塞性睡眠呼吸暂停综合征

睡眠呼吸暂停低通气综合征（sleep apnea hypopnea syndrome, SAHS）是指各种原因导致睡眠状态下反复出现的呼吸障碍，从而使机体发生一系列病理生理改变的临床综合征。分为阻塞性睡眠呼吸暂停综合征（obstructive sleep apnea syndrome, OSAS）、中枢性睡眠呼吸暂停综合征（central sleep apnea syndrome, CSAS）和混合性三种。阻塞性睡眠呼吸暂停综合征指睡眠过程中口鼻气流停止，但是呼吸运动存在。

【临床要点】

（一）临床表现

1. 典型症状　儿童以白天活动增多为主要表现，同时伴语言能力缺陷、食欲降低、吞咽困难，还可经常出现非特异性行为困难，如发育延迟、叛逆和攻击行为等。其他白天症状表现为：晨起头晕头痛、口干、张口呼吸、思维混乱等。学龄儿童则出现上课不能集中注意力、打瞌睡、成绩下降等。夜间最显著症状是打鼾。

2. 体征　呼吸困难，肋间和锁骨上凹陷，吸气时胸腹矛盾运动；夜间出汗。

3. 并发症　OSAS 患儿出现高血压、肺心病、心律失常、呼吸衰竭甚至婴儿猝死综合征等。

（二）辅助检查

1. 多导睡眠图（polysomnography，PSG）　是诊断本病的金标准。

6

2. 血液检查　红细胞和血红蛋白可有不同程度的增加。

3. 动脉血气分析　伴有不同程度的低氧血症和二氧化碳分压增高。

4. 肺功能检查　部分患者可表现为限制性通气功能障碍。

（三）治疗要点

1. 保守治疗　包括观察、体位治疗、减肥（能明显降低呼吸暂停和低通气的发生）、吸氧、药物治疗。

2. 持续气道正压通气　经鼻持续气道正压通气，双水平气道内正压通气，自动调压智能呼吸机治疗。

3. 外科治疗　腺样体、扁桃体切除，正颌手术等。

【护理要点】

（一）专业照护

1. 病情观察

（1）观察呼吸状态：呼吸频率、节律、鼾声、低通气持续时间、呼吸暂停次数、憋醒情况。

（2）关注并发症的发生：注意患儿夜间鼾声的变化，有无憋气及患儿白天嗜睡的情况，鼾声时断时续或白天嗜睡加重均提示患者病情可能恶化或进展，必要时采取积极的治疗。

6

2. **非手术治疗**　严格控制体重和饮食，指导减肥，改变不良生活习惯。

3. **手术治疗**

（1）疼痛与饮食：麻醉作用消失后患儿切口疼痛逐渐加剧，颈部冷敷，可以收缩血管，减轻局部肿胀淤血，以减轻疼痛。手术当天避免哭闹及咳嗽，鼓励患儿进冷流质食物，次日进半流质，3 天后进软食，1 周内避免进酸辣或过热食物。多饮水，增加患儿的吞咽活动以湿润黏膜，防止咽部伤口出血。

（2）出血与呼吸：一般术后 8 小时伤口有少量渗血，嘱患儿将渗血轻轻吐出，不能咽下，指导患儿勿用力咳嗽，出血较多时，立即报告医师；如患儿烦躁、胸闷，吸气性呼吸困难，面部、口唇发绀，应警惕局部水肿致呼吸道梗阻，可放置口咽通气管。

（3）保持口腔清洁：术后第 2 天协助患儿漱口，嘱患儿勿将唾液吞下。

4. **睡眠体位**　睡姿以侧卧位为主，多取右侧卧位。

5. **控制体重**　对于肥胖、糖尿病患儿应减轻体重，适当运动，培养健康的饮食习惯。

6. **BiPAP 治疗的护理**

（1）体位：取半卧位、坐位或平卧位，使头、颈、肩在同一水平上，头略向后仰，保持气道通畅。防止枕头过高以免影响气流通过，降低疗效。

（2）选择合适的面罩：根据患儿年龄、鼻部大小选择合适大小的面罩。

（3）气道管理：使用 BiPAP 呼吸机治疗时，应及时清除呼吸道分泌物，保持呼吸道通畅，湿化液应无菌，防止感染。

（4）心理干预：引导患儿以积极的态度和良好的情绪对待疾病，增强其自信心，耐心向患儿解释治疗的意义和目的。

（5）多导睡眠监测护理：解释检查目的与必要性以及注意事项，做好监测时的护理。

（二）健康指导

1. 住院指导

（1）预防感染：保持室内通风，温湿度适宜，预防感冒、咽喉炎、扁桃体炎等发生，避免因呼吸道炎症使黏膜充血水肿导致呼吸道狭窄，堵塞气道。

（2）指导患者按要求进食、休息与活动以及口腔护理，提高其依从性。

2. 出院指导

（1）休息与活动：加强体育锻炼，以有氧运动为主，如跑步、游泳等。根据孩子年龄、体质、兴趣爱好等选取安全、可长期操作性且含有趣味性的运动方式，循序渐进。

（2）环境：避免居室拥挤、通风不良、空气污浊、阳光不足、冷暖失调等环境因素。

（3）家庭治疗：OSAS 严重的患儿，建议使用正压呼吸治疗仪进行治疗，压力调定后，患者带机回家进行长期家庭治疗，早期应密切随访，了解患者应用的依从性及不良反应，协助其解决使用中出现的各种问题，1个月时应行 CPAP 压力的再调定，以保证患者长期治疗的依从性。

3. 门诊指导

（1）就诊指导：选择儿童呼吸睡眠专科医师（熟悉患者病史的医师更佳）诊治。

（2）检查指导：多导睡眠图是诊断 OSAHS 的金标准，监测目的是为了明确睡眠呼吸障碍的类型及程度，详细解释检查的必要性与注意事项。

（3）用药指导：评估患者及家长用药知识，告知患者用药的注意事项，按医嘱使用药物（不要随意更改使用时间、剂量与品种），定期健康检查，按时预防接种。

附：多导睡眠监测技术

（一）监测前护理

1. 环境　温馨舒适的睡眠环境，处理好声与光的问题,使其对小儿睡眠所造成的干扰降到最小化。

2. 设施齐全 床旁设置呼叫系统,以便患儿及时联系监测护士;准备小便器;尽量让家属陪同,以消除患儿恐惧与孤独。

3. 检查前宣教 热情接待,熟悉环境。重视疾病的宣教,让患儿与家属掌握监测方法、监测意义和睡眠质量的重要性。

4. 注意事项 监测当天清洗全身皮肤及头发,不要让其午睡和做激烈运动,当天不喝兴奋性饮料。检查前3天不吃镇静性药物,保证监测结果的准确性。

（二）监测中护理

1. 准备用物 评估患儿身高、体重、生命体征监测。穿宽松棉的睡衣,排空大小便,家长关闭手机,持续监测7小时以上。

2. 连接导联 确保各导联电极部位准确,粘贴牢固,腹带松紧度适宜。各导联安装完毕,检查连接是否正确,机器是否运转正常,调整各波形,设置报警范围。

3. 观察 每小时巡视患儿,发现电极或鼻导管脱落,应轻手缓慢安装连接,避免影响患儿睡眠,密切观察患儿的脸色、呼吸、心率及打鼾情况,有异常情况及时报告。

（三）监测后护理

1. 停止监测 监测结束,摘除患者身上的导联线,动作轻柔,以免损伤患儿皮肤和电极损坏。

2. 清洁皮肤 帮助患儿清洁局部皮肤。

3. 记录 监测结果记录存档,告知患者取报告的时间。

4. 消毒备用 将导线擦拭消毒,固定位置晾干备用,监测室消毒备用。

第十一节 肺脓肿

肺脓肿（lung abscess）是由多种病原菌引起的肺组

织坏死性病变，形成包含坏死物的脓腔。临床特征表现为高热、咳嗽和咳大量脓臭痰。病原体可为化脓性细菌、真菌和寄生虫等。本病见于任何年龄，多见于青壮年男性及年老体弱有基础病者。

【临床要点】

（一）临床表现

1. 典型症状

（1）急性吸入性肺脓肿：起病急骤，畏寒、高热，伴咳嗽、咳黏液痰或黏液脓痰。炎症累及壁层胸膜可引起胸痛。病变范围大时可出现气促。此外，还有精神不振、全身乏力、食欲减退等全身中毒症状。

（2）慢性肺脓肿：慢性咳嗽、咳脓痰、反复咯血、继发感染和不规则发热等，常呈贫血、消瘦等慢性消耗病面容。

（3）血源性肺脓肿：多先有原发病灶引起的畏寒、高热等全身脓毒血症的症状，经过数天或数周后才出现肺部症状。

2. 体征　与肺脓肿的大小和部位有关。早期体格检查与肺炎相似，当脓肿形成，所累及的肺野可闻及空瓮音或空洞性呼吸音。当病变累及胸膜时可闻及胸膜摩擦音或出现胸腔积液体征。血源性肺脓肿体征大多阴性。慢性肺脓肿常有杵状指（趾）、贫血、消瘦。

3. 并发症　脓气胸或支气管胸膜瘘、窒息、不同程度的咯血等。

（二）辅助检查

1. 外周血检查　急性肺脓肿血白细胞总数达（20～30）×10^9/L，中性粒细胞达90%以上，核左移明显，常有中毒颗粒。慢性肺脓肿的血白细胞稍增高或正常，红细胞和血红蛋白减少。

2. 病原学检查　采取痰液、胸腔积液和血标本作细菌培养和鉴定，同时进行药物敏感试验对明确细菌性致病菌和治疗有指导性意义。

3. 影像学检查　X线胸片早期可见大片状致密模糊

6

的浸润阴影，边缘不清或团片状浓密阴影。脓腔形成、脓液排出后，可见圆形透亮区及液平面。CT 检查能更准确定位以及发现体积较小的脓肿。

4. 纤维支气管镜检查　有助于明确病因和病原学诊断及治疗，通过抽吸脓液，活检及细菌培养、细胞学检查为病因诊断提供依据。

（三）治疗措施

治疗原则：控制感染、脓液引流、手术治疗。

1. 控制感染　根据病因或细菌药敏试验结果选择有效抗菌药物。一般抗生素疗程 8～12 周，或直至 X 线胸片示脓腔和炎症消失，仅有少量的残留纤维化。

2. 脓液引流　可用祛痰药、雾化吸入、体位排痰，有条件应尽早进行纤维支气管镜灌洗及吸引治疗，还可向脓腔局部注入药物进行治疗，可提高疗效并有效缩短病程。

3. 手术治疗　手术适应证为：①病程大于 3 个月，经内科治疗，病变未见明显吸收，且反复感染或脓腔过大（直径 >5cm）不易吸收；②大咯血内科治疗无效或危及生命者；③并发支气管胸膜瘘或脓腔经抽吸、引流和冲洗治疗效果不佳者；④怀疑有肿瘤阻塞者。

【护理要点】

（一）专业照护

1. 病情观察

（1）观察咳嗽、咳痰情况：观察记录 24 小时痰液量、颜色、性质、气味及痰液分层情况，观察有无咯血。

（2）关注并发症的发生：①若患者咳嗽、咳大量脓痰，伴有胸痛气急、胸壁水肿及压痛、胸膜摩擦音和胸腔积液，提示可能并发胸膜炎、脓胸或脓气胸；②若患儿出现呼吸窘迫、胸闷、颜面灰暗、烦躁不安、发绀、意识不清、喉头痰鸣等，提示出现呼吸道阻塞及窒息先兆；③若痰中血量较多，要严密观察病情变化，并准备好抢救药品和用品，嘱患者头偏向一侧，取患侧卧位，注意大咯血或窒息的突然发生。

2. 监测体温变化　详见第二节监测体温变化。

3. 促进痰液排出　详见第一节促进有效排痰。

4. 气道管理　雾化-拍背-吸痰，注意每次雾化吸入不宜超过 20 分钟。

5. 氧疗　详见第四节氧疗。

6. 提高药物疗效，减少不良反应。

（1）药物治疗：青霉素、头孢菌素应注意药物滴注速度。止咳祛痰类药物口服时，注意服后不宜立即饮水，也不宜服用其他药物，以免降低疗效。用药期间严密观察药物疗效及不良反应。

（2）输液速度：准确记录 24 小时出入水量，严格控制静脉点滴速度，有条件者使用输液泵，以免发生急性肺水肿。

（二）健康指导

1. 住院指导

（1）咳嗽、咳痰训练：指导患者进行有效咳嗽，促使痰液咳出。体位引流时注意观察患者体力支持情况，以判断患者的耐受能力。

（2）饮食指导：清淡、易消化无刺激、富含优质蛋白质的食物，鼓励患者多饮水，以稀释痰液。

2. 出院指导

（1）环境：每天开窗通风，保持室内空气新鲜，减少去人多拥挤的场所，预防感冒。

（2）休息与活动：适当休息，进行适当的体育锻炼，循序渐进，以不感疲乏为适。

（3）饮食：加强营养，可进食清淡易消化、高蛋白、高热量、低脂肪的饮食。

（4）出现高热、咯血、呼吸困难等表现时应警惕大咯血、窒息的发生，需立即就诊。

（石小毛）

第七章

消化系统疾病患儿的护理

消化系统疾病是儿童最常见的疾病之一。常见的疾病包括口腔炎症、胃食管反流、胃炎及消化性溃疡、腹泻等。常见的症状主要有：恶心、呕吐、呕血、便血、腹痛、腹泻及便秘等。常用的诊疗技术包括：内镜检查（包括胃镜、结肠镜、双气囊小肠镜检查等）、呕吐物毒物分析、细菌培养、影像学检查、动脉血气分析。

第一节 消化系统疾病一般护理要点（常见症状与诊疗技术的护理）

一、一般护理原则

（一）环境

保持病室安静、清洁、整齐，减少噪音，定时开窗通风，保持室内通风良好，温度、湿度适宜，室温 18～22℃、湿度 50%～60%。呕吐、呕血及大便后及时清除排泄物，避免异味。

（二）休息与活动

合理安排休息，疾病急性期及全身症状明显的患儿需卧床休息。有出血的患儿出血症状停止，大便隐血试验阴性后可适当下床活动。恢复期指导患儿逐步活动，以不疲乏为度。

（三）饮食与体位

指导患儿及其家长保持健康的饮食习惯。根据病情给予禁食、流质或半流质。无进食禁忌证的患儿宜选择清淡、易消化、低纤维饮食，避免生冷、刺激性食物，少量多餐。腹痛患儿可指导家属给予减轻腹部张力的体位如仰卧屈膝以减轻疼痛，必要时镇静。并提供合适的倚靠物，防止坠床。呕吐患儿采取侧卧或半坐俯卧前倾位，及时清除口腔奶汁等胃内容物，防止反流窒息。

（四）皮肤与口腔护理

禁食患儿应每天做好口腔护理，年长儿可鼓励每天用温开水漱口。患儿呕吐后指导及时漱口，保持口腔清洁。有腹泻及便血患儿在每次大便后应及时清洗肛周皮肤，更换尿布或使用一次性会阴垫，保持肛周皮肤清洁。必要时可以使用润滑肛周皮肤的制剂如鞣酸软膏等。发热患儿进行温水擦浴，勤换衣服和被单，保持皮肤清洁、舒适。

（五）卫生习惯

指导患儿及其家长养成饭前便后及时洗手，随时保持手卫生习惯。家长需注意婴幼儿的饮食奶具及餐具的清洁与消毒，防止污染。保持食物的清洁卫生及新鲜及避免污染。

二、常见症状与体征护理

（一）恶心与呕吐

恶心是指一种欲将胃内容物经口吐出的不适的主观感觉。恶心常为呕吐的前驱症状，与呕吐同时发生，也可单独发生。

呕吐是因各种因素导致机体不由自主地将胃内容物经食管、口腔排出体外的现象，长期严重的呕吐可导致脱水、电解质紊乱甚至营养不良。呕吐常见于消化道疾病及功能紊乱，也可见于全身性疾病。

【护理要点】

1. 病情观察

（1）观察症状：观察呕吐发生的急缓、时间、性

7

质、类型、与进食的关系，呕吐物的颜色、量、性质，必要时留取标本并送检。

（2）观察有无伴随症状：有无头晕头痛、腹痛、腹胀、脱水、酸中毒等。

2. 体位　呕吐时协助取半坐卧位或侧卧位，避免呕吐物误吸。反复呕吐者，休息时可取半卧位或抬高头、肩部 20°~30°。昏迷患儿应取平卧位，头偏一侧。

3. 减轻呕吐　指导应用深呼吸或转移注意力的技巧，减少恶心呕吐的发生。

4. 用药护理　遵医嘱使用止吐药物，观察药物的疗效和不良反应。呕吐严重者遵医嘱进行补液治疗。

（二）腹痛

腹痛是指腹部的感觉神经纤维受到某些因素刺激后产生的一种疼痛和不适感。腹痛多见于消化系统器质性或功能性异常所致，也可见于其他脏器病变。腹痛反复发作或持续存在会影响患儿的生活质量。功能性腹痛的诱因常常与饮食不当如乱吃零食、过食冷饮、辛辣食物有关。也可见于患儿过度紧张或精神压抑所致。

【护理要点】

1. 病情观察

（1）观察症状：观察腹痛发生的时间、部位、性质、与进食的关系、持续时间以及缓解的方式等。一般胃炎及胃、十二指肠溃疡的疼痛部位在脐周及上腹部，下腹部的疼痛往往与肠道炎症有关。胸骨后疼痛则多见于反流性食管炎。突然发作的剧烈阵发性绞痛多为肠套叠。

（2）观察伴随症状：有无呕吐、头痛、头晕、腹泻、脱水、便秘等。

2. 疼痛管理　评估疼痛并采用干预措施，非药物缓解疼痛的方法，如指导式想象、分散注意力、局部热敷（除急腹症外）。还可采用针灸止痛，或遵医嘱合理应用止痛药。但腹痛未确诊前严禁随意使用止痛药，以免延误病情诊治。

（三）腹泻

腹泻是指由多种病原、多种因素引起的大便次数增多和（或）性状的改变。可以是感染性腹泻如病毒、细菌感染等导致，也可以是非感染因素如消化不良导致。

【护理要点】

1. 病情观察　观察并记录大便的次数、量、性状、颜色等情况，做好动态比较。注意有无发热、口干、呕吐、里急后重、脱水、低钾血症等表现。重度腹泻可出现代谢性酸中毒。严重的酸中毒，尤其是酸血症时可导致患儿精神萎靡、嗜睡，甚至昏迷、惊厥等神经症状，也可引起心力衰竭、肺水肿。

2. 饮食护理　继续进食，予口服补液盐（以低渗口服补液Ⅲ为优先）预防和纠正脱水。母乳喂养者可继续哺乳，按需哺乳，混合喂养者可增加母乳喂养次数。6个月以下采用人工喂养者的小婴儿，如确诊乳糖不耐受者可选用无（低）乳糖奶粉。6个月以上患儿可用已习惯的日常饮食，选用稠粥、面条，可适量加用植物油、肉末或鱼泥，由少至多添加。年长儿宜选择少渣、低脂、易消化及低纤维食物，避免生冷、辛辣刺激食物及含糖量高的饮食和饮料。

3. 减轻症状　注意腹部保暖。可用热水袋热敷腹部，减弱肠道运动，减少排便次数。

4. 预防院内感染　与饮食、气候有关的非感染性腹泻无需隔离，只需注意防止患儿因免疫力下降继发感染。感染性腹泻患儿常常由于病毒或细菌感染所致，需要对患儿进行接触隔离。最好单间，如果没有条件则需要将同种病原菌感染的患儿安排在一个房间。禁止将感染性患儿与非感染性患儿安排在一起居住。接触患儿前后严格执行手卫生。患儿的分泌物及排泄物需要经过先消毒再清洁处理。指导患儿家长对患儿的奶具及餐具进行煮沸消毒。感染性腹泻患儿出院后对其床单位进行彻底的终末消毒。

5. 皮肤护理　选择吸水性强、柔软布质或纸尿裤，勤更换、勤清洗，保证肛周皮肤清洁干燥。清洗肛周皮肤时避免用力擦拭，必要时可外涂紫草油或鞣酸软膏预防红臀。

6. 用药护理　遵医嘱预防和纠正脱水、补充锌剂、补充益生菌及对症支持治疗，如细菌感染导致的腹泻需加用抗生素。注意观察药物的疗效与不良反应。

（四）消化道出血

呕血和便血常统称为消化道出血。呕血是指血液经胃从口腔呕出。便血是指血液经肠道排出体外，并可伴柏油样大便。

【护理要点】

1. 病情观察　严密观察病情变化，记录患儿呕血或血便的次数、量、颜色、性状等，必要时监测血压，准确记录出入量。并注意观察有无发热、呕吐、腹痛、腹泻等伴随症状。消化道出血的患儿若出血量达到循环血容量的20%以上，则会出现失血性休克，表现为面色苍白、心率呼吸增快、脉搏细速、血压下降、四肢厥冷。应注意观察，以便早期及时发现并积极干预。

2. 体位　呕血者协助患儿取半坐卧位或侧卧位，防止呕吐物反流窒息。

3. 合理用药　遵医嘱补充血容量、使用止血药物，给药途径主要为静脉滴注、口服。注意观察用药疗效及不良反应。

三、儿童上消化道内镜检查术及护理

上消化道内镜检查术是指在光线照明下可直视胃肠道及腹腔内脏器病变的一种管状器械检查方法。内镜还可取活体组织做病理检查。随着消化内镜技术日趋普及和提高，消化内镜已经成为儿科消化道疾病的重要诊断和治疗手段。常见的内镜检查包括胃镜检查、结肠镜检查、双气囊小肠镜检查等。

（一）儿童胃镜检查术及护理

1. 术前准备

（1）患者准备：完成术前教育，术前禁食、禁药8～12小时，禁水4小时，哺乳期患儿禁奶6小时，保证空腹状态。有幽门梗阻者，应先抽空胃内容物并洗胃。有活动义齿者应先摘下。

（2）仪器及药品准备：检查内镜及其运行状况。准备好急救设备，包括吸引器、氧气及急救车。

（3）术前用药：术前10～15分钟，用2%丁卡因或2%利多卡因行咽部喷雾麻醉，间隔3～5分钟一次，共3次。术前10分钟口服祛泡剂。必要时遵医嘱使用镇静剂和解痉剂。

2. 术中配合

（1）体位：左侧屈膝卧位，松解领扣及裤带，取下眼镜，头略后仰，使咽喉部与食管成一条直线。

（2）插镜：嘱患儿咬住牙垫。术者左手托住胃镜操纵部，右手持镜由牙垫圈插入口腔，随患儿吞咽动作顺势插入食管内。

（3）诊疗：依次观察贲门、胃体、胃窦、幽门、十二指肠球部及降部。如遇出血部位，需进行内镜下止血。根据情况实施取活检、摄影、刷取细胞涂片、息肉切除及幽门螺旋杆菌监测等。

（4）严密监测患儿生命体征、血氧饱和度以及面色的改变等。

（5）并发症：①咽喉疼痛及咽部异物感：多为短暂性，勿用力咳嗽，会自行消失。②出血：多为黏膜局部损伤或活检引起。如果出血量大，需积极进行内科止血或内镜下止血处理。③穿孔：严重的并发症之一，最常见是咽喉部梨状隐窝及食管下端。应立即行外科手术。④心血管及麻醉意外：予抗过敏性休克、抗心源性休克、气管插管、人工呼吸等急救处理。

3. 术后照护

（1）病情观察：监测生命体征及血氧饱和度情况，观察患儿有无出现呕吐、喉头痉挛、腹痛、腹胀、出血等症状，如有异常立即报告医师并处理。

（2）术后饮食：①术后仍需禁食者继续禁食，无进食禁忌证者，可正常进食。②避免误吸：全麻患儿咽喉部麻醉作用尚未消失，嘱患儿不要吞咽唾液，以免引起呛咳。待 30 ~ 60 分钟麻醉作用消失无麻木感后可先饮水，如无呛咳再进食。③行组织活检术者宜于术后 3 小时进食，进食清淡温凉半流质一天，勿吃过热、粗糙及刺激性食物，晚餐软食，次日恢复正常饮食。

（3）休息：全麻患儿需保持左侧卧位直到患者完全苏醒并能控制分泌物的排出，且需家属陪同。

（二）儿童结肠镜检查术及护理

1. 术前准备

（1）患者准备：①完成术前宣教，术前检查；②饮食准备：检查前 2 天进无渣半流食，检查前 1 天进流食，检查当天禁食。检查前停止补充铁剂，不服用阿司匹林等非甾体消炎药。检查前 24 ~ 48 小时不要进食甜菜和冷冻红肉。③肠道准备：泻剂灌肠法：在做肠镜前 2 ~ 4 小时服用 50% 硫酸镁，儿童 25 ~ 50ml，用温开水口服后 30 分钟内饮水 500 ~ 1000ml 即可腹泻；或检查前一晚服用蓖麻油 0.4 ~ 0.5ml/kg，同时饮水 15ml/kg，约 3 ~ 4 小时后可连续腹泻数次；次日上午用开塞露 1 ~ 2 次，并于检查前 2 小时再用温生理盐水灌肠 2 ~ 3 次，直到排出无粪便清水为止；口服泻剂清洁肠道法：配方为 1000ml 温开水内加入氯化钠 6.14g、碳酸氢钠 2.94g、氯化钾 0.75g，于检查前 3 ~ 4 小时在 60 ~ 90 分钟内快速将配制好的高渗透压电解质溶液服完，儿童不同年龄服用量不同，具体用量可参考表 7-1。

（2）仪器及药品准备：检查肠镜及其运行状况。准备好急救设备，包括吸引器、氧气及抢救车。

（3）术前用药：如患儿精神紧张或胃肠蠕动强烈，

可遵医嘱于术前 30 分钟使用阿托品每次 0.01~0.02mg/kg 肌内注射。术前 15 分钟予 10% 水合氯醛每次 0.5ml/kg 口服或灌肠，地西泮每次 0.3mg/kg 肌内注射。对疼痛不能耐受者或小于 6 岁的儿童，建议行静脉麻醉下肠镜检查。

表 7-1 儿童口服清肠液参考用量

体重 （kg）	每分钟服量 （ml）	最大服用量 （ml）
≤10	5~10	500
10<体重≤20	15~20	1000
20<体重≤30	25~30	1500
30<体重≤40	30~35	2000
40<体重≤50	40~45	2500
>50	50~55	3000

2. 术中配合

（1）体位：取左侧卧位或仰卧位。

（2）插镜：进镜前，涂润滑油。轻轻从肛门插入内镜，直视下循腔进镜，缓慢注气使肠管张开，保持内镜沿肠管腔上行。

（3）诊疗：仔细观察黏膜有无水肿、充血、糜烂、出血、萎缩等情况。对病变部位或可疑部位可做活检、电凝检查。

（4）观察：严密监测患儿生命体征、血氧饱和度以及面色的改变等。

（5）并发症：①活检出血：镜下找到出血部位，喷洒止血剂或电凝微波止血。如果出血量大需行外科手术。②穿孔：患儿若合并活动性结肠炎、结肠狭窄等易导致穿孔。操作者技术不熟练盲目进镜也可导致。穿孔者应立即行外科手术。

3. 术后照护

（1）病情观察：监测生命体征，询问患儿的腹胀、腹痛情况，观察粪便的颜色、量和性状，警惕有无穿孔发生。

（2）术后饮食：根据患儿的病情进行饮食管理，病情需禁食者继续禁食；检查中进行了组织活检者予流质或半流质、少渣饮食 1～2 天；未做活检者可予普通饮食。

（3）休息：麻醉患儿术后必须卧床休息至少30分钟，直到完全清醒并能控制分泌物。

（三）儿童双气囊小肠镜检查术及护理

1. 术前准备

（1）患者准备：①完成术前健康教育，术前检查。②饮食准备：经口腔进镜的患儿，术前禁饮禁食的方法同胃镜检查；经肛门进镜者，饮食及肠道准备同结肠镜检查。

（2）仪器及药品准备：检查小肠镜及其运行状况。准备好急救设备，包括吸引器、氧气及急救车。

（3）术前用药：必要时遵医嘱使用镇静剂及解痉剂。

2. 术中配合

（1）体位：经口插入者可采取仰卧位。经肛门进镜者，使用 X 线时，先采用左侧卧位再调整至仰卧位。

（2）插镜：操作者经口或经肛门进镜，先后插入内镜及外套管，准确认插入最长长度。

（3）诊疗：操作过程中可边退镜边送气膨胀肠管边观察。根据情况可做取活检、染色、息肉切除、止血、取异物等。

（4）观察：严密观察患儿的生命体征和血氧饱和度，面色、反应，发现异常及时报告。

（5）并发症：①小肠黏膜损伤：多为器械损伤，可对症作止血处理；②腹胀：多为肠腔充气所致，为一过性，多行走后可缓解；③穿孔：若腹胀明显伴腹痛，警惕穿孔，需外科治疗；④心血管及麻醉意外：予抗过敏性休克、抗心源性休克及复苏处理。

3. 术后照护

（1）病情观察：监测生命体征。检查后2～3天可能会有短暂的咽喉部疼痛及异物感，嘱勿反复用力咳嗽，2～3天后症状会自行缓解。另外，注意观察有无出血、穿孔或腹部不适等并发症发生。如有异常，及时报告。

（2）术后饮食：经口进镜的患儿，术后1小时方可进食，宜进食清淡温凉半流质一天，勿食过热食物，次日饮食可恢复正常。经肛门进镜的患儿如无特殊，可进普通饮食或遵医嘱。

（3）休息：检查完毕后不应急于起身，保持侧卧位休息，直到完全清醒。

四、人文关怀

1. 心理支持　儿童消化系统疾病大多发病迅速，病情危急，并发症多，极易引起患儿及家长的紧张、害怕、焦虑情绪。护理人员可灵活运用交谈、微笑、触摸、聆听等方式与患儿进行积极的沟通与安抚，用通俗易懂的语言对疾病的相关知识进行解释，并了解家属及患儿心理需求，以建立良好的护患关系，鼓励保持乐观积极的态度配合治疗，增加战胜病魔的决心和信心。

2. 行为支持　可在病室内进行小班制教育，鼓励患儿及家属互相交流，彼此分享并找出罹患该疾病的不良行为与诱发因素，促进对不良行为的纠正，建立良好的饮食及卫生习惯，帮助患儿及家属实施个性化管理，促进患儿康复。

（苏绍玉　万兴丽）

第二节　口　炎

口炎是指口腔黏膜的炎症，可由病毒、细菌、真菌引起，也可因局部受理化刺激而引起，多见于婴幼儿，无季节性。本病可单独发生，也可继发于急性感染、腹泻、营养不良及维生素 B、C 缺乏。常见的口炎包括鹅口疮、疱疹性口炎及溃疡性口炎。

一、鹅口疮

鹅口疮为白色念珠菌感染所致，在新生儿、营养不良、长期应用广谱抗生素或肾上腺糖皮质激素、先天性或获得性免疫缺陷的患儿中容易发生。新生儿多由产道感染，或因奶具污染、哺乳时奶头不洁所致。

【临床要点】

（一）临床表现

1. 典型体征 口腔黏膜表面覆盖白色或灰白色乳凝块样小点或小片状物，以颊黏膜最多见，其次为舌面、齿龈及上颚，可逐渐融合成大片乳白色膜，略凸起，不易拭去。若强行擦拭剥离后，局部黏膜潮红、粗糙，可有渗血，白膜又迅速生长。患儿多无全身症状，患处不痛、不流涎，不影响吃奶。

2. 并发症 呕吐、吞咽困难甚至声音嘶哑或呼吸困难。偶可导致败血症、脑膜炎，多见于先天性或获得性免疫缺陷患儿。

（二）辅助检查

1. 涂片检查 取白膜少许放玻片上加 10% 氢氧化钠 1 滴，显微镜下可见菌丝和孢子。

2. 真菌培养 培养 1 周内出现乳白色光滑菌落，菌落数大于 50%，有诊断意义。

（三）治疗措施

1. 局部用药 局部涂抹 2% 碳酸氢钠溶液和（或）抗真菌药物。用 10 万 ~20 万 U/ml 的制霉菌素鱼肝油混悬溶液 5 ~10ml 涂口腔，每天 2 ~3 次。

2. 全身用药 合并全身真菌感染时可用氟康唑、伊曲康唑等抗真菌药物静脉输注或口服。病变面积大者可同时服用维生素 B$_2$ 及维生素 C。

【护理要点】

（一）专业照护

1. 病情观察

（1）观察鹅口疮的消退情况：观察鹅口疮有无加重，注意有无烦躁、疼痛、发热等不适表现。另外，还需关注原发病的临床表现，注意生命体征的变化。

（2）并发症：警惕其他部位黏膜出现真菌感染，尤其患病期间抵抗力低下的婴幼儿女婴，容易并发霉菌性阴道炎，会阴部出现白色乳凝块物质附着。

2. 口腔护理　指导患儿坚持每次餐后漱口。婴幼儿可用生理盐水棉签擦洗口腔，再用 2% 碳酸氢钠清洁口腔。清洁口腔后，可外涂制霉菌素鱼肝油混悬溶液。

3. 药物治疗的护理

（1）药物治疗：正确配制 2% 的碳酸氢钠溶液。为保证局部用药效果，涂药前先将纱布或干棉球放置于舌系带两侧或颊黏膜腮腺管口处，以隔断唾液，防止药液被冲掉；再用干棉球将病变部位吸干后涂药；涂药后嘱患儿闭口 10 分钟再取出纱布或棉球，口腔涂药后不能立即饮水或进食。

（2）观察药物不良反应：使用氟康唑时，应注意用药次数及间隔时间，避免用量过大。全身应用氟康唑或伊曲康唑时，注意观察有无头晕、皮疹、腹痛等不适表现及肝肾损害。

（二）健康指导

1. 住院指导

（1）患儿若因体质较差长期使用抗生素者，容易反复发生。需告知家属保持患儿口腔卫生及手卫生、餐具卫生，注意观察口腔情况，早发现，早处理。

（2）喂养指导：因鹅口疮本身不影响患儿进食，婴儿哺乳时注意奶具消毒及乳头清洁。

2. 出院指导

（1）加强锻炼，增强体质，增加身体抵抗力。

（2）居室注意通风。抵抗力低下者避免到人多拥

7

挤、空气污浊的地方，换季时做好自身防备，避免感染。

（3）主要教会家长正确的口腔用药方法及注意事项。

二、疱疹性口炎

疱疹性口炎是由单纯疱疹病毒Ⅰ型感染所致，6岁前儿童是疱疹性口炎的高发人群，特别是6个月~2岁的婴幼儿。该病发病无明显季节性，传染性强，可在托幼机构引起小流行。病程1~2周。

【临床要点】

（一）临床表现

1. 典型症状　起病时有发热，体温38~40℃。疼痛明显，患儿可出现拒食、流涎、烦躁不安。

2. 典型体征　口腔黏膜充血，齿龈红肿，触之易出血。随之，在舌、唇内、上颚、颊黏膜出现散在或成簇的小疱疹，直径约2~3mm。疱疹周围有红晕，迅速破裂后形成溃疡，表面覆盖白膜，溃疡亦可融合成不规则的大溃疡。部分患儿可伴有下颌下淋巴结肿大。

（二）辅助检查

1. 疱疹液涂片染色。

2. 病原学检查　可做病毒分离、HSV-DNA检测、血清中HSV抗体检测。

3. 血常规　白细胞总数正常或偏低。

（三）治疗措施

为自限性疾病，病情轻者不需抗病毒治疗。

1. 抗病毒治疗　重症患儿可全身应用抗病毒药物治疗。

2. 局部用药　可局部喷抗病毒药物或局部外涂金霉素甘油或碘苷（疱疹净），用中药冰硼散、锡类散等也有效。疼痛严重者可外涂2%利多卡因。继发感染者可外涂2.5%~5%金霉素鱼肝油。

3. 对症处理　退热，营养支持，保证水、电解质平衡。有继发细菌感染者按医嘱使用抗生素。

【护理要点】

（一）专业护理

1. 病情观察　观察口腔疱疹的消退情况。注意有无重症感染累及其他系统的症状，如神经系统、皮肤和眼部黏膜受损的表现。

2. 口腔护理　多饮水。指导患儿坚持每次餐后漱口，可用3%过氧化氢溶液清洗口腔，再局部外涂金霉素甘油或碘苷（疱疹净）、冰硼散、锡类散等，每天3次。近来有研究报道使用康复新液外涂或喷雾，效果良好。

3. 药物治疗的护理

（1）药物治疗：口腔涂药方法可参照鹅口疮章节的用药方法进行。观察输液局部有无异常，阿昔洛韦输注渗漏可导致局部皮肤刺激、静脉炎的发生，甚至皮肤坏死。

（2）观察药物不良反应：静脉滴注阿昔洛韦、阿糖胞苷等抗病毒药物的患儿，注意观察有无恶心、呕吐、皮疹、皮肤瘙痒等，少部分患儿可引起急性肾功能不全、血尿及低血压。

（3）输液速度：使用输注泵严格控制输液速度，阿昔洛韦输注时间不小于1小时。

（二）健康指导

1. 住院指导

（1）避免交叉感染：该病主要的传播途径是接触与飞沫传播，注意隔离。不共用毛巾、手帕等生活用品，奶具、玩具等注意消毒。指导用毛巾捂住口鼻咳嗽，不随意吐痰。

（2）饮食指导：予高热量易消化的温凉流质或半流质，少量多餐，避免刺激性和粗硬食物。人工喂养患儿，奶粉配制时温度不宜过高。疼痛明显影响进食者，可在进食前局部涂抹2%利多卡因。

2. 出院指导

（1）一般患儿：避免与有活动性单纯疱疹病毒感染

7

的人员接触，避免到人员拥挤、空气污浊的公共场所。

（2）特殊患儿：低出生体重儿、营养不良、维生素D缺乏性佝偻病、先天性心脏病、白血病等患儿为易感人群，在季节交换、作息环境改变时应做好防备工作，同时增加体育锻炼，增强体质，避免因抵抗力下降而导致感染。

三、溃疡性口炎

溃疡性口炎是由链球菌、金黄色葡萄糖球菌、肺炎链球菌、铜绿假单胞菌、大肠埃希菌等引起。多见于婴幼儿，常在全身免疫功能低下时，因口腔不洁细菌繁殖而引起。

【临床要点】

（一）临床表现

1. 典型症状　起病时高热，体温可达 39 ~ 40℃。疼痛感明显，患儿可表现为拒食、流涎、烦躁不安。

2. 典型体征　口腔各个部位均可发生，常见于舌、唇内及颊黏膜处。以口腔黏膜充血水肿起病，随后出现大小不等、界限清楚的溃疡或糜烂面，并附着纤维素性分泌物形成的假膜，易拭去，露出渗血糜烂面，但白膜很快又生长覆盖。可伴局部淋巴结肿大。

3. 并发症　严重者可导致脱水和酸中毒。

（二）辅助检查

1. 血常规　白细胞总数增高，以中性粒细胞为主。

2. 涂片　渗出物涂片可见大量细菌。

（三）治疗措施

1. 控制感染　正确选择有效抗生素。

2. 保持口腔清洁　可用 0.1% ~ 0.3% 依沙吖啶（利凡诺）或 3% 过氧化氢溶液清洗口腔，每天 2 次。

3. 局部用药　局部可外涂口腔溃疡软膏、冰硼散、锡类散、5% 金霉素鱼肝油等。

4. 对症治疗　退热、补液和营养支持。

【护理要点】

（一）专业护理

1. 病情观察　观察口腔溃疡面的大小、深浅、分布的部位及消退情况。密切观察生命体征，注意有无全身感染、脱水和酸中毒的表现。

2. 口腔护理　指导患儿坚持每次餐后漱口，可用0.1%~0.3%依沙吖啶（利凡诺）或3%过氧化氢溶液清洗口腔，每天2次。溃疡面可涂5%金霉素鱼肝油、锡类散等。

3. 药物治疗的护理

（1）药物治疗：口腔涂药方法可参照鹅口疮章节的用药方法进行。遵医嘱正确使用抗生素，观察药物疗效及不良反应。

（2）输液速度：根据患儿用药特点选择恰当的输液速度，注意观察输液部位有无渗漏。

（二）健康指导

1. 住院指导　多饮水，予高热量易消化的温凉流质或半流质，少量多餐，避免辛辣刺激和粗硬食物，人工喂养患儿，奶粉配制时温度不宜过高，以免增加疼痛。坚持饭后漱口，保持口腔清洁。发热患儿进行温水擦浴，及时更换衣物，保持皮肤清洁、舒适。本病伴疼痛，患儿流涎较多，避免用力擦拭口周引起皮肤发红。

2. 出院指导　帮助患儿养成良好的卫生习惯，纠正吮指、不刷牙等不良习惯。年长儿应指导选择软毛牙刷刷牙，避免用力摩擦导致口腔黏膜损伤。培养良好的饮食习惯，注重均衡饮食，提高机体抵抗力。

（苏绍玉　万兴丽）

第三节　小儿胃食管反流

胃食管反流是指由于全身或局部原因引起食管下段括约肌功能不全，导致胃内容物，包括从十二指肠流入胃的胆盐和胰酶等反流入食管甚至口腔。胃食管反流在新生儿、婴幼儿中多见，可分为生理性和病理性。绝大多数胃食管反流属于生理性，且反流不严重，随着年龄的增长反流逐渐减轻，1 岁左右自然缓解，生长发育不受影响。若反流严重或持续存在，并发食管炎、食管溃疡、吸入性肺炎等，且影响生长发育，需要干预和治疗，可视为病理性，即胃食管反流病。

【临床要点】

（一）临床表现

1. 典型症状

（1）消化系统内症状：婴儿期主要表现为溢乳和呕吐。儿童期主要表现为拒食、反酸、胸痛、胸骨后烧灼感、胃灼热等，若发生严重食管炎可导致糜烂或溃疡，出现呕血、便血。

（2）食管外症状：激惹、睡眠不安、支气管炎、哮喘、窒息和呼吸暂停。

2. 体征 严重的胃食管反流患儿可出现营养不良、贫血貌。

3. 并发症 食管狭窄、食管穿孔、吸入性肺炎、婴儿猝死综合征等。

（二）辅助检查

1. 食管 pH 监测 是诊断胃食管反流病的金标准。24 小时动态监测食管下端 pH，观察 pH < 4 的次数、总时间和百分率。

2. 电子胃镜 可见食管腔扩大，内含大量食物及液体，贲门口持续紧闭，食管炎等。

3. 食管测压 可发现食管下端括约肌压力低下，食管蠕动收缩波幅低下或消失。

4. 上消化道钡餐造影 可见造影剂反流。

（三）治疗措施

体位治疗与饮食治疗参见护理部分。

1. 药物治疗 采用胃肠促动力剂、抑酸剂及黏膜保护剂等药物治疗。

2. 外科治疗 内科治疗 6 ~ 8 周无效，伴严重并发症者予外科手术治疗。

【护理要点】

（一）专业照护

1. 病情观察

（1）密切观察患儿的生命体征、反应状态及哭声。观察并记录呕吐物的性质、性状、颜色与量。观察疼痛的性质、持续时间及缓解情况。

（2）并发症：①食管穿孔：表现为突发胸痛、呕吐、高热、皮下气肿等；②婴儿猝死综合征：突发心跳呼吸骤停；③食管狭窄：出现严重呕吐和持续性咽下困难。

2. 体位管理

（1）前倾俯卧位：新生儿及小婴儿奶后最适宜采用该体位。奶后 30 分钟采取俯卧位，床头抬高 30°，但需专人守护。睡眠时宜采取仰卧位或左侧卧位，以防发生婴儿猝死综合征。

（2）直立位或半坐卧位：年长儿清醒时及餐后可采取直立位或半坐卧位。睡眠时宜采取左侧卧位，床头抬高 20°～30°。

3. 呼吸道管理　及时清理呼吸道分泌物，防止误吸导致窒息。

4. 药物治疗的护理　多潘立酮应饭前 30 分钟或睡前服用；西沙必利不能与橘子汁同服，并注意观察心率、心律的变化及有无恶心、呕吐、腹泻等发生。西咪替丁在进餐时或睡前服用效果好，注意有无头晕、头痛及定向障碍等症状。服用硫糖铝、蒙脱石散时，需观察有无便秘、恶心等不良反应。如需与抑酸剂同服，需间隔至少 1 小时。

（二）健康指导

1. 住院指导

（1）向患儿及其家属交代相关检查的注意事项。

（2）避免诱发呕吐：进食后尽量减少体位变动及移动；喂奶前后保持患儿安静，避免哭闹引起腹压增高而诱发呕吐。

（3）喂养指导：少量多餐，母乳喂养患儿可增加哺乳次数。人工喂养者可在奶粉中加入米粉或适量谷物。年长儿以高蛋白低脂肪饮食为主，避免过饱，睡前 2 小时禁食。反流严重以及生长发育迟缓者可采用鼻饲喂养。避免食用降低食管下端括约肌张力和增加胃酸分泌的食物，如高糖、高脂、饮料、酒类、咖啡等。

2. 出院指导

（1）出院带药指导：详细说明用药方法及注意事项，指导观察药物不良反应。

（2）监测体重增长：指导家属观察患儿反应及喂养耐受情况，监测体重增长情况。

（3）用药指导：评估患儿及家长用药知识，告知用药注意事项，按医嘱使用药物（不要随意更改使用时间、剂量与品种），定期健康检查，按时预防接种。

（苏绍玉 万兴丽）

第四节 胃 炎

胃炎是儿童最常见的上消化道疾病之一，因物理性、化学性或生物性有害因子作用于人体，引起胃黏膜发生炎症性改变。根据病因可分为原发性和继发性，根据病程可分为急性、慢性胃炎。儿童慢性胃炎中以浅表性胃炎最常见，萎缩性胃炎极少。

【临床要点】

（一）临床表现

1. 典型症状

（1）急性胃炎：起病急骤，表现为食欲减退、嗳气、恶心、呕吐、上腹饱胀及腹痛。腹痛呈阵发性加重或持续性钝痛。严重者可出现呕血和黑便。

（2）慢性胃炎：以反复发作、无规律性的腹痛为主要表现。疼痛常发生于进食过程中或餐后，部位多位于腹部、脐周。疼痛轻者为间歇性隐痛或钝痛，重者为剧烈绞痛。也常伴食欲缺乏、恶心、呕吐、嗳气、腹胀及

7

胃灼热。胃黏膜糜烂者可伴呕血和黑便。

2. 体征　体征多不明显。可有上腹及脐周压痛，无肌紧张及反跳痛。急性胃炎患儿可伴肠鸣音亢进。失血较多患儿呈贫血面容。

3. 并发症　脱水、电解质及酸碱平衡紊乱、败血症、失血性休克等。

（二）辅助检查

1. 胃镜检查　是儿童胃炎的确诊检查手段。可见黏膜广泛充血、水肿、糜烂及出血。幽门螺旋杆菌感染胃炎时可见胃黏膜微小结节形成。

2. 实验室检查

（1）胃酸测定：浅表性胃炎胃酸正常或偏低，萎缩性胃炎则明显降低，甚至缺酸。

（2）胃蛋白酶原测定：其分泌量与胃酸一致。

（3）幽门螺旋杆菌检查：利用胃黏膜组织染色和培养，尿素酶试验、血清学抗 HPIgG、IgM 抗体等能检测出慢性胃炎患儿是否有幽门螺旋杆菌感染。

3. 上消化道钡餐造影　难有阳性发现。但胃部有浅表炎症者可呈现胃窦部激惹征，黏膜纹理增粗、迂曲、锯齿状等。气钡双重造影可提高诊断率。

4. 胃黏膜组织活检　急性胃炎主要表现为上皮细胞变性、坏死，固有膜大量中性粒细胞浸润，腺体细胞呈不同程度变性坏死。浅表性胃炎主要表现为上皮细胞变性，小凹上皮细胞增生，固有膜炎症细胞主要为淋巴细胞、浆细胞浸润。

（三）治疗措施

1. 病因治疗　积极治疗原发病。感染性胃炎患儿应用敏感抗生素治疗。停用能损伤胃黏膜的食物和药物。

2. 药物治疗　应用抗酸、抑酸、胃黏膜保护剂等。

【护理要点】

（一）专业照护

1. 病情观察

（1）观察生命体征，注意恶心、呕吐、腹胀、腹痛的进展情况。

（2）并发症：①脱水：表现为尿少、眼眶凹陷、皮肤干燥、体重减轻；②失血性休克：出现呕血、便血，并伴脉搏细速、四肢厥冷、面色苍白、血压正常或降低；③败血症：出现发热、皮肤颜色青灰、反应低下、呼吸不规则等。

2. 药物治疗的护理 多潘立酮（吗丁啉）应餐前15~30分钟服用。肾功能不全者慎用胃黏膜保护剂（如硫糖铝）。氢氧化铝凝胶需餐后1小时服用。

（二）健康指导

1. 住院指导

（1）去除病因：停用刺激胃黏膜的食物和药物。减轻压力，避免精神过度紧张、疲劳，保证睡眠。

（2）饮食指导：养成良好的进餐习惯，细嚼慢咽，避免急食，以免加重胃负担。

2. 出院指导

（1）注意饮食卫生：养成良好的生活习惯和饮食规律。教导幼儿讲究卫生，饭前便后洗手。家中如有成人感染幽门螺旋杆菌，应实行分食制，避免接触传染。饮食定时适当，食物宜软易消化，避免过冷、过酸、粗糙的食物和酒类以及含咖啡因的饮料。

（2）增强体质：多参加体育锻炼，增强抵抗力。

（3）用药指导：评估患儿及家长用药知识，告知患者用药的注意事项，按医嘱使用药物（不要随意更改使用时间、剂量与品种），定期复查。

（苏绍玉　万兴丽）

第五节　消化性溃疡

消化性溃疡（peptic ulcer）是指胃及十二指肠黏膜下层等接触消化液的部位，由于胃酸及消化酶腐蚀而发生的组织缺损，是一种常见的慢性胃肠道疾病。溃疡通常好发于十二指肠和胃，也可发生于食管、小肠、胃肠吻合口处。各年龄儿童均可发病，以学龄儿童多见。小儿消化性溃疡可分为原发性溃疡和继发性溃疡。

【临床要点】

（一）临床表现

1. 常见症状　包括呕吐、胃肠道出血、腹痛。由于溃疡在各年龄阶段的好发部位、类型和演变过程不同，临床症状常无定型，年龄越小，表现越不典型。不同年龄阶段特点各不相同。

（1）新生儿期：继发性溃疡多见，常见原发病有缺氧、窒息、败血症、呼吸窘迫综合征等。起病较急，以呕血、血便为主要表现。

（2）婴幼儿期：继发性溃疡多见，发病急，首发症状为消化道出血和穿孔。原发性溃疡以胃溃疡多见，早期表现为食欲差，进食后啼哭，拒食，很快发生呕吐、呕血及腹胀、黑便等。

（3）学龄前期：以原发性十二指肠溃疡多见。常呈不典型的脐周痛，进食后加重，常见反复呕吐及肠道出血。

（4）学龄期：临床表现与成人相似，主要为消化不良及急性或慢性消化道出血。消化不良时常伴有反复的上腹痛、反酸、嗳气、呕吐、便秘、消瘦等。

2. 体征多不明显。上腹部可有局限性轻压痛。

3. 并发症　缺铁性贫血、幽门梗阻和穿孔。溃疡穿孔者可发生休克、腹膜炎及胰腺炎等。

（二）辅助检查

1. 胃镜检查是目前公认的诊断消化性溃疡的最佳方法。胃镜检查可确认溃疡的位置，估计溃疡的大小、周围炎症的轻重，溃疡表面有无血管暴露及准确评估药物疗效。此外，胃镜检查时还可取黏膜活检做病理学组织学检查，排除恶性溃疡可能。

2. 大便隐血试验素食 3 天后检查，阳性者提示可能有活动性溃疡。

3. 胃肠 X 线钡餐造影可见钡剂充盈于溃疡的凹陷处形成龛影，为诊断溃疡病的直接征象。但儿童急性溃疡

7

病灶浅表，钡餐通过较快，易造成漏诊或误诊。

4. 幽门螺旋杆菌检测 详见第四节胃炎。

（三）治疗措施

治疗目的：缓解和消除症状，促进溃疡愈合，防止复发，预防并发症。

1. 饮食治疗 详见护理部分。

2. 药物治疗 治疗原则为抑制胃酸分泌和中和胃酸，强化黏膜防御能力，抗幽门螺旋杆菌治疗。

（1）抑制胃酸药物：常用药物为 H_2 受体拮抗剂，如西咪替丁、雷尼替丁、法莫替丁和中和胃酸的抗酸剂，如碳酸钙、氢氧化铝、氢氧化镁以及奥美拉唑（洛赛克）等。

（2）胃黏膜保护剂：常用药物为硫糖铝、枸橼酸铋钾、蒙脱石粉等。

（3）抗幽门螺旋杆菌：常用的药物有阿莫西林、克拉霉素、甲硝唑、呋喃唑酮等。目前多主张联合用药。

3. 手术治疗 一般不需要手术治疗。若并发穿孔、难以控制的大出血及幽门完全梗阻者应立即进行手术治疗。

【护理要点】

（一）专业照护

1. 病情观察

（1）观察疼痛部位、性质、持续时间、与进食的关系及缓解情况。上腹痛可分为隐痛、钝痛、烧灼样痛，部位常局限在胃、十二指肠区域。胃溃疡大多于进食后 $1/2 \sim 2$ 小时疼痛；十二指肠溃疡大多为饥饿痛或夜间痛，进食后缓解。还需观察有无腹胀、呕吐，呕吐物的性质、量、颜色及大便的颜色和量。

（2）并发症：①失血性休克：出现反应差、面色苍白、呼吸急促、脉搏细速、四肢凉等情况应警惕。应及时建立静脉双通道，予扩容、抗休克治疗。②溃疡穿孔：出现突然发作的腹部疼痛伴呕吐，腹部查体有弥漫性或局限性腹膜炎体征者，需警惕，需立即行外科手术治疗。

2. 药物治疗的护理

（1）提高药物治疗效果：严格遵照药物的服用方法。如复方碳酸钙咀嚼片、氢氧化铝、碳酸氢钠等抗酸药物，需嚼碎服用，餐后 1～1.5 小时及睡前服用；硫糖铝需餐前服用。奥美拉唑需每天清晨顿服。

（2）药物不良反应：①西咪替丁容易引起头晕、疲乏、口干、潮红、轻度腹泻等不良反应。另外，可引起急性间质性肾炎、肾衰竭，幼儿慎用，肾功能不良者不用。②奥美拉唑有酶抑制作用，可延长地西泮、苯妥英钠等药的代谢和排泄，同用后可出现共济失调、步态不稳、行走困难。③肾功能不全者长期服用硫糖铝可导致铝中毒，且不宜与多酶片、西咪替丁合用，会降低疗效，应间隔 2 小时后再使用上述药物。

（二）健康指导

1. 住院指导

（1）药物指导：患儿口服药物时，应首先对家长仔细阐释药物的作用、名称以及服用时间、方法、剂量和可能发生的不良反应。告知家属若发现患儿出现恶心、呕吐、黑便等，应立即通知医护人员积极处理。

（2）休息与活动：消化性溃疡患儿大部分伴有出血，应保持卧床休息，保证睡眠。待临床症状缓解，出血症状停止后方可适度下床活动，活动量适宜，以不感到疲劳为度。活动前后需监测患儿生命体征。

（3）饮食指导：无出血不需禁食患儿，选择营养丰富且易消化的食物，不空腹进食生、冷、甜、油炸及刺激性强的食物。少食多餐，每天 4～5 餐为宜。饮食种类从流质逐步向半流质过渡。进餐时帮助患儿稳定情绪，避免恶性刺激，增加患儿食欲。伴出血患儿：出血期间，应禁食禁饮。出血停止 24～48 小时后，可试进食。由流质、半流质逐步过渡到正常饮食，大约需要 1 周时间。

2. 出院指导

（1）饮食指导：帮助患儿建立良好的饮食习惯，坚持均衡、合理饮食，少吃零食。在准备食物过程中注意

7

食物温度适宜、口感适中、避免过硬。

（2）避免诱发因素：慎用地塞米松、安乃近等激素类药物及退热剂。保持乐观心态。

（3）增强体质：积极进行体育锻炼，增强抵抗力，避免感染的发生诱发消化性溃疡复发。

（4）用药指导：评估患者及家长用药知识，告知患者用药的注意事项，按医嘱使用药物（不要随意更改使用时间、剂量与品种）。

（苏绍玉　万兴丽）

第六节　消化道出血

消化道出血是儿童消化道疾病中的常见病，由消化道疾病或全身疾病所导致。在儿童任何年龄段均可发生，临床症状表现各异，轻重不一。

【临床要点】

（一）临床表现

1. **典型症状**　以呕血、黑便与便血为主要症状，部分患儿还可合并发热。

2. **体征**　小量出血、出血时间短者多无明显体征。出血时间长者可有慢性失血性贫血貌。部分患儿可有腹部或脐周压痛。

3. **并发症**　低血容量性休克、氮质血症。

（二）辅助检查

1. **内镜检查**　可找到出血的部位及原因。常选择的是胃镜和结肠镜检查。一般主张在出血 24～48 小时内进行。

2. **消化道钡餐及钡灌肠检查**　一般主张在出血停止后 10 天进行。但不能发现微小或浅表病变。

3. **放射性核素扫描**　可作为消化道出血的定位诊断，对胃黏膜异位症的诊断具有极高的灵敏性。

4. **血液学检查**　包括血常规、血小板、出凝血时间，凝血酶及凝血酶原时间，肝功能检查。

5. **大便常规及隐血试验**　隐血试验阳性。

（三）治疗措施

治疗原则：迅速稳定患儿生命体征，确定出血部位及病因，实施治疗措施。

1. **药物治疗**　应用降低门静脉压药物、胃内灌注止血药、纠正出凝血机制障碍等。若患儿已出现周围循环衰竭，需积极抗休克治疗。

2. **内镜治疗**　如结肠内镜下息肉电灼术，胃镜下激光光凝止血。

3. **双囊三腔管填压术**　常应用于食管胃底静脉破裂出血。

4. **放射介入治疗**　包括动脉灌注血管加压素和选择性的出血动脉栓塞。

5. **外科手术**　经保守治疗仍继续出血或反复再出血者可行外科治疗。

【护理要点】

（一）专业照护

1. 病情观察

（1）观察生命体征，同时注意精神状态、反应、面色等情况，记录出入量。观察呕血或便血的量、次数、颜色、性状，失血量的估计详见表 7-2。呕吐鲜红色血液或血凝块，提示出血量大、新近出血；呕吐咖啡色提示出血量小、陈旧出血。黑便或柏油样便提示上消化道出血，鲜红色、果酱样大便提示下消化道出血。

表 7-2　失血量的临床评估

表现	出血量
大便隐血试验阳性	>5 ~ 10ml
黑便	50 ~ 70ml
呕血	250 ~ 300ml
出现全身症状	400 ~ 500ml
周围循环衰竭	>1000ml

注：不同年龄儿童消化道出血引起相应临床症状的出血量不同

（2）并发症：①失血性休克：当出血量达到循环血容量的20%以上时，表现为烦躁不安、面色苍白、心率呼吸增快、脉搏细速、血压下降、四肢厥冷；②氮质血症：由血红蛋白分解，或因失血引起肾小球滤过率降低造成血尿素氮水平升高。

2. 体位 呕吐患儿宜抬高床头10°～15°或取半卧位、侧卧位。意识不清的患儿宜采取头偏向一侧。

3. 合理氧疗 消化道出血合并贫血引起心率呼吸增快者，根据病情给予鼻导管或面罩吸氧。鼻导管吸氧氧流量为0.5～1L/min，氧浓度不超过40%，面罩给氧氧流量为2～4L/min，氧浓度小于50%～60%。

4. 药物治疗的护理

（1）药物治疗：应用血管加压素时会升高血压，出现心悸、胸闷、腹痛等不良反应，常与酚妥拉明或硝酸甘油等扩血管药物合用。应用生长抑素可能会出现呕吐、大便次数增多，偶有心悸、头晕等。使用缩血管药物时注意防止药液渗漏。

（2）输液速度：行抗休克治疗时，需立即建立静脉双通道，保证液体在30分钟内进入体内。输注血液制品时注意控制输血速度，密切观察输血不良反应的发生。

（二）健康指导

1. 住院指导

（1）急性出血期应绝对卧床休息。轻症患儿可卧床休息，或床边适当活动，但需有人陪伴。大出血患儿在通风时需特别注意保暖。

（2）避免诱发再出血：保持安静，保证充足睡眠和休息，消除一切可诱发出血的因素，避免引起腹压增高的动作，如兴奋、咳嗽、用力排便等。

（3）饮食指导：活动性出血患儿需严格禁饮禁食，出血停止后可予流质饮食。母乳喂养患儿继续母乳喂养，人工喂养的患儿可给予配方奶，但需遵循由少至多、由稀至稠的原则逐渐过渡至半流质、软食、普食。少量出血但不伴呕吐的患儿可进食温凉、清淡流质饮食，少量多餐，避免生冷、辛辣刺激食物。保持大便通畅：疾病恢复期患儿指导腹部按摩，顺结肠方向作环形按摩；必要时协助正确使用开塞露。

（4）指导患者留取大便标本、进行内镜检查前准备等。

2. 出院指导

（1）指导观察再出血的征象：反复呕血或呕出新鲜血；黑便次数增多或由柏油样色泽转变为暗红色；肠鸣音亢进 >10 次/分。

（2）养成良好的饮食习惯。增强体质，预防胃肠道局部病变及感染性疾病。

（3）用药指导：评估患儿及家长用药知识，告知患儿及其家属用药的注意事项，按医嘱使用药物（不要随意更改使用时间、剂量与品种），定期复查，按时预防接种。

（苏绍玉　万兴丽）

第七节　腹泻病

腹泻病是婴幼儿时期的常见病，是我国小儿中位居第二的多发病，仅次于呼吸道感染，是由多病原、多因素引起的以大便次数和（或）性状改变为特点的消化道疾病。发病年龄以 6 个月 ~ 2 岁多见，一年四季均可发病，但以夏秋季发病率最高。

【临床要点】

（一）临床表现

1. 诱发因素　肠道内感染、肠道外感染、饮食因素、过敏因素、气候因素。

2. 典型症状

（1）轻型腹泻：多由饮食因素或肠道外感染引起。大便次数每天多在 10 次以内，每次量不多，稀薄或带水，呈黄色或黄绿色，粪质不多，有酸味，常见白色或黄白色奶瓣和泡沫。偶有溢乳或呕吐。

（2）重型腹泻：由肠道内感染引起。大便次数每天10余次到数十次不等。大便呈黄绿色水样或蛋花汤样，量多，含水分多，可有少量黏液。常伴呕吐、食欲缺乏、腹痛，严重者可引起脱水、发热、面色苍白、烦躁不安或萎靡、意识改变等全身中毒症状。不同肠炎类型的临床特点各不相同，如轮状病毒肠炎，腹泻每天10余次，稀薄水样，淡绿色或黄绿色，偶有黏液，无脓血，镜检无白细胞；侵袭性大肠埃希菌肠炎，大便多有黏液，脓血便，并伴里急后重，重者可类似中毒性痢疾症状；出血性大肠埃希菌肠炎具有典型的三大特征：特发性、痉挛性腹痛，血便，低热或不发热。

3. 体征　重型腹泻可有腹胀、腹部或脐周压痛。

4. 分期　根据临床表现，腹泻病可分为急性腹泻（病程在2周之内）、迁延性腹泻（病程在2周~2个月之内）、慢性腹泻（病程超过2个月）。

5. 并发症　水、电解质和酸碱平衡紊乱、休克等。

（二）辅助检查

1. 血常规　细菌感染时可见白细胞总数及中性粒细胞增多；寄生虫感染和过敏性腹泻时可见嗜酸性粒细胞增多。

2. 大便常规　肉眼可见大便呈稀薄水样便，部分可有黏液脓血。大便镜检可见白细胞、红细胞或真菌孢子和菌丝。

3. 病原学检查　大便培养可检出致病菌或分离出病毒。

4. 血液生化和血气检查　可出现低钾、低钠、低镁、代谢性酸中毒。

（三）治疗措施

治疗原则：继续饮食，酌情减轻胃肠道负担；预防和纠正水、电解质和酸碱平衡紊乱；排除病因，合理用药，预防并发症发生。

1. 饮食治疗　具体参见饮食护理部分。

2. 纠正水、电解质和酸碱平衡紊乱　口服补液盐可用于预防脱水和纠正轻、中度脱水，中、**重度脱水伴周围循环衰竭者需静脉补液**。合并酸中毒者可用 5% 碳酸氢钠溶液纠酸。有低钾血症者可予口服或静脉补钾。

3. 药物治疗

（1）控制感染：病毒性或产肠毒性细菌感染，一般不用抗生素治疗，以饮食疗法和支持疗法为主。黏液、脓血便患儿多为侵袭性细菌感染，需根据临床特点及大便细菌培养和药敏试验选择抗生素。真菌性肠炎需停用抗生素，采用抗真菌药物治疗。

（2）肠道微生态疗法：常用双歧杆菌、乳酸杆菌等。

（3）肠黏膜保护剂：常用蒙脱石散。

（4）补锌治疗：年龄 > 6 个月者，每天给予元素锌 20mg；年龄 <6 个月者，每天给予元素锌 10mg，疗程为 10～14 天。

7

【护理要点】

（一）专业照护

1. 病情观察

（1）监测生命体征、面色、神志等，同时密切观察并记录大便次数、颜色、性状、量、气味，做好动态观察。

（2）并发症：①全身中毒感染：发生发热、精神萎靡、烦躁、嗜睡等应警惕。②脱水：眼窝凹陷、尿量少、眼泪少、皮肤干燥等。不同的脱水程度评估具体见表 7-3。③代谢性酸中毒：烦躁、嗜睡、口唇樱桃红色、呼吸深快、呼吸凉、呼出气有酮味等。④低钙或低镁血症：补液治疗后发生震颤、手足搐搦、惊厥等。⑤低钾血症：全身无力、腱反射减弱或消失、腹胀、肠鸣音减弱或消失、心音低钝等。

2. 维持水、电解质及酸解平衡紊乱（液体疗法）

（1）方案一：针对有腹泻无脱水的患儿，可在家庭治疗，可选用以下任一种方案。①米汤加盐溶液：米汤

500ml + 细盐 1.75g，随时口服。口服量：预防脱水，40ml/kg；用于治疗轻 ~ 中度脱水，60 ~ 80ml/kg，在 4 ~ 6 小时内分次服完。②口服补液盐（ORS）溶液：每腹泻一次给予 ORS 50 ~ 100ml，但需注意另外适当补充白开水以防高钠血症。③低渗口服补液盐（RO-ORS 即 ORSⅢ）溶液：预防脱水应贯穿于整个治疗中，直到腹泻停止。ORSⅢ用量建议：每次稀便后补充一定量，6 个月者，50ml；6 个月 ~ 2 岁者，100ml；2 ~ 10 岁者，150ml；10 岁以上的患儿能喝多少给多少。

表 7-3　脱水程度的评估

	轻度	中度	重度
失水占体重比例（ml/kg）	<5%（30 ~ 50）	5% ~ 10%（50 ~ 120）	>10%（100 ~ 120）
精神状态	稍差或略烦躁	萎靡或烦躁不安	淡漠或昏迷
皮肤	稍干、弹性稍差	干、苍白、弹性差	干燥、花纹、弹性极差
黏膜	稍干燥	干燥	极干燥或干裂
前囟和眼窝	稍凹陷	凹陷	明显凹陷
眼泪	有	少	无
口舌	湿润	干燥	非常干燥
尿量	稍少	明显减少	极少或无尿
四肢	温	稍凉	厥冷
周围循环衰竭	无	不明显	明显

（2）方案二：适用于腹泻伴轻～中度脱水患儿，使用低渗补液盐（RO-ORS）溶液。用于纠正累积损失量最初4小时的用量：75ml×体重（kg）。4小时后评估脱水症状，如脱水已纠正，可回家采用家庭口服补液，若仍有些脱水，则遵医嘱再给一份ORS纠正脱水。

（3）方案三：静脉补液，适用于重度脱水。纠正重度脱水的累积损失液量需按100ml/kg计算，计算方法如表7-4所示。另外，需注意补钾，按每天200～300mg/kg的量，分3～4口服或加入补液溶液中匀速输入。

表7-4　静脉输液方法

年龄	第一阶段（20ml/kg）等张液	第二阶段（80ml/kg）2/3张液或1/2张液
1岁以内	1小时	6小时
1岁以上	1小时	5小时

3. 提高药物疗效，减少不良反应。

（1）正确补钾：浓度不超过0.3%，严禁静脉推注，见尿补钾。

（2）输液速度：准确记录24小时出入水量，严格按照不同补液阶段的补液要求控制静脉点滴速度，尽量使用输液泵。密切观察输液部位皮肤情况，预防静脉渗漏的发生。

4. 预防院内感染　参见腹泻章节。

（二）健康指导

1. 住院指导

（1）正确服用口服补液盐：指导口服补液盐的正确配置方法，强调少量多次服用，呕吐不是服用的禁忌证。

（2）饮食指导：呕吐严重者，可暂禁食4～6小时，待好转后继续进食，由少至多，由稀至稠。病毒性肠炎患儿多有双糖酶缺乏，需暂停乳类喂养，由酸奶或豆浆替代。腹泻停止后再逐渐恢复营养丰富的饮食。

（3）皮肤护理：每次大便后，宜用温水清洗并擦干，避免用力擦拭；可使用鞣酸软膏涂抹肛周皮肤预防红臀发生。有臀红、局部皮肤糜烂或溃疡者，需采取暴露法，臀部下仅垫尿垫，每天两次用温生理盐水清洗局部皮肤，保持皮肤清洁干燥；可采取俯卧位，使臀部皮肤充分暴露。发热患儿，出汗多时需及时擦干汗液，更换汗湿的衣服。

（4）做好手卫生：指导患儿养成良好的卫生习惯，饭前便后洗手，勤剪指甲。注意饮食卫生，食具定时消毒。

2. 出院指导

（1）饮食指导：合理喂养，提倡母乳喂养，避免在夏季断奶。循序渐进地添加辅食，防止饮食结构与饮食习惯的突然改变，纠正偏食。

（2）增强体质：加强体格锻炼，适当户外活动。根据气候变化适当增减衣物，避免受凉。

（3）用药指导：若建议患儿家属采取选择方案一进行家庭治疗时，告知家属不禁食继续喂养，但需指导家属密切观察腹泻的次数、量有无增加，是否伴频繁呕吐、明显口渴、发热、大便带血等情况，如出现以上情况，需立即就医。做好定期复查，预防接种。可参照本章第一节中腹泻的饮食护理要点。

（苏绍玉　万兴丽）

第八节　急性出血性坏死性小肠炎

急性出血性坏死性小肠炎是一种危及生命的暴发性疾病，病因不清，与肠道缺血、肠道感染有关，近年来发现 C 型产气荚膜芽胞杆菌是主要致病菌。病变主要累及小肠，呈节段性，少数病例有全部小肠及结肠受累。起病急骤，以春秋季节发病为多。儿童和青少年比成人多见。

【临床要点】

(一) 临床表现

1. 典型症状　以突发腹痛、腹泻、便血、恶心、呕吐为主要症状，并伴发热、全身不适、乏力等症状。粪便初为糊状而带粪质，其后渐为黄水样，继之可呈白水状或赤豆汤和果酱样，甚至为鲜血状或暗红色血块，粪便少且恶臭。

2. 体征　相对较少。有时可见腹胀、肠型。脐周和上腹部可有明显压痛。早期肠鸣音可亢进，而后减弱或消失。

3. 分期　可分为四型。

(1) 腹泻便血型：解血水样或暗红色血便，明显贫血和脱水。

(2) 肠梗阻型：阵发性腹痛、腹胀、呕吐频繁、排便排气停止，肠鸣音消失。

(3) 腹膜炎型：有明显腹痛、恶心呕吐、腹胀及急性腹膜炎征象，受累肠壁坏死或穿孔，腹腔内有血性渗出液。

(4) 中毒性休克型：高热、寒战、神志淡漠、嗜睡、谵语、休克等。

4. 并发症　休克、DIC、中毒性肠麻痹、肠穿孔等。

(二) 辅助检查

1. 血常规　外周血白细胞计数增多，甚至可达 $40 \times 10^9/L$，以中性粒细胞增多为主。红细胞及血红蛋白常降低。

2. 大便常规　肉眼可见大便呈暗红或鲜红色。隐血试验强阳性，镜下见大量红细胞，偶见脱落的肠系膜或假膜，可有少量或中等量脓细胞。

3. 大便培养　多数可分离出产气荚膜杆菌，还可有致病性大肠埃希菌、沙门菌、痢疾杆菌等。

4. X 线检查　早期可见小肠胀气、肠壁间增宽。轻中症肠壁可见囊样积气、肠腔内液体增多、肠间隙增宽、肠黏膜皱襞变粗或模糊，甚至边缘呈深锯齿状改变等。

7

重者肠管发生大片状或节段性坏死或穿孔。

（三）治疗措施

治疗原则：加强全身支持治疗，纠正水电解质紊乱，解除中毒症状，防治并发症。

1. 抗感染治疗 积极使用抗生素控制肠道感染，常用药物有氨苄西林、庆大霉素、头孢他啶或多黏菌素和头孢菌素等，一般选两种联合应用。

2. 对症支持治疗 禁食、胃肠减压、营养支持；高热烦躁者可予镇静、退热剂或物理降温；合并休克者需迅速补充有效循环血量，除输注晶体液外，适当输注血浆、白蛋白等胶体液体；血压不升者还可使用血管活性药物；纠正水电解质紊乱；应用激素解除中毒症状。

3. 手术治疗 根据情况予肠系膜封闭、肠段切除、穿孔修补等。

【护理要点】

（一）专业照护

1. 病情观察

（1）观察生命体征、神志、面色、肢端循环、腹痛的消退情况，大便的颜色、量、性状、气味等。记录24小时出入量，保证胃肠减压引流通畅。另外，需注意其他症状，如呕吐、腹胀、肠鸣音等的进展情况，发现异常及时报告。

（2）并发症：①休克：出现烦躁不安或嗜睡、昏迷、面色苍白、脉搏细速、四肢厥冷、血压正常或降低；②肠穿孔：出现突然发作的腹部疼痛伴呕吐，腹部查体有弥漫性或局限性腹膜炎体征者需警惕；③DIC：出现多部位出血，如皮肤紫癜、瘀斑、穿刺部位渗血及血栓栓塞等。

2. 缓解疼痛 遵医嘱使用解痉剂并配合非药物性止痛法，如分散注意力、音乐疗法、阅读、安抚等。

3. 合理氧疗 出血量大导致贫血，引起呼吸心率增快者，可根据病情给予吸氧。鼻导管吸氧，氧流量0.5~1L/min，头罩吸氧5~8L/min。

4. 发热护理　遵医嘱给予退热剂口服或物理降温，并密切监测体温变化。

5. 药物治疗的护理

（1）药物治疗：使用激素时需注意剂量，观察有无应激性溃疡、骨质疏松等不良反应；使用血管活性药物时，需建立静脉双通道，每 2 小时更换输液通道，避免发生渗漏导致局部组织坏死；输注血浆、白蛋白等血液制品时，需关注有无发热、皮疹等不良反应。

（2）输液速度：抗休克治疗扩容时需保证液体在 30 分钟内进入体内。血浆及白蛋白的输注时间不超过 4 小时。

（二）健康指导

1. 住院指导

（1）手卫生：指导家属及患儿注意手卫生，饭前便后洗手。

（2）病情观察：指导家属观察患儿面色、呼吸及神志的变化，正确记录大、小便量。

2. 出院指导

（1）饮食指导：该病发病前多有不洁饮食史，平时应注意饮食卫生，不食变质食物，避免暴饮暴食及过食生冷油腻食物。

（2）避免诱因：积极避免受冷、劳累、肠道蛔虫感染及营养不良等诱因。

（3）检查指导：指导患者留取大便等。

（4）用药指导：评估患者及家长用药知识，告知患者用药的注意事项，按医嘱使用药物（不要随意更改使用时间、剂量与品种），定期随访复查。

（苏绍玉　万兴丽）

第九节　胆汁淤积性肝病

胆汁淤积是由多种原因所致胆汁分泌或排泄障碍，导致胆汁不能正常流入十二指肠，从而反流入血液循环中的病理状态。各种原因（如感染、药物、代谢性疾病、胆道闭锁、胆管狭窄等）使肝脏病变导致胆汁淤积为主要表现的肝脏疾病统称为胆汁淤积性肝病。

【临床要点】

（一）临床表现

1. 典型症状　新生儿期或婴儿期出现黄疸、粪便颜色浅黄或白色、尿色深黄、皮肤瘙痒等。

2. 体征　颜面黄染、肝脏肿大或质地异常、脾脏肿大。部分患儿可有营养不良貌或者皮肤出血点、瘀斑。

3. 分期　根据病因可分为肝细胞性胆汁淤积、胆管性胆汁淤积及混合性胆汁淤积；胆汁淤积持续时间超过6个月则成为慢性胆汁淤积。

4. 并发症　慢性肝病、胆汁性肝硬化。

（二）辅助检查

1. 外周血检查　血清结合胆红素增高；血清总脂、胆固醇、β-脂蛋白、β-球蛋白、甘油三酯、转氨酶、碱性磷酸酶、γ-谷氨酰转肽酶等升高；肝炎病毒血清学标志物阳性；凝血酶原时间延长，Ⅱ、Ⅶ、Ⅹ因子减少，抗纤维蛋白酶减少等。

2. 肝胆超声检查　腹部超声是区分肝内和肝外胆汁淤积的首选影像学检查方法。胆总管扩张且内径超过8mm以上提示肝外梗阻。

3. 内镜检查　腹部超声不能明确胆管扩张时，可做超声内镜检查。如作胆道镜检查可行观察诊断及活检。

4. 肝脏病理学组织学检查　评估肝内胆汁淤积的原因及有无胆管增生及门脉纤维化。

（三）治疗措施

1. 病因治疗　治疗中的关键。予积极抗感染治疗，减少肠外营养液使用等。

2. 对症支持治疗　应用谷胱甘肽、葡醛内酯片促进肝脏解毒功能；门冬氨酸钾镁、促肝细胞生长因子多烯磷脂酰胆碱促进肝细胞再生。牛磺熊去氧胆酸或熊去氧胆酸利胆治疗。还可选择糖皮质激素和免疫抑制剂。

3. **手术治疗**　胆汁分流术、腹腔镜探查、胆道造影术、肝脏移植等。

【护理要点】

（一）专业照护

1. 病情观察

（1）观察生命体征，注意腹胀、大小便颜色、皮肤出血点及瘀斑等变化，尤其注意肝脏增大的进展情况。

（2）并发症：胆汁性肝硬化，表现为恶心、呕吐、消瘦、乏力、肝脾显著增大、皮肤干燥、夜盲症、腹水、肝掌、蜘蛛痣等。

2. 药物治疗

（1）注意事项：注意剂量及配伍禁忌。多烯磷脂酰胆碱（易善复）只能用 5% 或 10% 葡萄糖注射溶液配制，禁用生理盐水或林格液配制。服用熊去氧胆酸片可能会出现便秘、过敏、头晕、头痛等不良反应。尽量使用输液泵控制输液滴速。

（2）输液部位观察：有无渗漏或静脉炎的发生。

（二）健康指导

1. 住院指导

（1）用药指导：评估患者及家长用药知识，告知患者用药的注意事项，按医嘱使用药物（不要随意更改使用时间、剂量与品种），定期复查随访，按时预防接种。

（2）指导患者留取大小便标本等。

（3）饮食指导：养成良好的卫生习惯，进餐时细嚼慢咽，切忌过饱及避免生冷酸辣、油炸刺激、烟熏、腌制食物。多进食新鲜蔬菜、水果及含纤维高的食物。注意饮食定时定量，选择营养丰富、软和、易消化的食物。或根据患儿病情给予特殊膳食，如酪氨酸血症患儿应选择低苯丙氨酸、低酪氨酸饮食；半乳糖血症患儿应停乳糖饮食，改无乳糖奶粉，避免进食含乳糖蔬菜和水果。

（4）皮肤护理：重点是缓解皮肤瘙痒程度，避免皮肤再度损伤。该病的皮肤瘙痒主要集中在手、足部位，引起患儿不适。可指导患儿剪短指甲，尽量避免抓挠皮

7

肤，避免手、足过度保暖。瘙痒明显时可外涂炉甘石洗剂或采用中药冷敷。穿棉质内衣，勤换衣物，保持皮肤清洁。

2. 出院指导

（1）避免诱发因素：避免服用可引起胆汁淤积的药物。

（2）增强体质：适当户外活动，增加锻炼，并保证良好休息，提高睡眠质量，避免胆汁性肝硬化复发。

（苏绍玉　万兴丽）

7

第八章

循环系统疾病患儿的护理

循环系统疾病是儿童常见病，其中先天性心脏病、病毒性心肌炎、原发性心肌病、心律失常、感染性心内膜炎较为多见。一般不同年龄儿童好发的心脏疾病有所不同，近年来，儿科循环系统疾病发病率逐渐增高。

第一节　循环系统疾病一般护理要点

一、一般护理原则

(一) 环境

保持室内安静、整齐、清洁，定时开窗通风，保持室内空气流通。保持温湿度适宜，室温控制在 18 ~ 22℃、湿度控制在50% ~ 60%，空气洁净清新，为患儿提供舒适安静的休息环境。保持床单位清洁干燥。减少不良刺激，各项治疗及护理操作集中进行，避免患儿剧烈哭闹及情绪激动。

(二) 休息与活动

根据心功能制订活动计划，给予必要的生活护理，以减少体力活动，减轻心脏的负担，减少心肌耗氧量，改善呼吸困难，病情重者应卧床休息。

（三）饮食

鼓励患儿多饮水，给予营养丰富、高维生素、清淡易消化的食物，少量多餐，避免食用刺激性食物，保持大便通畅。部分患儿根据医嘱控制钠盐的摄入、24 小时入量。对喂养困难者要耐心喂养，必要时可用滴管滴入，避免呛咳和呼吸困难。

二、常见症状与体征护理

（一）心源性呼吸困难

心源性呼吸困难是心脏病患儿最常见的症状和体征，是左心功能不全、肺淤血的表现，包括劳力性呼吸困难、端坐呼吸、夜间阵发性呼吸困难。最常见的病因是左心衰竭所致的肺水肿，亦见于右心衰竭，已有左心衰竭者又引发右心衰竭者也可见，还有先心病、心包积液等。

【护理要点】

1. 病情观察

（1）观察症状：观察呼吸困难的特点、程度、发生的时间，呼吸困难有无改善。

（2）观察有无伴随症状：观察有无发绀、鼻翼扇动、端坐呼吸等。

2. 体位　协助患儿取坐位或半卧位。

3. 吸氧　根据缺氧程度调节氧流量，一般流量为 $2 \sim 4L/min$。

4. 协助患儿排痰　如患儿存在咳嗽咳痰的症状，应教会家属正确拍背的方法，教会患儿有效呼吸和咳嗽。

5. 用药护理　输液时控制输液速度，注意观察用药后的反应。

（二）胸痛

胸痛是指因各种理化因素刺激支配心脏、主动脉或肋间神经的传入纤维引起的心前区或胸骨后疼痛。常见病因包括急性心包炎、胸膜炎、心血管神经官能症等。

【护理要点】

1. 病情观察

（1）观察症状：注意观察疼痛的部位、性质、疼痛程度、持续时间、有无诱发因素等。

（2）观察有无伴随症状：观察有无呼吸困难、血压下降、休克等症状。

2. 体位　采取舒适的体位，如半坐位、坐位，以防止疼痛加重；也可减少局部胸壁与肺的活动，缓解疼痛，如胸膜炎患儿取患侧卧位。

3. 用药护理　遵医嘱给予镇静剂、镇痛剂等治疗。

4. 心理护理　给予心理护理，让患儿减少对疼痛的恐惧。

（三）心悸

心悸是自觉心跳或心慌伴有心前区不适感。各种原因引起的心动过速、心动过缓、期前收缩、心房扑动、心房颤动等心律失常均可引起心悸（心律失常最常见的表现）。器质性心脏病、全身性疾病如甲亢、严重贫血也可引起心悸。

【护理要点】

1. 病情观察

（1）观察症状：注意心率、心律的变化，主要是测脉搏、听心率，必要时做心电图。

（2）观察有无伴随症状：严密观察病情，心功能不全时心悸可伴呼吸困难、发热、胸痛，严重心律失常伴晕厥、抽搐时，应及时与医师联系。

2. 心理护理　做好心理护理，和患儿说明发病的原因以及发病时的处理方法，减轻患儿的焦虑、恐惧。

（四）心源性晕厥

心源性晕厥是由于心排血量突然骤减、中断或严重低血压引起一过性脑缺血、缺氧，表现为突发的可逆性意识丧失。常见的病因是严重心律失常、主动脉瓣狭窄、急性心肌梗死、高血压病等。

8

【护理要点】

1. 病情观察

（1）观察症状：注意心率、心律的变化，必要时做心电图，观察晕厥发生的时间、频次。

（2）观察有无伴随症状：观察有无发绀、呼吸困难、心律失常、心音微弱和相应的心电图异常。

2. 发作时紧急处理 将患儿置于通风处，头低脚位，解松领口，去除口中异物及分泌物，以防窒息。观察有无呼吸和脉搏，如没有呼吸脉搏，立即叩击心前区1~2次，行胸外心脏按压术。遵医嘱实施各项抢救措施。

3. 避免诱因 嘱患儿避免过度疲劳、情绪激动等情况，一旦有头晕、黑矇等先兆应立即平卧，以防摔伤。

4. 积极治疗原发病 按医嘱进行药物治疗，并配合医师做好心脏起搏、电复律、消融术等的护理。

（五）心源性水肿

心源性水肿是由于心脏功能障碍引起的机体水肿，最早出现在身体下垂部位。引起心源性水肿的主要原因是右心功能不全、右心衰竭或全心衰竭，也可见于渗液性心包炎或缩窄性心包炎。

【护理要点】

1. 病情观察

（1）观察症状：观察水肿特点及其严重程度。

（2）观察有无伴随症状：有无皮肤破溃或继发感染；有无与容量负荷增高有关的循环系统症状和体征。

2. 皮肤护理 保持皮肤清洁、干燥，预防压疮。

3. 体位 下肢抬高，伴胸腔积液或腹水的患儿宜采取半坐卧位。

4. 用药护理 控制输液速度，定期测体重，严格记录出入液量；遵医嘱使用利尿剂，观察尿量、体重及水肿消长情况，检测血电解质的变化。

（六）发绀

发绀是指血液中去氧血红蛋白增多使皮肤和黏膜呈青紫色改变的一种表现，这种改变常发生在皮肤较薄、色素较少和毛细血管较丰富的部位，如：舌、唇、耳、鼻尖、面颊、肢端等。由于体循环静脉与动脉血相混合，部分静脉血未经过肺脏进行氧合作用而经由异常通路流入循环，如分流量超过输出量的1/3时，即可出现发绀。常见于法洛四联症等发绀型先天性心脏病。

【护理要点】

1. 病情观察

（1）观察症状：观察患儿的生命体征及发绀发生的部位和持续时间。

（2）观察有无伴随症状：对于呼吸困难的患儿，应密切观察呼吸困难的特点、程度、发生时间及伴随症状，以及血压、心率、心律和尿量的变化。

2. 体位　伴有呼吸困难者取坐位或半卧位，以利于患儿呼吸。

3. 吸氧　遵医嘱给予中等流量（2~4L/min）、中等浓度（29%~37%）氧气吸入。

4. 心理护理　稳定患儿情绪，以降低交感神经兴奋性，减慢心率、心肌和全身耗氧量。

三、常用专科检查及护理

（一）心脏导管介入护理

心导管术是由外周大血管插入各种功能的导管至心腔与血管进行血流动力学检测及选择性心血管造影，为外科手术提供精确解剖和生理功能资料；或在心腔的缺损部位留置封堵器或将球囊置于狭窄的瓣膜进行扩张，以达到治疗目的。

1. 术前准备

（1）健康教育：术前做好围术期健康教育。

（2）病情观察：尤其术前观察体温变化，如有发热，暂停介入手术。

（3）皮肤准备：术前一晚沐浴，清洁双侧腹股沟皮肤，换干净的病员服。

（4）禁食：术前 6 小时起禁食、禁水，母乳喂养的婴儿禁食、禁水 4 小时。禁食前告知家长给予喂食，以免禁食时间过长，患儿哭吵引起脱水。

（5）用药：术前 1 天给予静脉留置针（以左手为宜）。手术日晨，遵医嘱静脉点滴电解质。

2. 术中配合

（1）体位：术中协助患儿平卧位于导管床上，双上肢上举置头部，双下肢分开并外展，臀部及双上肢均垫软枕。

（2）病情观察：密切观察生命体征变化，严密心电监护、血氧饱和度及血压监测。术中密切观察患儿有无呼吸困难、躁动等异常体征。

（3）关注并发症：观察有无心律失常、缺氧发作、心搏骤停、造影剂过敏、导丝折叠、导管折叠等心导管术并发症，配合医师积极抢救和处理。

（4）心理护理：指导年长的患儿身心放松，消除紧张、恐惧心理，对年龄较小不能配合者常采用全身麻醉。

3. 术后照护

（1）体位及休息：患儿于麻醉清醒前，应去枕平卧 6 小时，头偏向一侧，注意呕吐，以免吸入呼吸道。术后 24 小时应卧床休息。年长儿，术后避免剧烈运动。

（2）吸氧：必要时遵医嘱给予氧气吸入。

（3）伤口按压：腹股沟伤口局部按压 6 小时并观察患儿趾端颜色及足背动脉搏动。注意腹股沟伤口有无渗血，保持伤口清洁，防止感染，如有渗血，立即更换敷料重新按压。

（4）心电监护：术后第 1 小时内每 15 分钟测心率、呼吸、血压、血氧饱和度一次，后每 30 分钟测心率、呼吸、血压、血氧饱和度一次，连续 4 次，之后每小时测心率、呼吸、血压、血氧饱和度一次，监测 6 小时内的生命体征。注意脉搏、呼吸、血氧饱和度，特别注意有无心律失常现象。

（5）病情观察：术后注意观察患儿神志及精神状态，如有嗜睡及烦躁不安，应及时告知医师。术后观察尿量及尿色情况，及时做好记录。

四、人文关怀

（一）心理护理

对患儿及家长介绍疾病的治疗过程和预后，减少患儿和家长的焦虑和恐惧心理。告知患儿及家长治愈此病需要相对长的时间，让其有心理准备，树立战胜疾病的信心。指导患儿使用放松技术，如缓慢地深呼吸、全身肌肉放松等，保持最佳心理状态。

（二）行为支持

告知患儿平时需增强体质，积极预防呼吸道或肠道病毒感染。

8

第二节 先天性心脏病

先天性心脏病简称先心病，是胎儿时期心脏血管发育异常而导致的心血管畸形，为小儿最常见的心脏病。根据左右心腔或大血管间有无直接分流和临床有无青紫，可将先心病分为三大类：左向右分流型（潜伏青紫型），常见有室间隔缺损、房间隔缺损、动脉导管未闭；右向左分流型（青紫型），常见有法洛四联症和大动脉错位；无分流型（无青紫型），常见有主动脉缩窄和肺动脉狭窄。

【临床要点】

（一）临床表现

1. 室间隔缺损 可于生后 1～3 个月即发生充血性心力衰竭，平时反复呼吸道感染、肺炎、哭声嘶哑、喂养困难、乏力、多汗等，并有生长发育迟缓。

2. **房间隔缺损**　在出生后及婴儿期大多无症状，偶有暂时性青紫。年龄稍大，症状渐渐明显，患儿发育迟缓，体格瘦小，易反复呼吸道感染，活动耐力减低，有劳累后气促、咳嗽等症状。左胸部常隆起，一般无青紫或杵状指（趾）。

3. **动脉导管未闭**　导管较细时，临床无症状。导管较粗时临床表现为反复呼吸道感染、肺炎，发育迟缓，早期即可发生心力衰竭。重症病例常有呼吸急促、心悸。临床无青紫，但合并肺动脉高压时，也可出现青紫。

4. **法洛四联症**　发绀是主要症状，它出现的时间早、晚和程度与肺动脉狭窄程度有关，多见于毛细血管丰富的浅表部位，如唇、指（趾）甲床、球结膜等。患儿活动后有气促、易疲劳、蹲踞等；并常有缺氧发作，表现为呼吸加快、加深，烦躁不安，发绀加重，持续数分钟至数小时，严重者可表现为神志不清，惊厥或偏瘫，死亡。发作多在清晨、哭闹、吸乳或用力后诱发，发绀严重者常有鼻出血和咯血。

（二）辅助检查

1. **X线检查**　可有肺纹理增加或减少、心脏增大。

2. **超声检查**　对心脏各腔室和血管大小进行定量测定，用以诊断心脏解剖上的异常及其严重程度，是目前最常用的先天性心脏病的诊断方法之一。

3. **心电图检查**　能反映心脏位置、心房、心室有无肥厚及心脏传导系统的情况。

4. **心脏导管检查与造影**　通过导管检查与造影，了解心腔及大血管不同部位的血氧含量和压力变化，明确有无分流及分流的部位。

（三）治疗措施

1. **保守治疗**　目的是维持患儿正常生活，安全地达到手术年龄。主要措施是建立合理的生活制度、加强营养、对症治疗、控制感染、防止并发症。

2. **介入治疗**　介入治疗有严格的适应证，目前来说可以做介入治疗的先心病包括：房缺、室缺、动脉导管未闭、肺动脉狭窄、主动脉缩窄、冠状动脉瘘以及一些外科手术后有残余分流的先心病。

3. **手术治疗** 根治有赖于外科手术治疗：若分流量不大，于学龄前期进行手术较适宜，但分流量大、症状明显或并发心衰者，宜尽早手术治疗。法洛四联症患儿轻症可考虑 5～9 岁行一期根治手术，但临床症状明显者在生后 6 个月后行根治术，重症患儿也可先行姑息手术，待肺血管发育好转后，再行根治术。

【护理要点】

（一）专业照护

1. 病情观察

（1）观察循环状态：注意患儿心率、心律、血压和呼吸的变化，必要时使用监护仪监测。

（2）关注并发症的发生：①缺氧发作：法洛四联症患儿因哭闹、进食、活动、排便等易引起缺氧发作，一旦发生可立即置于胸膝卧位，吸氧，遵医嘱应用普萘洛尔、去氧肾上腺素和纠正酸中毒药物；②血栓形成：青紫型先天性心脏病患儿由于血液黏稠度高，暑天、发热、吐泻时体液量减少，加重血液浓缩，易形成血栓，有造成重要器官栓塞的危险，因此应注意多饮水，必要时静脉输液；③心力衰竭：合并严重贫血者可加重缺氧，易导致心力衰竭，须及时输血，纠正贫血。

2. 提高药物疗效，减少不良反应。

（1）遵医嘱正确地给药，用药时观察患儿的反应，及时解答家属提出的疑问。

（2）服用洋地黄类药物时，应密切观察有无中毒现象，服药前应监测心率。

（3）静脉输液时，遵医嘱严格控制补液速度和补液量，以防加重心脏负担，导致心力衰竭。

3. **介入护理** 行介入治疗者，参考第一节心脏导管介入护理常规进行护理。

8

（二）健康指导

1. 住院指导

（1）向家长讲述疾病的相关护理知识和各种检查的必要性，以取得配合。

（2）指导患儿及家长掌握活动种类和强度。

（3）告知家长如何观察病情变化，一旦发现异常（婴儿哭声无力，呕吐，不肯进食，手脚发软，皮肤出现花纹，较大患儿自诉头晕等），应立即呼叫。

2. 出院指导

（1）天气变化时及时增减衣服，避免受凉。

（2）根据心功能分级情况，合理指导患儿休息与活动，避免过度劳累。

（3）按医嘱服药，指导观察药物不良反应。向患儿及家长讲述重要药物如洋地黄类药物、利尿剂的作用及注意事项。

第三节　病毒性心肌炎

病毒性心肌炎是由病毒侵犯心脏所引起的以心肌炎病变为主要表现的疾病，部分病例可伴有心包炎和心内膜炎，其病理特征为心肌细胞的坏死或变性。临床表现轻重不一，轻者预后大多良好，重者可发生心力衰竭、心源性休克，甚至猝死。

【临床要点】

（一）临床表现

1. 前驱症状　约 1/3 ~ 1/2 患儿在心肌炎症状前数天或 1 ~ 3 周有前驱症状，表现为呼吸道或胃肠道症状。

2. 心肌炎表现　头晕、心悸、胸闷、心前区不适或疼痛。轻症患儿可无症状，仅表现心电图异常，少数重症患儿可发生心力衰竭并发严重心律失常、心源性休克，死亡率高。

3. 体征　可有心界扩大，安静时心动过速，心尖部第一心音减弱，出现第三心音或第四心音，重者可出现奔马律。伴有心包炎者可出现心包摩擦音。

4. **分期**　根据病情变化和病程长短，病毒性心肌炎可分为：急性期（新发病、临床症状和检查发现明显而多变，病程多在 6 个月以内）、恢复期（临床症状和客观检查好转，但尚未痊愈，病程一般在 6 个月以上）、慢性期（部分患儿临床症状、客观检查呈反复变化或迁延不愈，病程多在 1 年以上）、后遗症期（患心肌炎时间已久，临床已无明显症状，但遗留较稳定的心电图异常，如室性期前收缩、房室或束支传导阻滞、交界区性心律等）。

5. **并发症**　病毒性心肌炎的并发症包括心力衰竭、心律失常、心源性休克等。

（二）辅助检查

1. **一般化验**　急性期血白细胞总数多增高，以中性粒细胞为主；部分病例血沉轻度增快。

2. **血清心肌酶谱测定**　血清肌酸磷酸激酶（CPK）在病程早期多有增高，其中以心肌同工酶（CK-MB）为主；血乳酸脱氢酶（SLDH）同工酶增高在心肌炎早期诊断有提示意义；心肌肌钙蛋白（cTnI 或 cTnT）增高具有高度特异性。

3. **心电图检查**　可见心律失常，包括各种期前收缩、室上性和室性心动过速、房颤和室颤、Ⅱ度或Ⅲ度房室传导阻滞；心肌受累明显时可有 ST 段偏移和 T 波低平、双向或倒置。心电图检查缺乏特异性，应注意动态观察。

4. **X 线检查**　轻症病例心影属正常范围，伴心力衰竭或反复迁延不愈者心脏均明显扩大，合并大量心包积液时则增大更显著。心脏搏动大多减弱，可伴有肺淤血或肺水肿，有时可见少量胸腔积液。

5. **病毒分离**　疾病早期可从咽拭子、血液、心包液、粪便中分离出病毒。

6. **心肌活检**　心肌活检是诊断心肌炎的金标准，为有创检查，主要用于病情危重、治疗反应差、病因不明

8

的患儿。由于病毒性心肌炎病变可为局灶性，因取材误差可出现阴性结果。

（三）治疗措施

本病目前尚无特效治疗，应结合病情采取综合措施，主要是减轻心脏负担、抗病毒治疗，改善心肌代谢和心功能，促进心肌修复。

1. 休息　急性期应卧床休息，减轻心脏负荷。

2. 改善心肌代谢

（1）大剂量维生素C：可改善心肌代谢及促进心肌恢复，对心肌炎有一定疗效。剂量为每天100～200mg/kg，以葡萄糖稀释成10%溶液静脉注射，每天1次，3～4周为1个疗程。

（2）1，6-二磷酸果糖：可改善心肌代谢，增加心肌能量，抑制中性粒细胞氧自由基形成。每天单剂100～250mg/kg，配成7.5%的溶液，按10ml/min的速度静脉注射，疗程1～3周。

3. 免疫抑制剂　对重症患者合并心源性休克、致死性心律失常（Ⅲ度房室传导阻滞、室性心动过速）、心肌活检证实慢性自身免疫性心肌炎症反应者应足量、早期使用。常用口服泼尼松或泼尼松龙，每天1～1.5mg/kg，共2～3周，症状缓解后逐渐减量停药。危重病例可采取每天地塞米松或甲泼尼龙琥珀酸钠静脉滴注。

4. 免疫调节剂　静脉注射大剂量免疫球蛋白，对心肌炎有良好疗效；干扰素能调节免疫和抑制病毒复制，胸腺素能增强免疫，增加血中干扰素浓度，有一定疗效。

5. 控制心力衰竭　由于心肌炎时对洋地黄制剂比较敏感，容易中毒，故剂量应偏小，一般用地高辛口服，用常规剂量的2/3即可，重症也可静脉用药，患儿如加用利尿剂时，尤应注意电解质平衡，以免引起心律失常。

6. 救治心源性休克　静脉大剂量滴注肾上腺皮质激素或静脉推注大剂量维生素C常可取得较好的效果，如效果不满意可应用调节血管紧张度的药物如多巴胺、多巴酚丁胺等加强心肌收缩、维持血压和改善微循环。

7. 心律失常的治疗　对快速心律失常可用抗心律失常药，对心律缓慢和Ⅲ度房室传导阻滞或出现阿-斯综合征者需安装临时人工心脏起搏器。

【护理要点】

（一）专业照护

1. 病情观察

（1）观察循环状态：观察和记录患儿精神状态、面色、心率、心律、呼吸、体温和血压变化。胸闷、气促、心悸时应休息，必要时给予吸氧。烦躁不安者可根据医嘱给予镇静剂。

（2）关注并发症的发生：观察有无心力衰竭、心律失常、心源性休克等的发生。

2. 提高药物疗效，减少不良反应。

（1）药物治疗：遵医嘱给予抗病毒药物，抑制病毒的繁殖，减轻心脏损害。应用大剂量维生素 C、ATP、辅酶 A、辅酶 Q10 等促进心肌修复。使用血管活性药和血管扩张药时，监测血压。密切观察使用洋地黄类药物的不良反应，如心率减慢、心律失常、恶心、呕吐等。

（2）输液速度：控制输液速度和输液总量，减轻心肌负担，防止诱发心力衰竭。静脉给药时严格控制点滴的速度，以免加重心脏负担。记录液体出入量，监测心率、心律和血压。

3. 发生心源性休克时积极抢救，立即遵医嘱静脉滴注肾上腺皮质激素、调节血管紧张度药物等；给氧，同时注意监测血压和微循环改善情况，记录尿量。

（二）健康指导

1. 住院指导

（1）活动监测指导：患儿病情稳定后，与患儿及家属一起制定并实施每天活动计划，严密监测活动时心率、心律、血压变化，若活动后出现胸闷、心悸、呼吸困难、心律失常等，应停止活动，以此作为限制性最大活动量的指征。

（2）用药指导：教会患儿及家长了解自己所用的不同类型的药物名称、用法、剂量、使用时间及注意事项，正确、安全用药，并掌握药物不良反应的预防和处理对策。强调长期、持续、规范、个体化治疗的重要性，提高患儿及家长的依从性。

2. 出院指导

（1）自我病情监测：教会患儿及家属测脉率、节律，发现异常或有胸闷、心悸等不适时及时就诊。

（2）避免诱发因素：①告知家长预防呼吸道感染和消化道感染的常识，疾病流行期间尽量避免去公共场所，加强护理；②强调休息对病毒性心肌炎恢复的重要性，为患儿提供安静舒适的休养环境，多给患儿安慰与爱抚，尽量避免哭闹或烦躁，以免加重心脏负担；③加强锻炼，注意营养，增强体质。

第四节 原发性心肌病

原发性心肌病是指原因不明的心肌疾病，可分为扩张型、肥厚型（梗阻性，非梗阻性）、限制型及不能列入上述各组的未分类心肌病。其中扩张型心肌病为最常见（约占70%～80%），肥厚性心肌病亦较常见（约占10%～20%），限制型心肌病较少见。

【临床要点】

（一）临床表现

1. 扩张型心肌病 病理上以心肌变性、纤维化、心腔扩张为突出表现，患儿多有心悸、气急、胸闷、心前区憋痛不适等症状。重者出现水肿、端坐呼吸、肝脏肿大伴压痛等充血性心力衰竭的表现。患儿容易合并各种心律失常及栓塞，甚至发生猝死。

2. 肥厚型心肌病 心肌以非对称性肥厚、心室腔缩小为特征。患儿可有心悸、气促、胸闷、胸痛以及劳力性呼吸困难等症状，重者发生头晕及晕厥。

3. 限制型心肌病 以心内膜纤维增生为主，致使心脏的收缩及舒张功能都受影响。患儿以右心回流障碍为主，右心衰竭显著，可出现心悸、呼吸困难、水肿、颈静脉怒张、肝脏肿大及腹腔积液等表现。

（二）辅助检查

1. X线检查　三种类型心肌病均有不同程度心脏扩大，同时可观察有无肺淤血、肺纹理增多、胸腔积液的发生。

2. 心电图检查　扩张型心肌病以窦性心动过速、左室肥厚及ST-T改变最为常见，肥厚型心肌病可显示左室肥厚、ST段下降、T波倒置、左室肥大、异常Q波等，扩张型心肌病最常见心室肥大、室性期前收缩、心室颤动等。

3. 超声心动图检查　对诊断肥厚型心肌病有重要意义。

4. 心内膜活检　对心肌炎、遗传性心肌病及线粒体病诊断有帮助。

5. 分子遗传学检查　可确诊家族性心肌病的基因异常及线粒体遗传性心肌病。

（三）治疗措施

现代医学对心肌病只能采取对症治疗的方法，治疗原则为控制心律失常，控制心力衰竭，强心、利尿、扩血管治疗。

【护理要点】

（一）专业照护

1. 病情观察

（1）观察循环状态：密切观察病情，监测生命体征及外周血管循环情况。

（2）关注并发症的发生：①呼吸衰竭：气促、发绀时及早给氧。出现呼吸衰竭或发绀严重时需做好气管插管、心肺复苏等抢救准备。②心力衰竭：出现心力衰竭、心律失常等并发症者按相应的护理常规护理，备好除颤仪、临时起搏器等抢救物品。

2. 提高药物疗效，减少不良反应。

（1）输液速度：根据病情、年龄控制输液速度和输液总量，小婴儿或合并心衰者用输液泵严格控制输液速度和量，以免引起和加重心衰。

（2）长期使用洋地黄类药物的患儿，服药前测脉搏，若年长儿脉搏数 <80 次/分，婴幼儿脉搏数 <100 次/分，或发生脉搏不规则或骤然增快，应停药。当有恶心、呕吐、腹痛、黄视等毒性反应时，应及时报告医师并停药。

（3）长期使用利尿剂如呋塞米、氢氯噻嗪等，应注意补钾，多食含钾丰富的食物如橘子、香蕉、韭菜等。

（二）健康指导

1. 住院指导

（1）指导家长喂养及预防感染的措施。

（2）教会家长自我病情观察，如患儿突然出现烦躁不安、精神反应差、面色苍白或发绀、突然意识丧失等情况，应立即呼叫医护人员。

2. 出院指导

（1）指导患儿避免过度劳累，适当休息，病情严重时应卧床休息。

（2）饮食宜清淡，有心力衰竭时应控制水、钠摄入。

（3）生活规律，避免受寒而诱发疾病加重。

第五节 心律失常

正常心律起源于窦房结，它按一定的频率、顺序及速度沿着心脏传导系统使心肌除极。如激动的起源及传导的速度或顺序不正常，即形成心律失常。多发生于心脏病患儿，也可见于健康的儿童。精神因素、自主神经功能失调、代谢障碍、药物中毒、电解质紊乱及某些感染均可引起心律失常。激动形成失常可分为两类：窦性心律失常（包括窦性心动过速、窦性心动过缓、窦性心律失常、游走心律及窦性静止）以及异位心律（指激动发自窦房结以外的异位起搏点）。激动传导失常即由于生理不应期所引起的传导失常称为干扰（病理性传导阻滞、预激综合征）。激动形成和传导失常并存，如并行心律、异位心律伴外传阻滞。

【临床要点】

（一）临床表现

年长儿主要表现为胸闷、心悸、乏力；婴儿主要表现为阵发性气促、面色苍白，烦躁不安伴口唇发绀；极重症患儿表现为惊厥、昏迷等神经系统症状和冷汗、面色苍白等休克表现。体检发现有心率过快或心率缓慢、心音低钝伴心律失常。

（二）辅助检查

心电图检查是最重要的诊断手段，另外其他检查还包括：动态心电图、运动试验、临床电生理检查等。

（三）治疗措施

1. 加强病因治疗　心律失常通过积极治疗原发病，多数心律失常可以随之消失，预后一般良好。

2. 去除诱因，避免心律失常的发生。

3. 合理使用抗心律失常药物，治疗前首先了解心律失常的性质及发生心律失常的原因，然后使用抗心律失常药物，如普罗帕酮（心律平）、胺碘酮、利多卡因等。

4. 心律失常的非药物治疗包括电击复律、电起搏、射频消融术、外科治疗。

【护理要点】

（一）专业照护

1. 病情观察

（1）观察循环状态：密切观察患儿心率、心律、血压的变化，严重者持续心电监测，动态观察心律变化，注意期前收缩次数、心律失常类型等。

（2）关注并发症的发生：注意患儿有无心悸、胸闷、气短、面色苍白、晕厥等症状，警惕发生心衰或阿-斯综合征。

2. 提高药物疗效、减少不良反应　遵医嘱给予抗心律失常的药物，注意核对给药剂量、速度，观察用药疗效，及时发现因用药而引起的新的心律失常。

3. 心电监护　对严重心律失常者进行心电监护，护士应熟悉监护仪的性能、使用方法。严密监测心电图变

8

化，观察有无引起猝死的危险征兆，一旦发现立即报告医师，并做出紧急处理。

4. 阿斯综合征抢救的护理配合

（1）立即叩击心前区及进行加压面罩给氧，通知医师，备齐各种抢救药物及物品。

（2）建立静脉通道，遵医嘱按时正确给药。

（3）心室颤动时积极配合医师做电击除颤或安装人工心脏起搏器。

5. 心搏骤停抢救的护理配合

（1）保证给氧，保持呼吸道通畅，必要时配合医师行气管插管及应用呼吸机辅助呼吸，并做好护理。

（2）建立静脉通路，准确、迅速、及时地遵医嘱给药。

（3）脑缺氧时间较长者，头部可置冰袋或冰帽。

（4）监测 24 小时出入量，必要时留置导尿。注意保暖，防止并发症。

（5）严密观察病情变化，及时填写特护记录单。

6. 室上性心动过速发作较频，再次发作时间较短者，可用以下方法进行自救：

（1）刺激咽部，诱发恶心。

（2）深吸气后屏气，再用力做呼气动作。

（3）按压一侧颈动脉窦 5～10 秒。

进行电复律的患儿，护士应做好复律前、中、后的护理，如下：

（1）复律前准备：①物品：包括除颤器、心电图及抢救物品。②患儿：心理准备，纠正酸碱电解质紊乱；备皮；禁食、排空膀胱。

（2）复律：①平卧，开放静脉通路；②连接心电图机或心电监护仪、术前作心电图；③检查除颤器性能；④遵医嘱给予患儿镇静剂，如患儿处于昏睡状态，可先给予吸氧；⑤按医嘱选择正确的电能量；⑥观察病情及心律转复情况。

（3）复律后照护：①患儿绝对卧床 24 小时。②密切观察病情：持续 24 小时心电监测，观察神志、血压、心律、呼吸；观察电击局部皮肤有无灼伤；有无脑动脉栓塞和肺水肿等并发症；脑栓塞于术后 24～48 小时内最易发生。③常规低流量鼻导管吸氧。④继续按时服用抗心律失常药物，以维持窦性心律。⑤保留静脉通道，备齐抢救药物及仪器设备并放于床边。

（二）健康指导

1. 住院指导

（1）教会患儿家属测量脉搏和听心率的方法。

（2）积极防治原发疾病，避免各种诱发因素，如发热、疼痛、饮食不当、睡眠不足等。

2. 出院指导

（1）饮食指导：饱食、刺激性饮食等均可诱发心律失常，应选低脂、易消化、清淡、富含营养、少量多餐饮食；合并心力衰竭及使用利尿剂时应限制钠盐的摄入，多进含钾的食物，以减轻心脏负荷和防止低钾血症而诱发心律失常。

（2）活动锻炼：无器质性心脏病者应积极参加体育锻炼，调整自主神经功能；器质性心脏病患儿可根据心功能情况适当活动，注意劳逸结合。

（3）预防感染：注意防寒保暖，避免感冒，加强营养，增强机体抵抗力，合理休息。保持口腔和皮肤清洁，少去公共场所。

（4）用药指导：评估患儿及家长用药知识，告知患儿用药的注意事项，按医嘱使用药物（不要随意更改使用时间、剂量与品种）。应用某些药物（抗心律失常药、排钾利尿剂等）后产生不良反应时应及时就医。

第六节 感染性心内膜炎

感染性心内膜炎是指由各种原因引起的心内膜炎症病变，常累及心脏瓣膜，也可累及室间隔缺损处、心内壁内膜或未闭动脉导管、动静脉瘘等处。

8

【临床要点】

(一) 临床表现

本病是累及全身多系统的疾病，临床表现多样化。随着抗生素的广泛应用和病原微生物的变迁，临床表现更趋不典型，归纳起来，可有三方面：

1. 全身感染症状　一般起病缓慢，可有长期不规则发热伴感染中毒症状，如疲乏无力、食欲减退、体重减轻及面色苍白等，或可见皮肤、黏膜瘀点。年幼儿，尤其是 2 岁以下的小儿往往以发热等感染中毒症状为主要临床表现，甚至于掩盖了心内膜炎的症状。

2. 心脏症状　原有先天性心脏病或风湿性瓣膜病者其杂音性质可因心脏瓣膜赘生物而有所改变或出现新的杂音。

3. 栓塞及血管症状　如皮肤瘀点、指和趾尖的痛性结节、手脚掌无痛性出血性结节、眼底出血点等。由于先天性心脏病导致的栓塞多起源于右心，常可致栓塞性肺炎，表现为剧烈胸痛、气急、咯血，并可在短时间内屡次发作。风湿性心脏瓣膜病者，赘生物多发生在左心，故可引起脑、肾、脾、皮肤及四肢栓塞现象。

(二) 辅助检查

1. 一般化验检查　常见的血象为进行性贫血与白细胞增多，中性粒细胞升高，血沉增快、C-反应蛋白增高。

2. 血培养　血细菌培养阳性是确诊感染性心内膜炎的重要依据，凡原因未明的发热、体温持续在 1 周以上且原有心脏病者，均应积极反复多次进行血培养，以提高阳性率，若血培养阳性，还应做药物敏感试验。

3. 超声心动图检查　超声心动图检查能够检出直径大于 2mm 以上的赘生物，因此对诊断感染性心内膜炎很有帮助。此外，在治疗过程中超声心动图还可动态观察赘生物的大小、形态、活动和瓣膜功能状态，了解瓣膜损害程度，对决定是否做瓣膜置换手术有参考价值。

4. 心电图检查　由于心肌可以同时存在多种病理改变，因此可能出现致命的室性心律失常。

（三）治疗措施

总的治疗原则是积极抗感染、加强支持疗法，但在应用抗生素之前必须先做几次血培养和药物敏感试验，以期对选用抗生素及剂量提供指导。

1. 抗生素应用　原则是早期、联合应用、剂量足、选用敏感的杀菌药，疗程要长。在具体应用时对不同的病原菌感染选用不同的抗生素。

2. 一般治疗　保证患儿充足的营养支持，可少量多次输新鲜血或血浆，也可输注人血免疫球蛋白。

3. 手术治疗　近年来早期外科治疗感染性心内膜炎取得了良好效果。手术指征：

（1）瓣膜功能不全引起的中、重度心力衰竭。

（2）赘生物阻塞瓣膜口。

（3）反复发生栓塞。

（4）真菌感染。

（5）经最佳抗生素治疗无效。

（6）新发生的心脏传导阻滞。

【护理要点】

（一）专业照护

1. 病情观察

（1）观察患儿体温变化情况：观察皮肤瘀点、甲床下出血、Osler 结节（Osler 结节是一种常见于指［趾］端肉质部位的红色、米粒大小、质地柔软、有明显压痛的结节），偶也可见于指（趾）的较近端，一般可持续存在数小时至数天。Osler 结节（主要存在于感染性心内膜炎患儿中）等皮肤黏膜病损及消退情况。

（2）关注并发症的发生：常见并发症为栓塞，重点观察瞳孔、神志、肢体活动及皮肤温度；突然胸痛、气急、发绀、咯血，考虑肺栓塞；出现腰痛、血尿考虑肾栓塞；神志和精神改变、失语、吞咽困难、肢体功能障碍、瞳孔大小不对称，甚至抽搐和昏迷，考虑脑血管栓塞；肢体突然剧烈疼痛、皮肤温度下降，动脉搏动减弱，考虑外周动脉栓塞。

8

2. 发热护理

（1）观察体温及皮肤黏膜变化，发热时每 4 小时测体温一次，注意患儿有无皮肤瘀点、指甲下线状出血、Osler 结节等消退情况。

（2）正确采集血标本：未经治疗亚急性患儿，第一天采血 qh×3 次，次日未见细菌重复采血 3 次后开始治疗。已用抗生素者，停药 2～7 天后采血。急性患儿入院后立即采血 qh×3 次。每次采血 10～20ml，同时做需氧和厌氧培养。

（3）合理饮食，环境温湿度适宜，高热者给予物理降温，及时更换衣物，提高患儿舒适度。

3. 提高药物疗效、减少不良反应　遵医嘱应用抗生素治疗，观察药物疗效及不良反应，并及时告知医师。告知患儿抗生素治疗是本病的关键，需坚持大剂量长疗程的治疗。严格按时用药，以确保维持有效的血药浓度。应用静脉留置针，以保护静脉血管，减轻患儿痛苦。

（二）健康指导

1. 住院指导

（1）教会患儿及家属自测体温，观察栓塞表现，定期门诊随访。注意保持口腔和皮肤的清洁。

（2）用药指导：教会患儿及家长了解自己所用的不同类型的药物名称、用法、剂量、使用时间及注意事项，正确、安全用药，并掌握药物不良反应的预防和处理对策。强调长期、持续、规范、个体化治疗的重要性，提高患儿及家长的依从性。

2. 出院指导

（1）在进行口腔手术、内镜检查、导尿等操作前告知医师心内膜炎史，以预防性应用抗生素。

（2）注意防寒保暖，避免感冒，加强营养，增强机体抵抗力，合理休息。保持口腔和皮肤清洁，少去公共场所。勿挤压痤疮、疖、痈等感染灶，减少病原体入侵机会。

（姜丽萍）

第九章

泌尿系统疾病患儿的护理

小儿泌尿系统疾病是一种常见的儿科疾病，疾病种类较多，包括各种原因引起的肾小球、肾小管、肾间质和肾血管疾病等。其发病率随着疾病种类的不同而不同。

第一节　泌尿系统疾病一般护理要点

一、一般护理原则

（一）环境

保持室内空气流通，温度、湿度适宜，减少探视，避免交叉感染。采取保护性隔离，与感染性疾病患儿分开收治。

（二）休息与活动

休息对肾脏疾病治疗效果和预后好坏有很重要的影响。如急性肾炎、急性肾盂肾炎，不恰当的运动，可使病情迁延、反复，影响预后。因此必须合理安排患儿休息，至症状消失，尿常规检查基本正常，病情稳定后方可适当活动。

（三）饮食

饮食遵医嘱执行，少尿者给予优质蛋白饮食，限制水、钠盐摄入量，尿路感染者多饮水。

（四）皮肤与口腔护理

婴幼儿进食后喂适量开水，清洁口腔。年长患儿应指导其掌握正确的漱口方法，饭前饭后漱口，口腔有溃疡者应及时处理。尤其对于慢性肾衰竭者，由于大量肌酐、尿素氮聚积于消化道内，易引起溃疡性口腔炎。加强个人卫生，保持皮肤清洁干燥。水肿患儿经常更换体位，会阴部、阴囊、臀部、足、踝等水肿部位加以保护，预防皮肤感染。

二、常见症状与体征护理

（一）尿路刺激征

尿路刺激征指膀胱颈和膀胱三角区受炎症或机械刺激而引起的尿频、尿急、尿痛，可伴有排尿不尽感及下腹坠痛。尿频指尿意频繁而每次尿量不多；尿急指一有尿意即尿急难忍的感觉；尿痛指排尿时伴有会阴或下腹部疼痛。

【护理要点】

1. 病情观察

（1）观察症状：排尿次数、量、颜色的变化及实验室检查情况等，以便了解病情进展，预防并发症。

（2）观察有无伴随症状：如体温过高、恶心、呕吐等，予以对症处理。

2. 疼痛的管理　给予或指导家长对患儿膀胱区进行热敷或按摩，以缓解局部肌肉痉挛，减轻疼痛。

3. 督促患儿多饮水，勤排尿，通过增加尿量起到冲洗尿道作用，减少细菌在尿道的停留时间，促进细菌和菌毒素排出。

4. 保持会阴部清洁　教会家长正确清洁外阴部的方法，每次便后冲洗外阴，勤换尿布，尿布用开水烫洗晒干，或阳光暴晒，或煮沸、高压消毒。女孩每次排便后，要按照从前到后的顺序擦拭干净。男孩子要将包皮擦上去洗。青春期的女孩，月经期间应增加外阴清洗次数，避免盆浴，不憋尿。良好的卫生习惯可有效预防外来感染因素侵入。

5. 用药护理　遵医嘱使用抗菌药物、碱化尿液可减轻尿路刺激征。注意药物的用法、剂量、疗效及注意事项。

（二）尿异常

【常见种类】

1. 尿量异常　少尿、无尿、多尿和夜尿增多（各年龄段尿量详见表 9-1）。

2. 成分异常

（1）蛋白尿：24 小时尿蛋白定量超过 150～200mg，定性试验为阳性蛋白尿。

（2）血尿：高倍镜视野下红细胞 >3 个/HP 或尿沉渣红细胞计数 $>8 \times 10^6$/L 即为镜下血尿；当尿红细胞 $>2.5 \times 10^9$/L 即可出现肉眼血尿。

（3）白细胞尿和菌尿：新鲜离心尿液白细胞 >5 个/HP；每个高倍镜视野菌落计数超过 10^5/ml。

（4）管型尿：正常人尿中可见透明管型和颗粒管型，12 小时尿中应小于 5000 个，如增多或出现其他管型称为管型尿。

【护理要点】

1. 病情观察

（1）观察症状：观察尿液的量、颜色的变化及实验室检查情况等，准确记录 24 小时出入量。

（2）观察有无伴随症状：观察生命体征变化，警惕脱水、电解质紊乱等并发症。如患儿经治疗后尿量增加，肉眼血尿消失，提示病情好转；若尿量持续减少，出现头痛、恶心、呕吐等，要警惕急性肾衰竭的发生。

2. 减轻排尿不适感　保持会阴部清洁，便后冲洗外阴，勤换尿布等。

3. 情绪的管理　给予患儿心理安慰，缓解对血尿或其他尿异常的恐慌，指导家长转移患儿注意力，使其保持心情愉快，提高依从性。

4. 用药护理　应用利尿剂时应每天测体重，注意观

表 9-1　各年龄段尿量

年龄段	正常尿量	少尿	无尿	排尿次数
新生儿	$1 \sim 3ml/(kg \cdot h)$	$<1ml/(kg \cdot h)$	$<0.5ml/(kg \cdot h)$	$20 \sim 25$ 次/天
婴儿期	$400 \sim 500ml/d$	$<200ml/d$		$15 \sim 16$ 次/天
幼儿期	$500 \sim 600ml/d$		$<30 \sim 50ml/d$	10 次/天
学龄前期	$600 \sim 800ml/d$	$<300ml/d$		$6 \sim 7$ 次/天
学龄期	$800 \sim 1400ml/d$	$<400ml/d$		

察尿量、水肿的变化并记录，应用抗菌药等药物时应观察药物疗效及不良反应等。

（三）肾源性水肿

【常见种类】

1. 肾炎性水肿　由于肾小球滤过率降低，水、钠潴留，细胞外液和血容量增多，出现不同程度的水肿，多从颜面部开始，凹陷不明显，血压升高。

2. 肾病性水肿　由于大量血浆蛋白从尿中丢失，致血浆白蛋白水平降低，血浆渗透压下降，产生水肿，多从下肢部位开始，凹陷性水肿，无高血压。

【护理要点】

1. 病情观察

（1）观察症状：观察水肿部位及程度，准确记录 24 小时出入量，进行透析治疗者记录超滤液量，有腹水者测腹围，每天称体重 1 次，体重变化能有效反映水肿消长情况。

（2）观察有无伴随症状：观察有无并发感染、高血压和心力衰竭等症状。

2. 体位　严重水肿患儿卧床时应抬高水肿肢体，以利于血液回流而减轻水肿，并经常变换体位，防止发生压疮和血管栓塞等并发症。

3. 用药护理　应用利尿剂时应注意观察尿量，有无有效循环血容量不足和电解质紊乱（低钾、低钠、低钙、高钾血症）等；静脉输液必须控制滴速和总量，以免发生心力衰竭和脑水肿。

（四）肾性高血压

肾脏疾病常伴有高血压，称肾性高血压，按病因可分为肾血管性和肾实质性两类。但后者多见，按发病机制又分为容量依赖型和肾素依赖型；肾实质高血压中，以容量依赖型常见。

【护理要点】

1. 病情观察

（1）观察症状：严密监测血压的变化，因水钠潴留

9

血容量扩大所致，一般学龄前儿童 > 120/80mmHg，学龄儿童 > 130/90mmHg，多为轻度或中度增高。血压平稳控制者，最好每天监测晨起后和临睡前的血压，做好记录并及时报告医师。

（2）观察有无伴随症状：若出现血压突然升高、剧烈头痛、呕吐、眼花等，提示高血压脑病。

2. 体位 卧床休息至血压正常，起床宜缓慢，早晨醒后不应立即下床，先仰卧片刻，活动一下头颈部和上肢，以适应起床时的体位变化，避免剧烈活动，切忌屏气用力排便，坐便较适宜。

3. 情绪管理 情绪与血压关系密切，应指导家长安抚患儿情绪，避免过度刺激。

4. 用药护理 指导患儿按时服药，遵医嘱调整剂量，不随意增减和中断用药，并注意观察药物的不良反应，紧急降压选用硝普钠，对伴肺水肿者尤宜，但需新鲜配制，避光使用，微量泵控制速度，并视血压变化及时调整，若出现高血压脑病，除降压外还需镇静，脑水肿时给予脱水治疗。

三、常用专科检查及护理

常用的泌尿系辅助检查包括：①放射学检查：主要包括传统的 X 线检查、CT 及磁共振（MR）检查；②B型超声波检查；③放射性核素检查；④肾活组织检查，因此项检查有一定损伤性，其并发症与护理配合密切相关，特阐述该项检查的护理措施。

肾穿刺活组织检查术及护理

肾穿刺活组织检查应用于肾脏病的诊断已有 60 年，目前临床广泛采用的是经皮肾活检。包括光镜、电镜及免疫荧光检查，以明确病理分型、病变严重程度及活动情况，对指导治疗和估计预后起重要作用。肾穿刺的并发症已明显减少，常见的有血尿、肾周血肿、动静脉瘘、暂时性腰痛、腹部不适。

1. 术前准备

（1）详细询问病史：特别注意有无出血性疾病史。

（2）全面体格检查：测量血压，注意除外出血性疾病、腹部肿物、肝脾大、全身感染性疾病等。

（3）化验：出凝血时间、血小板计数、凝血酶原时间、血型，必要时配血备用。同时送检血尿素氮、肌酐，了解肾功能状态。

（4）宣教：向患儿及家属介绍该检查的目的、方法、可能出现的并发症，消除患儿的紧张心理，主动配合操作。对心理辅导效果不佳或者是年龄过小的患儿，采取全麻 B 超引导肾活检术。

（5）饮食：穿刺当天给予高营养、易消化的饮食，不宜过饱。行基础麻醉者，术前禁食禁饮 6~8 小时。

（6）训练：术前 3 天应由护士指导患儿做呼吸屏气训练，并训练患儿在床上排大、小便，防止术后患儿因疼痛或不习惯床上排便引起尿潴留。

（7）其他：术前 3 天停用一切抗凝药及活血药。术前建立静脉通道，予静脉留置针，以便于紧急情况下迅速抢救。

2. 术中配合

（1）体位：协助患儿排尿后俯卧于检查台上，腹部放置约 10cm 厚的沙袋或硬枕头，便于肾脏向背部固定。

（2）观察：密切观察呼吸、心率、血氧饱和度的变化，并注意口腔是否有分泌物，防止窒息。

（3）宣教：协助患儿屏气，随时给予安慰，消除精神紧张。

（4）穿刺完毕，加压包扎穿刺部位，平卧送回病房。

3. 术后照护

（1）体位与饮食：术后绝对卧床休息 24 小时，全麻者去枕平卧 6 小时，禁食、禁饮 6 小时。保持伤口敷料外观干洁、固定。

（2）病情观察：密切观察患儿血压及有无腹胀、恶

9

心、呕吐、腹痛,做好生命体征的测量,注意尿量和尿色的变化。按医嘱及时收集尿标本送检,并给予抗感染、止血等对症治疗,多饮水,多排尿以防血块堵塞。

(3)休息:大小便不宜起床,血尿明显尽量不要翻身。术后 24 小时可撤去腹带,可在室内轻微活动,2 周内不做剧烈活动。术后观察 1 周可出院,注意休息,专科门诊随诊。

四、人文关怀

护理人员为患儿进行各项操作时应注意保护其隐私,动作轻柔。同时应关心、爱护患儿,建立良好的护患关系,多与患儿及家长沟通,通过反复及多种形式的健康教育方式使患儿及家长了解疾病的相关知识,提高患儿及家长治疗的依从性,学会自我管理,减少疾病的再次发生。

同时,鼓励患儿说出内心的感受,如尿频、尿急、尿痛引起的害怕、忧虑等,多给予心理支持,使其保持良好情绪,还要针对患儿家属进行心理疏导。

对于慢性肾衰竭的患儿,抑郁和焦虑是终末期肾病患者遇到的最为常见的心理问题。在护理工作中要关心体贴家长及患儿,语言上要谨慎、热情,必要时通过介绍或参加其他患者治疗情况,给予患儿和家长精神支持,积极配合治疗。

第二节 急性肾小球肾炎

急性肾小球肾炎(acute glomerulonephritis,AGN)简称急性肾炎,指临床上以血尿、水肿、少尿及高血压为主要表现的一组肾小球疾病。急性肾炎由多种病因引起,绝大多数为链球菌感染后肾炎,其他细菌如肺炎双球菌、葡萄球菌及病毒、原虫、螺旋体等也可引起急性肾炎,但较少见。多见于 5~14 岁儿童,小于 2 岁以下少见,男女比例约为 2:1。急性肾炎可分为急性链球菌感染后肾小球肾炎（acute post-streptococcal glomerulone-phritis，APSGN）和非链球菌感染后肾小球肾炎，本节描述的急性肾炎主要指前者。

【临床要点】

（一）临床表现

1. 症状与体征　急性肾炎临床表现轻重不一，轻者甚至无临床症状，仅于尿检时发现异常；重者并发高血压脑病、严重循环充血和急性肾衰竭而危及生命。APSGN 通常在前驱链球菌感染后 1～3 周起病，典型病例表现为水肿、少尿、血尿、高血压及程度不等的肾功能受累。

2. 并发症　严重循环充血、高血压脑病、急性肾衰竭等。

（二）辅助检查

1. 尿液检查　尿蛋白 + ～ + + + 之间，镜下除见大量红细胞外，可见透明、颗粒或红细胞管型。

2. 血液检查

（1）有轻度贫血，血沉增快。

（2）血清抗链球菌抗体是诊断链球菌感染后肾炎的依据。

（3）血清总补体（CH_{50}）及 C_3 90% 在病程早期显著下降，6～8 周后恢复正常。

（4）少尿期有轻度氮质血症，尿素氮、肌酐暂时升高。

（三）治疗措施

治疗原则：本病为自限性疾病，无特异治疗。主要通过对症治疗纠正其病理生理过程，防治急性期并发症、保护肾功能，以利其自然恢复，预后良好。

1. 感染灶的治疗　对仍有感染灶者一般应用青霉素或其他敏感药物治疗 7～10 天。

2. 对症治疗　利尿，降压，维持水、电解质及酸碱平衡，注意药物副作用，保护肾功能，防治高血压脑病、严重循环充血等并发症。必要时可用血液净化治疗。

9

【护理要点】

(一) 专业照顾

1. 病情观察

(1) 观察相关症状：观察尿色、尿量及生命体征的改变，按医嘱送检尿常规。

(2) 关注并发症的发生：观察有无剧烈头痛、频繁恶心呕吐、视力障碍等高血压脑病的症状；有无少尿、无尿、高血钾等急性肾衰竭的症状；如有气急、不能平卧、胸闷、咳嗽等应警惕严重循环充血的发生，发现异常，及时报告医师对症处理。

2. 控制出入水量　急性期水肿严重且尿少者控制入量，且准确记录 24 小时出入量。

3. 提高药物疗效，减少不良反应。

(1) 药物治疗：应用利尿剂前后要注意观察体重、尿量、水肿变化，并做好记录，注意有无电解质紊乱等现象。

(2) 减少不良反应：硝普钠治疗时，应即配即用，注意避光，微量泵控制速度，放置 4 小时后即不能再用，否则影响治疗效果。治疗过程中严密监测血压、心率，并观察有无恶心、呕吐、情绪不安、头痛和肌痉挛等药物副作用。

(二) 健康指导

1. 住院指导

(1) 饮食：急性期宜低盐饮食 60mg/(kg·d)，水肿严重且尿少者限水，有氮质血症者限制蛋白质摄入，选用优质蛋白 (如蛋、牛奶、鱼、肉、禽等) 0.5~1g/(kg·d)，并以糖类等提供热量。

(2) 休息：起病 2 周内卧床休息，待水肿消退、血压正常、肉眼血尿消失后方可下床适量活动。

(3) 用药：向患儿及家长宣教，使其了解自己所用药物的名称、剂量、使用时间及注意事项，如应用降压药的患儿避免突然起立，防止直立性低血压的发生等，避光使用的药物不要随意移动等，以达到安全用药的

9

目的。

2. 出院指导

（1）强调限制患儿活动是控制病情进展的重要措施，尤以前 2 周最为重要。病后 1 ~ 2 个月限制活动；3 个月内避免剧烈活动；尿内红细胞减少、血沉正常可上学，但避免体育活动；尿艾迪计数正常可恢复正常生活。

（2）根本的预防是防治链球菌感染。平日应加强锻炼，注意皮肤清洁，减少呼吸道及皮肤感染，如一旦感染则应及时彻底治疗。

（3）用药指导：评估患者及家长用药知识，遵医嘱按时服药。

（4）复查指导：每月复查尿常规，出现水肿、高血压、少尿等应选择专科门诊或专科医师及时就诊。

第三节　慢性肾衰竭

慢性肾衰竭（chronic renal failure），是由于慢性持久性肾受损、肾单位受到破坏功能减退致使肾脏排泄调节功能和内分泌代谢功能严重受损而造成含氮代谢废物在体内潴留、水与电解质、酸碱平衡紊乱出现一系列综合征。当进展到需肾透析或移植方可维持生命时，称为终末期肾病（end stage renal disease）。

【临床要点】

（一）临床表现

常呈多系统受累表现，缺乏特异性，除泌尿系统外，以血液系统、消化系统受累症状为多，1/3 以上病例有不同程度的高血压和体格发育落后。

1. 非特异表现　头疼、疲乏、厌食、生长迟滞等。

2. 多系统表现　消化系统（恶心、呕吐，是最早和最突出的症状）；血液系统（贫血、出血倾向）；循环系统（高血压、心功能不全、心律失常、心包炎）；神经系统（乏力、失眠、激惹、压抑、记忆力减退，或反抗心理行为）；水电解质及酸碱平衡失常（水钠调节差、

9

血钾增高、高磷、低血钙、代谢性酸中毒）。

3. 并发症　常并发高血压、贫血、心力衰竭、心包炎、心肌病、水电解质紊乱及酸碱失衡、肾性骨病、骨折、感染等。

（二）辅助检查

1. 实验室检查　血常规、尿常规、肾功能检查、血生化电解质测定等。

2. 其他　肾脏 B 超，必要时做肾活检。

（三）治疗措施

治疗原则：治疗方法包括：①内科疗法：明确病因，纠正代谢紊乱，防治合并症；②透析疗法及肾移植术：透析疗法和肾移植术是终末期肾衰患者的最佳治疗选择。

1. 基本治疗　水、电解质、酸碱失衡的治疗，维持钙磷平衡、维持水钠平衡，纠正贫血、控制高血压等各系统的对症支持疗法。

2. 特殊治疗　血液透析、腹膜透析和肾移植术。

【护理要点】

（一）专业照护

1. 病情观察

（1）观察相关症状：监测患儿的生命体征、记录 24 小时出入水量，密切观察有无恶心、呕吐、厌食等消化道系统症状，有无出血倾向等，发现问题及时报告医师处理。

（2）关注并发症的发生：严重酸中毒时呼吸深、大、慢，应立即给予氧气吸入，控制高血压，纠正贫血，必要时应输新鲜血，并注意监测有无循环负荷过重。

2. 水肿的护理　水肿是慢性肾衰的主要临床表现，水肿皮肤易发生瘙痒、破损、尤其会阴部，要做到勤清洗、勤观察皮肤情况，瘙痒处予炉甘石洗剂外涂。必要时每天称体重。

3. 提高药物疗效，减少不良反应。

（1）教会患儿及家长了解所用药物的名称、用法、剂量及注意事项等知识，正确、安全用药，并掌握药物不良反应的预防和处理对策，强调持续、规范、个体化治疗的重要性，提高患者及家长的依从性。

（2）按医嘱应用抗生素者注意观察有无不良反应。

（二）健康指导

1. 住院指导

（1）疾病宣教：告诉患儿家长慢性肾衰竭的治疗过程，有出血倾向者，穿刺后延长压迫时间，保护好肢体静脉以备透析时用。

（2）饮食：给予低蛋白、高热量饮食，氮质血症期给予低磷饮食，少尿者避免高钾食品，高血压、少尿、水肿时限制钠、水摄入量。

（3）告知家长患儿要注意休息，避免剧烈活动，注意安全，防止碰伤、跌伤，预防病理性骨折。

2. 出院指导

（1）少去公共场所，预防感染。

（2）腹膜透析的患儿，指导家长按时进行透析，做好居家环境消毒，养成良好卫生习惯，避免皮肤感染。

（3）遵医嘱按时服药，定期复诊。

第四节 肾病综合征

9

肾病综合征（nephrotic syndrome，NS）简称肾病，是一组多种原因所致肾小球基底膜通透性增高，导致大量血浆蛋白从尿中丢失引起的一种临床综合征。

【临床要点】

（一）临床表现

1. 典型症状　四大特点：①大量蛋白尿［≥3.5g/24h，24 小时尿蛋白定量：>50mg/(kg·d)］；②低蛋白血症（血清白蛋白<30g/L）；③高胆固醇血症；④不同程度的水肿。其中①、②两项为诊断的必需条件。

2. 并发症　感染（是最常见的并发症）、电解质紊乱和低血容量、高凝状态和血栓形成、急性肾衰竭、生长延迟。

（二）辅助检查

1. 尿液检查 尿蛋白定性≥＋＋＋，大多数可见透明管型和颗粒管型。24小时尿蛋白定量≥50mg/（kg·d），或随机或晨尿尿蛋白/肌酐（mg/mg）≥3.5。

2. 血液检查 血浆总蛋白及白蛋白明显减少，血浆白蛋白低于30g/L；血沉明显增快，有不同程度的氮质血症。

（三）治疗措施

治疗原则：采用以肾上腺皮质激素为主的综合治疗。包括控制水肿、维持水电解质平衡、供给适量的营养、预防和控制感染、正确使用肾上腺皮质激素。反复发作或对激素耐药者配合应用免疫抑制药。

1. 利尿 激素敏感者用药7～10天开始利尿消肿，故可不用利尿剂，但高度水肿，合并皮肤感染、高血压、激素不敏感者常需加用利尿剂。

2. 对症治疗 糖皮质激素有使尿蛋白消失或减少及利尿的作用，为治疗肾病综合征首选药物；免疫抑制剂适用于激素部分敏感、耐药、依赖及复发的病例，积极防治血栓等并发症。

【护理要点】

（一）专业照护

1. 病情观察

（1）观察相关症状：按医嘱留取血、尿标本送检，必要时记24小时出入量，观察有无电解质紊乱表现。

（2）关注并发症的发生：患儿血液常处于高凝状态，极易发生血栓，当一侧肢体肿胀明显时应考虑有静脉血栓形成可能。患儿抵抗力低下，易发生继发感染，如发热、咳嗽、腹痛、阴囊红肿等，及时报告医师，按医嘱使用抗生素。

2. 提高药物疗效，减少不良反应。

（1）提高药物治疗效果：向患儿及家长讲解激素治疗对本病的重要性，并解释使用药物的方法、用量、不良反应等，使其主动配合及坚持按计划用药。

（2）减少药物不良反应：激素治疗期间注意每天尿量、尿蛋白变化及血浆蛋白恢复情况等，注意观察副作用，如库欣综合征、高血压、消化道溃疡、骨质疏松等。应用利尿剂时若尿量过多要及时处理；使用免疫抑制剂治疗时，注意白细胞数下降、脱发、胃肠道反应及出血性膀胱炎等，用药期间要多饮水和定期查血常规。

（二）健康指导

1. 住院指导

（1）饮食：水肿患儿要限制钠盐摄入，以 60mg/（kg·d）为宜；严重水肿、高血压时要无盐饮食，病情缓解后不必限盐，除非存在氮质血症，一般适量供应优质蛋白 2g/（kg·d）。

（2）指导患儿家长做好生活护理，除水肿期卧床休息外，尽量保持患儿的正常生活及学习，使患儿精神愉快。

（3）告知患儿及家长预防感染的重要性；协助患儿加强全身皮肤、口腔黏膜和会阴部护理，防止皮肤和黏膜损伤；减少探视。

2. 出院指导

（1）注意个人卫生，避免去人群拥挤的公共场所，慎防感冒和其他感染。避免接触水痘、麻疹患者，一旦合并感染应积极治疗。

（2）告知患儿活动时避免奔跑、打闹，防止骨折。

（3）用药指导：本病易复发，强调激素治疗的重要性，必须坚持服用，勿擅自增减药物剂量。

（4）定时复查，上呼吸道感染时应及时就诊。

第五节　泌尿系感染

泌尿系感染（urinary tract infection，UTI）是由细菌直接侵入尿路而引起的炎症。感染可累及上、下泌尿道，因其定位困难，故统称为 UTI。UTI 是小儿常见的感染性疾病，其重要性在于它与泌尿系畸形特别是膀胱输尿管反流（VUR）密切相关，并且易反复，导致肾瘢痕形成，这些因素可能导致成年后发生高血压和终末肾衰竭。

【临床要点】

（一）临床表现

1. 症状与体征　以尿频、尿急、尿痛、遗尿为主要症状。但小儿 UTI 缺乏特异的临床症状和体征，年龄越小越不典型，如表现为发热以及新生儿喂养困难、病理性黄疸甚至体重不增等。尿常规筛查发现尿检异常，对可疑患儿均应进行尿常规筛查，以免延误诊治。

2. 并发症　进行性肾脏损伤、肾瘢痕、肾发育延缓、尿毒症、高血压、远端肾小管功能紊乱、梗阻性结石等。

（二）辅助检查

1. 尿培养　清洁中段尿细菌培养：菌落计数超过 10^5/ml 便可确诊。

2. 尿液辅助检查　①清洁中段尿沉渣中白细胞 > 5 个/HP 即可怀疑本病；②尿涂片找细菌：每油镜视野 ≥1 个，有诊断意义；③亚硝酸盐试纸条实验和尿白细胞酯酶检测：若采用晨尿检测可提高其阳性率。

3. 影像学检查　常用的有 B 超、静脉肾盂造影、CT 扫描等。

（三）治疗措施

治疗原则：积极控制感染，防止复发，去除诱因，纠正先天或后天尿路结构异常，尽可能减少肾脏损害。

1. 控制感染　选用对致病菌敏感的抗生素，一般在尿培养和药物敏感试验结果回报之前，应在经验基础上尽早开始抗生素治疗，然后再根据回报结果调整用药。不推荐短程疗法，一般要求持续 5~7 天或更长时间，防止病情反复。

2. 对症治疗　对高热、头痛者给予解热镇痛剂缓解症状，对尿路刺激症状明显者，可用阿托品等抗胆碱类药物治疗，也可以给予碳酸氢钠口服碱化尿液。

【护理要点】

（一）专业照护

1. 病情观察

（1）观察相关症状：监测体温变化，高热者给予物理降温或药物降温；观察有无尿路刺激征（婴幼儿表现为哭闹），及时报告医师给予相应处理。按要求留取尿标本，如尿常规、中段尿培养。

（2）关注并发症的发生：反复发作者可有贫血、乏力、生长迟缓、重症者肾实质损害，出现肾功能不全及高血压。

2. 提高药物疗效，减少不良反应。

（1）强调持续、规范、个体化治疗的重要性，一般服药后腰痛、尿急等症状会较快消失，尿检也会逐渐正常，此时最重要的是仍需按医嘱继续服药，切不可见患儿没什么症状了就擅自停药，以免反复发作，导致慢性泌尿道感染。

（2）饭后服药以减轻胃肠道症状。

（3）服磺胺类药物时多喝水，并注意有无血尿、尿少、尿闭、恶心、呕吐及食欲减退等副作用，注意有无过敏反应。

（二）健康指导

1. 住院指导

（1）饮食指导：宜吃清热利湿的易消化食物（冬瓜、薏仁米、茯苓、生甘草等能清热的食物）。保证足够热量，避免辛辣等刺激性食物。鼓励多饮水并告知患儿及家长多饮水多排尿的意义。

（2）休息与活动：急性期卧床休息，减少不适症状，症状消失后可下床活动。

（3）保持会阴部清洁：同尿路刺激征会阴部护理。

2. 出院指导

（1）向患儿及家长解释本病的护理要点及预防知识，幼儿使用的毛巾和内裤需单独放置，不能与成人的混放在一起。幼儿不宜长时间穿紧身裤或者开裆裤，且

9

衣物材料要以透气性好的棉布制品为主。

（2）单独使用洁具，防止肠道细菌污染尿道，而引起上行性感染；及时发现男孩包茎、女孩处女膜伞、蛲虫前行尿道等情况，并及时处理。

（3）积极治疗蛲虫、腹泻、上呼吸道感染、肺炎、败血症等疾病，以免细菌通过血液循环侵入泌尿道引起感染。

3. 门诊指导

（1）就诊指导：选择儿童泌尿系统专科医师诊治。

（2）指导按时服药，定期复查，防止复发与再感染。一般急性感染于疗程结束后每月随访 1 次，除尿常规外，还应做中段尿培养，连续 3 个月，如无复发可以认为治愈，反复发作者 3～6 个月复查 1 次，共 2 年或更长时间。

（陈　芳）

9

第十章 ●●●●

血液系统疾病患儿
的护理

血液系统疾病包括原发于造血器官的疾病如白血病、淋巴瘤等，或其他系统疾病引起造血系统的反应或损害如慢性肾脏病、严重感染、恶性肿瘤等所致的贫血。常见的症状体征主要有：贫血、出血或出血倾向、继发感染、骨关节疼痛等。常用的诊疗技术包括：血常规检查、凝血功能检查、骨髓细胞检查等。

第一节 血液系统疾病
一般护理要点

一、一般护理原则

（一）环境

保持病室安静、整洁，每天消毒。定时开窗通风，保持室内空气流通，温、湿度适宜，室温控制在 18 ~ 22℃、湿度控制在 50% ~ 60%。与感染患儿分室居住，防止交叉感染。限制探视者人数和次数，感染者禁止探视。中性粒细胞低于 $1 \times 10^9/L$ 患儿入住层流床或无菌层流仓进行保护性隔离。

（二）休息与活动

1. 贫血患儿 轻度贫血的患儿，不必严格限制日常活动量，但应避免剧烈运动；中度贫血患儿，应根据其活动耐力下降情况制定活动类型、强度、持续时间，以不感到疲乏为度；重度、极重度贫血患儿（血红蛋白低于 60g/L），应绝对卧床休息。

2. 出血患儿　血小板低于 50×10^9/L 时，避免强体力劳动；血小板低于 20×10^9/L 时，应绝对卧床休息，保持安静，减少活动，防止体位性低血压引起头晕或跌倒、坠床；颅内出血、颅内高压患儿抬高头部 15°~30°，保持中位线。有脑疝发生时，取平卧位；血友病患儿出血期要卧床休息，出血停止，肿痛消失后，应逐渐增加活动，以防关节畸形，活动以不损伤关节和加重关节负担为主，如做操、游泳等。

（三）饮食

1. 贫血患儿　要求高热量、高维生素、优质蛋白质饮食，指导合理搭配，提倡母乳喂养，及时添加辅食或强化食品。缺铁性贫血患儿应多吃含铁丰富的食物，如大豆制品、黑木耳、海带、动物血、精肉、内脏、鱼等，或铁强化奶、铁强化食盐；巨幼红细胞性贫血患儿应多食肝、肾、肉等动物食品可补充维生素 B_{12}，绿叶蔬菜、酵母等可补充叶酸；红细胞葡萄糖-6-磷酸脱氢酶（G-6-PD）缺陷症患儿应避免食用蚕豆及其制品（蚕豆制成的豆瓣酱及酱油等），小婴儿要暂停母乳喂养（疾病由母亲食用蚕豆后引起者）。

2. 出血患儿　注意饮食卫生，食物细软，避免生冷、腌制、辛、辣、刺激性、坚硬的食物；有消化道出血者应给予柔软、温凉半流质或流质饮食，小婴儿暂停辅食，出血严重者应按医嘱禁食；应用化疗或免疫抑制剂治疗期间给以清淡、易消化、温凉食物，并鼓励多饮水；肾功能不全者应限制钠盐的摄入；肝功能受损时应清淡少油腻，避免进食高脂肪、高蛋白食物；血友病患儿应合理饮食，体重控制在正常范围内，若体重过重，则增加负重关节负荷，容易引起出血，但体重过轻不利于肌肉锻炼康复。

（四）皮肤护理、口腔护理、肛周护理

保持皮肤清洁，穿柔软棉质衣服，剪短指甲，预防抓伤皮肤；保持口腔清洁，进食前后以温开水或漱口液漱口，应用化疗药物期间，每天用 2.5% 碳酸氢钠溶液漱口，防止口腔内真菌感染，已有真菌感染患儿每天加用 1∶10 万 U 的制霉菌素甘油涂口腔，也可用无菌棉球蘸氟康唑溶液敷于创面；便后用温开水或盐水清洁肛周，肛周溃烂者，每天坐浴。肛周脓肿者及时通知医师切开、引流，局部全身加大抗生素用量；出血患儿禁用牙签剔牙或用硬毛牙刷刷牙，保持大便通畅，不要用力屏气，必要时使用开塞露。

二、常见症状与体征护理

（一）贫血

贫血（anemia）是指单位容积末梢血中红细胞数（RBC）、血红蛋白量（Hb）、血细胞比容低于正常。小儿贫血的国内诊断标准是：新生儿期血红蛋白（Hb）<145g/L，1～4 个月时 Hb<90g/L，4～6 个月时 Hb<100g/L；6 个月以上则按 WHO 标准：6 个月～6 岁者 Hb<110g/L，6～14 岁者 Hb<120g/L 为贫血。海拔每升高1000m，Hb 上升4%。

根据外周血红蛋白含量可将贫血分为4度（表10-1）。

表 10-1　贫血的分度

		轻度	中度	重度	极重度
血红蛋白量 (g/L)	新生儿	144～120	120～90	90～60	<60
	儿童	120～90	90～60	60～30	<30

【护理要点】

1. 病情观察

（1）观察症状：观察皮肤黏膜结膜、口唇、指甲颜色，是否出现精神不振、情绪激动、呼吸心率加快、食欲减退、恶心、腹胀或便秘等症状。

（2）观察伴随症状：不同原因引起的贫血可伴随不同症状。①缺铁性贫血同时伴有反甲、舌炎、吞咽困难和异食癖等；②巨幼红细胞性贫血常有厌食、恶心、呕吐、共济失调等症状；③再生障碍性贫血常伴随出血倾向及感染；④溶血性贫血常出现皮肤黏膜黄疸、肝脾大、严重的腰背及四肢酸痛、头痛、呕吐、寒战和高热、周围循环衰竭或急性肾衰竭等；⑤淋巴瘤、急性淋巴细胞性白血病、恶性组织细胞增多症所引起的贫血常合并明显的全身或局部淋巴结肿大，并常伴有发热。

2. 用药护理　定时复查血常规，按医嘱定时服药，正确掌握服药的方法，不随意添加药量，以防中毒。

（1）缺铁性贫血：应用铁剂治疗时，宜使用吸管，避免牙齿变黑，口服应从小剂量开始，在两餐之间服用，可与维生素 C、果糖、氨基酸等同服以利吸收，忌与抑制铁吸收的食品，如牛奶、茶、咖啡、蛋类、抗酸药等同服。

（2）巨幼红细胞性贫血：患儿在维生素 B_{12} 和叶酸治疗开始 48 小时，由于新生红细胞的生成，使细胞外钾转移至细胞内，可引起低钾血症，甚至发生低血钾性婴儿猝死，应预防性补钾。

（3）再生障碍性贫血：应用环孢素及雄激素类药物会出现容貌改变及多毛、皮肤色素沉着、牙龈肿胀等，告知家长其改变停药后会逐渐恢复，但不能擅自停药，出现发热等严重药物不良反应时应及时到医院就诊。

（4）自身免疫性溶血性贫血：患儿应用激素药物时应注意不良反应，如高血压、高血糖、消化道溃疡、精神兴奋、库欣综合征、水肿等。

（二）出血

皮肤黏膜出血根据出血部位、出血程度或范围，分为以下几种类型：瘀点、紫癜、瘀斑、皮下血肿、血疱、鼻出血和牙龈出血；脏器出血常表现为咯血、呕血、便血、血尿等。

【护理要点】

1. 病情观察

（1）观察症状：密切监测生命体征及神志的变化，血小板低于 $20 \times 10^9/L$ 者，有自发性内脏出血的可能；观察皮肤黏膜瘀点、瘀斑变化；观察是否有颅内出血的先兆，如头痛、剧烈呕吐呈喷射状、视物模糊等；观察是否有消化道出血症状，如呕血、血便等；肾脏出血症状，如血尿等。

（2）观察伴随症状：有无关节肿痛及腹痛、腰痛、牙龈肿胀、发热等。

2. 防治出血

（1）预防出血护理：各种治疗操作集中进行，尽量减少穿刺的次数，尽可能选用小针头。血小板低下、凝血功能紊乱患儿注射后延长局部压迫时间至血止，尽量避免肌内注射、皮下注射，行股静脉穿刺时必须请示医师，由高年资护士操作，穿刺后局部按压 15～30 分钟，并加强巡视。

（2）局部止血：①鼻腔出血：应立即嘱患儿坐起，头向前倾，大拇指及示指用力朝鼻中隔向下捏住双侧鼻腔 10 分钟，嘱患儿张口呼吸，并观察出血情况；如鼻血未止住，立即用干棉球或用浸有 0.1‰肾上腺素液的棉球填塞出血侧鼻腔；如仍出血不止，考虑后鼻腔出血，立即通知耳鼻喉科医师行后鼻腔填塞止血；同时鼻梁及额部可行冷敷（解热贴、冰块等）促进止血。②口腔牙龈出血：一般给以明胶海绵或凝血酶棉球压迫止血。③肌肉、关节出血早期可用弹力绷带加压包扎，冷敷，抬高患肢、制动并保持其功能位。

（3）内脏出血护理：①颅内出血、颅内高压患儿抬高头部 15°～30°，保持中位线；有脑疝发生时，取平卧位。惊厥发作时，取侧卧位或平卧位，保持呼吸道通畅；呕吐时将头侧向一边，及时清理呕吐物，防止窒息。遵医嘱快速滴入甘油果糖、白蛋白，抽血行交叉配血检查，记 24 小时出入量。②胃肠道出血患儿按医嘱禁食，做好

10

出血性休克的抢救护理。

（4）动态观察血小板计数及凝血功能，注意有无低血容量性休克的发生，一旦发现病情变化，应立即通知医师并进行抢救，遵医嘱及时输注止血药、血小板、纤维蛋白原或血浆。

3. 用药护理　按医嘱定时、定量服药，不自行减量或停药。

（1）避免应用引起血小板减少或抑制其功能的药物，如阿司匹林、双嘧达莫、吲哚美辛等。

（2）严重出血患儿遵医嘱使用酚磺乙胺、止血芳酸、生长抑素（思他宁）等止血治疗，酚磺乙胺、止血芳酸使用时应注意出现恶心、头痛、头晕等不良反应。

（3）输血：①当患儿血红蛋白低于70g/L、血小板低于 20×10^9/L 应遵医嘱输红细胞悬液、血小板；②血小板高于 20×10^9/L，有出血倾向患儿，应根据病情遵医嘱预防性输注血小板；③特发性血小板减少性紫癜（ITP）患儿，因血液循环中含大量抗血小板抗体，输入的血小板很快被破坏，故通常不主张输血小板，只有在血小板极度低下有可能发生颅内出血或急性内脏大出血危及生命时才输注，并需同时予以大剂量肾上腺皮质激素，以减少输入血小板被破坏。

三、常用专科检查及护理

常用的诊疗技术包括骨髓穿刺术及骨髓活体组织检查术、腰椎穿刺术及鞘内注射术和输血。

（一）骨髓穿刺术及骨髓活体组织检查术及护理

骨髓穿刺术及骨髓活体组织检查术是采取骨髓液的常用检查，可用于血细胞形态学检查、病原生物学检查，可作为原因不明的肝、脾、淋巴结肿大，发热、外周血液出现幼稚血细胞、外周血液中血细胞单个和（或多个）增多与减少、骨髓增生异常综合征、原发性或继发性骨髓纤维化症、增生低下型白血病、再生障碍性贫血等疾病的诊断依据，临床中应用广泛。

10

1. 术前准备

（1）患儿准备：完成术前宣教，穿刺前检查出血时间和凝血时间，血友病患儿禁止骨髓穿刺。

（2）用物准备：检查无菌骨髓穿刺包、治疗盘、2%利多卡因、棉签、培养基、无菌手套、胶布等物品，准备急救器械及药品。

（3）术前用药：常规消毒皮肤，戴无菌手套，铺消毒洞巾，2%利多卡因局部皮肤、皮下和骨膜麻醉。必要时使用镇静药物。

2. 术中配合

（1）穿刺部位：骨髓穿刺术常选择：①髂前上棘：髂前上棘后1～2cm处，该处骨面平坦，易于固定，操作方便，危险性小；②髂后上棘：骶椎两侧、臀部上方突出的部位；③胸骨：胸骨柄、胸骨体处；④腰椎棘突：腰椎棘突突出的部位。骨髓活体组织检查术多选择髂前上棘或髂后上棘。

（2）体位：采用髂前上棘和胸骨穿刺时，患儿取仰卧位；采用髂后上棘穿刺时，患儿取侧卧位；采用腰椎棘突穿刺时，患儿取坐位或侧卧位。

（3）穿刺：固定骨髓穿刺针固定器，髂骨穿刺约1.5cm，胸骨穿刺约1.0cm。左手固定穿刺部位，右手持穿刺针与骨面垂直刺入，若为胸骨穿刺则应与骨面成30°～40°角刺入。当穿刺针针尖接触骨质后，沿穿刺针的针体长轴左右旋转穿刺针，并向前推进，缓缓刺入骨质。

（4）加压固定：①骨髓穿刺术：骨髓液抽取完毕，重新插入针芯，左手取无菌纱布置于穿刺处，右手将穿刺针拔出，并将无菌纱布敷于针孔上，按压1～2分钟后，再用胶布加压固定；②骨髓活体组织检查术：以2%碘酊棉球涂布轻压穿刺部位后，再用干棉球压迫创口，敷以消毒纱布并固定。

（5）观察：严密监测生命体征、血氧饱和度以及面色的改变。使用镇静剂后注意观察呼吸抑制情况。

10

3. 术后照护

（1）病情观察：监测生命体征及血氧饱和度，注意观察有无发热、腰痛等不良反应。

（2）活动与休息：术后可能有轻微疼痛，嘱患儿卧床休息时避免压迫穿刺点，避免剧烈活动，可逐渐缓解；术后穿刺部位常规按压 5 分钟，如患儿血小板低，应适当延长按压时间，至穿刺点不出血为止。

（3）防止感染：保持穿刺部位皮肤的清洁、干燥，纱布污染后及时更换。针孔处出现感染迹象时，可用 2% 碘酊和 0.5% 碘伏等涂抹局部。术后 24 小时，如穿刺处无感染迹象等可洗澡。

（二）腰椎穿刺术及鞘内注射术

腰椎穿刺术是通过穿刺第 3～4 腰椎或 4～5 腰椎椎间隙进入蛛网膜下腔放出脑脊液或注射药物的一种诊疗技术。可作鞘内注射抗生素、化疗药物等，是防治中枢神经系统性白血病最有效的方法之一。也可测定颅内压力和了解蛛网膜下腔是否阻塞等。

1. 术前准备

（1）患儿准备：完成术前宣教，减轻家长及患儿的焦虑情绪；完善术前检查，评估穿刺处的皮肤情况，测量生命体征，评估患儿的神志、瞳孔、有无头痛、呕吐、有无休克等症状；凡疑有颅内压升高者必须先做眼底检查，如有明显视神经乳头水肿或有脑疝先兆者，禁忌穿刺。年长儿术前尽量排空大小便；小婴儿可适量进食，但避免过饱。

（2）仪器及药品准备：检查腰椎穿刺包等物品，准备急救器械及药品。

（3）术前用药：2% 利多卡因自皮肤到椎间韧带做局部麻醉，必要时使用镇静药物。

2. 术中配合

（1）穿刺部位：以双侧髂嵴最高点连线与后正中线的交会处为穿刺点。

（2）体位：去枕侧卧位，背部与床面垂直，头向胸前屈曲，双手抱膝，以增加棘突间隙。也可取坐位进行穿刺，患儿前躬，双臂交叉置于椅背上，使脊柱明显后突。

（3）穿刺：左手固定皮肤，右手持穿刺针以垂直背部的方向缓慢刺入，针尖稍斜向头部、针体偏向臀部，儿童进针深度约 2~4cm。当针头穿过韧带与硬脑膜时，有阻力突然消失的落空感，此时可将针芯慢慢抽出（以防脑脊液迅速流出，造成脑疝），即可见清澈脑脊液流出。

（4）鞘内注射：通常鞘内注射化疗药物时，应先放出等量脑脊液，然后再等量置换注入药液。边回抽边推注，使脑脊液逐渐与药物混合稀释后缓慢注入，对颅内压较高的患儿，可缓慢放 1~2ml 脑脊液。注射完毕后将针芯插入，拔出穿刺针，覆盖无菌敷料并固定。

（5）观察：严密监测生命体征、意识、面色、口唇等的改变，有无头痛、呕吐、抽搐等情况。

（6）关注并发症：①颅内压增高：表现为头痛、恶心、呕吐、颈项强直等脑膜刺激症，是因药物推注过快所致。立即遵医嘱静脉注射地塞米松加高渗葡萄糖液及止痛镇静对症治疗后可缓解。②颅内压降低：因脑脊液从穿刺部位漏出的速度超过脑脊液的生成速度所致。患儿可口服适量生理盐水，并保持平卧位，也可采取头低脚高位：床尾抬高 30°，以改善脑脊液的循环，有助于脑脊液压力的上升；静脉滴注生理盐水，可反射性地引起脑脊液分泌增加，使颅内压恢复正常。③感染：穿刺部位严格消毒，鞘内注射时严格无菌操作，保持穿刺部位皮肤的清洁、干燥，纱布污染后及时更换。

3. 术后照护

（1）病情观察：监测生命体征并记录，观察有无意识、面色等的改变，有无头痛、呕吐等情况，若出现体位性头痛（即坐位或站位时出现），改变体位时应缓慢，给予平卧位即可缓解。

（2）卧床休息：术后去枕平卧 4~6 小时，禁食禁

10

水至少 2 小时，进食前先尝试小口饮水，无呛咳再进食。鼓励多饮水或遵医嘱补液。

（3）观察穿刺部位有无渗血、渗液，24 小时内不宜淋浴，避免感染。

（三）输血

静脉输血是将血液通过静脉输入体内的方法，是急救和治疗的一项重要措施。

1. 输血前准备

（1）交叉配血：完成输血前宣教，做血型鉴定和交叉配血试验。抽取血标本时需双人核对医嘱和患儿姓名等相关内容并签名，核对无误后方可抽血，每 200ml 血液为一单位，如需血 1~2 单位者，取血标本 2ml；需血 3~4 单位者，取血标本 3ml，并及时送检。

（2）输血前查对：输血前由两名有执照的医护人员共同做好"三查"、"八对"。查血的有效期、血的质量、输血装置和血袋的包装是否完好。对姓名、床号、住院号、血袋号、血型、交叉配学结果、血液种类和剂量。注意患儿的年龄和性别。

2. 输血

（1）输血前评估：评估患儿静脉状况和生命体征，如患儿体温在 38.5℃（腋温）以上，应先降温后再输血。为减少输血不良反应，可于输血前 30 分钟遵医嘱使用抗过敏药物，如：口服氯苯那敏片、静脉应用糖皮质激素等。输血方法同密闭式输液，仅将输液器更换为输血器，注意严格无菌操作。

（2）输血评估与记录：①输血开始时：护士记录输血开始时间，评估体温、血压、脉搏、呼吸、输血速度。②输血开始后 15 分钟：评估体温、血压、脉搏、呼吸、输血速度及体液平衡情况及穿刺部位有无异常。记录患儿有无不适、皮疹、寒战、发热等输血不良反应发生。③每一袋血输完后 15 分钟：要评估体温、血压、脉搏、呼吸、体液平衡情况及穿刺部位有无异常，记录输血结束时间、患儿有无不适、皮疹、寒战、发热等输血不良反应发生。

（3）注意事项：如同时输多种成分血，应先输冷沉淀、血小板，再输血浆和红细胞。血小板应在常温下（22℃±2℃）保存，血浆和红细胞可暂放于冰箱冷藏。拿取血制品均应动作轻柔，以防血液成分破坏。血液出血库后30分钟内输注，原则上1单位红细胞悬液应在4小时内完成，血小板应在1小时内完成，冷沉淀在30分钟内完成。输血15分钟内速度应慢，并密切观察生命体征变化、有无输血反应，之后可按年龄和病情调节滴速〔一般为3ml/（kg·h）〕。

（4）不良反应：

1）溶血反应：它是输血中最严重的一种反应，常出现四肢麻木、头胀痛、胸闷、腰背剧痛、恶心呕吐等，随后出现黄疸和血红蛋白尿（酱油色），同时伴有寒战、发热、呼吸困难、血压下降，严重者出现急性肾衰竭甚至死亡。出现溶血反应后，应立即停止输血，保留余血，重做血型鉴定和交叉配血试验。给予氧气吸入，并通知医师；可行双侧腰部封闭，或用热水袋在双侧肾区进行热敷，以解除肾血管痉挛，保护肾脏；遵医嘱口服或静脉注射碳酸氢钠溶液，使尿液碱化，增加血红蛋白溶解度，以减少结晶，防止堵塞肾小管；密切观察并记录生命体征及尿量的变化，注意观察尿色，对尿少、尿闭者，按急性肾衰竭处理。

2）发热反应：多发生在输血后1~2小时内，患儿有发冷或寒战，继而发热，体温可达39~40℃以上，伴有头痛、恶心呕吐等反应。轻者应减慢输血速度；严重者应立即停止输血。寒战时注意保暖，高热时给予降温处理，反应严重者应用肾上腺皮质激素，并严密观察病情。

3）过敏反应：表现为皮肤瘙痒，局部或全身出现荨麻疹，重者可出现血管神经性水肿（多见于颜面，如眼睑、口唇高度水肿），喉头水肿，支气管痉挛，严重者可发生过敏性休克。一旦发生过敏反应，应立即停止

10

输血，根据医嘱皮下或静脉注射1:1000肾上腺素0.5~1ml，有循环衰竭时应用抗休克治疗。喉头水肿伴有严重呼吸困难者，需做气管切开。

4）其他：大量输血后可引起急性肺水肿、枸橼酸钠中毒等，还可引起空气栓塞、血源相关性感染：乙肝、丙肝、AIDS等。

5）如患儿在输血过程中出现寒战、高热、皮疹、心悸、面色苍白、呼吸困难、腰痛、血红蛋白尿等不适反应，应立即停止输血同时报告医师，按医嘱正确用药；对血液进行封存保留，报告输血科，填写输血反馈卡及不良反应报告表，进一步查找输血反应的原因。

3. 输血后护理

（1）病情观察：监测生命体征及血氧饱和度，观察有无四肢麻木、头胀痛、胸闷、腰背剧痛、恶心呕吐、高热、过敏等并发症。

（2）做好输血记录，输血结束后，血袋冷藏保留24小时。

（3）及时复查血常规。

四、人文关怀

（一）心理疏导

告知家长及年长患儿疾病的有关知识、合理饮食、用药护理要点等，并及时观察病情变化；同时针对患儿家长进行心理疏导，减轻焦虑情绪；关心、爱护患儿，了解患儿的精神、情绪和智力状况，对智力低下者要有同情心和耐心，积极争取患儿及家长配合治疗和护理；向家长及患儿宣传疾病治疗的新进展，树立战胜疾病的信心；对激素类药物引起的容貌改变而产生自卑心理的年长儿，告知其用药后引起的容貌改变是暂时的，不能擅自停药或减药，以免引起病情反复或出现其他症状。

（二）临终关怀

癌症晚期，对儿童而言，"对症治疗"是首要的，优于"对因治疗"。癌细胞的浸润可引起患儿全身各处的疼痛。为减轻患儿躯体痛苦，遵医嘱使用非甾体类镇痛药物，配合抗抑郁、抗焦虑及安全剂量的鸦片类等药物，辅以抚摸、按摩等非药物治疗，达到"缓解症状、减轻疼痛"的目的；给予心理支持，满足患儿愿望在儿童临终关怀中起着极其重要的作用。儿童对于死亡的认识不够清楚、不够成熟，这需要向他们传授科学的死亡观，不同年龄阶段的儿童对死亡的认识各不相同，这就要求针对儿童的状态进行心理支持。心理学专家认为：对于5岁以下的患儿，因对死亡没有概念，不必清楚解释死亡；而对于5岁以上的儿童，开始认为死亡是真实的、永恒的，是一件非常严重的事情并将要发生，故理想状态下，应提前介入心理干预，给予系统的心理评估，确定患儿可以承受这个消息之后，根据患儿的心理状况、个性特征，选择患儿信任的专业人士，分阶段、分步骤地告诉患儿实情。在日常护理中，固定专职的责任护士，通过长期的沟通和交流，建立深厚的护患感情，把娱乐和爱融入日常的治疗和护理中，得到患儿的充分信任；儿童临终期间，父母承受着比儿童更大的心理负担。对父母的援助是儿童临终关怀不可忽视的部分。密切关注家长的心情，让他们发泄悲痛情绪。适时地轻轻拥抱家长，握住他们的手，安慰他们，引导父母重新理解这个坏消息，鼓励其面对现实，走出困境，尽早开始新的生活。

第二节 小儿贫血

一、缺铁性贫血

缺铁性贫血（iron deficiency anemia，IDA）是由于体内铁缺乏而致血红蛋白合成减少引起的一种小细胞低色素性贫血，是小儿贫血中最常见的类型。可由早产、喂养不当、摄入不足、偏食、吸收障碍、失血等原因引起。多发于6个月~2岁的婴幼儿，多数铁剂治疗效果良好。

【临床要点】

（一）临床表现

1. 典型症状 大多起病缓慢，开始常有烦躁不安或精神不振，易疲劳，不爱活动，食欲缺乏，体重不增或增长缓慢；逐渐出现面色苍白，以唇、口腔黏膜和甲床最明显；新生儿或小婴儿可有呼吸暂停发作；年长儿可诉头晕、目眩、耳鸣、乏力等；少数患儿可出现：呕吐、腹泻、口腔炎、舌炎或舌乳头萎缩、异食癖、反甲等症状。

2. 体征 肝、脾、淋巴结轻度肿大。年龄愈小、病程愈长、贫血愈重，肝脾大愈明显；贫血明显时心率增快。

3. 并发症 感染、智力低下、心力衰竭等。

（二）辅助检查

1. 血常规检查 红细胞、血红蛋白低于正常，血红蛋白减少比红细胞减少更明显。红细胞体积小、含色素低。

2. 骨髓细胞学检查 增生活跃，以中、晚幼红细胞增生为主，各期红细胞均较小，胞质量少，边缘不规则，染色偏蓝，胞质成熟落后于胞核。

3. 铁代谢检查 血清铁蛋白（SF）较敏感地反映体内储存铁的情况，$< 12\mu g/L$ 时提示缺铁；血清铁（SI）减低 $< 10.7\mu mol/L$，总铁结合力（TIBC）增高 $> 62.7\mu mol/L$，运铁蛋白饱和度（TS）降低 $< 15\%$；红细胞游离原卟啉（FEP）增高 $> 0.9\mu mol/L$。

4. 其他检查 若有慢性肠道失血，大便潜血阳性，需行胃肠钡餐或B超检查；病情严重且长的，颅骨X线可见有辐射样条纹改变。

（三）治疗措施

治疗原则：去除病因、补充铁剂。

1. 去除病因 合理喂养，及时添加含铁丰富的食物，纠正不良饮食习惯；积极治疗原发病如驱虫、手术治疗消化道畸形、控制慢性失血等。

2. 铁剂治疗 一般以每天 4～6mg/kg，分 3 次口服，每次剂量不超过 1.5～2mg/kg；口服不能耐受或吸收不良、胃肠道疾病、胃肠手术不能口服者可采用注射铁剂，如右旋糖酐铁肌内注射。

3. 输血治疗 一般不必输血，重度贫血者可输注浓缩红细胞，以尽快改善贫血症状，但应注意输血速度过快、量过大可致心力衰竭。

【护理要点】

(一) 专业照护

1. 病情观察

(1) 观察患儿皮肤、黏膜颜色及毛发、指甲情况；观察患儿精神、面色，密切监测生命体征、尿量变化；观察患儿有无乏力、烦躁或萎靡、记忆力减退、成绩下降等症状；观察患儿胃纳、进食情况；贫血严重者注意输液滴速，防止速度过快导致心衰；观察药物疗效及不良反应，监测血常规、骨髓细胞学检查的结果及动态变化。

(2) 关注并发症的发生：①严重贫血患儿出现烦躁不安、面色苍白、呼吸 > 60 次/分、心率 > 180 次/分、心音低钝、奔马律、肝脏迅速增大，提示出现心力衰竭；②患儿出现食欲减退等消化系统症状，严重者可出现萎缩性胃炎或吸收不良综合征，导致机体营养失调或营养不良；③因细胞免疫功能降低，常合并感染。

2. 提高药物疗效，减少不良反应。口服铁剂应从小剂量开始；两餐之间服用，可与维生素 C、果糖、氨基酸等同服以利吸收，忌与抑制铁吸收的食品，如牛奶、茶、咖啡、蛋类、植物纤维及抗酸药等同服；注射铁剂时应精确计算剂量，分次深部肌内注射，每次应更换注射部位，以免引起组织坏死；服用液体铁剂可使牙齿黑染，可用吸管或滴管服之，大便颜色变黑或呈柏油样，停药后恢复；铁剂治疗 1 周后可见血红蛋白逐渐上升，血红蛋白正常后继续服用铁剂 2 个月，以增加储存铁。

10

（二）健康指导

1. 住院指导

（1）喂养指导：遵守饮食护理原则，合理安排饮食；提倡母乳喂养，足月儿生后 6 个月后应逐渐减少每天奶类摄入量，以便添加含铁丰富的固体食物。按时添加含铁丰富的辅食，如大豆制品、黑木耳、海带、动物血、精肉、内脏、鱼等以促进造血或补充铁强化食品，如铁强化奶、铁强化食盐，并注意膳食合理搭配。早产儿和低体重儿自 2 个月左右给予铁剂进行预防；牛、羊乳应加热处理后喂养，避免因过敏引起肠出血。

（2）教育和培训：①告知哺乳期母亲应食用含铁丰富的食品，如有贫血时应及时纠治；②对于智力低下、身材矮小、行为异常的患儿应耐心教育，不应歧视和谩骂，帮助其过正常儿童的生活，养成良好的性格和行为。

2. 出院指导

（1）用药指导：评估家长用药知识，使家长掌握服用药物正确剂量、方法和疗程，按医嘱定时服药，不随意增加药量。

（2）就诊指导：建议遵医嘱药物治疗 2 周后及时复查血常规，如出现较严重的药物不良反应、面色苍白、烦躁不安或精神不振、头晕、乏力等情况，应及时来院咨询就诊。

二、巨幼红细胞性贫血

巨幼红细胞性贫血（megaloblastic anemia）是由于缺乏维生素 B_{12} 和（或）叶酸所引起的一种大细胞性贫血，用维生素 B_{12} 和（或）叶酸治疗有效。好发于 6 个月 ~2 周岁的婴幼儿，病程进展缓慢。

【临床要点】

（一）临床表现

1. 典型症状　多呈虚胖或伴轻度水肿，毛发纤细、稀、黄，严重者皮肤有出血点或瘀斑；皮肤常呈蜡黄色、结膜、口唇、指甲苍白；维生素 B_{12} 缺乏者表现为：表情呆滞、嗜睡、反应迟钝、少哭不笑，智力、动作发育落后甚至退步，严重者可见肢体、躯干、头部或全身震颤，甚至抽搐、共济失调、踝阵挛及感觉异常；叶酸缺乏者不发生神经系统症状，但可导致神经精神异常。

2. 体征　肝、脾轻度肿大。年龄愈小、病程愈长、贫血愈重，肝脾大愈明显；贫血明显时心率增快。

3. 并发症　心功能不全、智力障碍等。

（二）辅助检查

1. 血常规检查　红细胞数减少较血红蛋白量降低更为明显。呈大细胞性贫血，血涂片可见红细胞大小不等，以大细胞为多，易见嗜多色性和嗜碱点彩红细胞，可见巨幼变的有核红细胞，中性粒细胞呈分叶过多现象。网织红细胞、白细胞、血小板计数常减少。

2. 骨髓细胞学检查　增生明显活跃，以红细胞系增生为主，粒、红系均巨幼变，胞体变大，核浆发育不一，中性粒细胞和巨核细胞核分叶过多。

3. 血清维生素 B_{12} 和叶酸测定　血清维生素 B_{12} < 100ng/L（正常值为 200～800ng/L），叶酸 < 3μg（正常值为 5～6μg/L）。

（三）治疗措施

治疗原则：去除病因、合理饮食，使用维生素 B_{12} 和叶酸治疗，必要时输血。

1. 去除病因　加强营养，及时添加换乳食物；对引起维生素 B_{12} 和叶酸缺乏的原因应予去除，如慢性腹泻、小肠疾病、小肠切除等。

2. 维生素 B_{12} 和叶酸治疗

（1）维生素 B_{12} 治疗：维生素 B_{12} 500～1000μg 一次肌内注射；或每次肌内注射100μg，每周 2～3 次，连用数周，直至临床症状好转，血象恢复正常为止。

（2）叶酸治疗：口服剂量为 5mg，每天 3 次，连续数周至临床症状好转，血象恢复正常为止。先天性叶酸吸收障碍者，口服剂量应增至每天 15～50mg。

3. 输血治疗　重度贫血者可输注红细胞制剂，以尽

10

快改善贫血症状，但应注意输血速度过快、量过大可致心力衰竭。

【护理要点】

（一）专业照护

1. 病情观察

（1）参见缺铁性贫血。

（2）关注并发症的发生：①患儿表现为烦躁不安、疲乏无力、食欲差、嗜睡，脉搏快、心脏叩诊心界扩大，心前区闻及吹风样收缩期杂音，肝脾大，提示出现心功能不全；②严重巨幼红细胞贫血患儿在治疗开始48小时，可出现低钾血症，甚至发生低血钾性婴儿猝死，应预防性补钾；③维生素 B_{12} 缺乏患儿常有生长发育倒退现象，注意评估及观察精神神经症状、智力、运动发育等情况，及时加强训练和教育。

2. 提高药物疗效，减少不良反应。单纯维生素 B_{12} 缺乏者，有神经精神症状者，应以维生素 B_{12} 治疗为主，如单用叶酸有加重症状的可能；维生素 B_{12} 治疗时，出现神经系统受累表现，可予每天1mg，连续肌内注射2周以上；由于维生素 B_{12} 吸收缺陷所致的患儿，每月肌内注射1mg，长期应用；同时口服维生素 C 有助于叶酸吸收；因使用抗叶酸代谢药物而致病者，可用亚叶酸钙（甲酰四氢叶酸钙）治疗。

（二）健康指导

1. 住院指导

（1）喂养指导：单纯母乳喂养而未及时添加换乳期（婴儿4~6月龄）食物的婴儿，可导致维生素 B_{12} 缺乏；单纯牛奶或羊奶喂养而未及时添加换乳期食物的婴儿，可导致叶酸缺乏；故换乳期应及时添加辅食，并注意膳食合理搭配。

（2）教育和培训：对于智力低下、身材矮小、行为异常的患儿应耐心教育和训练，不应歧视和谩骂，帮助患儿提高学习成绩，过正常儿童的生活，养成良好的性格和行为。

2. 出院指导

（1）饮食指导：遵守饮食护理原则，多吃富含叶酸及维生素 B_{12} 的食物，如：肝、肾、肉等动物食品可补充维生素 B_{12}，绿叶蔬菜、肝、肾、酵母含叶酸较丰富，乳类次之；应用叶酸时需补充铁剂及含钾丰富的食物。

（2）监测生长发育：评估患儿体格、智力、运动发育情况，落后者加强训练和锻炼。

（3）就诊指导：遵医嘱药物治疗2周后及时复查血常规，如出现面色苍白、烦躁易怒、反应迟钝、抽搐、共济失调、厌食、恶心、呕吐等情况，应及时来院咨询就诊。

三、获得性再生障碍性贫血

再生障碍性贫血（aplastic anemia，AA，简称再障），是一组由化学物质、生物因素、放射性物质或不明原因引起的骨髓造血功能衰竭，以造血干细胞损伤、骨髓脂肪化、外周血全血细胞减少为特征的一组综合征。可分为急性再障（重型再障-Ⅰ型，SAA-Ⅰ）、慢性重型再障（重型再障-Ⅱ型，SAA-Ⅱ）及一般慢性再障（CAA）。

【临床要点】

（一）临床表现

1. **典型症状**　急性再障患儿贫血呈进行性加重，感染时症状严重，皮肤黏膜广泛出血，重者内脏出血。慢性再障患儿贫血症状轻，感染轻，皮肤黏膜散在出血，内脏出血少见。

2. **体征**　急性再障1/3患儿可有肝轻度肿大（肋下1~2cm），脾、淋巴结不肿大，慢性再障肝、脾、淋巴结均不肿大。

3. **并发症**　感染性休克、内脏出血等。

（二）辅助检查

1. **血常规检查**　急性再障除血红蛋白下降较快外，须具备以下三项之中二项：①网织红细胞<1%、绝对

10

值 $<15\times10^9$/L；②白细胞总数明显减少，中性粒细胞绝对值 $<0.5\times10^9$/L；③血小板 $<20\times10^9$/L。慢性重型再障血象缓慢进展到上述标准。

2. **骨髓细胞学检查**　急性型多部位骨髓细胞学检查提示增生减低，慢性型至少一个部位增生不良，巨核细胞减少。均有三系血细胞不同程度减少，造血干细胞减少。

3. **其他**　淋巴细胞亚群改变，出现 $CD4^+$/$CD8^+$ 比值下降或倒置（$CD4^+\downarrow$、$CD8^+\uparrow$），慢性型主要累及 B 淋巴细胞。

（三）治疗措施

治疗原则：免疫抑制治疗、分型治疗、对症支持治疗等。

1. **免疫抑制治疗（IST）**　如抗胸腺细胞免疫球蛋白（ATG）、环孢素（CsA）、大剂量免疫球蛋白等。

2. **分型治疗原则**　SAA 首选异基因造血干细胞移植（allo-SCT），如无条件，应尽早采用 IS 治疗；CAA 采用雄性激素为主的传统药物治疗，如治疗 3~6 个月无效，应及时加用 IS 治疗。

3. **对症支持治疗**　预防和控制感染，输血或血小板，止血治疗。

【护理要点】

（一）专业照护

1. **病情观察**

（1）密切观察患儿神志、面色、生命体征，观察皮肤瘀点（斑）变化，监测血小板数量变化，对血小板极低者，应严密观察有无其他内脏出血情况。

（2）关注并发症的发生：①患儿出现烦躁、头痛、喷射性呕吐、血压突然升高、心率变慢等提示出现早期颅内出血；②患儿出现高热或体温不升，意识模糊或烦躁不安，心率加快，脉搏细速，血压下降，尿量减少，皮肤和黏膜苍白、潮湿，肢端冰冷，毛细血管充盈时间延长，提示感染性休克，严重者出现昏迷。

2. 出血护理　参见本章第一节。

3. 防治感染

（1）感染的预防：保持环境整洁，空气新鲜，减少陪客，限制探视人员。接触患儿前洗手，患儿外出检查时佩戴口罩。保持口腔清洁，防止口腔黏膜破损。严格执行无菌操作，有创操作后加强按压，防止血肿形成。白细胞低下时做好环境保护，及时遵医嘱使用粒细胞集落刺激因子。

（2）感染的护理：当患儿出现发热，伴有牙龈红肿、口腔溃疡、肛周脓肿、呼吸道感染、腹泻等感染迹象时，除做好相应的症状护理外，应遵医嘱早期使用抗生素，抽取血培养，为抗生素选用提供依据。及时清除口腔、牙龈、肛周等感染灶，促进感染愈合。呼吸道感染时加用氧气雾化治疗，腹泻时做好肛周皮肤护理。

4. 提高药物疗效，减少不良反应。

（1）抗胸腺细胞免疫球蛋白（ATG）适用于血小板 $>10 \times 10^9/L$ 的病例（如患儿血小板低于 $10 \times 10^9/L$，应先输注血小板再用药）。常见的不良反应有过敏反应和血清病样反应。在应用 ATG 时应注意以下几点：①静脉输注 ATG 前，应遵医嘱先用日需要量的皮质醇和静脉抗组胺类药物，如氢化可的松或甲泼尼龙、异丙嗪等；②静脉滴注开始时速度宜慢，根据患儿对药物的反应情况调节速度，使用蠕动泵控制输液速度，使总滴注时间不少于 6 小时；③密切观察患儿面色、生命体征、有无寒战、高热、心跳过速、气急、血压下降等，如有不适及时通知医师并处理；④选择中心静脉置管或粗大的外周静脉，避免血栓性静脉炎的发生；⑤初次使用后 7 ~ 15 天，患儿若出现发热、瘙痒、皮疹、关节痛、淋巴结肿大，严重者出现面部及四肢水肿、少尿、喉头水肿、哮喘、头痛、谵妄甚至惊厥，应考虑血清病样反应；⑥输注过程中避免同时输注血液制品，防止加重不良反应，如果必须输血，应先停止输注 ATG。

（2）CsA 使用中的不良反应及注意事项参见本章第

10

四节。

（二）健康指导

1. 住院指导

（1）观察疗效：向家长及患儿讲解疾病相关知识和治疗措施，解释疾病发生发展的过程，指导家长识别化疗药物常见不良反应，掌握基本应对措施。

（2）防止感染：教会家长如何预防感染及识别早期感染、出血的征象，如有不适及时告知医护人员。控制陪客，减少人员进出病房，接触患儿前洗手，患儿使用的物品必须保持清洁或消毒，食品须清洁煮熟。

（3）防止出血：血小板低于 $20 \times 10^9/L$ 时，绝对卧床休息，保持安静，改变体位动作宜慢，防止头晕跌倒；不玩尖锐坚硬玩具，不吃块状等难消化的食物等。

2. 出院指导

（1）饮食指导：适量多吃红枣、带衣花生、黑木耳等食物促进造血，多食菌类食物及大蒜，应用糖皮质激素时多吃含钙含钾丰富的食物，如牛奶、香蕉、橘类水果等。

（2）用药指导：按医嘱正确服用 CsA、糖皮质激素和雄激素，不能自行减量或停药。注意长期服用激素类药物不良反应：如高血压、高血糖、应激性溃疡、骨质疏松、精神兴奋等。

（3）就诊指导：告诉家长出院后前 8 周内 1～2 周来院复诊 1 次，以后每个月复诊 1 次，1 年后每 3～6 个月复诊 1 次至 2 年结束。有再次感染而发热者，应及时来院就诊。

四、溶血性贫血

溶血性贫血（hemolytic anemia）是由于红细胞破坏增多、增快，超过了造血代偿能力的一组疾病。按发病机制可分为红细胞内异常和红细胞外异常所致的溶血性贫血。

红细胞葡萄糖-6-磷酸脱氢酶（G-6-PD）缺乏症是

一种常见伴性不完全显性遗传性红细胞膜酶缺陷病，因缺乏 G-6-PD 致红细胞膜脆性增加而发生红细胞破坏，男性多于女性。此病在我国广西壮族自治区、海南岛黎族、云南省傣族为最多。

免疫性溶血性贫血是由于免疫因素如抗体、补体等参与导致红细胞损伤、寿命缩短而过早地破坏，产生溶血和贫血症状者称为免疫性溶血性贫血。常见为自身免疫性溶血性贫血（以下简称自免溶）。

【临床要点】

红细胞葡萄糖-6-磷酸脱氢酶缺乏症

（一）临床表现

1. 典型症状　发病年龄越小，症状越重。患儿常有头晕、厌食、畏寒、发热、恶心、呕吐、腹痛和背痛等，尿呈酱油色、浓茶色或暗红色。血红蛋白迅速下降，多有黄疸。

2. 体征　腹部膨隆，肝脾大，肾区叩击痛。

3. 并发症　急性肾衰竭、胆红素脑病。

（二）辅助检查

1. 血常规检查　溶血发作时红细胞与血红蛋白迅速下降，白细胞可增高，血小板正常或偏高。

2. 骨髓细胞学检查　粒系、红系均增生，粒系增生程度与发病年龄呈负相关。

3. 尿常规检查　尿隐血试验60%～70%呈阳性。严重时可导致肾功能损害，出现蛋白尿、红细胞尿及管型尿，尿胆原和尿胆红素增加。

4. 血清游离血红蛋白增加，结合珠蛋白降低，抗人球蛋白试验 Coombs 试验阴性，高铁血红蛋白还原率降低，G-6-PD 活性减低。

免疫性溶血性贫血

（一）临床表现

1. 典型症状　多见于2～12岁的儿童，男多于女，常继发于上呼吸道感染，起病大多急骤，伴有乏力、苍白、黄疸、发热、血红蛋白尿等。病程呈自限性，通常2周内自行停止，最长不超过6个月。

2. 体征　腹部膨隆，肝脾大，肾区叩击痛。

3. 并发症　急性肾衰竭。

（二）辅助检查

1. 血常规检查　大多数病例贫血严重，血红蛋白<60g/L，网织红细胞可高达50%。

2. 红细胞脆性试验　病情进展时红细胞脆性增加，症状缓解时脆性正常。

3. Coombs试验　大多数直接试验强阳性，间接试验阴性或阳性。

（三）治疗措施

治疗原则：去除病因、合理饮食、药物控制、对症治疗，必要时手术治疗。

1. 去除诱因　避免该病可能的诱发因素，如停止摄入蚕豆、避免服用氧化性药物、避免接触化学毒物等，加强输血管理，避免血型不合输血后溶血，避免感染。

2. 药物治疗　免疫性溶血性贫血患儿采用糖皮质激素和（或）免疫抑制剂治疗。

3. 对症治疗　纠正水、电解质失衡；碱化尿液；输血。

4. 手术治疗　药物治疗无效或频繁复发的患儿可行脾切除手术。

【护理要点】

（一）专业照护

1. 病情观察

（1）观察患儿精神、意识、面色、皮肤巩膜黄染情况。溶血严重时要密切观察生命体征、尿量、尿色的变化。

（2）关注并发症的发生：若出现少尿（每天尿量少于250ml/m²，或学龄儿童每天<400ml，学龄前儿童<300ml，婴幼儿<200ml）、氮质血症、电解质紊乱，应警

惕急性肾衰竭的可能。

2. 输血护理　参见本章第一节。

3. 提高药物疗效，减少不良反应。

（1）自免溶贫血患儿应遵医嘱及时应用免疫抑制剂，并观察免疫抑制剂如糖皮质激素、环孢素（CsA）、环磷酰胺（CTX）等药物的副作用。

（2）输液速度：贫血严重者注意输液滴速［一般控制在 5ml/（kg·h）］，观察患儿有无胸闷、气急、乏力症状，防止输液过快导致心力衰竭。

（二）健康指导

1. 住院指导

（1）避免诱因、观察疗效：向家长讲解引起溶血性贫血的各种可能因素，避免再次溶血。出现腹痛、腰酸、背痛、尿色变化时，应及时告知医务人员。

（2）饮食指导：给予营养丰富、富含造血物质的食品（如红枣、花生衣），多饮水，促排尿。

2. 出院指导

（1）用药指导：免疫性溶血性贫血患儿应按要求正确用药，注意激素类药物的不良反应；避免应用氧化类的药物，避免接触樟脑丸。

（2）安全指导：脾切除患儿免疫功能较低，应注意冷暖，做好自身防护，少去公共场所，避免交叉感染。G-6-PD 缺陷症的患儿要随身携带禁忌药物卡。

（3）就诊指导：遵医嘱治疗 2 周后及时复查血常规（包括网织细胞计数），如发现面色苍黄、尿色改变应及时来院复诊。

第三节　出血性疾病

一、免疫性血小板减少症

免疫性血小板减少症（immune thrombocytopenia, ITP）是小儿最常见的出血性疾病，过去称特发性血小板减少性紫癜。常见于病毒感染，偶见于疫苗接种后数天或数周内起病，其特点是皮肤黏膜自发性出血，血小板减少，出血时间延长、血块收缩不良和束臂试验阳性为特征，儿童 ITP 是一种良性自限性疾病。根据病情持续时间分型：新诊断 ITP 指血小板减少持续时间小于 3 个月；持续性 ITP 指血小板减少持续时间小于 3 ~ 12 个月；慢性 ITP 指血小板减少持续时间大于 12 个月。

【临床要点】

（一）临床表现

1. 典型症状　多以皮肤或黏膜出血点、瘀斑或瘀点为主要表现，少见严重出血，失血过多时可有贫血表现，对血小板输注无效。

2. 体征　少数患儿可有肝脾轻度肿大。

3. 并发症　内脏出血、失血性休克等。

（二）辅助检查

1. 血常规检查　外周血涂片检查提示血小板计数 < 100×10^9/L（至少两次），可低于 20×10^9/L，出血严重者血红蛋白轻度降低，网织红细胞升高。

2. 凝血检查　出血时间延长，凝血时间正常，血块退缩不良，束臂试验可阳性。

3. 骨髓细胞学检查　是针对不典型 ITP 或排除骨髓性疾病的必要检查。典型改变提示骨髓增生活跃，巨核细胞数量正常或增多，并伴有成熟障碍。

（三）治疗要点

治疗原则：预防创伤出血、积极控制出血、防止和控制感染、防治并发症。

1. 预防创伤出血　急性期卧床休息、避免外伤；避免应用影响血小板功能的药物，如阿司匹林等。

2. 积极控制出血　明确诊断后积极控制出血，采取一线治疗药物，早期、大量、短程应用肾上腺皮质激素、丙种球蛋白等。对一线治疗无效重新评估后，酌情应用二线治疗药物，如大剂量地塞米松、利妥昔单抗、免疫抑制剂等；必要时输注血小板和红细胞。慢性 ITP 治疗效果不佳、出血极严重且危及生命、应用其他方法治疗无效时，可行脾切除。

3. **防止和控制感染** 明确为细菌或病毒感染者，根据不同病原体选择敏感抗生素。

【护理要点】

（一）专业照护

1. 病情观察

（1）密切观察皮肤黏膜出血情况，及时了解患儿血小板动态变化，血小板 $< 20 \times 10^9/L$ 者，应警惕有无自发性内脏出血情况发生。出血严重时，如大量鼻出血、黑便、血尿等，应定时监测血压、脉搏、呼吸，观察面色、神志变化，正确记录出血量。

（2）关注并发症的发生：①面色苍白加重，呼吸、脉搏增快，出汗、血压下降提示失血性休克，应及早采取抢救措施；②密切观察有无内脏出血情况，如血压升高、脉搏减慢、头痛、剧烈呕吐呈喷射状，视物模糊、神志改变等提示可能出现颅内出血；消化道出血常伴腹痛、便血；肾出血伴血尿、腰痛等。

2. 出血护理 参见本章第一节。

3. 提高药物疗效，减少不良反应。

（1）避免应用引起血小板减少或抑制其功能的药物，如阿司匹林、双嘧达莫、吲哚美辛等。

（2）肾上腺皮质激素的应用要求剂量准确，注意激素的不良反应，适当应用胃黏膜保护剂，口服给药时应饭后服用，并要发药到口，避免少服漏服。

（3）大剂量丙种球蛋白输注时要注意减慢速度，观察有无过敏情况，如发热、胸闷、气促、皮疹等，出现以上情况应及时报告医师进行处理。

（二）健康指导

1. 住院指导

（1）向家长讲述本病的有关知识、主要治疗手段，主要诊疗技术如腰穿、骨穿的目的、操作过程，减少其顾虑。

10

（2）用药指导：评估患儿及家长用药知识，告知患儿及家长用药的注意事项，按医嘱使用药物，不随意更改使用时间、剂量，向家长及患儿说明激素药物应用的重要性及应用过程中会产生短暂的不良反应如外貌、体型变化、胃口增加以及易感染等。

2. 出院指导

（1）预防感染：做好自我保护，服药期间不与感染患儿接触，避免去人多的地方，去公共场所需戴口罩，预防感冒，以免引起病情加重或复发。

（2）防止出血：告知家长避免患儿剧烈活动；不玩尖利的玩具；不吃坚硬、多刺的食物；选择软毛牙刷，剪短指甲，不挖鼻孔，用液状石蜡涂鼻腔防止鼻黏膜干燥出血，并多饮水，不用力搔抓皮肤。

（3）就诊指导：选择儿童血液专科医师诊治，出院后每1~2周来院复诊1次，直至口服激素减停。教会家长识别出血征象，学会压迫止血，一旦发现出血，立即就诊。

二、血友病

血友病（hemophilia）是一组遗传性凝血功能障碍的出血性疾病，包括：①血友病A，即因子Ⅷ（抗血友病球蛋白，AHG）缺乏症；②血友病B，即因子Ⅸ（血浆凝血活酶成分，PTC）缺乏症。发病率为（5~10）/10万，以血友病A较为常见（占80%~85%），血友病B次之。其共同特点为均由相应的凝血因子基因突变引起，终生在轻微损伤后发生长时间出血。

【临床要点】

（一）临床表现

1. 典型症状和体征　主要表现为出血症状，终生于轻微损伤或小手术后长时间出血。常有皮肤瘀斑，黏膜出血，皮下及肌肉出血，关节腔出血、积血，深部组织出血。关节出血以膝、踝关节最常受累，且在同一部位反复发生。急性期，关节腔内积血，关节周围组织出血，出现关节红、肿、疼痛、活动受限；反复发作可致慢性关节炎，最终导致关节强直畸形、假肿瘤，功能丧失。也可表现为其他部位的出血，如鼻出血、咯血、呕血、黑便、血便、血尿和颅内出血等，其中颅内出血是最常见的致死原因。

2. 并发症 关节畸形等。

（二）辅助检查

1. 实验室检查 凝血时间延长（轻型者正常），凝血酶原消耗不良，活化部分凝血活酶时间延长，凝血活酶生成试验异常，出血时间、凝血酶原时间和血小板正常。

2. 当凝血酶原消耗试验和凝血酶活性生成试验异常时，行纠正试验。患儿凝血酶原消耗时间和凝血酶生成时间被硫酸钡吸附后的正常血浆所纠正，而不被正常血清纠正，则为血友病 A；如以上两个试验被正常血清所纠正而不被经硫酸钡吸附的正常血浆纠正，则为血友病 B。

3. 测定凝血因子 FⅧ或FⅨ促凝活性减少或极少，有助于判断血友病的类型、病情的轻重及指导价值。

（三）治疗措施

治疗原则：预防出血、局部止血、替代疗法。

1. 局部止血 凝血活酶纱布或棉球局部应用，加压包扎，冰袋冷敷等。

2. 替代疗法 凝血因子替代治疗，治疗原则为早期（出血2小时内）、足量、足疗程。

【护理要点】

（一）专业照护

1. 病情观察

（1）密切观察生命体征及神志的变化，观察皮肤黏膜有无新鲜瘀点、瘀斑及血肿消退情况；观察颅内出血的早期症状如血压升高、脉搏减慢、神志改变如烦躁或嗜睡、喷射性呕吐等；观察关节腔出血情况，如关节红、肿、疼痛、活动受限等。

10

（2）关注并发症的发生：关节腔反复多次出血后，表现为关节僵硬、肿胀、活动障碍，提示发生关节畸形，及时进行康复锻炼。

2. 防治出血

（1）预防出血：①养成安静的生活习惯，避免重体力活动，防止外伤。②尽量避免肌内注射、深部组织穿刺。必须穿刺时，须选用小针头、拔针后延长按压时间，以免出血和形成深部血肿。③尽量避免手术。必须手术时，应在术前、术中、术后补充所缺乏的凝血因子。

（2）关节肌肉出血处理：遵循 RICE（Rest Ice Compression Elevate）原则。①"R"休息：明显出血患肢至少休息 3 天；②"I"冰敷：出血 24 小时内进行，15 ~ 20 分钟一次，间隔 1 ~ 2 小时重复一次；③"C"压迫：局部绷带包扎，注意患肢血液循环；④"E"抬高：坐、躺时抬高患肢。

（3）局部止血：参见本章第一节。

3. 疼痛护理　疼痛主要发生在出血的关节和肌肉部位，急性出血期可用冰袋冷敷，卧床休息，限制出血部位的活动，保持关节功能位。根据疼痛评分进行干预，1 ~ 3 分采取非药物干预措施，如听音乐、讲故事等分散患儿注意力；≥4 分时，及时采取药物干预，如口服百服宁、芬必得（布洛芬缓释胶囊）等，并注意观察止痛药物疗效，禁用阿司匹林、吲哚美辛等药物镇痛。

4. 提高药物疗效，减少不良反应。输注凝血因子Ⅷ（AHG）浓缩剂、凝血酶原复合物时应认真阅读说明书，按要求输注；输注时严密观察有无不良反应，一旦发生，需停止输注，并将制品和输血器保留送检。

（二）健康指导

1. 住院指导

（1）止血方法指导：做好自我防护，活动时应注意避免碰撞，以免损伤引起出血；指导家长和患儿皮肤、关节腔、口腔和鼻腔出血的止血方法，用液状石蜡涂鼻腔防止黏膜干燥出血。

（2）防止关节畸形：关节出血早期（48 小时内）应予冷敷、制动，弹力绑带加压包扎止血，关节保持功能位；出血停止后 48 小时开始理疗，促进血肿吸收；反复关节出血致慢性关节损害者，应尽早进行功能锻炼，以主动运动为主，被动运动为辅，活动量由小到大，时间由短到长，活动范围逐渐加大，防止关节僵硬。

2. 出院指导

（1）用药指导：血友病 A 或 B 患儿根据经济条件每周 1～2 次输注相应因子给予预防治疗。

（2）休息和活动指导：鼓励患儿规律、适度的体格锻炼和活动，增强关节周围肌肉的力量和强度，延缓出血或使出血局限化。

（3）优生指导：血友病 A、B 为 X-连锁隐性遗传，通常由女性传递，男性发病。多数有家族史，约 30% 无明确家族史，可能为基因突变或家族中轻型病例未被发现。应向家长讲解引起血友病的遗传知识及发病规律，宣传筛查基因携带者的重要性，做好优生优育工作，对基因携带者孕妇应行产前基因诊断，如确定为血友病胎儿，可及时终止妊娠。

（4）就诊指导：3～6 个月血液科门诊随访 1 次，如有出血等异常情况及时就诊。该病需终生随访。

10

第四节　噬血细胞综合征

噬血细胞综合征（hemophagocytic syndrome，HPS 或 HLH）是一种常见于小儿的反应性单核-吞噬系统疾病。分为原发性和继发性：原发性为常染色体隐性遗传病，遗传占主要因素。继发性可由感染及肿瘤所致。HPS 常有多脏器受损，病情进展迅速，延误诊治，病死率高。

【临床要点】

（一）临床表现

1. 典型症状　中毒面容，不规则弛张热，持续发热病程超过 1 周，高峰体温 ≥38.5℃，抗生素治疗无效。消瘦，皮肤瘀点、瘀斑、皮疹。颅内出血患儿可出现尖叫、呕吐、抽搐等。肝脾大者可见腹部膨隆。肺部浸润可出现气急、咳嗽。

2. **体征**　肝、脾、淋巴结肿大；中枢神经系统体征有前囟饱满、颈强直、颅内压增高、肌张力增强或降低等。

3. **并发症**　内脏出血、出血性休克等。

（二）辅助检查

1. **血常规检查**　白细胞和血小板进行性下降，血红蛋白减少 <90g/L，中性粒细胞低于 1.0×10^9/L，血小板低于 100×10^9/L。

2. **骨髓涂片、脾、淋巴结活检、肝穿刺活检**　可见噬血细胞但无肿瘤细胞浸润。

3. **血生化检查**　转氨酶、胆红素增高、低白蛋白血症、血清甘油三酯及胆固醇增高等。

4. **凝血谱检查**　低纤维蛋白原血症，凝血功能障碍等。

5. **其他**　高细胞因子血症，可溶性 IL-2 受体增高，NK 细胞活性明显降低；血清铁蛋白和血乳酸脱氢酶增高。

（三）治疗措施

治疗原则：早期治疗、联合化疗、支持治疗、控制感染、造血干细胞移植。

1. **HLH-2004 方案**　严格遵医嘱按时按量准确联合应用地塞米松（Dex）、环孢素（CsA）、依托泊苷（VP-16）。伴有中枢神经系统受累，则加甲氨蝶呤 + 地塞米松鞘内注射。

2. **家族性 HLH** 必须进行造血干细胞移植。

3. **支持治疗**　给予成分输血等对症支持治疗。

4. **抗病毒治疗**　病毒相关性噬血细胞综合征（IAHS）尚无特殊治疗，如有 EBV、CMV、腺病毒或其他病毒感染者，可使用抗病毒药物如阿昔洛韦、更昔洛韦等治疗。

【护理要点】

（一）专业照护

1. 病情观察

（1）密切监测生命体征，注意意识变化，必要时予心电监护。HLH患儿体温变化快，高热时间长，呈稽留热，应随时观察体温变化及伴随症状，防止高热惊厥发生。

（2）观察出血情况：观察全身皮肤黏膜出血情况，观察大小便的颜色、性状，观察患儿有无头痛、恶心呕吐、血压升高、心率减慢等，及早发现因凝血因子及血小板减少而引起的内脏出血、颅内出血、DIC等。

（3）关注并发症的发生：①患儿出现烦躁、头痛、喷射性呕吐、血压突然升高、心率变慢等提示出现早期颅内出血。上消化道出血表现为呕血，为鲜红色或咖啡样，解黑便或柏油样大便；下消化道出血表现为解暗红色或鲜红色血便；肾出血表现为血尿。②如面色苍白加重，呼吸、脉搏增快，出汗，血压下降提示可能有失血性休克，及早采取抢救措施。

2. 出血护理　参见本章第一节。

3. 发热护理　患儿高峰体温达40℃以上，持续时间长，需根据伴随症状给予有效的物理或药物降温，对高热伴末梢循环不良患儿忌用冰袋，忌乙醇擦浴以免增加出血倾向，并注意观察降温效果，防止因体温下降过快，出汗过多而造成虚脱，并鼓励患儿多饮水。

4. 防治感染　参见本章第二节获得性再生障碍性贫血。

5. 提高药物疗效，减少不良反应。

（1）长期应用环孢素（CsA）及糖皮质激素的患儿应注意定时监测血压，观察有无继发性高血压及高血压脑病的发生，密切监测肝肾功能及电解质情况，如有异常及时告知医师并对症处理。静脉注射CsA通常使用输液泵控制速度和剂量，24内缓慢泵入。抽取2ml

10

CsA 血药浓度标本盛于特殊试管（EDTA 抗凝管）内摇匀及时送检；静脉注射 CsA 抽取血药浓度时不必停药，应在对侧肢体抽血。由于 CsA 针剂为脂溶性，渗出后皮下难于吸收，易致纤维包裹而形成硬结，应注意防止外渗。

（2）VP-16 可致血栓性静脉炎，外渗可引起组织坏死，故严防药液外渗，输注速度宜慢以减轻局部刺激，必要时建立中心静脉输注。滴注时会引起体位性低血压，避免突然变换体位。

（二）健康指导

1. 住院指导

（1）向家长讲解引起该病的各种可能因素，解释 HLH 病情凶险，进展迅速，应尽早完成确诊检查，不及时治疗其生存时间很少超过 2 个月，强调早期治疗、恰当有效治疗的重要性。疾病发生发展的过程，该病治疗的新进展。告知治疗药物不良反应，指导家长识别早期出血症状，掌握基本应对措施。

（2）防止出血：参见本章第三节特发性血小板减少性紫癜。

2. 出院指导

（1）用药指导：告知患儿及家长用药注意事项，按医嘱正确服药，不能自行减量或停药，注意长期服药后的药物不良反应；CsA 宜饭后服，可与饼干、牛奶同服，以减少胃肠道反应，滴剂用针筒准确抽取剂量；应用糖皮质激素期间补充钙剂，防止低钙血症；使用免疫抑制剂期间忌预防接种。

（2）就诊指导：选择儿童血液专科医师诊治，出院后 8 周内每 1~2 周复诊 1 次，以后每个月复诊 1 次，1 年后每 3~6 个月复诊 1 次至 3 年结束。有再次感染而发热者，应及时来院就诊，以防疾病复发。

（3）检查指导：指导家长留取 CsA 血药浓度标本时需早上未服药前抽取血标本。

第五节　白　血　病

白血病（leukemia）是造血组织中某一系造血细胞滞留于某一分化阶段并克隆性扩增的恶性增生性疾病。小儿白血病绝大多为急性。

【临床要点】

（一）临床表现

1. 典型症状　贫血、发热、出血、浸润为白血病的主要临床表现。小儿白血病多数起病急，少数相对缓慢。早期多表现为倦怠、无力或烦躁、食欲缺乏、偶有呕吐等。

（1）发热：常为首发症状。半数以上患儿有发热，热型不定。发热的主要原因是白血病本身所致，抗生素无效，其次是感染。

（2）贫血：早期即出现进行性苍白，以皮肤和口唇黏膜较明显。随着贫血的加重可出现活动后气促、虚弱无力等症状。

（3）出血：以皮肤黏膜出血多见，可有鼻出血、牙龈出血和皮肤紫癜和瘀点、瘀斑，偶见颅内出血。

（4）浸润：有腹腔淋巴结浸润者常诉腹痛；约有1/4的患儿出现骨、关节红肿与疼痛症状；出现中枢神经系统浸润者可表现为颅内压增高症状；睾丸浸润者可致睾丸无痛性肿大。

2. 体征　约2/3患儿出现肝、脾、淋巴结肿大；纵隔淋巴结肿大或胸腺浸润者可产生呼吸困难、咳嗽等症状；中枢神经系统浸润可出现脑神经麻痹，脊髓浸润可出现截瘫等。

3. 并发症　感染、感染性休克、内脏出血、出血性休克、肿瘤细胞溶解综合征等。

（二）辅助检查

1. 血常规检查　白细胞的计数增多是本病的特点。白细胞总数可高于 $100 \times 10^9/L$，亦可低于 $1.0 \times 10^9/L$，

10

外周血中可见幼稚细胞，贫血一般为正细胞正色素性，网织红细胞正常或低下，贫血程度轻重不一。血小板大多减少，约 25% 在正常范围。

2. 骨髓细胞学检查 骨髓检查是确立诊断和评定疗效的重要依据。骨髓增生活跃或极度活跃，少数可表现为增生低下。分类以原始和幼稚细胞为主≥25%。

3. 组织化学染色 主要用于研究骨髓细胞的生物化学性质，有助于鉴别不同类型的白细胞。

4. 其他检查 出血时间延长，白血病发病时可造成凝血酶原和纤维蛋白原减少，从而导致凝血酶原时间延长而出血。胸部 X 线检查 5% ~ 15% 的患儿可见纵隔肿块。长骨片可见广泛骨质疏松，骨干骺端近侧可见密度减低的"白血病线"。

（三）治疗措施

治疗原则：以化疗为主的综合疗法。早期诊断、早期治疗、严格区分白血病类型、按类型选化疗方案、重视对症支持治疗和移植治疗。早期预防中枢神经系统白血病和睾丸白血病。

1. 联合化疗 按类型选药，采用联合、足量、间歇、交替、长期用药维持治疗的化疗方法。

2. 移植 骨髓移植、异基因外周血造血干细胞移植、脐血干细胞移植、自身干细胞移植等。

3. 其他治疗 出血、感染的防治和对症支持治疗。

【护理要点】

（一）专业照护

1. 病情观察

（1）密切观察患儿生命体征变化，观察感染的早期征象，发热患儿遵医嘱予物理或药物降温（忌用安乃近、忌乙醇擦浴以免增加出血倾向），并注意降温疗效；观察白血病细胞浸润症状如胸闷、气急、咳嗽、腹痛、骨关节疼痛等，动态监测血常规，注意白细胞、血红蛋白、血小板、幼稚细胞的变化，观察化疗药对白血病细胞的治疗效果。观察腰穿后有无发热、头痛、腰痛、恶心呕吐、抽搐等不良反应。

（2）观察出血情况：观察全身皮肤黏膜出血情况，观察大小便的颜色、性状，观察患儿有无头痛、恶心呕吐、血压升高、心率减慢等，及早发现因凝血因子及血小板减少而引起的内脏出血、颅内出血。

（3）关注并发症的发生：①如出现高尿酸血症、高钾血症、高磷血症和低钙血症，肾衰竭等应考虑肿瘤溶解综合征；②颅内出血；③感染性休克。

2. 出血及输血护理　参见本章第一节。

3. 防治感染　参见本章第二节获得性再生障碍性贫血。

4. 提高药物疗效，减少不良反应。刺激性及发疱性化疗药需经中心静脉使用，避免药物外渗，除观察化疗药的共性不良反应如骨髓抑制、脱发、胃肠道反应、肝肾功能损伤外，还需预防及观察各种化疗药的特殊不良反应：

（1）长春新碱（VCR）：可引起末梢神经炎，表现为四肢皮肤肌肉关节麻木、疼痛、牙痛、腹痛等，可口服甲钴胺片（弥可保）治疗。

（2）大剂量甲氨蝶呤（MTX）：可出现口腔及胃肠道黏膜广泛水肿、糜烂、溃疡，肝肾毒性。应做好口腔及肛周皮肤黏膜护理。需水化、碱化尿液，观察血药浓度和肝肾功能情况，中毒者及时应用亚叶酸钙解救。

（3）左旋门冬酰胺酶（L-Asp）：可引起过敏、继发性糖尿病、急性胰腺炎、腮腺炎、低蛋白血症，出凝血功能紊乱而致静脉血栓形成，精神症状等，应观察相应的症状并及时汇报处理。

（4）大剂量环磷酰胺（CTX）：可出现出血性膀胱炎，可用美司钠静推保护膀胱黏膜，并予大剂量水化碱化治疗，嘱患儿多饮水、勤排尿。

（5）蒽环类化疗药：柔红霉素（DNR）、阿霉素、表柔比星、伊达比星、米托蒽醌等。可引起不可逆性心脏毒性，应密切监测心功能，遵医嘱使用心肌保护药。

10

（6）依托泊苷（VP-16）：可引起体位性低血压，应注意监测血压，改变体位动作宜慢。

（7）阿糖胞苷（Ara-c）：可引起发热、皮疹等，可用小剂量糖皮质激素预防治疗。

（8）糖皮质激素：长期使用可引起柯氏综合征、高血压、高血糖、应激性溃疡、低钾血症、骨质疏松、继发感染等，应注意观察，及时对症处理。

（二）健康指导

1. 住院指导　参见本章第二节获得性再生障碍性贫血。

2. 出院指导

（1）用药指导：评估患儿及家长用药知识，告知患儿及家长用药的注意事项，按医嘱定时用药，正确掌握用药方法，不随意增减药量，注意观察化疗药物及糖皮质激素类药物的不良反应，病情稳定时可予中医中药辅助调理，使用免疫抑制剂期间忌预防接种。

（2）生活指导：居室及周边环境空气新鲜，定时通风换气，温湿度适宜，远离诱发白血病的电离辐射、化学污染的环境；适当运动，劳逸结合；不用指甲挖鼻，不用力搔抓皮肤；患儿按疗程治疗后血象基本接近正常，病情稳定，在化疗间歇期可以上学或上幼儿园，但应防止交叉感染。

（3）就诊指导：选择儿童血液专科医师（熟悉患儿病史的医师更佳）诊治。告诉家长休疗期间每 2 个月来院行骨穿、腰穿（包括鞘内注射）复查骨髓常规、脑脊液常规，同时复查血常规；疗程结束后每 3～6 个月来院复查 1 次骨髓常规和血常规，至 5 年后结束。

第六节　淋巴瘤

淋巴瘤（lymphoma）是一组原发于淋巴结或淋巴组织的恶性肿瘤，临床特征为进行性、无痛性浅表淋巴结肿大，常伴有肝脾大，晚期有发热、贫血、出血和恶病质表现。根据肿瘤组织结构的不同将淋巴瘤分为霍奇金病（Hodgkin's disease，HD）和非霍奇金淋巴瘤（non-Hodgkin's lymphoma，NHL）两大类。

【临床要点】

（一）临床表现

1. 典型症状

（1）早期表现：最早的表现多是浅表淋巴结呈无痛性、进行性肿大，多见于颈部淋巴结。肿大的淋巴结可引起局部压迫症状。如纵隔淋巴结压迫气管、支气管可引起干咳，无原因的腹痛可由后腹膜肿大淋巴结所致。

（2）全身症状：可有低热，常有食欲减退、恶心、盗汗和体重减轻，晚期可出现消瘦、贫血、出血、肝脾大、恶病质等。HD或可呈特征性回归热型，即高热数天后，可有数天或数周的无热期。

（3）脏器浸润症状：多见于肝、脾、肺、骨及骨髓等，并出现相应脏器浸润后受损的临床表现。肺部浸润多有呼吸加快和发热，甚至出现呼吸功能衰竭。肝脏受累出现肝内胆管梗阻症状。骨髓浸润出现三系下降。消化道受累可发生黏膜溃疡和消化道出血等。

2. 体征　肺部浸润X线多为绒毛状渗出性改变，胸膜浸润出现胸膜腔积液，腹腔浸润出现浆膜腔积液，肝脏受累出现肝大、黄疸，肿块压迫上腔静脉可出现上腔静脉压迫综合征。

3. 并发症　感染、肿瘤细胞溶解综合征、上腔静脉压迫综合征等。

（二）辅助检查

1. 实验室检查　HD患儿周围血中可见Reed-Sternberg细胞（R-S细胞），乳酸脱氢酶增高，肝肾有浸润时出现肝肾功能异常。晚期有贫血、血小板减少。NHL肿瘤细胞侵犯骨髓时肿瘤细胞大于25%以上应诊断为淋巴肉瘤白血病。

2. 影像检查　胸腹部CT、磁共振可显示病变范围。

3. 病理检查　可助确诊。

10

（三）治疗措施

治疗原则：化疗为主，放疗、手术等作为辅助治疗。

1. 化疗 根据不同分期、形态分型及（或）免疫分型采用不同药物联合和不同强度的治疗方案。

2. 放疗 不推荐常规放疗。存在中枢神经系统浸润、脊髓肿瘤压迫症、化疗后局部残留病灶、需姑息性治疗等特殊情况时使用。

3. 手术治疗 主要用于手术活检、并发急腹症等。

4. 靶向治疗 利妥昔单抗用于 CD20 阳性的复发性或难治性低度恶性或滤泡性 B 细胞非霍奇金淋巴瘤。

【护理要点】

（一）专业照护

1. 病情观察

（1）观察肿块压迫症状如胸闷、气急、咳嗽、腹痛等，观察化疗药对肿块的治疗效果；其他参见本章第五节白血病。

（2）出血观察：颈部和腹部的肿块较大时要注意观察局部肿块出血及邻近组织压迫出血情况。注意患儿有无咯血、呕血、便血、血尿等，防止失血性休克的发生。化疗期间观察参见本章第五节白血病。

（3）关注并发症的发生：①如出现高尿酸血症、高钾血症、高磷血症和低钙血症，少尿、无尿甚至肾衰竭等应考虑肿瘤溶解综合征；②出现非刺激性咳嗽、声音嘶哑、呼吸困难、喘鸣/喘息、端坐呼吸、胸部疼痛、吞咽困难、颈静脉充盈扩张、颜面部及上肢水肿等提示上腔静脉压迫综合征；③无原因的腹痛可由于后腹膜淋巴结肿大所致。

2. 肿块压迫护理 肿块压迫气道要垫高背部给予半卧位或端坐位，保持呼吸道通畅，有缺氧症状者给予氧疗；压迫腹腔给予患侧卧位，腹部疼痛时给予半卧屈膝位，注意防止外力碰撞肿块导致破裂出血。

3. 防治感染 参见本章第二节获得性再生障碍性贫血。

4. 提高药物疗效，减少不良反应。

（1）利妥昔单抗：不良反应较多，可出现发热、寒战、头痛、过敏、血压不稳定、高血糖、感觉异常、抵抗力低下等。使用前遵医嘱先用抗过敏药，使用时卧床休息，注意观察生命体征，开始时滴速宜慢，并注意监测血糖变化。

（2）达卡巴嗪：可出现"流感"样症状如全身不适、发热、肌肉疼痛等，症状严重者应告知医师及时对症处理。

（3）博来霉素：可引起间质性肺炎、肺纤维化可能，应定期进行肺泡动脉血氧分压差、动脉血氧分压、CO 弥散功能、胸部 X- 线检查等。

（4）其他：长春新碱（VCR）、甲氨蝶呤（MTX）、环磷酰胺（CTX）、蒽环类化疗药、VP-16、阿糖胞苷（Ara-c）、糖皮质激素等不良反应参见本章第五节白血病。

（二）健康指导

1. 住院指导

（1）预防感染、出血：参见本章第二节获得性再生障碍性贫血。

（2）体位：肿块压迫出现非刺激性咳嗽、呼吸困难时给予舒适的半卧位或端坐位，避免情绪激动；腹腔肿块压迫引起腹痛时予患侧卧位或屈膝位。

2. 出院指导　参见本章第五节白血病。

（陈朔晖）

10

第十章

神经系统疾病患儿的护理

儿童神经系统疾病中以感染引起的各种脑膜炎、脑炎多见。神经系统是人体内的一个重要系统，它协调人体内部各器官的功能以适应外界环境的变化。在护理中要密切观察、早期发现疾病特征，同时加强神经系统功能的恢复训练，使神经系统疾病患儿尽快康复。

第一节 神经系统疾病一般护理要点

一、一般护理原则

（一）生活护理

患儿绝对卧床休息，治疗及护理工作应相对集中，减少不必要的干扰。协助患儿洗漱、进食、大小便及个人卫生等生活护理。保持患儿肢体在功能位上，防止足下垂等并发症的发生。预防感染，减少探视的人员及探视次数。

（二）饮食护理

保证足够的热量摄入，根据患儿的热量需要制订饮食计划，给予高蛋白、高热量、高维生素的清淡流质或半流质饮食，少量多餐。记录 24 小时出入量，必要时，给予静脉输液补充热量。对意识障碍者，给予鼻饲喂养，并做好口腔护理。

（三）高热的护理

病房开窗通风，为避免强光对患儿的刺激，宜用窗帘适当遮蔽。保持病室的温度在 18～22℃，湿度 50%～60%。鼓励患儿多饮水，体温小于 38.5℃时，给予物理降温（头枕冰袋、酒精擦浴、温水浴），超过 38.5℃给予药物降温（百服宁、泰诺林、美林等）每 4 小时测体温一次，并记录。退热出汗时及时更换衣物，保持皮肤、床单、被套的干燥清洁。

（四）口腔及皮肤护理

患儿因发热、呕吐、饮食少等常有口臭，要认真做好口腔护理，干裂者涂液状石蜡。鼻饲喂养的患儿做好口腔护理，防止感染。保持皮肤清洁干燥，特别是瘀点、瘀斑的皮肤，有时有痒感避免抓破。大小便不能控制者应及时更换床单位并清洗肛周，及时更换污染的衣服，防止皮肤溃烂。每 1～2 小时翻身 1 次，并用减压贴粘贴骨隆突出，保护皮肤。翻身时避免拖、拉、伸等动作防止擦伤。

二、常见症状及体征护理

神经系统疾病是小儿科常见病之一，常见的主要症状有：颅内高压、头痛剧烈、意识障碍、瘫痪、癫痫发作等。常用的诊疗技术包括：实验室检查、腰椎穿刺、计算机体层摄影检查、磁共振检查、脑电图检查和诱发电位检查。

（一）头痛

头痛指额、顶、颞及枕部的疼痛，是神经系统疾病常见的临床症状，大多无特异性，但反复发作或持续头痛，可能是器质性疾病的信号。头痛的部位、性质、程度、进展快慢、伴随症状等往往提示了病情变化情况，对病灶的诊断有一定的参考价值。护士应根据其表现，采取相应措施，不仅要促进患儿舒适，更要把握时间，配合救治。

11

【护理要点】

1. 病情观察

（1）观察症状：监测生命体征，头痛的部位（是全头痛还是局部头痛）、性质（是搏动性头痛还是胀痛、钝痛等）和程度（是轻微还是剧烈或无法忍受）。头痛出现的时间与持续的时间；使得头痛加重或减轻的因素。

（2）观察有无伴随症状：生命体征是否平稳；双侧瞳孔是否等大等圆；有无脑膜刺激征。

2. 体位　头痛患儿尽量平卧位。

3. 环境与休息

（1）房间安静、整洁，空气新鲜、避免对流风，光线充足。

（2）平时给予听舒缓的轻音乐，放松身心，减轻头痛，保证充足的睡眠。

4. 用药护理

（1）查找头痛的病因，针对性地用药。颅高压头痛给予甘露醇脱水降颅压治疗，低颅压给予补液治疗。

（2）止痛药物应用原则：首选口服、按时给药、按阶梯用药、个体化给药。

（二）意识障碍

意识是人对周围环境和自身状态的认知和察觉能力，是大脑活动的综合表现。意识的内容包括定向力、感知力、注意力、记忆力、思维、情感和行为等。意识障碍是人对周围环境和自身状态的认知和察觉能力下降。

【护理要点】

意识障碍是人对周围环境和自身状态的认知和察觉能力出现障碍，多由于高级神经中枢功能活动（意识、感觉、运动）受损引起。表现为嗜睡、意识模糊、昏睡、昏迷。

1. 病情观察

（1）观察症状：检查患儿的瞳孔是否等大等圆，对光反射是否灵敏，观察生命体征变化，有无呼吸频率和节律的改变，有无伴随症状。

（2）采用格拉斯哥昏迷评分法进行评定：通过评定睁眼、语言及运动反应，三者得分相加表示意识障碍的程度，最高分为 15 分，表示意识清醒；评分 8 分以下为昏迷；最低分为 3 分，分数越低表明意识障碍越严重。

2. 体位　颅压高者采取头高位 15°～30°以降低颅内压；平卧位，头偏向一侧，防止呕吐后误吸。长期卧床昏迷患儿，应保持关节功能位及适当被动活动，防止足下垂和髋关节外旋，应给予适当的体位摆放和支具。摆放原则：上肢伸展位，下肢屈膝位。

3. 保证呼吸道通畅　吸氧昏迷患儿有舌后坠者应放置口咽通气道。如不能排痰应做气管切开，并做好气管切开术后护理，必要时应用呼吸机辅助呼吸。

4. 皮肤护理，预防压疮。加强皮肤护理，对大小便失禁、频繁呕吐患儿应及时更换床单、衣服，清洗皮肤或会阴、肛门，保持床单及皮肤的清洁、干燥。每 2 小时翻身 1 次，对消瘦、营养不良者，应在骨突处贴减压贴，穿戴肢具的要定时观察肢体，以防压疮。

5. 尿道口护理　留置尿管的患儿应做好清洁护理，每天尿道口护理两次，防止泌尿系感染。

6. 用药护理　应激性胃肠出血的患儿遵医嘱正确使用止血药物；注意观察出血量、血压变化，防止休克。

（三）瘫痪

瘫痪是指因肌力下降或丧失而导致的运动障碍，系运动神经元损害所引起，按病变部位和性质可分为上运动神经元性瘫痪和下运动神经元性瘫痪。

【护理要点】

1. 病情观察

（1）观察患儿卧、坐、立和行走的姿势、步态，考虑是否需要协助、辅助或支持。

（2）观察患儿瘫痪的性质、程度及有无伴发症状，有无抽搐、疼痛等。

2. 体位　保持肢体功能位置：瘫痪肢体的手指关节应伸展、稍屈曲，可在患儿手中放一块海绵团；肘关节

11

应微屈；上肢肩关节稍外展，避免关节内收；伸髋、伸膝关节；为防止足下垂，应使踝关节稍背屈；为防止下肢外旋，要在外侧部放沙袋或其他支撑物。

3. **康复护理** 加强瘫痪肢体的活动：包括肢体按摩、被动活动及坐起、站立、步行锻炼等，可防止肢体挛缩、畸形。

4. **心理护理** 重视患儿及家长的思想工作，需鼓励患儿及家长乐观豁达，树立战胜疾病的信心，使其能与医护人员和家庭成员配合，尽早进行瘫痪肢体功能锻炼，防止关节畸形和肌肉萎缩的发生。

三、常用专科检查及护理

(一) 实验室检查

实验室检查与临床护理有着十分密切的关系。其作为客观资料的重要组成部分，可协调、指导护士观察、判断病情和治疗护理效果，为提出护理诊断提供依据。

1. **标本采集的基本原则与注意事项**

（1）保持样本完整、新鲜。

（2）护士应了解影响标本检测结果的相关因素，提前告知。

（3）严格遵循不同检验项目的标本留取时间、保存要求、及时送检。

（4）严格依据检测项目选择留取样本的容器。

2. **神经系统临床常用实验室检查项目**

（1）血常规：血小板正常值（100~300）×10^9/L，血小板减少提示有出血的风险。

（2）脑脊液检查：正常脑脊液压力为 80~180mmH$_2$O，滴数 <60 滴，外观为无色水样，透明澄清，静置 24 小时不凝固。其压力、颜色、透明度、凝固性的改变以及常规、生化、免疫学及细胞学等检查对中枢神经系统感染性疾病的诊断和判断预后有着重要的意义。

(二) 腰椎穿刺术

腰椎穿刺术（lumbar puncture）是神经科常用的辅

助检查之一，对疾病的诊断和治疗有重要的意义。

1. 术前准备

（1）患儿准备：术前嘱患儿排空尿、便。

（2）仪器及药品准备：备好无菌腰椎穿刺包、无菌手套、棉球、纱布、局麻药物、无菌培养瓶及急救药物，防止意外发生。

（3）操作前告知患儿家长腰椎穿刺的目的、方法与注意事项，征得患儿及家长知情同意。

2. 术中配合

（1）体位：协助患儿取侧卧位，脊背靠近床沿，头颈部稍向下屈曲，双腿弯曲靠近腹部。

（2）协助医师测压，当医师接紧测压管后，护士让患儿将两腿慢慢伸直，嘱患儿全身放松，伸直头自然侧卧。

（3）严密观察患儿的意识、瞳孔、呼吸、脉搏、血压及面色等。

3. 术后照护

（1）操作后指导患儿去枕平卧 4~6 小时，嘱其卧床期间不可将头部抬高，可以适当翻转身体。保持穿刺部位的纱布干燥，观察有无渗液、渗血，24 小时不宜淋浴。

（2）观察患儿有无头痛、脑疝及感染等穿刺后并发症。

（3）及时送检脑脊液标本，以免影响检查结果。

11

（三）计算机体层摄影检查及护理

计算机体层摄影（computed tomography，CT），它是利用 X 线对人体分层面进行扫描并记录信息，再经过计算机处理从而获得的图像，其密度分辨率高，可显示不同层面的人体组织的形态和位置等图像。CT 检查包括 CT 平扫、增强扫描、螺旋扫描等方法。

1. 检查前准备

（1）患儿准备：认真询问患儿及家长是否有过敏史，进行碘过敏试验。

（2）操作前告知患儿家长 CT 检查的目的、方法与注意事项，征得患儿及家长知情同意。

（3）检查前为患儿建立静脉通路。

（4）检查前去除检查部位所有的金属及高密度物品。

（5）躁动患儿需要采取镇静措施后方可进行检查。

2. 检查中配合

（1）检查过程中密切观察患儿，如有异常立即停止操作。

（2）做好各项防辐射工作。

（3）协助患儿保持体位不动，配合检查。

3. 检查后照护

（1）增强扫描结束后患儿应按压针口，防止出血并嘱患儿多饮水。

（2）增强扫描后需要留观 15 分钟，避免发生迟发过敏反应。

（四）磁共振检查及护理

磁共振检查（magnetic resonance imaging，MRI），是利用人体组织中氢原子核在磁场中受到射频脉冲的激励而发生磁共振现象，产生磁共振信号，经过电子计算机处理，重建人体某一层面图像的成像技术。

1. 检查前准备

（1）操作前告知患儿家长 MRI 检查的目的、方法与注意事项，征得患儿及家长知情同意。

（2）如需增强则检查前为患儿建立静脉通路。

（3）检查前需要去除内衣外的全部衣服，换上磁共振检查专用衣服。

（4）去除所佩戴的金属物品。

（5）躁动患儿需要采取镇静措施后方可进行检查。

2. 检查中配合

（1）MRI 检查需要 25 分钟左右，整个过程身体不能做任何动作。

（2）病情危重者需要临床医师陪同。

（3）禁止将轮椅、平车、氧气筒、呼吸机等金属物

11

品带入检查室。

（4）禁止将磁卡、磁条等磁性物品带入检查室。

3. 检查后照护

（1）病情观察：观察患儿生命体征情况有无异常。

（2）适当休息。

（五）脑电图检查及护理

脑电图（electroencephalography，EEG）是脑生物电活动的检查技术，是通过测定自发的有节律的生物电活动来了解脑功能的状态。

1. 检查前准备

（1）操作前告知患儿家长脑电图检查的目的、方法与注意事项，征得患儿及家长知情同意。

（2）脑电图检查需要在安静、闭目、觉醒或睡眠状态下分别记录。

（3）不能配合检查、躁动、较小患儿检查当天早晨剥夺睡眠。如躁动、较小的患儿需检查携带镇静剂。

（4）检查前需要清洁头发、忌用头油。

2. 检查中配合

（1）协助患儿摆放体位：平卧位。

（2）协助医师按指定位置进行固定电极。

（3）使用弹力网兜将头部电极罩住，防止脱落；使用纱布垫衬弹力网兜边缘。

（4）调整视频探头位置，使患儿位于中间位置。

3. 检查后照护

（1）病情观察：观察患儿生命体征情况有无异常。

（2）协助患儿清洗头发，保持整洁。

（3）告知患儿及家属定时服药。

（4）做好护理记录。

（六）诱发电位及护理

诱发电位（evoked potential，EP）是神经系统在感受外来或内在刺激时产生的生物电活动。

1. 检查前准备

（1）操作前告知患儿家长诱发电位的目的、方法与

11

注意事项，征得患儿及家长知情同意。

（2）评估环境，保证室内环境安静。

（3）检查前擦拭受试皮肤表面，去除表皮脂质，降低皮肤电阻。

（4）检查当天不做物理治疗及其他检查。空腹时不宜进行电诊断检查。

（5）躁动患儿需要采取镇静措施后方可进行检查。

2. 检查中配合

（1）电极位置放置准确、稳定，消除肌电伪迹现象。

（2）视觉诱发电位检查者，嘱其全身肌肉放松，瞳孔保持自然状态，注意力集中。

（3）躁动患儿需要采取镇静措施后方可进行检查。

（4）检查视觉诱发电位时应佩戴合适镜片，矫正视力到最佳状况。

3. 检查后照护

（1）病情观察：观察患儿生命体征情况有无异常。

（2）操作完成后，电流输出回零。避免再次开机电击患儿。

四、人文关怀

（一）急性期

1. 关注患儿、安慰家属　发病急骤，表现危急，尤其是目睹患儿头痛、呕吐、意识障碍、抽搐容易引起家长紧张、烦躁、恐惧，应通过娴熟的技能和心理支持，安抚家属，取得信赖。

2. 介绍病情、缓解焦虑　根据患儿家长的文化水平，介绍患儿病情、并发症、预后、治疗和护理方法，虽然神经系统疾病容易引起患儿及家属恐惧，但是通过列举成功救治的病例，帮助患儿及家属缓解焦虑情绪，树立信心，积极主动配合坚持治疗。

3. 及时沟通、满足需求　神经系统疾病为明确诊断，需做辅助检查，应及时与患儿及家属沟通病情及各项检查结果，告知患儿及家属病情发展情况，并尽可能满足患儿及家属的要求。

（二）恢复期

神经系统疾病患儿病情重，恢复时间长，家长精神及经济压力大，应及时对家长做好心理疏导，通过各种途径取得社会、家庭、学校全方位的支持，共同关爱患儿，并针对不同的疾病制订康复计划。

1. 唤醒护理　对于昏迷患儿尽量让亲人陪伴，进行唤醒护理。

2. 康复训练　对于有肢体偏瘫和语言沟通障碍的患儿，指导家属进行康复护理，鼓励家属坚持智力训练和瘫痪肢体的功能训练。保持良好的肢体位置，根据病情，给予床上运动训练。经常与患儿交流，交流时要耐心、细心、语调轻柔、语速放慢、使用简单明确的语言，促进其语言功能的恢复，培养其独立意识，使其生活能够自理，减轻家长负担，尽快融入社会。

3. 对于癫痫患儿，应强调综合管理其健康与成长，重视患儿的精神心理健康，注意患儿异常的心理行为，尽量避免精神心理方面的负面影响，促进和改善患儿的远期预后。

第二节　化脓性脑膜炎

化脓性脑膜炎（purulent meningitis）是各种化脓性细菌引起的脑膜炎症，是小儿时期常见的神经系统感染性疾病之一。其临床表现以发热、头痛、呕吐、惊厥、烦躁、嗜睡、脑膜刺激征及脑脊液改变为主要特征。随着以抗生素为主的综合治疗的临床应用，化脓性脑膜炎的预后已大为改观，但仍有较高的死亡率，神经系统后遗症也较为常见。据美国资料显示，化脓性脑膜炎的人群中年发病率 5/10 万～10/10 万；5 岁以下小儿发病率达 87/10 万，5 岁以上者 2.2/10 万。2 岁以内发病率 75%，本病高发于 6～12 月。各种原因所致脑解剖缺陷和机体免疫功能异常者增加化脓性脑膜炎的发病率。

11

【临床要点】

（一）临床表现

1. 典型症状

（1）典型表现：全身中毒症状、颅内压增高、脑膜刺激征。

（2）非特异性表现：发热、食欲下降、喂养困难、上呼吸道症状、疲倦、关节痛等。小婴儿在早期表现为易激惹、烦躁和哭闹。

2. 体征

（1）脑膜刺激征：为特征性体征，包括颈抵抗、布氏征及克氏征阳性。

（2）颅内压增高：表现为剧烈头痛和喷射性呕吐。婴幼儿可出现前囟膨隆、紧张或颅缝增宽。

（3）惊厥：因脑实质炎症、梗死或电解质紊乱引起。

（4）意识障碍：表现为嗜睡、谵妄、昏迷。

3. 并发症　硬膜下积液、脑室管膜炎、脑积水、抗利尿激素异常分泌综合征。

（二）辅助检查

1. 外周血象

（1）白细胞总数明显增高，可高达（20～40）×10^9/L。

（2）分类以中性粒细胞增加为主占80%以上，伴有明显核左移。

2. 脑脊液

（1）压力升高，外观混浊或呈脓性，白细胞数明显增多达（500～1000）×10^6/L以上，以中性粒细胞为主；蛋白多升高>1g/L，糖和氯化物下降。

（2）涂片革兰染色找菌（阳性率70%～90%）。

（3）特异性细菌抗原测定：利用免疫学方法检查患儿的脑脊液、血、尿等标本中的细菌抗原，是快速确定致病菌的特异方法，常见有对流免疫电泳、乳胶凝剂试验、免疫荧光试验等。

3. 血培养　病程早期未使用抗生素，阳性率较高。

（三）治疗措施

治疗原则：早期用药、联合用药、坚持用药、对症处理。

1. 抗生素治疗　及早采用敏感的且能通过脑脊液屏障的药物。病原菌明确前选用脑脊液透过率较高的三代头孢菌素。常用药物为头孢噻肟、头孢曲松。病原菌明确后，治疗应参照细菌药物敏感实验的结果，选用病原菌敏感的抗生素。疗程：不少于 2~3 周，或治疗至临床症状消失，复查脑脊液，如正常时可按规定停止。

2. 肾上腺素皮质激素应用　可降低血管通透性，减轻脑水肿和颅压高症状。地塞米松 0.6mg/（kg·d），每天分四次静脉给药，连用 2~3 天。

3. 对症及支持治疗　保持水电质的平衡；给予 20% 甘露醇降低颅内压，防止脑疝的发生；对症处理：降温、止惊及纠正休克。

4. 并发症的治疗

（1）硬膜下积液：少量液体不必穿刺及处理，积液量大时，出现明显的颅内压增高、局部刺激症状，应穿刺放液，并根据病情需要注入对病原菌敏感的抗生素。

（2）脑室管膜炎：可作侧脑室引流，以减轻脑室压力，并局部注入抗生素。

（3）脑性低钠血症：适当限制液体入量，逐渐补充钠盐，纠正低钠血症。

【护理要点】

（一）专业照护

1. 病情观察

（1）观察生命体征及意识状态：详细记录观察结果，早期预测病情变化。如出现呼吸节律不规则、瞳孔不等大等圆、对光反射减弱或消失、头痛、呕吐、血压升高，应警惕脑疝及呼吸衰竭发生。

（2）观察患儿皮肤情况，防止压疮形成。

（3）关注并发症的发生：①若治疗中出现体温不退，或热退数天后复升，病程中出现进行性前囟饱满，颅缝分

11

离、意识障碍者考虑存在硬脑膜下积液；②若患儿出现烦躁不安、嗜睡、昏迷、惊厥、血清钠＜130mmol/L，考虑抗利尿激素异常分泌综合征；③若患儿出现头疼、呕吐、视力模糊、视盘水肿，偶伴复视、眩晕等症状考虑患儿出现脑积水。上述情况发生，应立即报告医师，给氧并备好吸引器、硬膜下穿刺包及侧脑室引流包等各种急救物品的准备工作，配合急救处理。

2. 提高药物疗效，减少不良反应。

（1）药物治疗：抗生素应按药物血浓度的周期给药，保持血浆中药物的浓度。抗生素疗程要足，不得随意停药。

（2）输液速度：①抗生素输液治疗要按照各自说明书上的输液速度进行输注，不可过快，以免引起输液反应；②脱水药，应在30分钟进入体内，有利于迅速提高血浆渗透压，降低颅内压力，防止脑疝发生，注意防止液体渗漏；③应用激素类药物时不可随意减量停药，以免发生"反跳"现象，激素类药物最好在上午输注，避免由于药物副作用引起睡眠障碍。

（二）健康指导

1. 住院指导

（1）安全指导：强调偏瘫的患儿必须要有人陪伴，及时拉好床旁防护栏，防止坠床，地面保持平整干燥。

（2）喂养指导：给予高热量、清淡、易消化的流质或半流质饮食，按照患儿的热量需要制订饮食计划，保证足够的热量的摄入。频繁呕吐不能进食者，给予静脉输液，维持水电解质平衡。

2. 出院指导

（1）生活指导：出院后预防感染，保证患儿充足睡眠，避免到人多的公共场所。合理安排患儿的生活、学习，保证充分的休息。

（2）安全指导：保证患儿安全，防止外伤、意外，惊厥发作时将患儿头偏向一侧，避免躁动及惊厥时受伤或坠床，及时清理呕吐物，保持呼吸道通畅。

（3）药物治疗：按时按量服药，不可自行减药减量。

（4）康复指导：去除影响患儿情绪的不良因素，创造良好的环境，提供保护性照顾。鼓励并帮助患儿逐渐进行肢体的被动或主动功能锻炼，注意循序渐进。

（5）定期复查：需定期到医院复查，注意药物的毒副作用，定期检查血常规、肝功能、肾功能。出院后2~3周常规第一次随访，以后第1、3、6、12个月复诊。

第三节　病毒性脑炎

病毒性脑炎（viral encephalitis）是由多种病毒引起的颅内急性炎症。若病变主要累及脑膜，临床表现为病毒性脑膜炎；若累及脑实质，则以病毒性脑炎为特征。若脑膜和脑实质同时受累，则称为病毒性脑膜脑炎。大多数患儿病程呈自限性。

【临床要点】

（一）临床表现

一般情况下，病毒性脑炎的临床症状较脑膜炎重，重症脑炎更易发生急性期死亡或后遗症。

1. 病毒性脑膜炎　急性起病，多先有上呼吸道或肠道感染病史，表现为发热、恶心、呕吐、嗜睡；年长儿诉头痛，婴幼儿则易激惹、烦躁不安。一般少有严重意识障碍和惊厥。

2. 病毒性脑炎　起病急，临床表现因脑实质受累部位的病理改变、范围和严重程度而有所不同。可表现全身感染症状，如发热、呕吐、头痛等；中枢神经系统症状：惊厥，反复发作，严重者呈惊厥持续状态、不同程度意识障碍、颅压增高、偏瘫、不自主运动，精神情绪异常：躁狂、幻觉、失语、记忆力障碍等。

（二）辅助检查

1. 脑脊液检查　脑脊液压力正常或增高，白细胞正常或轻度增多，早期以中性粒细胞为主，之后以淋巴细胞为主，蛋白质轻中度增高，糖和氯化物一般正常。

2. 脑电图　均有异常改变，主要为高波幅慢活动，

11

呈弥漫性分布。疱疹病毒脑炎时，脑电图可记录到特征性异常改变，如周期性一侧痫样放电。

3. 神经影像学检查对急性脑炎的诊断与评价具有重要的意义。

（三）治疗措施

治疗原则：本病无特异性治疗。关键在于急性期正确的对症支持治疗。

（1）维持水、电解质平衡，合理营养。

（2）控制脑水肿和降颅压：严格限制液体入量，静脉注射甘露醇。

（3）控制惊厥发作：惊厥发作时，给予地西泮止惊。

（4）抗病毒治疗：可予阿昔洛韦、更昔洛韦治疗。

【护理要点】

（一）专业照护

1. 观察病情

（1）密切观察患儿生命体征、意识状态、瞳孔、神志、囟门的变化，并详细记录观察结果，早期预测病情变化。如出现呼吸节律不规则、瞳孔不等大等圆、对光反射减弱或消失、头痛、呕吐、血压升高，应警惕脑疝及呼吸衰竭发生。

（2）观察患儿皮肤情况，防止压疮形成。

（3）观察患儿进食、有无呕吐，出入量情况。

2. 用药护理

（1）抗病毒药应注意输液速度，输液时间大于 1 小时，滴速过快可引起肾衰竭。

（2）脱水药，应在 30 分钟进入体内，有利于迅速提高血浆渗透压，降低颅内压力，防止脑疝发生，注意防止液体渗漏。

3. 肢体功能训练 保持肢体功能位，病情稳定后做康复训练，减少后遗症。

（二）健康指导

1. 住院指导

（1）饮食指导：神志清者给予易消化、富营养的流

11

质或半流质饮食；意识障碍患儿给予静脉高营养或鼻饲；呕吐频繁者，可根据个体情况，采取静脉补液的方式维持液体量与能量的摄入。

（2）用药指导：遵医嘱指导患儿及家属按时按量服药，不可自行减药减量。注意观察药物的不良反应。

（3）生活指导：保持生活环境安静舒适，避免声光刺激，注意劳逸结合，保证充足的睡眠。适当安排体力和脑力活动。

2. 出院指导　同化脓性脑膜炎。

第四节　脑性瘫痪

脑性瘫痪（cerebral palsy）简称脑瘫，是由于各种原因造成的发育期胎儿或婴儿非进行性脑损伤，主要表现为中枢性运动障碍和姿势异常，有时伴有智力缺陷、癫痫、行为异常、感知觉障碍。我国患病率2‰左右。

【临床要点】

（一）临床表现

1. 基本表现

（1）运动发育落后、主动运动减少：精细运动及大运动均落后于同龄儿。

（2）肌张力异常：肌张力增高或低下，也可表现为变异性肌张力不全。

（3）姿势异常：可出现多种肢体异常姿势。

（4）反射异常：多种原始反射消失或延迟，如拥抱反射、颈强直反射、握持反射。

2. 临床类型

（1）痉挛型：最常见，表现为上肢肘腕关节屈曲、拇指内收、手紧握呈拳状。下肢内收交叉呈剪刀腿和尖足。

（2）手足型：难以用意志控制的不自主运动。

（3）肌张力低下型：肌张力低下，四肢呈瘫软状，自主运动少。常为脑瘫的暂时阶段，大多数会转为痉挛型或手足徐动型。

11

（4）强直型：全身肌张力显著增高、僵硬。

（5）共济失调型：步态不稳，摇晃，走路时两足间距加宽，四肢动作不协调。

（6）震颤型：多为静止性震颤。

（7）混合型：以上某几种同时存在。

3. 伴随症状　智力低下、癫痫、语言功能障碍、视力听力障碍、流涎等。

（二）辅助检查

1. 智力测试。

2. 影像学及脑电图检查，可确定脑损伤的部位。

（三）治疗措施

治疗原则：早发现，早治疗，按小儿发育规律实施综合治疗和康复。

1. 功能训练　包括躯体、技能、语言锻炼等的功能训练。

2. 应用矫形器　使用一些辅助矫形器，帮助完成训练和矫正异常姿势。

3. 手术治疗　运用手术治疗以矫正肢体畸形，减轻肌肉痉挛。

4. 其他方法　理疗、针灸、按摩、推拿等物理学治疗方法，改善姿势异常及运动障碍。

【护理要点】

（一）专业照护

1. 病情观察　患儿生命体征、癫痫发作、运动障碍、姿势异常情况；观察患儿进食情况，必要时记录出入量；观察患儿皮肤有无受损。

2. 功能训练　功能训练要从简单到复杂、从被动到主动的肢体锻炼，以促进肌肉、关节活动和改善肌张力。同时配合理疗、针刺、按摩、推拿和必要的矫形器等，纠正异常姿势，抑制异常反射。

（1）体能运动训练：针对运动障碍和异常姿势进行的物理学手段训练。

（2）对伴有语言障碍的患儿，应按正常小儿语言发育的规律进行训练，要给予患儿丰富的语言刺激，鼓励患儿发声，矫正发声异常，并持之以恒地进行语言训练。

（3）技能训练：根据患儿年龄制订各种功能训练计划，并选择适当的康复方法，帮助训练患儿上肢和手的精细动作。

（二）健康指导

1. 住院指导

（1）介绍疾病知识及治疗新进展。

（2）指导家长合理安排患儿生活，保证患儿安全。

（3）饮食方面应提供营养全面均衡的饮食。如患儿不能进食需鼻饲喂养，应教会家长鼻饲喂养的正确方法。

（4）对于运动障碍、姿势异常或卧床的患儿注意皮肤护理。

（5）向家长强调康复训练对患儿疾病转归的重要性，通过康复师的指导使其掌握一定的康复训练方法。

（6）指导家长正确地教育和引导患儿，尽量克服患儿心理障碍，培养其生活自理能力，减轻家庭及社会负担。

2. 出院指导　指导家属坚持康复锻炼。根据生长发育发展规律，把握训练时机有重点地进行训练。

康复训练是以最大限度改善患儿功能并提高其生活质量为目标，尽可能减少继发性残损，尽量推迟或避免有创性治疗。儿童康复的主要目的是，促进功能发育、矫正异常、预防畸形和继发损害。康复治疗主要包括含物理治疗、作业治疗和矫形器应用，必要时补充语言、心理治疗及特殊教育。

11

无论用什么治疗方法，均应针对患儿的异常功能。许多病损可能是不可治愈或部分可治，治疗师和家长应充分认识到这一点，制定切实可行的治疗目标。以下介绍几种常用的康复治疗：

（1）物理治疗：是通过增加关节活动度，调整肌张力，改善运动功能，增强生活自理能力。常用技术包括：体位性治疗、软组织牵伸、功能性运动强化、平衡和协调控制、物理因子治疗。

（2）作业治疗：包括手的精细功能训练、日常生活活动能力训练、支具和辅助支具的制作及生活环境设施的简单改造等。

（3）矫形器的应用：关键在于根据患儿的个体情况选择最佳佩戴时期和类型。

（4）言语治疗：根据不同言语障碍类型进行治疗。

（5）心理行为治疗。

（6）家庭训练计划：包括对患儿生活的安排；针对性的肌力和关节活动度训练；痉挛肌的牵伸治疗；功能性活动的强化训练；辅助用具的使用等。

（7）特殊教育：出院后应遵医嘱定时门诊复查。

第五节　癫痫发作和癫痫

癫痫发作（epilepsy attack）是发作性皮层功能异常而造成的一组临床症状，即由大脑神经元异常放电所引起的发作性脑功能异常现象，发作时间多较短暂且呈自限性。两次及以上甚至长期反复地出现痫性发作的疾病称之为癫痫（epilepsy），其特征是脑内神经元群反复发作性过度放电引起突发性、暂时性脑功能失常，临床出现意识、运动、感觉、精神或自主神经功能障碍。癫痫是小儿时期常见的神经系统疾患，长期、频繁地发作可损害脑功能。

11

【临床要点】

（一）临床表现

1. 部分性发作

（1）简单性发作：①运动性发作：发作形式多样，多表现为一侧某部位的抽搐，如肢体、手、足、指、趾、口角、眼睑等处。②感觉性发作：表现为发作性躯体感觉异常及特殊感觉异常，如针刺感、麻木感、幻视、幻嗅、发作味觉异常等。③自主神经症状性发作：自主神经症状，如心悸、腹部不适、呕吐、面色苍白或潮红、大汗、竖毛、瞳孔散大或二便失禁等。这些症状常伴随其他的发作形式，单独自主神经发作性癫痫罕见。④精神症状发作：可表现为幻觉、错觉、记忆障碍、语言障碍、认知障碍、情感障碍或感到恐惧、暴怒等。

（2）复杂性发作：这类发作都有不同程度的意识障碍，往往有精神症状，常伴反复刻板的自动症（automatism），如吞咽、咀嚼、舔唇、拍手、摸索、自言自语等。多见于颞叶和部分额叶的癫痫发作。

（3）部分性发作演变为全身性发作：由简单部分性或复杂部分性发作泛化为全身性发作，也可由单纯部分性发作发展为复杂部分性发作，然后继发全身性发作。

2. 全身性发作

（1）失神发作：以意识障碍为主要症状。典型失神发作：起病突然，没有先兆，正在进行的活动停止，两眼凝视，持续数秒钟恢复，一般不超过 30 秒，发作后可继续原来的活动，对发作不能回忆。

（2）强直-阵挛发作（癫痫大发作 grand mal）：临床最常见。主要表现是意识障碍和全身抽搐。①强直期：发作时意识突然丧失，全身肌肉强直收缩，呼吸肌的强直收缩将肺内空气压出，发出尖叫一声突然跌倒、呼吸暂停、面色发绀、双眼上翻、瞳孔散大、四肢躯干强直，有时呈角弓反张状态；②阵挛期：强直期继数秒至数十秒后出现较长时间反复的阵挛，即全身肌肉节律性抽搐，口吐白沫，持续约 30 秒或更长时间逐渐停止；③昏睡期：阵挛停止后患儿可有舌咬伤、尿失禁发生，发作后常有深睡，醒后出现疼痛、嗜睡、乏力等现象。

（3）强直性发作：表现为持续而强烈的肌肉收缩，使身体固定于某种特殊体位，如头眼偏斜、双臂外旋、呼吸暂停、角弓反张等，持续时间不超过 30 秒。

（4）阵挛性发作：发作时躯干、肢体或面部节律性抽动无强直，伴意识丧失。

（5）肌阵挛发作：表现为全身或局部肌肉突然短暂收缩，如突然点头、身体前倾、两臂抬起等，严重者可致跌倒。

11

（6）失张力发作：发作时肌肉张力突然短暂性丧失引起姿势改变，同时伴有意识障碍，表现头下垂、双肩下垂、屈髋屈膝或跌倒。若累及全身肌肉，则患儿可突然跌倒，伤及头部。

（7）痉挛发作：最常见于婴儿痉挛，发作时表现为点头、伸臂、弯腰、踢腿或过伸样动作等。

3. 分类不明的发作　无法归为全身性发作和部分性发作的，包括新生儿发作、节律性眼运动、咀嚼动作、游泳式动作、颤抖和呼吸暂停等。

（二）辅助检查

1. 脑电图检查　脑电图是诊断癫痫最重要的实验室检查，如果发现棘波、尖波、棘-慢复合波等痫样波发放，不仅对癫痫的确认，而且对临床发作分型和转归分析均有重要价值。可根据需要选择常规脑电图、动态脑电图、录像脑电图检查。

2. 影像学检查　癫痫患者做此项检查的主要目的是寻找病因，尤其是有局灶性症状和体征者，更应进行颅脑影像学检查，包括 CT、MRI 甚至功能影像学检查。

3. 其他实验室检查　根据需要做遗传代谢病筛查、基因分析、染色体检查、血生化检查、脑脊液检查等。

（三）治疗措施

治疗原则：药物治疗，控制发作。

1. 服用抗癫痫药物　丙戊酸、氯硝西泮为广谱抗癫痫药物，服药期间定时复查，观察用药效果及不良反应，告知患儿家属按时服药，不自行减量、停药。

2. 癫痫大发作的处理　去除周围的危险物品，保持镇定，记录发作时间。切勿尝试制止患者的抽搐，切勿将物品强行塞进患者的嘴里。如抽搐发作超过 5 分钟，及时送医院就诊。

【护理要点】

（一）专业照护

1. 病情观察

（1）严密观察患儿的生命体征变化，定时测量体温、心率、呼吸、血压。

（2）观察患儿是否出现发作先兆症状，记录引起患儿发作的诱因。

（3）观察患儿发作表现、次数以及持续时间，持续时间较长及时通知医师给予处理。

（4）观察患儿发作时是否出现意识障碍、是否出现缺氧、窒息等症状，及时通知医师。

（5）观察癫痫发作停止后患儿定向力、记忆力、判断力、语言能力，有无皮肤损伤，大小便失禁，瞳孔大小及对光反射。

2. 癫痫发作处理

（1）癫痫持续状态时立即将患儿平卧，松解其衣领扣、裤带；勿用力按压患儿肢体；及时使用牙垫或开口器，防止咬伤舌头，将患儿头偏向一侧；遵医嘱吸氧。

（2）遵医嘱给予抗惊厥药物，如地西泮、苯巴比妥钠等，以控制癫痫发作。

（3）遵医嘱予患儿吸氧，必要时吸痰。

（4）随时拉起床档，床档周围应有软垫，防止碰伤。极度躁动的患儿，必要时约束其肢体，应注意约束勿过紧。避免用强力阻止患儿抽动，以免发生骨折和其他意外。恢复期患儿应有人陪伴，防止突然抽搐，防止因身体虚弱或精神恍惚而造成损害。

（5）如患儿有肢体麻木、眩晕、心悸、幻觉等先兆症状时，马上就地卧倒。

3. 呼吸道管理

（1）加强巡视，如发现患儿有发作先兆，应及时报告医师，及时处理，防止窒息发生。

（2）患儿进食进饮后应取右侧卧位，头偏向一侧。

（3）患儿抽搐时头偏向一侧，使用舌钳，防止舌后坠阻塞呼吸道。

（4）在患儿床旁准备负压吸引器，必要时清理口腔、呼吸道分泌物。

11

（二）健康指导

1. 饮食指导 饮食均衡，定时定量。注意合理配餐，保证营养供应；要避免过饱或过饥。避免因血糖过低或大量饮用太浓的茶、咖啡诱发癫痫。

2. 用药指导 观察患儿用药期间的生命体征、瞳孔及神志改变；观察有无呼吸急促、发绀、呼吸抑制等现象；用药期间定时复查，观察用药效果及不良反应；告知患儿家属按时服药，不自行减量、停药；观察患儿药物副作用。

3. 生活指导 保持生活环境安静舒适，避免声光刺激，注意劳逸结合，保证充足的睡眠；适当安排体力和脑力活动。

4. 出院指导

（1）注意安全：患儿在服药期间不能单独外出，以防止交通事故发生。禁止单独游泳及攀高，防止坠床或摔伤。发作时禁止强行服药或进水、进食，避免用强力阻止患儿抽动，以免发生骨折和其他意外。

（2）不可擅自停药：患儿需长时期服用抗癫痫药物治疗。应告诉家长，其实治疗癫痫的药物不会影响孩子的发育。告诫家长不要一见病情缓解，就自行停药，以免发作更频繁，病情反复，严重损害高级神经精神功能，出现智力、运动障碍或情感异常等。

（3）定期复查：患儿用药期间，需定期到医院复查，注意药物的毒副作用，定期检查血常规、肝功能、肾功能。

（4）合理安排生活：合理安排患儿的生活、学习，保证充分的休息，饮食不过量，饮水勿过多，避免睡眠不足及情绪波动。饮食上要定时定量，不要暴饮暴食；忌辛辣、咖啡及海鲜发物。

（5）避免诱因：要留心观察，摸索规律，注意避免促成患儿发作的原因，如过度疲劳、情绪激动、睡眠不足、进食过量、高声、强光、感冒等。患儿出现高热应及时就诊进行相应的治疗，避免转为癫痫。

（6）指导家属学会发作处理：不必制止患儿的发作或按压患儿的四肢；有专人守护，防止咬舌致伤；解开上衣，将头部转向一侧，以防止呕吐物或分泌物吸入气管引起窒息，必要时要及时将分泌物吸出；对于戴眼镜的患儿，要立即将眼镜摘下；惊厥后要努力使患儿放松、镇静，必要时给予镇静剂。

5. 门诊指导

1）出院后应遵医嘱定时门诊复查血药浓度、血常规、肝功能、肾功能。

2）出院后记录有无癫痫发作，发作时间、形式及次数。2~3周常规第一次随访，以后第1、3、6、12个月复诊。

第六节　急性感染性多发性神经根炎

急性感染性多发性神经根神经炎，又称吉兰-巴雷综合征（Guillain-Barre syndrome，GBS），是小儿时期常见的急性周围神经系统病变的一种疾病。其主要临床特点为急性、对称性、弛缓性肢体瘫痪，伴有周围感觉障碍，病情严重者可引起呼吸肌麻痹而危及生命。好发于学龄前及学龄期儿童。

【临床要点】

（一）临床表现

根据起病急缓及病程分为两型：

1. 急性炎性脱髓鞘多神经病（AIDP）　进展迅速，起病在4周内达高峰。可分为如下亚型：①急性运动轴索神经病（AMAN）；②急性运动感觉轴索神经病（AMSAN）；③Miller-Fisher综合征。

2. 慢性炎性脱髓鞘多神经病（CIDP）　起病缓慢，是指进行性肌无力2个月以上。

临床特点：发作前可有持续数天的上呼吸道、胃肠或其他部位感染史。绝大多数患儿1~2周病情达到高

11

峰，2~3周后病情开始恢复。

（1）运动障碍：四肢，尤其下肢迟缓性麻痹是本病主要特征。一般从下肢开始，逐渐波及躯干、双上肢和脑神经，两侧基本对称。通常在1~2周内病情发展至高峰。瘫痪一般近端较远端重，肌张力低下。如呼吸、吞咽和发音受累时，可引起自主呼吸麻痹、吞咽和发音困难而危及生命。

（2）感觉障碍：一般较轻，多从四肢末端的麻木、针刺感开始。也可有袜套样感觉减退、过敏或消失，以及自发性疼痛、压痛以前壁肌角和腓肠肌明显。偶尔可见节段性或传导束性感觉障碍。

（3）自主神经功能障碍：初期或恢复期常有多汗、汗臭味较浓，少数患儿初期可有短期尿潴留；大便常秘结；部分患儿可出现血压不稳、心动过速和心电图异常等。

（4）脑神经症状：半数患儿有脑神经损害，表现为不能抬头、吞咽困难、进食呛咳，患侧眼裂大。

（二）辅助检查

1. 脑脊液检查　80%~90%患儿出现脑脊液特征性表现：蛋白增高，但白细胞计数和其他均正常。这种蛋白-细胞分离现象一般要到起病后第2周才出现。

2. 肌电图检查　以髓鞘脱失为主者，神经传导速度减慢；以轴索变性为主者，神经传导速度正常。

3. 脊髓磁共振　典型患儿脊髓核磁可显示神经根强化。

（三）治疗措施

治疗原则：本病缺乏特效治疗，且呈自限性，治疗的重点是实施监护、精心护理、预防合并症。

1. 大剂量应用免疫球蛋白　静脉输注免疫球蛋白，剂量为400mg/（kg·d），连用5天。

2. 血浆置换。

3. 糖皮质激素治疗。

4. 呼吸机麻痹治疗。

5. 防治坠积性肺炎、脓毒血症、血栓、压疮等。

【护理要点】

（一）专业照护

1. 病情观察　观察患儿生命体征、面色、胸廓起伏幅度，若出现呼吸极度困难、呼吸浅慢、咳嗽无力时应做好气管插管、机械通气的准备。

2. 用药护理　免疫球蛋白为血制品，输注时应用输血器；开始滴注速度为 $0.01 \sim 0.02\text{ml}/(\text{kg} \cdot \text{min})$（1ml约为 20 滴），持续 15 分钟后若无不良反应，可逐渐加快速度。但滴注速度最快不得超过 $0.08\text{ml}/(\text{kg} \cdot \text{min})$；不良反应有皮疹、发热、寒战、恶心、头疼、胸闷等，一旦发现立即停止输液，并更换输液器及生理盐水，通知医师给予处理；发热患儿慎用；低温保存。

3. 保持气道通畅，改善呼吸功能。评估患儿后准备吸氧吸痰装置。鼓励患儿咳嗽，及时清理呼吸道分泌物。呼吸困难者给予低流量吸氧。对出现呼吸极度困难、呼吸浅慢、咳嗽无力时做好气管插管、机械通气准备。对已采取机械通气的患儿，应定时雾化、拍背、吸痰，做好呼吸道管理。

（二）健康指导

1. 住院指导

（1）饮食均衡，注意合理配餐，保证营养供应。多食高蛋白、高维生素、高纤维素及富含钾、钙饮食等，以补充营养，减少糖皮质激素治疗的副作用。

（2）出现咀嚼、吞咽困难时应注意进软食、半流食，避免呛咳及肺部感染。

（3）无发热症状、咀嚼能力正常，消化功能正常者，采用普通饭。

（4）给予患儿充足的进食时间，不要催促和打扰患儿进食。

2. 出院指导

（1）振奋精神，保持情志舒畅。

（2）饮食合理，切勿偏食。

11

（3）劳逸结合，起居有常。

（4）按时按量服药。

（5）肢体康复治疗：患儿经过正规的康复训练可以明显减少或减轻瘫痪的后遗症。出院后2~3周常规第一次随访，以后第1、3、6、12个月复诊。

第七节 高热惊厥

小儿高热惊厥（febrile seizures，FS）是儿科常见急症，表现为突然发作的全身性或局限性肌群强直性和阵挛性抽搐，伴有意识障碍。3岁以内婴儿发病最多，发作次数和持续时间不尽相同，而严重的、长时间的、反复的惊厥发作，可致明显脑损伤而留有严重的后遗症。因此，应争取在最短时间内止痉，并及早查明惊厥的病因，防止复发，以免造成缺氧性脑病和后遗症。

【临床要点】

（一）临床表现

1. 典型症状 ①年龄：多数患儿FS首次发作在6~36个月时，其中在18个月前后最多见，1/2患儿发生在12~30个月时；②惊厥发作形式：FS发作通常表现为全身强直阵挛发作，约4%~16%可表现为部分性发作，近年来还报道了热性肌阵挛发作的病例；③发作持续时间：87%的FS患儿惊厥发作持续时间<10min，约9%患儿发作>15分钟。5%发生惊厥持续状态>30分钟，此类患儿常具有部分性发作特征。

2. 体征 突然发作的全身性或局限性肌群强直性和阵挛性抽搐，伴有意识障碍。

3. 并发症 缺氧性脑病和癫痫。

（二）辅助检查

脑电图（EEG）。

（三）治疗措施

由于多数情况下FS为良性病程，因此无需过度治疗，退热降温即可。对有复发倾向者，可口服地西泮、丙戊酸或苯巴比妥等。

惊厥处理：①止惊：通常 FS 发作可以在 5 分钟内自行缓解，如果超过 5 分钟仍未缓解需进行处理，首先静脉推注地西泮；②解热：急性期使用退热药可增加患儿舒适度，但无需过度使用；③抗感染：针对导致发热的病原及感染灶进行治疗。

【护理要点】

（一）专业照护

1. 病情观察

（1）监测体温：观察体温的变化，同时定时测量心率、呼吸、血压。观察伴随的症状：患儿是否精神不振、怕冷、寒战、肢端发凉等。

（2）观察患儿惊厥发作特点、类型和持续时间以及恢复后的情况，指导家属进行记录。

（3）关注并发症的发生：①观察患者意识、瞳孔、运动、感觉等，若出现意识、感觉、运动障碍等，则警惕脑水肿、脑疝形成；②若患儿出现呼吸窘迫、胸闷、颜面灰暗、烦躁不安、发绀、意识不清等，提示出现窒息先兆，及时给予处理。

2. 体位 呕吐患儿应置头低足高位，头偏向一侧；惊厥发作时立即将患儿平卧，将头偏向一侧。

3. 高热时的护理

（1）定时测量体温、脉搏、呼吸、意识等生命体征的改变，如出现高热，及时处理，使体温控制在38℃以内。

（2）物理降温：常用温水擦浴、局部冷敷，水温不宜过高，重点擦拭部位为颈部、腋窝、腹股沟、腘窝等大血管走向部位，并在这些部位多停留一些时间，边擦浴边按摩。但是要注意不要擦拭颈后部、胸部、腹部，因为这些部位对冷刺激比较敏感，可反射性地引起心率减慢和腹泻等不良反应的发生。擦拭的时候注意给孩子遮盖腹部，防止腹部受凉，擦拭后也要注意给患儿保暖。擦浴时要注意观察患儿的病情变化，如果孩子有寒战、面色苍白等异常情况，应停止擦浴，及时通知

11

医师。

（3）药物降温：38.5℃以上应用药物降温，高热惊厥患儿可遵医嘱适当及早应用。常用布洛芬或对乙酰氨基酚。降温速度不宜过快，以防虚脱，降温后仍需按时测量体温，并准确记录，大量出汗后，应及时更换衣服和床单。

（4）寒冷季节，应注意保暖，以防感冒诱发肺炎。

4. 氧疗

5. 保持呼吸道通畅

（1）患儿进食进饮后应取右侧卧位，头偏向一侧。

（2）加强巡视，如发现患儿有高热、呕吐等现象，及时处理，防止窒息。

（3）患儿惊厥发作时头偏向一侧，必要时使用舌钳，防止舌后坠阻塞呼吸道。

（4）在患儿床旁准备吸引器，发作后必要时清理口腔、呼吸道分泌物。

（5）家属陪护，耐心喂养，防止窒息。

6. 预防受伤

（1）惊厥发作时立即将患儿平卧，松解其衣领扣、裤带。

（2）惊厥时勿用力按压患儿肢体，以免发生骨折和其他意外；及时使用牙垫或开口器，防止咬伤舌头。

（3）止惊：遵医嘱给予镇静药物，如地西泮、苯巴比妥钠等，以控制惊厥发作。应用镇静剂后应卧床休息，避免活动，防止摔伤。

（4）随时拉起床档，床档周围应有软垫，防止碰伤。

（5）极度躁动的患儿，必要时约束其肢体，应注意约束勿过紧。

（6）恢复期患儿应有人陪伴，防止因身体虚弱或精神恍惚而造成损害。

7. 提高药物疗效，减少并发症的发生。

（1）药物治疗：①退热药：38.5℃以上应用药物治

疗。常用布洛芬或对乙酰氨基酚。降温速度不宜过快，以防虚脱，降温后仍需按时测量体温，并准确记录，大量出汗后，应及时更换衣服和床单。②镇静药：惊厥发作时遵医嘱给予镇静剂，地西泮、氯硝西泮等静脉推注。注意速度要慢，同时需医师观察患儿呼吸情况，防止出现呼吸抑制。用药后卧床休息，防止摔伤。

（2）输液速度：脱水剂应在30分钟进入体内，有利于迅速提高血浆渗透压，降低颅内压力，防止脑疝发生，注意防止液体渗漏。

（二）健康指导

1. 住院指导

（1）生活指导：①创造安静、舒适病室环境，温湿度适宜，光线充足，减少刺激；②建立合理作息时间，保证患者良好睡眠；③对于惊厥发作且不能自我保护的患儿，要加强防护，确保安全；④避免促成小儿惊厥发作的原因，如过度疲劳、情绪激动、睡眠不足、进食过量、高声、强光、感冒等。

（2）指导家长物理降温的方法：水温不宜过高，重点擦拭部位为颈部、腋窝、腹股沟、腘窝等大血管走向部位，并在这些部位多停留一些时间，边擦浴边按摩。但是要注意不要擦拭颈后部、胸部、腹部，因为这些部位对冷刺激比较敏感，可反射性地引起心率减慢和腹泻等不良反应的发生。擦拭的时候注意给孩子遮盖腹部，防止腹部受凉，擦拭后也要注意给患儿保暖。擦浴时要注意观察患儿的病情变化，如果孩子有寒战、面色苍白等异常情况，应停止擦浴，及时通知医师。

（3）用药指导：告知患儿家属按时服药，不自行减量、停药。

2. 出院指导

（1）指导家长平日要供给患儿足够的营养和水分，合理搭配膳食，生活要有规律，较大孩子要进行适当的体育锻炼，以提高机体抗病能力。

（2）居室要清洁通风，注意随季节的变化及时添减

11

衣服，在疾病流行期注意预防隔离。

（3）指导家长注意儿童体温变化，学会观察患儿发热时的表现，告知家长家中要备好体温计以及使用方法。如发现患儿面色潮红、呼吸加快、额头发热要立即测量体温，特别是有惊厥史的孩子更应注意观察。

（4）指导家长家中应备用一些常用退热药，正确掌握药物的剂量和用法。服用退热药后家长应给患儿多饮水，以利散热，30分钟后须测量体温，观察用药效果。

（5）指导家长正确掌握物理降温的方法可采用局部冷敷、温水拭浴等。向家属宣传物理降温的优点并指导其掌握方法。

（6）惊厥的紧急处理：患儿在院外一旦发生惊厥应立即解开衣领，头侧向一边保持呼吸道通畅；按压人中、合谷等穴位，可制止惊厥的发生；用筷子或压舌板放在上下臼齿之间，以防舌咬伤。

3. 门诊指导

（1）出院后应遵医嘱定时门诊复查。

（2）出院后2~3周常规第一次随访，以后第1、3、6、12个月复诊。

（3）观察发热情况，记录惊厥有无发作，发作时间、形式及次数。

（三）人文关怀

1. 对新入院的患儿及家属热情接待，详细介绍入院须知，让患儿尽快熟悉环境，以积极的心态适应角色的转换。

2. 儿童惊厥发病急骤，表现危急。特别是第1次惊厥发作，容易引起家长精神紧张、烦躁、恐惧。给予关心、鼓励和安慰等心理支持，加强沟通，做好家属工作，共同配合，以缓解患儿及家属焦虑情绪，树立信心。

3. 用通俗易懂的语言向患儿家长讲解小儿惊厥的病因、临床表现、治疗方案等，随时评估患儿及其家长有无焦虑、恐惧、抑郁等心理问题，解除患儿家长的心理障碍。

（陈建军）

第十一章

内分泌系统疾病患儿的护理

代谢性内分泌系统疾病病理特点复杂、并发症多样，易导致患儿发育异常，是一种严重影响患儿生存质量的疾病。积极的治疗、有效的护理，不仅能提高患儿和家长的依从性，对缓解病情、提高疗效、改善预后均具有重要作用。

第一节　内分泌系统疾病一般护理要点

一、一般护理原则

（一）环境

保持室内安静、整齐、清洁，定时开窗通风，保持室内空气新鲜，避免有害气味及强光的刺激。室内温度、湿度适宜，室温控制在 18～22℃、湿度控制在 50%～60%，适时增减衣服，避免受凉。

（二）休息与活动

保证足够的睡眠时间，一般不低于 9 小时。鼓励患儿适度活动，避免剧烈运动，应循序渐进。多进行有利于长高的运动，如跳绳、游泳等，以促进其生长发育。

（三）预防感染

患儿因机体抵抗力低下，易患感染性疾病。定时开窗通风，做好终末消毒，避免与感染性或传染性疾病患儿接触。

（四）预防意外

加强患儿日常生活护理，保持皮肤完整性，预防压疮、溃疡等的发生。做好安全评估与宣教，防范患儿发生跌倒、坠床等意外，确保患儿安全。

二、常见症状与体征护理

（一）基础代谢率降低

基础代谢降低的患儿可表现为智能低下，记忆力、注意力均下降，心率减慢，心音低钝，大便干燥，腹胀，便秘等表现。

【护理要点】

1. 病情观察 监测患儿基础生命体征、精神状态、意识，监测患儿各项血生化指标，定期评估患儿生长、发育、营养等相关指标。

2. 用药指导 遵医嘱给药，告知患儿及家长正确用药的方法及注意事项，观察药物疗效及其不良反应，如有异常变化立即跟护士沟通并积极处理。坚持服药，定期复查，不可自行停药。

3. 延续性护理 对住院时间长、病情复杂的患儿在出院后进行电话随访，了解患儿饮食习惯、病情变化、心理状态等情况，同时了解患儿及家属的需要，为其提供帮助和指导。

（二）生长发育落后

患儿可出现身材矮小，表现为躯干长、四肢短、骨龄发育落后，身高低于同种族、同性别、同年龄均值以下2个标准差或第三百分位，第二性征发育延迟等。

【护理要点】

1. 饮食护理 避免含油脂多的食物，少吃甜食，但要保证优质蛋白质的摄入，宜多吃新鲜的蔬菜与水果。

2. 用药护理 遵医嘱用药，观察药物疗效及不良反应，定期评估患儿各项生长发育指标。

12

3. **心理护理** 主动关心和体贴患儿，多给予鼓励，正确引导患儿认识自己的疾病，排除其心理障碍，鼓励积极参加集体活动，树立治疗信心，帮助其正确看待自我形象的改变，树立正向的自我概念。

4. **健康宣教** 评估患儿的家庭支持系统及家长的文化程度，采取个性化指导，通过培训、座谈、示范等方式提高患儿及家长对疾病的管理能力；根据病情特点制作并发放疾病相关的健康宣教手册，促进患儿及家长对疾病的认识与了解，引导其积极参与到疾病管理中去。

三、人文关怀

内分泌系统疾病作为一种慢性病，疾病的反复和严重的并发症，使患儿要面对终生的治疗和限制，护理人员需要给予患儿以及家长不断的支持和帮助。

1. **对患儿的帮助** 患儿对因疾病造成的体型、外表等生理上的变化，易产生自卑、抑郁、恐惧和社交退缩的心理情绪。针对于此，护士应耐心地与患儿沟通，尊重患儿，不用异样目光看待，谈话时注意语言，鼓励患儿正确对待自身变化，帮助其克服自卑、恐惧心理，并与家庭及同伴间建立良好的人际关系。

2. **对家长的支持** 疾病知识缺乏常常会导致患儿家长出现焦虑和恐惧情绪，护士应该向患儿家长介绍疾病相关知识，减轻家长的不确定感，鼓励其表达自己的担忧和内心感受，并帮助家长建立有效的应对方式，正确看待患儿疾病，不能对孩子存在偏见和悲观心理，加倍关心患儿，增加其帮助患儿战胜疾病的信心。

12

第二节 儿童糖尿病

儿童糖尿病（childhood diabetic mellitus）是由于胰岛素绝对或相对不足引起的糖、脂肪、电解质代谢紊乱，致使血糖增高、尿糖增加的一种疾病。糖尿病可分为：①1型糖尿病即胰岛素依赖性糖尿病，特点是胰岛素绝对不足，必须使用胰岛素治疗。98%的儿童糖尿病属于此型。②2型糖尿病即非胰岛素依赖型糖尿病，由于肥胖患儿的增加以及生活方式的改变，发病率有增加趋势；③其他类型：包括青年成熟期发病型、继发性糖尿病、某些遗传综合征伴随糖尿病等。儿童糖尿病易并发酮症酸中毒而成为急症之一，后期伴发的血管病变，常累及眼和心脏。

【临床要点】

（一）临床表现

儿童糖尿病起病较急剧，常因感染、饮食不当或情绪激惹而诱发。

1. 典型症状 多尿、多饮和多食、体重下降。婴儿多饮多尿不易被发现，易发生脱水和酮症酸中毒。年长儿可表现为精神不振、疲乏无力和体重减轻等。

2. 糖尿病酮症酸中毒 常由于急性感染、过食、诊断延误或突然中断胰岛素治疗而诱发，年龄越小发生率越高。酮症酸中毒的临床表现除多饮、多尿和体重减少外，还有出现呼吸深长、脱水症和神志改变。

3. 并发症 患儿如果病程长、血糖控制不佳，可以出现生长落后、智能发育迟缓、肝脏肿大，晚期发生糖尿病肾病可出现蛋白尿、高血压等表现，还可导致白内障和视网膜病变。

（二）辅助检查

1. 尿液检查 尿糖阳性，餐前30分钟内的尿糖定性更有助于胰岛素剂量的调整；尿酮体阳性提示有酮症酸中毒；尿蛋白阳性提示可能有继发的肾脏损害。

2. 血糖 空腹8小时后血糖≥7.0mmol/L（120mg/dl）或随机血糖≥11.1mmol/L（200mg/dl）。

3. 糖耐量试验（OGTT）（当静脉空腹血糖在5.6~7.0mmol/L之间并有临床症状支持糖尿病时，就应该进一步做OGTT试验，检查糖耐量是否正常）。通常采用口服葡萄糖法，正常人空腹0分钟血糖<6.1mmol/L（110mg/dl），口服葡萄糖后60分钟和120分钟时血糖分

别低于 10.0mmol/L（180mg/dl）和 7.8mmol/L（140mg/dl）。结果判定：空腹血糖 < 7.0mmol/L、2 小时血糖为 7 ~ 11.1mmol/L 之间为糖耐量受损；2 小时血糖为 11.1mmol/L 可诊断为糖尿病。

4. 糖化血红蛋白 糖化血红蛋白水平明显升高（正常人 < 7%）。

5. 血气分析 酮症酸中毒时，pH < 7.30，HCO_3^- < 15mmol/L。

（三）治疗措施

治疗原则：采用胰岛素替代、饮食控制和运动锻炼相结合的治疗方案。治疗目的是消除临床症状，预防并纠正糖尿病酮症酸中毒，纠正代谢紊乱，防止糖尿病引起的血管损害，使患儿获得正常生长发育，保证其正常生活活动。

1. 胰岛素治疗 胰岛素是治疗 1 型糖尿病最主要药物，根据患儿血糖水平调整胰岛素的用量。

2. 饮食控制 饮食疗法是根据患儿的年龄和平时的饮食习惯制定每天的总热量和食物成分。糖尿病患儿的营养需求与健康儿童一样，应供给患儿足够的热量来满足生长发育需要。

3. 运动治疗 应根据患儿的健康状况，制订个性化的运动计划，鼓励患儿运动。运动疗法可以降低血糖水平，规律的运动有助于增加机体对葡萄糖的消耗，并降低胰岛素的用量。

4. 糖尿病酮症酸中毒的处理

（1）液体疗法：纠正脱水、酸中毒和电解质紊乱。当 pH < 7.20 时，应用碱性液纠正酸中毒。

（2）胰岛素应用：可以采用小剂量持续胰岛素静脉输入。

【护理要点】

（一）专业照护

1. 病情观察 监测患儿血糖、尿糖的变化；有无低血糖和高血糖的症状，低血糖常见的症状有嗜睡、饥饿、

12

出汗、苍白、癫痫发作甚至昏迷；高血糖常见的症状有：带水果味的呼吸、脱水、呕吐、腹痛、昏迷，如果患儿呼吸中有水果味并出现严重脱水的症状和体征时，应警惕出现酮症酸中毒。

2. 饮食控制　饮食控制以能保持正常体重、减少血糖波动、维持血脂正常为原则。食物热量要适合患儿的年龄、生长发育和日常活动的需要，每天所需热卡为 $1000 + [年龄 \times (80 \sim 100)]$，年幼儿宜稍偏高。饮食成分配比为：碳水化合物 50%、蛋白质 20%、脂肪 30%。全天热量分 3 餐，早、午、晚分别占 1/5、2/5、2/5，每餐留少量食物作为餐间点心。当患儿游戏增多时可给少量加餐或适当减少胰岛素的用量。食物选择丰富蛋白质和纤维素的食物，限制纯糖和饱和脂肪酸的入量。每天进食应定时、定量，勿吃额外食品。

3. 运动疗法　经胰岛素治疗和饮食控制，糖尿病患儿应作适当运动，运动时间以进餐 1 小时后、2~3 小时以内为宜，空腹时避免运动，运动后有低血糖症状时可加餐。

4. 胰岛素使用　指导患儿遵医嘱注射胰岛素，包括类型、高峰时间、剂量、抽吸胰岛素、给药方法、更换注射部位、针头处理和胰岛素的贮存。

5. 糖尿病酮症酸中毒的护理

（1）病情观察：密切观察病情变化，监测血气、电解质以及血和尿中糖和酮体的变化。

（2）纠正水、电解质、酸碱平衡紊乱，保证出入量的平衡。

（3）辅助胰岛素治疗：常规采用小剂量胰岛素滴注，推荐使用微量泵，严密监测血糖波动，随时调整治疗方案。

（4）控制感染：酮症酸中毒常并发感染，必须在急救的同时应用有效的抗生素治疗。

（二）健康指导

1. 胰岛素治疗　1 型糖尿病患儿由于胰岛素绝对不足必须每天使用胰岛素。患儿的血糖易受情绪、摄入饮食、活动、疾病等的影响，故胰岛素剂量应根据血糖监测情况及时调整。

（1）注射方法：通常使用标准的胰岛素注射器皮下注射；也可以使用喷射注射装置进行喷气推进式注射；必要时可使用胰岛素泵，将胰岛素持续释放到皮下组织。

（2）儿童胰岛素皮下注射部位：见图 12-1。

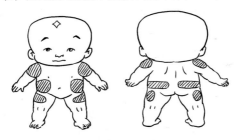

图 12-1　胰岛素皮下注射部位

（3）注射胰岛素注意事项：

1）胰岛素理想的吸收区域为皮下组织层，如果进针过深误入肌层，会造成胰岛素吸收过快，增加低血糖发生的风险。儿童应采用 45°角进针，腹部注射前用拇指和示指捏起皮肤。

2）皮下注射胰岛素时，应更换注射部位。每次注射部位与上次注射点距离在 1cm 以上。

3）为了减轻患儿的疼痛，选择尽量小的针头，注射针头严禁重复使用。

4）使用胰岛素笔完成注射时，一定要卸下针头、盖上笔帽。

5）胰岛素的储存方法：使用中的胰岛素可在不超过 30℃的室温下保存，未开封的胰岛素在 2～8℃的冰箱冷藏室里储存。

2. 饮食指导

（1）儿童糖尿病患者需终生饮食治疗，平时既要按治疗饮食要求摄取营养素，又要兼顾饮食习惯与年龄特点。在食物烹调过程中不加糖、少用或尽量不用煎炸烹

12

调法，要多采用炒、蒸、煮、炖、煨等方法，葱、姜、酱油、醋等调料不加限制。

（2）吃"健康的糖"："健康的糖"指的是全麦谷物、水果、蔬菜和低脂牛奶。选新鲜的食物，少食用罐头、盒装食品和冷冻食品。

（3）严格限制蜂蜜、蔗糖、麦芽糖、果糖等纯糖制品，如一定要吃甜食，可用甜叶菊、木糖醇、阿斯巴糖等甜味剂代替蔗糖；高糖分水果如柿子、荔枝、红果、甘蔗等尽量不食用，可选用含糖量低的西瓜、桃、苹果、枇杷，也可用西红柿、黄瓜、青萝卜代替。食用水果时，应适当减掉部分主食，最好放在两餐之间食用。

3. 运动指导　运动适合稳定的 1 型糖尿病患儿。运动时间以进餐 1 小时后、2 ~ 3 小时以内为宜。当胰岛素适量时，短时间运动可以提高机体对葡萄糖的敏感性，有助于控制血糖。但是延长运动时间时需要预防低血糖症。当胰岛素不足时，运动可进一步增加骨骼肌葡萄糖的产生，升高血糖，还可诱发酮症酸中毒，因此，必须正确理解运动对血糖的影响。

4. 出院指导

（1）自我病情监测：儿童 1 型糖尿病的控制目标见表 12-1。

表 12-1　儿童 1 型糖尿病的控制目标

年龄段	血糖目标值范围		HbA1c
	餐前 （mmol/L）	睡前/夜间 （mmol/L）	
幼儿-学龄前期 （0 ~ 6 岁）	5.6 ~ 10.0	6.1 ~ 11.1	7.5% ~ 8.5%
学龄期 （7 ~ 12 岁）	5.0 ~ 10.0	5.6 ~ 10.0	<8%
青春期和青少年期 （13 ~ 19 岁）	5.0 ~ 7.2	5.0 ~ 8.3	<7.5%

12

（2）特殊情况的处理：对于低血糖风险较高或尚无低血糖风险意识的儿童患者，可适当放宽血糖控制标准。当患儿感觉不舒服时，应监测血糖及尿酮体水平。当患儿出现口干、烦渴、多饮、多尿；腹泻或呕吐、不能进食时；发热；持续高血糖；呼吸有水果味，口唇颜色呈樱桃红色时应立即到医院就诊。

第三节　先天性甲状腺功能减退症

先天性甲状腺功能减退症（congenital hypothyroidism）简称甲减，是由于甲状腺激素合成或分泌不足所引起的疾病，又称为呆小病或克汀病，是小儿最常见的内分泌疾病。分为散发性和地方性，散发性是由于甲状腺发育不良、异位或甲状腺激素合成途径中酶缺陷所致，地方性是由于地区水、土壤和饮食中缺碘所致。如果不治疗，会严重影响智力发育。早诊断、早治疗预后好。

【临床要点】

（一）临床表现

甲减症状出现早晚及严重程度与患儿残留的甲状腺组织多少以及功能有关。主要表现为生长迟缓、智力低下、基础代谢率降低。

1. 新生儿症状　生理性黄疸时间延长至 2 周以上，同时伴有反应迟钝、哭声弱、声音嘶哑、体温低、末梢循环差、四肢凉、皮肤出现斑纹或硬肿现象、喂养困难、便秘等。

2. 婴幼儿甲减　多数先天性甲低患儿常在出生 6 个月后出现典型症状。

（1）特殊面容：头大、颈短、肤色苍黄、毛发稀少；面部黏液水肿、眼睑水肿；眼距宽、眼裂小；舌大而肥厚、常伸出口外。

（2）生长发育落后：身材矮小，躯干长四肢短，囟

12

门关闭延迟、出牙延迟。

（3）生理功能低下：睡眠时间长、精神差、不喜活动、安静少哭；由于代谢较低出现四肢发凉和全身体温降低；脉搏、呼吸缓慢，心音低钝，腹胀、便秘、第二性征出现晚。

（4）智力低下：动作发育迟缓，智力低下，表情呆板、淡漠等。

（二）辅助检查

1. 新生儿筛查 新生儿出生后初筛促甲状腺激素 (thyroid stimulating hormone，TSH）水平，若结果高于 20mU/L，再采集血标本检测 T_4（甲状腺素）和 TSH 水平。由于早发现和早治疗能最大限度降低先天性甲状腺功能减退造成的影响，因此所有新生儿均应进行先天性甲状腺功能减退的筛查。

2. TSH 水平升高伴 T_3（三碘甲腺原氨酸）、T_4 水平降低提示先天性甲状腺功能减退。

3. 甲状腺扫描和 I^{131} 摄取试验显示摄取量减少，并排除患儿无甲状腺缺如。

4. 患儿心电图可显示心动过缓和 T 波平坦或倒置。

5. 髋、膝和大腿的 X 线显示股骨或胫骨无骨骺线，或与患儿实际年龄明显不符的骨发育延迟。

（三）治疗措施

如果甲状腺功能减退症在生后三个月未经治疗，会出现骨骼畸形和不可逆的精神发育迟滞，还会出现学习障碍和性成熟的加快或延迟并发症，治疗有助于预防智力落后。一般在出生 3 个月内开始治疗者，不致遗留神经系统损害，因此治疗开始时间越早越好。

1. 用合成的甲状腺激素（左甲状腺素片）进行终生替代治疗；适当补充维生素 D 预防佝偻病的发生。

2. 患儿应常规检查 T_4 或 FT_4（游离甲状腺素）和 TSH 水平，判断甲状腺替代是否充足，并定期评估生长发育情况。

【护理要点】

(一) 专业照护

1. 用药观察 甲状腺素制剂作用缓慢,用药1周左右达到最佳效力。患儿需要终生服药,并掌握药物服用方法和疗效观察。开始治疗后,要监测患儿血压和脉搏,若有高血压和心动过速立即报告。这些体征与发热、易激惹和出汗都提示药物剂量过高。药物剂量不足时可能出现的症状包括疲乏、嗜睡、食欲降低和便秘。服药后要观察患儿生长曲线、智商、骨龄以及血 T_3、T_4 和 TSH 水平的变化,随时调整剂量。药量过小,影响智力和体格发育;药量过大,则可引起烦躁、多汗、消瘦、腹痛和腹泻等症状。

2. 保证营养供给 适宜的饮食为高蛋白、高维生素、富含钙以及铁剂的易消化食物。必要时予以鼻饲,以保证生长发育所需。

3. 保持大便通畅,预防腹胀、便秘。观察患儿每天大便情况,应每天一次正常大便。食物中提供充足的蔬菜和水分,保持适当的活动,防止便秘。

(二) 健康指导

1. 住院指导

(1) 用药指导:教会患儿及家长了解自己所用的药物名称、用法、剂量、使用时间及注意事项,指导其正确、安全用药,并掌握药物过量和药物不足的症状和体征。强调终生治疗的重要性,提高患儿及家长的依从性。

(2) 生命体征的测量:教会家长正确测量生命体征以及不同年龄儿童生命体征的正常值,以便家长在家中进行监测。

2. 出院指导

(1) 自我病情监测:观察患儿体温、脉搏、血压是否正常;营养是否均衡,体重是否增加;大便是否通畅。

(2) 生长发育监测:监测患儿的生长发育;能否掌握基本的生活技能。

(3) 强调用药及定期复诊的必要性:治疗开始时,

12

每 2 周复诊一次；血清 TSH 和 T$_4$ 正常后，每 3 个月复诊一次；服药 1~2 年后，每 6 个月复诊一次。

第四节　性早熟

性发育开始的正常年龄在不同民族之间可有较大差异。目前我国一般以女孩青春发育开始在 8 岁以前，男孩在 9 岁之前为性早熟。按照病因的不同可分为促性腺激素依赖的真性性早熟、促性腺激素不依赖的假性性早熟及不完全性性早熟三种。

一、真性性早熟

又称中枢性性早熟，是由于下丘脑-垂体-性腺轴过早启动所致。

【临床要点】

（一）临床表现

1. 女性　在 8 岁之前先有乳房发育，随着青春发育身体脂肪增加，臀部和大腿脂肪分布增多，腹部 B 超可见子宫和卵巢增大，卵巢滤泡增多，或可出现 ≥4mm × 4mm 大的成熟滤泡。一般在乳房发育两年后初潮出现，开始先为无排卵的月经来潮，数月后变成有排卵的规律月经周期。

2. 男性　在 9 岁前出现睾丸增大，逐渐阴茎增大。其他体征如出现胡须、痤疮和喉结、体格肌肉发达，一般睾丸开始增大后两年出现变声和遗精。

3. 两性第二性征发育的顺序与正常青春期发育是一致的，且均有身高和体重的过快增长和骨骼成熟加速，骨龄超过实际年龄，以及阴毛生长并逐渐增多。早期患儿身高超过同龄儿童，但骨骼成熟增速，骨骺闭合，较早地停止生长，导致成年身高较矮。如因肿瘤引起的，可有头痛、呕吐、视力障碍等颅压增高症状。

（二）辅助检查

1. X 线检查　X 线拍腕骨片查阅骨龄，骨龄超过年龄一岁或一岁以上。

2. 促性腺激素释放激素（GnRH）刺激试验是诊断中枢性性早熟的金标准，也是鉴别中枢性性早熟和外周性性早熟的重要依据。一般采用静脉注射 GnRH 测定血清 LH 和 FSH。激发峰值 LH > 3.3 ~ 5.0IU/L 是判断真性发育的界点，同时 LH/FSH > 0.6 时可诊断为中枢性性早熟。青春早期 LH 和 FSH 对 GnRH 的反应较小，青春中期反应增大，LH 和 FSH 增加更为明显。

3. 外周血检查　监测 FSH、LH、雌二醇（E2）和睾酮（T）水平。早期 LH/FSH 比值较小，中期 LH 分泌增多，LH/FSH 增大，E2 增高 > 10pg/ml，女性亦可测出血中睾酮增加，男性血中睾酮升高明显。

4. B超检查　盆腔 B超检查女性卵巢、子宫容积增大，且卵巢内可见多个直径 > 4mm 的卵泡；男性睾丸容积 ≥ 4ml。

5. MRI 检查　对怀疑颅内肿瘤所致者，应进行头颅 MRI 检查。

（三）治疗措施

治疗原则：控制或减慢性发育进程，避免女孩过早月经初潮；抑制骨骼过快生长，改善成人期最终身高；预防与性早熟相关的社会心理问题。

1. 病因治疗　男性颅内灰结节错构瘤为最常见的真性性早熟的原因，一般肿瘤很小不需手术，可用促性腺激素释放激素类似物（GnRHa）治疗；其他肿瘤需手术、放疗和（或）化疗。甲状腺功能低下所致者予甲状腺素制剂纠正甲状腺功能；肾上腺性征综合征患儿可采用肾上腺皮质激素治疗。

2. 药物治疗　目前国内外对中枢性性早熟的治疗主要采用 GnRHa。

二、假性性早熟

出现第二性征和性激素水平升高，但下丘脑-垂体-性腺轴不成熟，无性腺的发育。主要是由于有分泌性激

12

素的腺体或组织产生自发性的分泌性激素的肿物、肿瘤或组织增生等产生性激素，因其不同性征发育的情况，无年龄和性别的区分。常见原因为：性腺肿瘤，如卵巢颗粒-泡膜细胞瘤、黄体瘤、睾丸间质细胞瘤、畸胎瘤等；肾上腺疾病，如肾上腺肿瘤、先天性肾上腺皮质增生症等；外源性，如含雌激素的药物、食物、化妆品等；其他疾病，如多发性骨纤维发育不良伴性早熟（Mc-Cune- Albright）综合征。

（一）临床表现

1. 家族性男性非促性腺激素依赖性性早熟　　只发生于男性，患儿于 2～3 岁时出现轻度睾丸增大，生精细胞成熟，精子生成，睾酮明显高于同龄男子真性性早熟水平。骨龄明显增速，当骨龄相当于青春发育年龄时，可在高水平性激素情况下促使下丘脑-垂体-性腺轴功能启动而变为真性性早熟。

2. 多发性骨纤维发育不良伴性早熟（McCune- Albright syndrome）　　多见于女性，5 岁前（4 个月～8 岁）出现乳腺发育，部分患儿出现不规则或间歇性阴道流血，且与乳腺发育程度不相称，生长速率相对正常；男孩发生性早熟的少见，可有睾丸不对称性增大。当骨龄成熟达青春期时，引起垂体促性腺激素分泌则转变为真性性早熟。

（二）辅助检查

同真性性早熟。

（三）治疗措施

1. 对于家族性男性非促性腺激素依赖性性早熟幼龄男孩可用酮康唑治疗，每天 600mg，分 3 次，每 8 小时 1 次。

2. 对于多发性骨纤维发育不良伴性早熟长期雌激素分泌的女孩，可用睾内酯抑制芳香化酶，使雌激素合成减少。

【护理要点】

（一）专业照护

1. 生长发育监测　　定期监测患儿身高、体重并记录，观察有无提前出现的性征发育及进展程度。

2. 用药护理 观察药物疗效，减少不良反应的发生。

（1）对需要 GnRHa 治疗的患儿，药物注射剂量要精确，配置时严格按医嘱执行，现用现配。抽吸药物时保证剂量准确，注射时宜选用较大型号针头，注意经常更换注射部位。

（2）GnRHa 注射前应询问过敏史，密切观察不良反应，如注射后局部出现硬结，按之疼痛，可局部热敷。出现过敏症状，如荨麻疹、呼吸困难、口唇水肿、喉头水肿等，准备好急救药物。因药物作用可使性腺激素一过性升高，但继续使用会迅速下降，部分患儿可发生少量而短暂的撤退性出血，告知患儿及家长这是治疗的正常反应，不要惊慌。

（二）健康指导

1. 住院指导 对已有月经的女孩，要指导患儿注意经期生理卫生，懂得保护乳房、生殖器等部位；营养均衡，多吃新鲜的水果、蔬菜及蛋类、五谷杂粮、富含钙和维生素 D 的食物，避免摄入太多高蛋白、高热量的食物，及含有激素的食物、药物；保证充足睡眠，每晚睡眠大于 9 小时，保证机体分泌足够的生长激素。

2. 出院指导 坚持有氧运动可促进骨骼软骨细胞的分裂，利于身高增长。因此应指导患儿加强体育锻炼，特别是加强下肢锻炼，如跳绳、跳橡皮筋、爬楼梯等，每天应保证有 20 分钟的运动时间。

第五节 生长激素缺乏症

12

生长激素缺乏症（growth hormone deficiency，GHD），是指垂体前叶生长激素部分或完全缺失而导致的生长发育障碍性疾病，多在儿童期起病。可为单一的生长激素缺乏，也可伴有垂体前叶其他激素，特别是促性腺激素的缺乏。其患病率约为 1/10 000，男性较女性儿童更易患病。

GHD常表现为儿童矮小症，即指小儿身高低于同年龄、同性别、同地区正常健康儿童平均身高2个标准差以上，或在同龄健康儿童生长曲线第3百分位数以下。

【临床要点】

（一）临床表现

GHD缺乏症的部分患儿出生时有难产史、窒息史或者胎位不正，以臀位、足位产多见。生长激素缺乏患儿特别是没有先天性头颅畸形的儿童，出生时身长和体重多正常，而生长激素（growth hormone，GH）不敏感或GH受体缺陷的患儿出生时身长可低于正常。出生后5个月起出现生长减慢，1~2岁时明显。多于2岁后才引起注意。

GHD患儿自幼食欲低下，随着年龄的增长，生长缓慢程度也增加，四肢和身体比例匀称，体型较实际年龄幼稚。部分典型矮小者，皮下脂肪相对较多，腹部脂肪堆积，圆脸，前额略突出，小下颌，上下量正常、肢体匀称，高音调声音。学龄期身高年增长率不足4cm，身高偏离正常均数2个标准差以下。出牙、换牙及骨龄均延迟。

GHD患儿青春期发育大多延缓，智能发育正常。

（二）辅助检查

1. 实验室检查

（1）血生长激素基础值测定不同年龄、性别，性激素水平的差异性很大，可筛查清晨空腹时的生长激素水平。

（2）生长激素激发实验：左旋多巴兴奋试验、可乐定生长激素激发试验、精氨酸兴奋试验、胰岛素低血糖兴奋试验。分别于注射前及注射后30、60、90、120分钟监测血GH水平，如GH峰值>10ng/ml为反应正常，GH为5~10ng/ml可判定为生长激素部分缺乏；GH<5ng/ml可认为是生长激素完全缺乏；以上任意两种试验联合使用将提高GHD诊断的准确性。

（3）选择测定血ACTH、皮质醇、血糖、性激素：

检测是否合并其他垂体激素缺乏。

2. 影像学检查

（1）X线：X线显示骨龄均延迟，一般相差2个标准差以上。

（2）颅脑磁共振显像（MRI）：MRI可诊断垂体不发育、发育不良、空蝶鞍等，并且可发现颅咽管瘤、神经纤维瘤、错构瘤等肿瘤。

3. 染色体检查　对女性矮小伴青春期发育延迟者应常规作染色体检查，以排除染色体病，如Turner综合征等。

（三）治疗措施

1. 生长激素替代疗法　国产基因重组人生长激素已被广泛用于本症的治疗，目前多采用0.1U/kg，每天临睡前皮下注射一次，国外报道开始治疗时间最好为3~5岁，当骨龄小于10岁开始治疗者疗效较满意。

2. 生长激素释放激素（GHRH）　对于下丘脑功能缺陷引起GHRH释放不足的GHD患儿，采用GHRH治疗有促生长效应。

3. 蛋白同化类固醇

（1）苯丙酸诺龙：剂量1mg/kg，最大为25mg，每周注射1~2次，15~20次为一疗程，每疗程间隔6个月。

（2）丙酸睾酮：剂量为每周1次，每次12.5~25mg，6个月为1疗程，间隔6个月，国内现用司坦唑醇，每天0.05mg/kg，在使用时必须严密随访骨龄发育情况。

4. 多种垂体前叶激素缺乏者应补充相应激素　如伴有肾上腺皮质功能低下时，采用氢化可的松或泼尼松口服。伴性腺功能不全者可用性激素如绒毛膜促性腺激素1200U，每周2次肌内注射，4~6周为一疗程。

5. 颅内肿瘤者应手术治疗。

【护理要点】

（一）专业照护

1. 生长发育监测　定期监测患儿身高、体重并记

12

录；观察患儿有无青春期发育迟缓，如男孩出现小阴茎、小睾丸，女孩乳房不发育、原发闭经；患儿有无多饮多尿等情况发生。

2. 激发试验护理

（1）饮食护理：指导患儿试验前禁食禁水 8 小时，实验过程中可少量进水，但仍须禁食。

（2）静脉穿刺护理：在整个激发试验过程中，需要严格掌握抽血时间，正确留取血标本，及时送检。试验过程需多次反复抽血，为减少患儿痛苦，应选择粗直的血管，以免反复穿刺不能及时留取血标本，并给患儿带来痛苦。

（3）药物不良反应的预防及护理：患儿空腹，取血次数较多，试验时应备好 50% 葡萄糖注射液或升血糖较快的饮料或食物，以防血糖过低出现危险。

行左旋多巴兴奋试验时，因空腹服用左旋多巴可出现恶心、呕吐，因此应观察患儿胃肠道反应，如将药物呕吐出，则应及时通知医师，遵医嘱进行补服药物，保证试验的准确性。

精氨酸兴奋试验时应选用较粗的输液针和血管，并保证液体在 30 分钟内滴完。要密切观察有无药液外渗。如有外渗，要马上停止输注，重新静脉穿刺，并用 50% 硫酸镁局部湿敷。加强血压监测，如血压下降明显可将下肢抬高。整个试验过程中应做好安全护理，避免体位骤变，避免独自一人入厕，起床时应缓慢，避免突然直立造成体位性低血压。

（4）心理护理：整个试验过程中由于采血次数多，患儿静脉穿刺难度大，家长和患儿都存在焦虑和恐惧心理。在做激发试验前，应向患儿及家属讲解激发试验的目的、意义、方法及试验的必要性，同时告知患儿及家长试验持续的过程及时间，有可能出现的不适症状，从而减轻其恐惧心理。

3. 用药指导　GH 必须保存于冰箱，温度保持在 8~12℃。在配制过程中，切忌用力振摇药物，以免影响药物的生物学活性。注射时应经常更换注射部位，以免造成注射部位硬结，影响药物吸收，影响疗效。

（二）健康指导

1. 生活指导　营养摄取及睡眠质量也是影响儿童生长发育的原因之一。

（1）指导患儿养成健康的生活习惯，均衡饮食，以优质高蛋白、高热量、高维生素易消化食物为主，加用钙剂，并积极推荐营养学方面的书籍。

（2）指导患儿 21：00 左右入睡，并保证每天睡眠时间 10 小时，患儿年龄越小，所需睡眠时间越多。

（3）运动指导：运动对儿童的生长发育起着重要作用，故有必要指导患儿适度锻炼。改变患儿不良的生活方式，同时加强有氧运动，督导患儿每天运动必须达到规定的运动量，避免过度或不足。

2. 出院指导　为患儿家长讲解 GHD 的疾病有关知识及正确规范使用生长激素在治疗中的重要性。因 GH 在夜间达到高峰，故要求在睡前 30 分钟进行注射，教会患儿及家长正确选择部位进行皮下注射，并指导家长监测患儿的生长发育指标，定期门诊复诊治疗。

（孙　静）

12

第十二章

遗传代谢、免疫系统
疾病患儿的护理

遗传性疾病是人体由于遗传物质结构或功能改变所致的疾病，简称遗传病。近年来，由于分子生物学技术的飞速发展，遗传病的治疗有了长足进展。理论上只有通过基因治疗才有可能实现遗传病的根治已成为共识。免疫是机体的一种生理性保护反应，其本质是识别自身、排斥异己。免疫功能失调或紊乱，可致异常免疫反应。

第一节　常见遗传代谢、免疫
系统疾病一般护理要点

一、一般护理原则

（一）环境

保持室内安静、整齐、清洁，定时开窗通风，保持室内空气流通，避免有害气味及强光的刺激。温度、湿度适宜，室温控制在 $18 \sim 22℃$ 、湿度控制在 $50\% \sim 60\%$ 。

（二）休息与活动

合理安排休息，急性发作期尽量休息，避免情绪激动与紧张的活动。恢复期指导患者逐步活动，以患儿不疲乏为度。

（三）饮食

按疾病需要给予特定饮食，如低苯丙氨酸饮食、低酮饮食。根据小儿不同的年龄段、消化能力选择适当的食物种类，少量多餐，婴幼儿喂哺时避免呛咳。出现高热时给予流食或软食。

（四）皮肤与口腔护理

观察皮肤皮疹的形态、颜色、数量、分布，是否反复出现。保持皮肤清洁，防止抓擦伤，贴身衣物宜柔软，避免过敏原。婴幼儿进食后喂适量开水，清洁口腔。使用抗生素或激素时间较长的患儿，应观察口腔黏膜有无真菌感染，做好口腔护理。发热患儿进行温水擦浴，勤换衣服和被单，保持皮肤清洁、干燥、舒适。

二、常见症状的护理

（一）自理缺陷

1. 加强生活护理　细心照顾患儿，协助吃饭、穿衣，定期洗澡，保持皮肤清洁。

2. 培养自理能力　协助父母制订教育、训练方案，进行示范，使患儿通过训练能逐步生活自理，从事简单劳动。

3. 防止意外伤害　移除患儿生活环境中可能造成意外伤害的物品，或改造容易造成意外的环境，加强对患儿照顾者防止意外的知识宣教。

4. 心理护理　多给予患儿及家长以理解、支持和安慰，鼓励坚持治疗，保持治疗的信心。

（二）皮疹

1. 观察皮疹的形态、颜色、数量、分布，是否反复出现，可绘成人体图形，每天详细记录皮疹变化情况。

2. 保持皮肤清洁，防擦伤和抓伤，如有破溃及时处理，防止出血和感染。

3. 患儿衣着要宽松、柔软，保持清洁、干燥。

4. 避免接触可能的各种致敏原，同时按医嘱服用止血药、脱敏药等。

（三）关节疼痛的护理

1. 观察患儿关节疼痛及肿胀的程度，协助采取不同

13

的功能位置。

2. 根据病情给予热敷，教会患儿利用放松、娱乐等方法减轻疼痛。

3. 减少活动，卧床休息，协助做好生活护理，在床上做健肢的被动运动。

4. 按医嘱使用激素类药物，观察药物的效果及副作用。

（四）焦虑的护理

1. 用患儿及家长能接受的方式耐心解释各项检查、治疗、护理措施的意义，以争取其配合。

2. 关心、爱护患儿，及时解除各种不适感，以利于缓解急躁情绪，增强战胜疾病的信心。

3. 指导或协助患儿做好各种功能锻炼，帮助克服因慢性病或残疾造成的自卑心理。

三、常用专科检查及护理

（一）低苯丙氨酸饮食护理

1. 尽早开始　1个月内开始治疗，智力水平可达正常；3~6个月开始治疗，部分患儿可有神经损害的发生；6个月~2岁未开始治疗的患儿，神经系统损坏有急速进展趋势。

2. 鼓励母乳喂养，停止母乳喂养后可适量补充牛乳、蛋类等优质蛋白。辅食的添加时间、方法与正常婴儿相同，对幼儿添加辅食应以淀粉类、蔬菜和水果等低蛋白质食物为主。

3. 选择特制的低或无苯丙氨酸奶粉或氨基酸奶粉作为补充蛋白质来源的饮食同时，配以天然食品补充机体所需最小量的苯丙氨酸和其他营养成分，满足身体所需。饮食控制应至少持续到青春期以后，终生治疗对患儿更有益。

4. 定期监测血中苯丙氨酸浓度，根据浓度高低调整食谱。

5. 监测体格、智力发育情况。

6. 脑损伤引起的智力落后是不可逆的，应进行智力康复训练，培养基本的生活自理能力，保证生存质量。

（二）低铜饮食护理

1. 每天食物中含铜量不应高于1mg。

2. 低铜高蛋白膳食有牛奶、肉、苹果、萝卜、马铃薯等。

3. 避免食用含铜量高的食物，不宜进食动物内脏、鱼虾海鲜、蘑菇、巧克力等。

4. 禁用铜制器皿烹煮食物，嘱患儿食用含锌、钙等微量元素高的食物。

5. 定期监测尿铜含量。

（三）肾上腺糖皮质激素应用的护理

1. 遵医嘱服用药物，不可随意减量或加量。

2. 观察药物的疗效和副作用。观察有无满月脸、肥胖、消化道溃疡、肾上腺皮质功能不全、精神症状、血压增高、电解质紊乱、免疫抑制等副作用。

3. 做好保护性隔离，与感染性患儿分室收治。

四、人文关怀

1. 家长得知患儿患遗传性疾病时常常难以接受并表现忧伤、自责，应及时给予心理支持，提供有关患儿养育、家庭照顾的知识，使他们们尽快适应疾病带来的影响。

2. 关心爱护患儿，以小儿能接受的方式解释各项检查、治疗及护理的意义，取得配合，增强其战胜疾病的信心。

第二节　21-三体综合征

13

21-三体综合征（21 trisomy syndrome）又称先天愚型或唐氏综合征（Down syndrome），是人类最早发现的常染色体畸变疾病，也是儿童染色体病中最常见的一种。一般在活产婴儿中的发生率约1：1000～1：600，发病率随孕妇年龄增高而增加。

【临床要点】

（一）临床表现

1. 典型症状 特殊面容、智能低下和生长发育迟缓，并可伴有多种畸形。

2. 体征 表情呆滞，眼距宽，眼外眦上斜，内眦赘皮，鼻梁低平，外耳小异形，唇厚舌大，张口伸舌，流涎不止，头小而圆；智能低下，智商通常为 25～50；通贯手，第 4、5 指桡箕增多；身材矮小、四肢短、骨龄落后；出牙延迟；肌张力低，关节过度弯曲。

3. 并发症 50% 患儿伴有先天性心脏病，其次是消化道畸形。免疫功能低下，易患各种感染性疾病，常在 30 岁以后即出现老年痴呆症状。

（二）辅助检查

1. 染色体核型分析 外周血淋巴细胞或羊水细胞染色体核型检查可发现患者第 21 号染色体呈三体型，细胞染色体总数为 47 条。

2. 分子细胞遗传学检查 本病患者的细胞中呈现三个 21 号染色体的荧光信号。

（三）治疗措施

治疗原则：目前尚无有效治疗方法，主要是进行教育和训练，预防感染；如伴有其他畸形，可行手术矫正。

【护理要点】

（一）专业照护

1. 预防感染 保持空气新鲜，避免接触感染者，注意个人卫生，保持口腔、鼻腔清洁，勤洗手，呼吸道感染者接触患儿需戴口罩。

2. 家庭支持 提供有关孩子养育、家庭照顾的知识，协助制订长期教育、训练计划，使他们尽快适应疾病对家庭生活的影响，并逐步帮助患儿掌握生活自理方法，预防儿童意外伤害的发生。

（二）健康指导

1. 住院指导

（1）喂养指导：①细心照顾患儿，协助吃饭、穿衣并防止意外事故；②保持皮肤清洁干燥，患儿长期流涎，应及时擦干下颌及颈部并涂以油剂以保持皮肤的润滑，防止皮肤糜烂；③加强教养，促进抓、握等动作的训练，使患儿经过训练能逐步生活自理。根据小儿的喂养需求选择合适的喂养方法和工具，选择合适的食物，防止呛咳、误吸的发生。

（2）帮助母亲制订患儿教育、训练方案，并进行示范，提高患儿的生活自理能力。

2. 出院指导

（1）加强喂养，预防感染，监测生长发育。

（2）该病的预防很重要。凡30岁以下的母亲，子代有先天愚型者，或姨母、姨表姐妹中有先天愚型者，应及早检查亲代染色体核型。35岁以上妇女，妊娠后作羊水细胞检查。孕期避免接受X线照射，勿滥用药物，预防病毒感染。

3. 门诊指导

（1）就诊指导：选择专科医师诊治，熟悉患者病史的医师更佳。

（2）定期评估患儿的自理能力，给予相应的教育、训练。

第三节 肝豆状核变性

肝豆状核变性（hepatolenticular degeneration，HLD），又称 Wilson 病，是一种常染色体隐性遗传的铜代谢缺陷病。由于基因突变而导致酶丧失铜转运的功能，导致肝脏铜蓝蛋白合成异常，胆道泌铜障碍，铜在体内各重要脏器组织储积而致病。主要表现为大量铜贮积在肝、脑、肾、角膜、骨骼、血液等组织细胞中，引起相应的器官损伤。发病多在6~8岁以后，神经系统症状一般在10岁以后出现。

【临床要点】

（一）临床表现

典型症状：以不同程度的肝细胞损害、脑退行性病

13

变和角膜 K-F 环为特征。

1. **肝损害**　表现为肝脾大、呕吐、黄疸、水肿或腹水等症状。

2. **肝外损害**　在神经系统早期表现为构语困难（纳吃），动作笨拙或震颤，晚期常见行为异常和智能障碍；在肾脏表现为肾结石、蛋白尿和肾小管酸中毒等；角膜色素环，即 K-F 环；也可出现背部或关节疼痛，双下肢弯曲。

（二）辅助检查

1. **外周血检查**　血清铜蓝蛋白低于 200mg/L。

2. **尿液检查**　24 小时尿铜排出量达 100 ~ 1000μg/24h。

3. **基因诊断**　进行基因突变分析对本病进行早期诊断。

（三）治疗措施

治疗原则：减少铜的摄入和增加铜的排出，避免或减少铜在体内的沉积。

1. **减少铜的吸收**　低铜饮食；口服锌剂可减少铜吸收。

2. **增加铜的排出**　铜络合剂，常用的有 D- 盐酸青霉胺、二巯基丙磺酸钠等。

【护理要点】

（一）专业照护

1. 给予低铜饮食，每天食物中含铜量不应高于 1mg。不宜进食动物内脏、鱼虾海鲜、蘑菇、巧克力和坚果等含铜高的食物。

2. **病情观察**　观察患儿肝损害的症状，严重时可表现为皮肤上出现瘀点、瘀斑、注射部位青紫，甚至出现呕血或者黑便、尿量减少、水肿加重，神志发生改变等肝性脑病的前驱症状，应及时报告医师处理。观察患儿是否出现锥体外系受损的神经症状，如出现行走不稳、言语不清、进食偶有呛咳、肢体抖动等表现，应告知患儿家属做好患儿的防护工作，避免摔倒和误吸。

13

3. 用药护理　服用青霉胺前应行青霉素过敏试验，皮试阴性者方可使用。服药时间以每天早餐前 1 小时及晚餐前 1.5 小时服用最佳，勿与锌剂或其他药物混服。长时间应用可出现发热、药疹、白细胞减少、骨髓抑制等不良反应。如不良反应严重时，应及时告知医师修改治疗方案。应用二巯基丙磺酸钠的不良反应较多，包括出血倾向、皮疹、白细胞和血小板减少、发热等，但症状均不严重，继续用药不会进一步加重，停药即可恢复。锌制剂被推荐为用于本病患儿的初始治疗和终生维持治疗，锌制剂的常见不良反应为胃部不适、恶心等肠道症状。

4. 准确留取 24 小时尿量　通过监测患儿 24 小时尿铜的浓度作为早期诊断和治疗过程中及预后观察的重要指标。因此，应协助患儿正确留取尿标本，并向患儿和家属讲明其重要性。

（二）健康指导

1. 住院指导

（1）合理安排低铜饮食。

（2）协助准确留取 24 小时尿液标本。

（3）指导药物的用法及副作用表现，有不适及时告知医护人员。

（4）告知病情加重的症状，及时就医，防止跌倒、误吸等意外的发生。

2. 出院指导

（1）坚持低铜饮食，禁止食用含铜高的食物。

（2）用药指导：评估患儿及家长用药知识，告知用药注意事项，按医嘱使用药物（不要随意更改使用时间、剂量与品种），观察药物的副作用，定期健康检查。

（3）遗传咨询：该病是一种常染色体隐性遗传疾病，故一旦发现肝豆状核变性患儿，尽早对其同胞进行 DNA 基因分析，检出轻症患者或症状前患者进行治疗，可获得好的预后；或检出杂合子，避免杂合子间的婚配，有助于优生优育。为了预防该病的发生，告知患者禁止

13

近亲婚配；其次告知患者做好遗传咨询，育龄妇女怀孕后应作产前诊断。

第四节　苯丙酮尿症

苯丙酮尿症（phenylketonuria，PKU）是先天性氨基酸代谢障碍中最为常见的一种，是由于苯丙氨酸代谢过程中酶缺陷导致苯丙氨酸及其苯丙酮酸蓄积，并从尿中大量排出，属常染色体隐性遗传疾病。未能及早治疗的患儿可发生不可逆的脑损伤而致智力低下，甚至惊厥发作。

【临床要点】

（一）临床表现

1. **典型症状**　出生时都正常，3~6个月时开始出现症状，后逐渐加重，1岁时症状明显。

（1）神经系统症状：智能发育落后，可有行为异常、肌痉挛或癫痫发作。

（2）外观：毛发枯黄，皮肤和虹膜色泽变浅，皮肤干燥，常有湿疹。

（3）其他：可有呕吐、喂养困难，有特殊的鼠尿样臭味。

2. **并发症**　智能发育落后。

（二）辅助检查

1. **新生儿筛查**　采用 Guthrie 细菌生长抑制试验半定量测定新生儿血液苯丙氨酸浓度，当苯丙氨酸含量 > 1200μmol/L，应进行苯丙氨酸和酪氨酸定量测定。

2. **尿三氯化铁试验**　一般用作较大婴儿和儿童的筛查。

3. **尿蝶呤图谱分析**　主要用于所有的血苯丙氨酸增高患儿的诊断。

4. 脑电图可有异常。

（三）治疗措施

治疗原则：早期诊断，尽早给予积极治疗，主要是饮食疗法。

1. 低苯丙氨酸饮食　主要适用于典型的 PKU 以及血苯丙氨酸持续高于 1. 22mmol/L 的患儿。

2. BH$_4$、5-羟色氨酸和 L-DOPA 治疗　对非典型病例除饮食控制外，需给予此类药物。

【护理要点】

（一）专业照护

1. 饮食控制　低苯丙氨酸饮食。

2. 皮肤护理　勤换尿布，保持皮肤清洁、干燥。

（二）健康指导

1. 协助制订饮食治疗方案。

2. 提供遗传咨询。

第五节　风湿热

风湿热（rheumatic fever）是一种与 A 组乙型溶血性链球菌感染密切相关的免疫炎性疾病。发病年龄以 6 ~ 15 岁多见，以冬、春季节，寒冷、潮湿地区发病率高。

【临床要点】

（一）临床表现

1. 典型症状　主要表现为发热，多伴有关节炎、心肌炎，较少出现环形红斑和皮下结节或舞蹈病。

（1）心肌炎：是本病最严重的表现，包括心肌炎、心内膜炎和全心炎，以心肌炎和心内膜炎多见。

（2）关节炎：呈多发性和游走性。以膝、踝、肘、腕等大关节为主，局部有红、肿、热、痛、活动受限，愈后不留畸形。

（3）舞蹈病：女童多发，表现为皱眉、挤眼、歪嘴、伸舌等奇异面容和颜面肌肉抽动、耸肩等动作。

（4）皮肤症状：包括皮下小结和环形红斑。

2. 并发症　心力衰竭。

（二）辅助检查

1. 外周血检查　风湿热活动指标：白细胞计数增高，血沉增快、C-反应蛋白（CRP）阳性、黏蛋白增

13

高，但对诊断本病无特异性；80%患儿抗链球菌溶血素"O"（ASO）滴度升高。

2. 心电图检查 P-R间期持续延长提示风湿活动。

（三）治疗措施

治疗原则：卧床休息，清除链球菌感染，抗风湿治疗和对症治疗。

1. 清除链球菌感染 大剂量青霉素静脉点滴2~3周。

2. 抗风湿热治疗 心肌炎患儿早期使用糖皮质激素，总疗程8~12周。无心肌炎患儿选用阿司匹林，治疗4~8周。

3. 对症治疗 充血性心力衰竭时应用小剂量地高辛，给予配合氧气吸入、利尿剂和血管扩张剂治疗，舞蹈病时可用镇静剂，关节肿痛时应予制动。

【护理要点】

（一）专业照护

1. 给予患儿高热量、高蛋白、高维生素、易消化饮食。有心力衰竭者适当限制盐和水，详细记录出入水量，保持大便通畅。

2. 急性期无心肌炎患儿卧床休息2周；有心肌炎的患儿轻者卧床休息4周，重者卧床休息6~12周。活动量应根据心率、心音、呼吸、有无疲劳而作调节。关节疼痛时，保持舒适的体位，避免痛肢受压，移动肢体时动作要轻柔，也可用热水袋热敷以止痛。

3. 病情观察 注意观察患儿面色、呼吸、心率（律）和心音，如有烦躁不安、面色苍白、多汗、气急等心力衰竭表现，应及时报告并处理。

4. 用药护理 用药期间注意观察药物副作用。如阿司匹林可引起胃肠道反应、肝功能损害和出血，可饭后服用或同时服用氢氧化铝以减少对胃的刺激。密切观察应用泼尼松引起的副作用，如满月脸、肥胖、消化道溃疡、肾上腺皮质功能不全、精神症状、血压增高、电解质紊乱、免疫抑制等。发生心肌炎用洋地黄治疗时易出

13

现中毒，注意有无恶心、呕吐、心律失常、心动过缓等中毒症状。

（二）健康指导

1. 住院指导

（1）根据病情合理安排饮食：给予患儿高热量、高蛋白、高维生素、易消化饮食，有心力衰竭时适当限制盐和水。

（2）发热的观察及护理：密切观察体温变化，高热时采用物理降温。

（3）指导缓解关节疼痛：保持舒适的体位，避免患肢受压，移动肢体时动作轻柔，也可用热水袋热敷。注意患肢保暖，避免寒冷潮湿。

2. 出院指导

（1）防止链球菌感染，患肢避免寒冷、潮湿。在疾病流行期间，尽量少带患儿去公共场所。

（2）按医嘱服用药物，观察药物的副作用。

（3）避免剧烈的活动，注意关节有无红肿热痛等症状出现。

（4）定期复查，按时用药，预防复发。

第六节　过敏性紫癜

过敏性紫癜（anaphylactoid purpura），又称亨-舒综合征，是以全身小血管炎为主要病变的血管炎综合征。主要见于学龄期儿童，男孩多于女孩，春秋季多见。

【临床要点】

（一）临床表现

1. 典型症状　表现为非血小板减少性皮肤紫癜，伴关节肿痛、腹痛、便血和血尿、蛋白尿等。

（1）皮肤紫癜：反复出现皮肤紫癜为本病特征，多见于下肢及臀部，呈对称性，分批出现，伸侧较多，面部及躯干较少。

（2）消化道症状：常见脐周或下腹部疼痛，伴恶

13

心、呕吐，甚至便血。

（3）关节症状：约1/3患儿可出现关节肿痛、疼痛和活动受限。

（4）肾脏症状：30%～60%患儿有肾脏损害的表现。多发生于起病1个月内，多数患儿出现血尿、蛋白尿及管型尿，伴血压增高和浮肿，称为紫癜性肾炎。

2. 并发症　鼻出血、牙龈出血、咯血或颅内出血等。

（二）辅助检查

1. 血象　中性和嗜酸性粒细胞增高。

2. 其他　肾脏受损可有血尿、蛋白尿、管型尿，大便潜血试验阳性。

3. 影像学检查　早期 X 线显示软组织肿胀，关节周围骨质疏松，关节附近呈现骨膜炎，晚期可见关节面破坏。腹部超声有利于早期诊断肠套叠。

（三）治疗措施

治疗原则：急性发作期卧床休息，积极寻找并避免致病因素，如控制感染，补充维生素等。对症处理。

1. 肾上腺皮质激素和免疫抑制剂　如泼尼松和环磷酰胺等。

2. 抗凝治疗　阿司匹林、双嘧达莫（潘生丁）或肝素等。

3. 对症治疗　出血患儿应卧床休息，消化道大量出血时要考虑输血并禁食。抗组胺药及钙剂可减轻一些过敏反应强度。

【护理要点】

（一）专业照护

病情观察

（1）观察皮疹的形态、颜色、数量、分布，每天详细记录皮疹变化情况。避免接触可能的各种致敏原。同时遵医嘱使用止血药、脱敏药。

（2）观察有无腹痛、便血等情况，注意腹部体征及时报告和处理。有消化道出血时应卧床休息，限制饮食，给予无渣流食，出血量多时应考虑输血并禁食，遵医嘱经静脉补充营养。

（3）观察尿色、尿量，定期送检尿常规，若有血尿和蛋白尿，提示紫癜性肾炎，按肾炎常规处理。

（4）注意观察关节肿胀及疼痛情况，协助患儿选取舒适的功能体位，做好日常生活护理。遵医嘱服用肾上腺皮质激素，以缓解关节疼痛和解除痉挛性腹痛。

（二）健康指导

1. 住院指导

（1）合理调配饮食：有消化道出血时应卧床休息，限制饮食，给予无渣流食。

（2）尽量避免接触各种可能的过敏原。

（3）观察患儿皮疹消退情况，腹痛有无加重，尿色及尿量有无异常等。

2. 出院指导

（1）在春、秋季向小儿及家长宣传预防感染的重要性，避免去人群集中的公共场所，防止受凉。

（2）用药指导：评估患儿及家长用药知识，告知患儿用药的注意事项，按医嘱使用药物（不要随意更改使用时间、剂量与品种）。

（3）定期复查。

第七节 皮肤黏膜淋巴结综合征

皮肤黏膜淋巴结综合征（mucocutaneous lymphnode syndrome，MCLS）又称川崎病，是一种全身中、小动脉炎性病变为主要病理改变的急性发热出疹性疾病。本病以婴幼儿多见，男孩多于女孩，春、秋季多发病。

【临床要点】

（一）临床表现

1. 典型症状 以发热、皮疹、皮肤黏膜病损和颈淋巴结肿大为主。

（1）发热：为最早出现的症状，呈稽留热或弛张

13

热，可持续 1~2 周，抗生素治疗无效。

（2）皮肤、黏膜的变化：①皮疹：发热或发热后出现，为斑丘疹、多形性红斑样或猩红热样；②肢端变化：手足皮肤呈广泛硬性水肿，恢复期指、趾端膜状脱皮，重者指、趾甲脱落。肛周皮肤发红、脱皮。

（3）黏膜表现：双眼球结膜充血，无分泌物或流泪；口唇潮红、皲裂或出血，舌乳头突起、充血呈草莓舌，咽部弥漫性充血。

（4）淋巴结肿大：颈部淋巴结单侧或双侧呈非化脓性肿大，热退后消散。

（5）心脏表现：常于发病 1~6 周出现心肌炎、心包炎和心内膜炎；冠状动脉瘤常在疾病的第 2~4 周发生。

2. 并发症　心肌梗死、冠状动脉瘤、心源性休克等。

（二）辅助检查

1. 血液检查　血沉增快、C-反应蛋白和免疫球蛋白增高，为炎症活动指标。血清 IgG、IgM、IgA、IgE 和血液循环免疫复合物均增高。

2. 胸部 X 线检查　肺纹理增多，心影常轻度扩大。

3. 心血管系统检查　心电图主要为 ST 段和 T 波改变、P-R 间期和 Q-T 间期延长、低电压、心律失常等。

（三）治疗措施

治疗原则：主要是对症疗法和支持疗法，包括减轻血管炎症和对抗血小板凝集，可用阿司匹林、大剂量丙种球蛋白和糖皮质激素。

【护理要点】

（一）专业照护

1. 观察口腔黏膜病损情况，每天晨起、睡前、餐前、餐后漱口，保持口腔清洁。必要时遵医嘱给予药物涂擦口腔创面。每天用生理盐水洗眼 1~2 次，保持眼部的清洁。

13

2. 病情观察

（1）观察体温、皮疹与黏膜及心血管状态：监测体温变化、观察热型及伴随症状，警惕高热惊厥的发生；保持皮肤清洁，防止抓伤和擦伤，便后清洗臀部，切忌强行撕脱痂皮。

（2）关注并发症的发生：心脏受损者可见心电图改变和超声心动图改变，行心电监测，密切观察心电图的变化。

3. 维持正常体温 监测体温变化，根据发热程度，采取药物或物理降温措施。

4. 预防感染 防止皮肤和黏膜的继发感染。病情严重者可能会使用皮质激素，需与感染性患儿分室收治。

5. 用药护理 遵医嘱使用阿司匹林时观察有无出血倾向，静脉注射丙种球蛋白有无过敏反应，一旦发现及时处理。

（二）健康指导

1. 住院指导

（1）发热的护理。

（2）皮肤、黏膜病损的护理。

2. 出院指导

（1）评估家长用药知识，告知患儿用药的注意事项，按医嘱使用药物（不要随意更改使用时间、剂量与品种）。告知药物的服用方法和不良反应的观察。

（2）指导家长观察病情，定期带患儿复查。对于有冠状动脉病变的患儿，于出院后 1 个月、3 个月、6 个月及 1 年全面检查 1 次。

（陈锦秀）

13

小儿外科疾病
及护理

第一节　小儿外科疾病
一般护理要点

一、一般护理原则

（一）环境

保持环境安静、舒适，室内空气流通，温湿度适宜。

（二）饮食

根据医嘱给予（确定）饮食种类，饮食以清淡，易消化，高热量、高蛋白、高维生素为宜。手术前根据年龄大小决定禁食时间，年龄超过 3 岁者禁食 8 小时，禁水 3 小时，6 个月～3 岁者禁食 6 小时，禁水 2 小时，6 个月以下者禁食 4 小时，禁水 2 小时。手术后根据麻醉和手术种类决定饮食种类，全麻非胃肠道手术者，完全清醒 4～6 小时后，可试饮水，如无呕吐，可给流质饮食，以后根据病情改半流或普食；胃肠道手术待肛门排气后开始进少量流质，以后根据医嘱给予全量流质、半流或普食。急腹症未开医嘱前应禁饮、禁食。

（三）休息与活动

根据病情决定卧位或活动度，手术后麻醉未清醒前取平卧位，头偏向一侧，麻醉清醒后，若无禁忌，可取斜坡卧位。保证患儿有足够的休息和睡眠。手术后患儿如无特殊禁忌，应鼓励患儿早期活动，术后 6～24 小时内做床上翻身，24 小时后根据病情下床活动。

（四）病情观察

观察患儿生命体征，每天测量体温、脉搏、呼吸、血压 3 次，每周测体重 1 次，记录每天大便次数。观察患儿症状、体征及心、肺、肝、肾等重要脏器功能。了解有无咳嗽、流涕、便秘、腹泻等，防治上呼吸道感染。注意皮肤有无化脓病灶。手术后观察患儿伤口有无渗血、渗液，敷料是否干燥、有无移位等。

（五）疼痛护理

评估患儿疼痛的部位、病因、诱因、性质、持续时间以及有无牵涉痛等，把握病情的动态变化。对急腹症患儿不得给予止痛药、热水袋、灌肠等。指导患儿采取放松技术，如缓慢而有节奏地呼吸与深呼吸，握紧拳头或打哈欠等；分散和转移注意力，如数数、念字、听音乐等。协助患儿取半卧位，以放松腹部肌肉。

（六）术前准备

术前练习在床上排大小便。胃肠道手术的患儿，必要时清洁灌肠，于术前留置胃管，胃肠减压。询问药物过敏史，根据医嘱做好药物过敏试验，如为阳性，用红笔记录，并通知医师。按医嘱抽血查血型、做好交叉合血试验，必要时备血。术前 1 天给患儿沐浴、更衣、剪指甲、理发，小儿一般无需特殊备皮。术前 30 分钟备好病历、X 线片等用物，按医嘱注射术前用药，嘱患者大小便。

二、常见症状与体征护理

（一）腹痛

腹痛是小儿外科常见症状，外科范围的急性腹痛临床上称为"急腹症"，可见于急性胰腺炎、阑尾炎、腹膜炎、肠套叠等，起病急，病情重，变化快。可呈持续性或阵发性，疼痛性质可为绞痛、钝痛、刀割样痛、烧

14

灼样痛和放射痛。

【护理要点】

1. 病情观察

（1）观察腹痛的性质，了解腹痛的诱因、开始时间、发生缓急，腹痛的部位、性质、程度和转归。

（2）观察腹部情况，如腹式呼吸浅快甚至消失多为腹膜炎的表现；腹部出现肠型或异常蠕动波应考虑肠梗阻等。

（3）观察腹痛时的伴随症状及全身情况，如有无压痛、反跳痛、肌紧张等腹膜刺激征，如腹痛伴面色苍白、脉搏细数、血压下降等表现，常提示病情危急。

（4）婴幼儿腹痛常表现为哭吵，年长儿会自诉腹痛，若患儿两手捧腹或双腿蜷曲、辗转反侧，则提示腹痛严重。

2. 休息和体位　嘱患儿卧床休息，如无禁忌取半卧位，双膝屈曲，以减轻疼痛。

3. 疼痛护理　对诊断不明的腹痛，禁止使用止痛药及热敷，以免掩盖病情，可教患儿一些转移注意力的方法，如听音乐等；对已明确诊断者可使用止痛药。

4. 用药护理　遵医嘱建立静脉通道，维持水电解质平衡，保证液体、药物顺利输入，注意观察药物的疗效和不良反应。

（二）呕吐

呕吐是指胃或部分小肠内容物，通过食管逆流经口腔排出体外。频繁和剧烈的呕吐，可导致水、电解质、酸碱平衡失调。小儿肠套叠、阑尾炎、先天性肥厚性幽门狭窄等常出现呕吐症状。

【护理要点】

1. 病情观察

（1）观察呕吐物的量、颜色、性状与气味，幽门梗阻患儿呕吐物多含有隔餐或隔天食物，有腐酵酸臭气味，呕吐物有大便臭味可能是低位肠梗阻。

（2）注意呕吐与饮食的关系，与进食密切有关者多

14

为胃肠病变所致。

（3）观察呕吐发生的时间、诱发因素，排除不洁食物等内科疾病因素。

（4）注意呕吐的伴随症状，伴剧烈腹痛者，应考虑急腹症，如阑尾炎、急性胰腺炎、急性肠梗阻等。

2. 做好口腔护理　嘱患儿卧床休息，取平卧头偏一侧位，预防窒息，每次呕吐后用温开水漱口，保持口腔清洁。

（三）便血

便血是指血液由消化道自肛门排出，无论仅有少量血液还是全血便，颜色鲜红、暗红或呈柏油样，均称便血。便血多提示下消化道出血，尤其是结肠和直肠出血。小儿外科引起便血的常见疾病包括肠套叠、坏死性小肠结肠炎、直肠肛管疾病等。

【护理要点】

1. 病情观察

（1）观察出血的量、颜色和速度：出血的颜色取决于出血量的多少以及血液在胃肠内停留时间的长短。如大龄儿童，一般出血量大于 5～10ml 时，粪便隐血试验阳性；出血量达 50～70ml 时可引起黑便，胃内积血在250～300ml 时可出现呕血，出血量超过 400～500ml 时，可出现全身症状，如头晕、心悸、出汗、乏力等。便血量少呈鲜红色，多为直肠、乙状结肠或降结肠疾病出血，也可见于肠套叠。

（2）排除假性便血：仔细检查是否为口腔、鼻咽、支气管及肺等部位出血被吞咽引起的黑便，以及排除某些药物、食物如铋剂、铁剂或炭粉、中药等所致的血样或黑色大便。

（3）观察全身情况：注意观察患儿神志、精神反应、生命体征，尤其是血压，皮肤甲床色泽，静脉充盈度以及尿量等，了解有无贫血、休克、中毒症状及其他部位的出血。

（4）观察伴随症状：注意观察患儿有无苍白、乏

14

力、头昏、发热等，如便血伴剧烈腹痛甚至休克者，应警惕出血性坏死性肠炎、肠套叠等；对有腹胀、肠型、压痛及腹部包块者应考虑肠套叠的可能。

2. 每次便后及时清洗臀部，涂护臀软膏，预防红臀。

三、常用专科检查及护理

静脉尿路造影检查

静脉尿路造影（intravenous urography，IVU）是通过静脉注射有机碘造影剂，使肾、输尿管和膀胱显影而诊断疾病的一种检查方式。是小儿泌尿外科常用检查方法，能显示尿路形态，判断有无尿路扩张、推移、受压和充盈缺损等，同时可了解双侧肾功能。

【护理要点】

1. 检查前一天口服泻剂排空肠道，禁食禁水 6～12 小时。

2. 检查前了解患儿全身情况、过敏史以及肾脏功能，做好碘过敏试验，对离子型造影剂过敏者，可用非离子型造影剂。

3. 注射造影剂前先行尿路平片检查，排泄性尿路造影检查根据患儿情况及医师需要选择不同造影剂用量、给予方式以及摄片间隔时间等。

四、人文关怀

1. 手术是治疗小儿外科疾病的主要手段，容易引起孩子和家长的恐惧和焦虑。护理人员应根据患儿所患疾病，应用通俗易懂的语言，向患儿及其家长解释疾病及手术治疗的必要性和重要性，介绍术前准备、术中配合和术后注意点，必要时邀请手术成功的病例介绍其配合手术治疗的过程及体会。

2. 执行各项手术检查和治疗前，应做好解释工作，告知家长检查和治疗的目的、原理以及如何配合。

3. 小儿因年龄小、耐受力差、手术创伤、禁食等原

14

因烦躁不安、哭闹时，护理人员应指导家属正确有效的安抚，使患儿配合治疗；同时针对患儿家属进行心理疏导，讲解病因及预后，避免家属因恐慌、担忧等不良情绪影响治疗。

4. 绝大部分家庭对先天性畸形难以接受，甚至因怕别人笑话或讥讽而偷偷将孩子遗弃。护理人员应指导家长正确对待，科学治疗，提高患儿家属的依从性。

5. 新生儿产伤性疾病多易引起纠纷，医护人员应针对患儿家属进行心理疏导，告知各类产伤产生的原因及治疗方法和预后，获得家属理解，避免家属出现愤怒、恐慌、担忧等不良情绪，加重医患矛盾，影响加重患儿的治疗与康复；患儿因年龄小、耐受力差等也易出现烦躁不安、哭闹等现象，护理人员应指导其家属正确有效的安抚，使患儿配合治疗，早日康复。

第二节　常见新生儿外科疾病

一、坏死性小肠结肠炎

新生儿坏死性小肠结肠炎（neonatal necrotizing enterocolitis，NEC）是围生期多种致病因素导致的肠道疾病，多在出生后 2 周内发病，常见于未成熟儿。

【临床要点】

（一）临床表现

胎龄越不成熟，起病越晚。足月儿发病日龄多为生后 3～4 天，而胎龄 <28 周者发病日龄为生后 3～4 周。

1. 典型症状　腹胀、呕吐、腹泻或便血三联症。

2. 体征　可见肠型，肠鸣音减弱甚至消失。

3. 并发症　肠穿孔、腹膜炎和腹水、败血症、DIC。

（二）辅助检查

1. 腹部 X 线检查　X 线平片显示肠道充气、多个液平面，特征性的肠壁囊样积气，应多次随机检查，观察动态变化。

14

2. B超检查　肝及门脉系统可有微小气泡。

3. 病原学检查　受累节段肠道表现有斑片状病灶。

4. 血常规检查　白细胞异常升高或降低，粒细胞总数、淋巴细胞和血小板减少，而幼稚粒细胞及幼稚粒细胞/粒细胞总数比例升高，C-反应蛋白持续升高。

5. 大便常规　镜检可见红细胞、白细胞、潜血试验阳性。

（三）治疗措施

治疗原则：禁食，维持水、电解质和酸碱平衡，补充营养及对症治疗。

1. 禁食　一旦确诊应立即禁食，同时给予胃肠减压，直至腹胀消失，大便隐血实验阴性。

2. 静脉补充液体及维持营养　禁食或进食不足时必须静脉补液，维持水、电解质及酸碱平衡，供给营养。必要时输入全血、血浆或白蛋白。

3. 抗生素　根据细菌培养和药敏实验选择抗生素。

4. 病情严重伴休克、DIC时，给予相应治疗。

5. 经内科治疗无效，或有肠穿孔、腹膜炎、明显肠梗阻时，应行手术治疗。

【护理要点】

（一）专业照护

1. 病情观察

（1）腹胀程度的监测：每天定时测量腹围并记录。观察腹胀的程度，腹壁张力是增高还是腹软，严重者腹壁可出现红斑及板结。

（2）呕吐物的监测：观察呕吐物及胃液的颜色：是否为鲜红色、咖啡色、黄色、草绿色、白色黏液，并记录呕吐物的毫升量。留取标本及时送检，发现问题及时报告处理。

（3）大便的监测：观察大便的次数、每次量、性状、颜色、黏稠度等。是否为鲜红色便、黏液血便、黑便或果酱样血便、墨绿色便，有无坏死脱落的肠黏膜等。及时报告并将标本送检以明确病情变化。

（4）密切观察患儿精神状态、监测生命体征：当患儿出现皮肤花斑、四肢末梢冷、毛细血管充盈时间延长、心率增快、血压下降等中毒性休克表现时，立即通知医师进行抢救，补充有效循环血量，改善微循环，纠正脱水、电解质紊乱及酸中毒，补充热量及营养。

（5）体温监测：选择辐射床或暖箱（便于腹部体征的观察），调节箱温 30～32℃，湿度 60%～80%。严密监测体温和箱温变化，根据体温调节箱温，维持患儿体温 36～36.5℃。

2. 饮食指导

（1）绝对禁食、禁饮：轻症禁食 5～10 天，一般禁食 8～12 天，病情重时需禁食 10～15 天或更长。

（2）胃肠减压：根据腹胀情况予间断抽吸或使用负压引流球持续引流，如用负压持续吸引，负压为 30～40mmHg（1mmHg＝0.133kPa）。应用负压吸引时注意调节压力大小，保持引流管通畅，可每 2 小时用生理盐水冲管 1 次。记录胃管插入深度，严密观察并记录引流液的毫升量、颜色及性质。

（3）开奶时机：患儿无呕吐、腹胀消失、大便潜血转阴性、有觅食反射、胃液清亮，腹部 X 线平片正常。

（4）个体化喂养方案：开始只喂温水或 5% 葡萄糖水，喂 2～3 次后，如无呕吐或腹胀，再喂乳汁，以母乳为佳。若为人工喂养，从 1∶1 浓度开始，应循序渐进，从稀到浓，从少到多，初为 3～5ml，以后每次递增 2ml，逐渐增加浓度及奶量。在调整饮食期，密切观察患儿腹部体征及大便情况，防止病情恶化或复发。

3. 药物治疗的护理　每天根据补液总量安排补液顺序、速度，同时兼顾抗生素的泵入，以保证抗生素达到有效浓度，使其既达到治疗目的又能将全部液体匀速输入，准确记录 24 小时出入液量。输入液体过程中，注意控制好输液速度，防止药液外渗及静脉炎发生，必要时予中心静脉置管或 PICC 置管。

14

（二）健康指导

1. 住院指导　指导家长禁食及饮食控制的必要性，掌握有关饮食的控制与喂养的方法。

2. 出院指导　指导母乳喂养，避免张力过高的配方奶喂养。逐渐增加奶量，合理耐心喂养。奶瓶奶具应清洗消毒，预防感染。保持大便通畅，避免剧烈哭吵。注意保暖，及时添减衣物，避免带孩子到人群密集处等，预防呼吸道感染。指导家长用药常识，告知用药注意事项，如益生菌类药品要低温冷藏保存，喂服时用凉开水冲调。复查时应选择新生儿科或熟悉患者病史的医师诊治。

二、产伤性疾病

新生儿产伤（birth injury）是指分娩过程中因机械因素对胎儿或新生儿造成的损伤。常见有神经损伤、产伤骨折和软组织损伤。

软组织损伤

新生儿软组织损伤多发生在难产和手术操作后，亦可能发生于自然分娩后。可因分娩过程中机械操作而造成，可发生于新生儿各个部位及组织。

【临床要点】

（一）临床表现

1. 擦伤及淤血　常见于外阴及外生殖器，表现为局部水肿、变色。面先露者面部肿胀变色，有出血点。

2. 皮下脂肪坏死　新生儿背、臀部，或面颊及大腿部出现局部变硬，皮肤发红或正常。局部触之有热感、压痛，边缘清晰。

3. 胸锁乳突肌损伤　胸锁乳突肌受损形成血肿，随之纤维化，局部触及 1～2cm 大小包块，可致斜颈。

4. 头颅血肿　位于新生儿头顶，单侧或双侧，有波动感，边界清楚，出生后 1～3 天可渐增大。

（二）辅助检查

1. 血常规检查　血小板降低。

14

2. CT 检查　可确诊有无损伤性颅内出血，了解颅内出血的部位、出血量及有无合并脑水肿。

（三）治疗措施

一般无需处理，有继发感染时，应用抗生素。对过大的血肿可严格消毒后抽出积血，加压包扎；形成包块后，如经按摩或热敷 2～3 个月仍不消失，则需手术。

【护理要点】

（一）专业照护

1. 病情观察　观察局部皮肤颜色，有无水肿、瘀点、瘀斑等，及时处理。监测生命体征，判断是否出现败血症、核黄疸、脑疝、心跳骤停等潜在并发症。

2. 局部处理　头颅血肿者早期可作局部冷敷，防止血肿继续增大；血肿过大影响患儿头部转动时，为预防长期枕压处出现压疮，应及时翻身，解除局部压迫状况。血肿表面无破溃者，可外用血竭末（用浓茶水调成糊状），以促进积血吸收；也可以用云南白药 4g 加 75% 的酒精 10ml 调匀，外敷患处，加速血肿的消退。

（二）健康指导

1. 住院指导　指导头部制动方法以及观察有无其他出血倾向的发生。

2. 出院指导　指导保持局部皮肤的清洁干燥，洗浴时切忌揉搓，勿经常挤摸，睡觉时要避免压迫血肿处。如包块经 2～3 个月后仍不消失，则需选择专科医师诊治。

神经损伤

神经损伤是指在分娩过程中，由于难产、臀位、肩娩出困难等导致神经牵拉性受损或由于胎头在产道下降时母亲骶骨压迫或产钳助产致神经受损。最常见的神经损伤为臂丛神经麻痹及面神经麻痹。

【临床要点】

（一）临床表现

1. 臂丛神经麻痹　由于损伤部位不同可出现前臂内

14

收、伸直，不能旋后或弯曲；腕、指关节屈曲，拥抱反射不对称；或前臂、腕、手的伸展动作丧失及手肌无力，握持反射弱等。

2. 面神经麻痹　常为一侧周围性麻痹，表现为眼睑不能闭合，不能皱眉，哭闹时面部不对称，患侧鼻唇沟浅，口角向健侧歪斜。

3. 其他　膈神经麻痹表现为呼吸窘迫，患侧呼吸音降低，但出现时间也可稍晚；喉返神经麻痹表现为喉喘鸣、呼吸窘迫、哭声嘶哑、吞咽困难；桡神经麻痹可出现患侧手腕呈垂腕畸形，局部肿胀，患肢活动受限等。

（二）辅助检查

1. X 线检查　臂丛神经麻痹应对肩胛及上肢摄片，以排除骨性损伤。

2. 电学诊断　面神经麻痹使用电学诊断可帮助判断预后。

3. 超声检查　膈神经损伤时超声检查可出现吸气时膈肌矛盾运动。

4. 喉镜检查　可用来确诊喉返神经麻痹。

（三）治疗措施

1. 臂丛神经麻痹起始治疗　为保守治疗，出生 1 周以后指导家长进行移动度活动练习，如经 2~3 个月不恢复，应转诊到专科医院进一步检查。3~6 个月不恢复，可考虑手术探查，修补损伤神经。

2. 面神经麻痹的治疗　包括应用人工泪液及眼罩保护眼睛，防止角膜受损。

3. 其他　膈神经麻痹一般选用保守治疗，必要时用胃管喂养；喉返神经麻痹的治疗取决于症状轻重，挫伤所致麻痹常可自动恢复，重度呼吸窘迫则需气管插管；桡神经麻痹可采用小夹板固定，使手指和腕关节维持背伸位，同时予以针灸和按摩，服用维生素 B_1、B_6、B_{12} 等。

14

【护理要点】

（一）专业照护

1. 病情观察　针对不同部位神经损伤，重点观察该神经管辖区域肢体功能情况。

2. 温水沐浴　温水沐浴可使皮肤血管扩张，加速血液循环，兴奋神经系统，同时可使肌肉松弛，促进组织代谢，有消肿、解除肌肉痉挛的作用。抱患儿至沐浴室，室温控制在26～28℃，让患儿仰卧在垫有海绵的小浴缸里，一边淋温水一边揉搓，每天2次，每次5分钟。沐浴过程中，观察患儿呼吸、脉搏、皮肤反应。如出现哭吵不安、气促、脉搏显著加快，应及时停止。

3. 增加肌力与关节活动度的训练　沐浴结束后擦干全身，外裹浴巾，将患儿安置在操作台上，护士徒手帮助患儿进行功能锻炼，如肩关节外展与上举、肘关节屈伸、前臂内旋、腕关节屈伸及手掌在身体处于坐位及卧位时支撑身体等。在进行功能锻炼过程中，应根据患儿情况控制被动运动的幅度，以免引起新的损伤。

4. 促进感觉功能的恢复　对损伤部位进行理疗，每天2次，每次不超过10分钟，采用肌肉电刺激疗法，配合针灸、按摩、推拿，以利于消除神经震荡，松解神经粘连及松弛关节。

（二）健康指导

1. 住院指导　告知家长，受损肢体易受进一步的碰伤和烫伤，失去神经支配的皮肤损伤修复起来较困难，因此，必须保护失去神经支配的皮肤，避免烫压伤。患儿采取平卧位，患肢下垫一软枕，保持各关节于功能位，如肩关节外展45°，肘关节屈曲90°，腕关节背曲30°。

2. 出院指导　指导家长，臂丛神经损伤的肢体肌肉失去运动功能后，也失去对肢体静脉挤压回流的作用，特别是肢体处于下垂位和关节极度屈曲位时肿胀更明显。要经常进行肌肉的被动活动及改变关节位置，适当抬高患肢，进行被动牵伸时动作应缓慢，范围逐渐扩大，切忌粗暴，以免引起新的损伤。出院后应每2～3个月复查

14

1 次，选择专科就诊，补充维生素 AD 及钙剂。

骨 折

产伤骨折（birth fracture）多发生于产程延长、难产、巨大儿或胎儿窘迫需快速娩出时。产伤骨折的好发部位依次为锁骨、肱骨干、股骨干、颅骨、肱骨或股骨骨骺分离。最常见的产伤性骨折为锁骨骨折。

【临床要点】

（一）临床表现

1. 典型症状　大部分患儿无明显症状，仔细观察可发现患侧肢体自主动作减少，给患儿换尿布、穿脱衣裤或擦身洗澡移动某侧肢体时，常有不明原因的突然啼哭。局部有瘀斑、触痛、关节活动受限。

2. 体征　触诊可发现局部软组织肿胀，有压痛和骨摩擦音，双侧肢体不对称，甚至可扪及骨痂硬块。

（二）辅助检查

1. X 线检查　肱骨骨折常见骨折严重移位或成角畸形，锁骨骨折可发现骨折及移位情况。

2. 头颅平片及头颅 CT 检查　颅骨骨折如出现神经症状或怀疑存在凹陷性骨折时，应行头颅平片及头颅 CT 检查，以排除颅内病变。

（三）治疗措施

1. 锁骨骨折　一般不需特殊治疗，可用绷带绕经两侧腋窝于背部交叉，形似"∞"字固定。

2. 股骨干骨折　行双下肢悬吊滑动牵引，个别患儿可配合应用小夹板固定。

3. 肱骨干骨折　可采用小夹板固定或患肢贴胸壁固定。通常固定 2~3 周即可见明显骨痂，并发的神经症状常在 6~8 周后消失。

【护理要点】

（一）专业照护

1. 病情观察　观察局部皮肤有无水肿、瘀点、瘀斑，皮肤颜色等，对悬吊皮牵引患儿，注意悬吊下肢皮肤的色泽、弹性、皮温和毛细血管充盈反应，牵引1周内每小时观察1次，观察皮牵引胶布，及时发现和纠正牵引松脱或移位。八字绷带固定时绷带必须松紧适宜，需每班监测局部手指有无苍白、肿胀或发紫等局部缺血症状。

2. 体位　患儿处于悬吊固定位置，不能抱起喂奶，只能采取奶瓶喂养方法。喂奶时，将患儿头部侧向一边，喂完后保持头部侧向一边约15分钟。

3. 牵引　股骨干骨折使用双下肢悬吊滑动牵引时，牵引重量以患儿臀部抬起离床面2cm左右为宜，应特别注意踝部绷带和胶布的缠绕，避免发生足部血运障碍。一般牵引2~4周。解除牵引后适当用小夹板保护。

4. 按摩　每天按摩，给予适当肢体被动活动以增加肌力，可抚触双下肢及足底，以改善末梢循环，保持皮肤弹性。

5. 臀部护理　保持臀部干燥，及时更换尿布和清理床单，牵引期间不要抱起患儿，换尿布时尽量不要让臀部抬太高，力量不宜过强，注意保持会阴部干燥，预防臀红。

（二）健康指导

1. 住院指导　鼓励和加强母婴抚触，以增强免疫力和应激力，改善局部血液循环，尤其是患肢。术后1周内，由于骨折处疼痛，只能做（指）趾活动，注意由小到大，由轻到重，循序渐进。

2. 出院指导　指导家长术后3周开始做关节的伸屈运动及肌肉的功能锻炼，指导母乳喂养，要求其母亲多进营养丰富的食品，特别要增加鱼汤壮筋的食物，以增加奶量，提高母奶的质量。出院后2~3个月每月复查，选择专科就诊。

三、先天性食管闭锁

先天性食管闭锁及气管食管瘘（congenital esophageal atresia and tracheoesophageal fistula）简称"食管闭锁-

14

气管瘘"，是新生儿期消化道的一种严重的先天发育畸形，可以单独形式存在，但联合畸形较多见，常合并胸肺部畸形和其他各种畸形。

根据不同形态的畸形，可分为5种病理类型，最常见为第Ⅲ型。

1. Ⅰ型 食管近、远端均为盲端，无食管气管瘘。

2. Ⅱ型 近端食管有瘘管与气管相通，远端食管为一盲端。

3. Ⅲ型 近端食管呈一盲端，远端食管有瘘管与气管交通。相通点一般在气管分叉处或其稍上处，两段间距离超过2cm者称为Ⅲa型，不到2cm者称为Ⅲb型。

4. Ⅳ型 食管近、远端各有瘘管与气管交通。

5. Ⅴ型 无食管闭锁，仅有瘘管与气管交通。

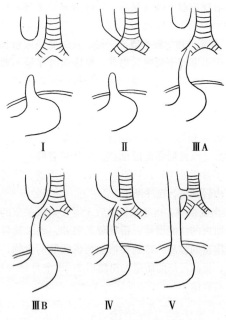

图14-1 先天性食管闭锁的病理类型

【临床要点】

（一）临床表现

1. 典型症状　生后即出现唾液增多，不断从口腔外溢，频吐白沫。喂食时出现呛奶、溢奶、呼吸困难。

2. 体征　可见脱水征象；并发肺炎者，可见面色发绀、三凹征，肺部可听到啰音，叩诊呈浊音；无气管瘘者腹部呈舟状。有气管瘘者，因大量空气自瘘管进入胃内，腹胀较明显。

3. 并发症　营养不良、水电解质紊乱、吸入性肺炎、肺不张、败血症等。

（二）辅助检查

1. X 线胸腹平片检查　可观察导管插入时受阻情况，同时了解盲端高度。

2. 颈部超声或 MRI 检查　可显示扩张的盲端，可增加诊断敏感性达 100%。

3. 纤维支气管镜检查　可确定瘘管的位置。

（三）治疗措施

治疗原则：早期诊断是治疗成功的关键。争取在肺炎、脱水、酸中毒发生前进行手术。晚期病例在加强支持治疗改善一般情况后再进行手术。

1. 手术　根据病理类型、患儿全身情况、肺炎严重程度以及伴发畸形等制订个体化手术方案。

2. 术后处理　患儿术前多有不同程度的肺炎及营养不良，因此术后的呼吸管理及营养支持十分重要。

【护理要点】

（一）专业照护

1. 病情观察　术前评估：①有无食管闭锁，食管上端的高度；②有无食管气管瘘；③与预后关系密切的因素（伴发畸形、并发症及患儿体重，是否为单产儿）；④全身营养情况。术后观察：有无肺部感染、上气道梗阻、吻合口漏、吻合口狭窄等并发症发生。

2. 饮食指导　术前及术后 7 天禁食；术后 5 天口服泛影葡胺造影，如无吻合口瘘可开奶。保留胃管 1 周以

14

上，起支撑作用。有胃造瘘者，术后 24 ~ 48 小时后经瘘管喂养。喂养从低浓度小剂量开始，逐步增加，由胃造瘘管或胃管缓慢注入。喂养时严密观察有无呛咳及发绀。支撑胃管拔除后过渡到经口喂养，能耐受正常喂养后拔除胃造瘘管。

3. 口腔护理　及时清除口腔分泌液，每 2 小时用生理盐水或苏打水进行口腔护理 1 次，观察口腔内壁情况，防止鹅口疮。

4. 术前护理　严格禁食为重点，包括温箱保暖、按需给氧、咽部及食管上段盲端持续或间断负压吸引；保持患儿侧卧位或半卧位，头部抬高 30° ~ 40°，及时清除口腔分泌液以防窒息；静脉输液矫正脱水及酸中毒；应用抗生素控制肺部感染；反复测血气，监测肺功能。

5. 术后护理

（1）体位：麻醉未清醒期间，取平卧位，头偏向一侧；清醒后取半卧位，床头抬高 30°。

（2）呼吸道管理：采用呼吸机辅助呼吸，及时清理口鼻腔分泌物，保持呼吸道通畅，定期超声雾化。

（3）监测：血气分析，生命体征，保持伤口敷料清洁干燥，如有渗血、渗液及时更换，术后 3 周行食管钡餐造影，如吻合口有狭窄应定期行食管扩张术。

（4）引流管护理：①术中放置 10Fr 胃管有支撑和固定食管吻合口作用，妥善固定支撑胃管，松紧适宜，床边贴醒目标识，提醒胃管需保持 7 ~ 15 天。②保持胃管和胃造瘘管引流通畅，每 4 小时抽胃液，可有效防止消化液逆流，刺激食管吻合口影响愈合。③胸腔引流管每 2 小时挤压 1 次，持续 10 ~ 15cmH$_2$O 低负压吸引，观察水柱波动情况。④准确记录引流液的量及性状。如胸腔引流管有乳白色液体排出，提示有吻合口瘘发生。⑤测量各类管道的外露长度，妥善固定各类导管，避免意外拔管。⑥术后哭闹和咳嗽对食管远端强烈牵拉，易发生吻合口穿孔断裂，可适当用镇静剂。

14

（二）健康指导

1. **住院指导**　要求家长保持患儿头高位 30° 左右，选择左侧卧位，有利于胃的排空及减少经瘘管吸入胃酸的危险。告知家属胃管是支撑和固定食管吻合口的唯一管路，必须妥善固定，防止牵拉，避免脱管。

2. **出院指导**　告知家长由于食管是手术后重建，训练患儿吞咽功能需循序渐进，不能急于添加辅食，辅食以流质、半流质、柔软食物为宜；指导家长耐心喂养，喂奶后给患儿正确卧位，若有呕吐及时处理，防止发生窒息或吸入性肺炎。出现喂养困难者，必须早期随访，选择专科挂号，检查有无吻合口狭窄，必要时行食管扩张术。

四、先天性肛门闭锁

先天性肛门闭锁症又称锁肛、无肛门症，婴儿出生后即肛门、肛管、直肠下端闭锁，外观看不见肛门在何位置，是常见的先天性消化道畸形，常合并心血管、消化道、肢体的其他畸形。

【临床要点】

（一）临床表现

1. **典型症状**　出生后无胎粪排出，或仅有少量胎便从尿道、会阴口排出，局部检查，肛区部分为皮肤覆盖，无肛门开口。患儿早期即出现呕吐、腹胀等胃肠梗阻症状。

2. **体征**　患儿哭闹或屏气时，会阴中央有突起，手指置于该区可有冲击感，将患儿置于臀高头低位在肛门部叩诊为鼓音，腹部膨隆。

3. **并发症**　术前可出现水电解质平衡失调、感染、败血症、多器官功能衰竭等并发症，术后可有便秘、小肠结肠炎、肠穿孔、继发感染等并发症。

（二）辅助检查

1. **X 线检查**　采用倒置位摄片法，直肠末端正位于耻尾线或其稍下方。

14

2. B超检查 可测得直肠盲端与肛痕皮肤间距。

3. CT或MRI检查 可显示直肠肛管畸形与邻近盆腔脏器及周围组织的关系。

（三）治疗措施

确诊后应及早行手术治疗，低位闭锁型争取在出生后24小时内施行会阴肛门成形术；高位闭锁型可先行结肠造瘘，6个月后再行肛门成形术。防止肛门成形术后瘢痕狭窄，术后必须坚持扩肛一年。

【护理要点】

（一）专业照护

1. 病情观察

（1）术前严密监测患儿生命体征，注意出入量平衡及腹部情况，测量腹围并记录。

（2）术后密切观察患儿精神状态、监测生命体征。

（3）并发症：①出现体温升高、大便次数多，肛门处有脓液排出，直肠指检可扪及吻合口裂隙时，表示盆腔感染；②术后仍有腹胀，无排气、排便，可能有吻合口狭窄；③出现皮肤花斑、四肢末梢冷、毛细血管充盈时间延长、心率增快、血压下降等提示中毒性休克。以上情况均应立即通知医师立即进行处理或抢救，及时补充有效循环血量，改善微循环，纠正脱水、电解质平衡紊乱。

2. 饮食指导 术前及术后予禁食、胃肠减压，防止腹胀，术后视肠蠕动恢复情况，少量多次逐步喂养，首选母乳。

3. 造口护理

（1）造口评估：行造口术的患儿，术后注意观察造口周围皮肤，如果发现皮肤不平整或有凹陷情形时，可用防漏胶以增加密合度。观察造口、肠黏膜血液循环、颜色，造口有无回血、出血和坏死。观察大便的色、质、量并如实记录。

（2）更换造口袋：①更换时戴手套，先用温生理盐水棉球擦拭造口周围皮肤，由内向外，待干。②对造口

14

周围皮肤及黏膜，以护肤粉外涂，水胶体敷贴、皮肤保护膜等造口护理产品保护。③造口袋需预先以测量板测量出造口大小，用剪刀修剪整齐后，将防漏膏以挤牙膏方式挤一圈于已修剪好的造口袋背面。④将修剪好并温热的造口袋依造口位置贴上，轻压造口袋 1~2 分钟，使之紧贴于皮肤上。⑤及时清除造口袋内粪便，用生理盐水湿棉签湿式清理袋内大便；大便稀量多时，也可用注射器接粗管抽吸。

4. 药物治疗的护理　合理安排补液顺序、速度，保证抗生素达到有效浓度，准确记录 24 小时出入液量。防止药液外渗及静脉炎的发生。

（二）健康指导

1. 住院指导　教会家长造口袋使用注意事项：①定时倾倒造口袋内粪便，及时清洗造口袋。②观察造口周围皮肤及黏膜，防止漏液、感染。若造口周边皮肤破损很严重，可暂缓使用造口袋并勤于观察，根除原发因素，如腹泻等。③造口袋没有异常的情况下，每 7 天更换 1 次，如有漏液，随时更换造口袋预先温热后粘贴更为牢靠。④造口袋的粘贴位置应避开肚脐，开口端朝下，一侧放置。保持大便通畅，避免患儿剧烈哭吵，注意保暖、避免受凉，防止呼吸道感染引发咳嗽。

2. 出院指导

（1）营养：首选母乳喂养，加强营养，防感冒。

（2）造口：指导家长观察造口皮肤、造口外露肠管血供情况。监测患儿生长发育情况，观察婴儿腹部及大便量、性状等，按时更换造口袋。已行肛门成形术的患儿，可在术后 2 周左右开始每天扩肛 1~2 次，坚持 6~12 个月，同时训练排便习惯，以改善排便功能。注意观察粪便性状，防治腹泻。

（3）复诊指导：带齐病历资料，按要求定期专科复诊。选择专科造口门诊更换造口袋。指导家长合理留取大便标本等。

（4）用药指导：告知其用药的注意事项，遵从医嘱

14

按时、按量准确使用药物。

第三节　急性阑尾炎

急性阑尾炎（acute appendicitis）是小儿最常见的急腹症。多见于 6～12 岁儿童，男性发病率略高于女性，以 5 岁以上的儿童多见；发病率虽较成人低，但病势较成人严重，年龄越小，症状越不典型，弥漫性腹膜炎、阑尾穿孔、坏死的发生率较高。

【临床要点】

（一）临床表现

1. **典型症状**　以腹痛为主要症状，开始是脐周和上腹疼痛，数小时后腹痛转移至右下腹，可有发热和胃肠道症状。

2. **体征**　右下腹固定性压痛是最可靠的体征，但压痛部位多在麦氏点的内上方。早期没有肌紧张，待炎症波及腹膜后就有局限性腹肌紧张。

3. **并发症**　残余脓肿、粘连性肠梗阻、粪瘘。

（二）辅助检查

1. **血常规检查**　白细胞可显著增高，早期多在（10～15）×10^9/L，少数有严重休克或中毒症状者，白细胞可正常或偏低。

2. **大小便常规检查**　一般无特殊改变，如阑尾位于输尿管附近时，尿内有少量红细胞，病情较重时大便内可能有少量脓球。

3. **肛门指诊**　在直肠右前方有炎性浸润和增厚，盆腔有脓肿时可有触痛，并有炎性包块形成。

4. **X 线腹部平片**　以腹胀为主者可行 X 线检查，有助于鉴别肠梗阻、胃肠穿孔、坏死性肠炎等。

5. **CT 检查**　CT 可直接显示阑尾及周围软组织和炎症，表现为阑尾壁增厚，管腔完全闭塞或充满水样密度的脓液而扩张，盲肠周围脂肪模糊，密度增大。

6. **B 超检查**　可以测出阑尾长度、直径、局部有无

14

脓肿，怀疑阑尾脓肿时，B超检查有诊断意义，对异位阑尾也能作出正确诊断。

(三) 治疗措施

1. 保守疗法

(1) 抗生素：常用青霉素、庆大霉素及甲硝唑等，以控制革兰阳性、阴性及厌氧等三种细菌。

(2) 一般疗法：卧床休息，给流质或半流质饮食，有脱水时，输液纠正脱水和电解质紊乱。

2. 手术治疗

(1) 适应证：①急性单纯性阑尾炎、化脓性阑尾炎及坏疽性阑尾炎；②阑尾穿孔并发局限性或弥漫性腹膜炎；③复发性阑尾炎。

(2) 术前准备：如阑尾穿孔并发弥漫性腹膜炎，患儿全身情况较差，中毒症状较重，应在最短时间内积极做好术前准备，纠正水、电解质和酸碱失衡，给予有效抗生素治疗，以减少术后并发症和降低死亡率。患儿一般状况良好者应尽快行手术治疗，以防发生坏疽和穿孔。

【护理要点】

(一) 专业照护

1. 病情观察 密切观察患儿生命体征及腹部体征变化，记录疼痛部位、疼痛持续时间。一旦出现穿孔体征或休克征象，及时告知医师。

2. 术前护理 禁食并行胃肠减压，择期手术者术前12 小时禁食，4~6 小时禁饮，完善相关检查。

3. 术后护理

(1) 活动：术后当天可协助患儿床上翻身，次日鼓励早期下床活动，躁动患儿术后适当给予约束，腹胀严重时可行肛管排气。

(2) 预防感染：密切观察手术切口及周围皮肤，保持切口敷料清洁干燥，更换有渗血渗液污染的敷料时严格无菌操作，必要时使用抗生素预防感染。

(3) 并发症：若有少量大便样内容物于切口处流出，患儿主诉腹痛，则提示有粪瘘，需立即通知医师，

14

遵医嘱予抗感染、引流、补液等对症支持处理。

4. 饮食指导　手术后应待肛门排气后解除禁食，一般先予流质饮食，禁食甜食、牛奶等极易导致胀气的食物，后逐渐过渡到半流质和正常饮食，宜少量多餐，清淡忌油腻。

5. 预防并发症　预防术后出血、切口感染、腹腔内残余脓肿。

（二）健康指导

1. 住院指导

（1）活动与休息：手术后早期指导患者在床上翻身，活动肢体，麻醉清醒无不良反应后，指导患儿下床活动，以促进肠道功能恢复，减少肠粘连的发生。

（2）疼痛与舒适：指导患儿采取半卧屈膝位，指导家长采取分散患儿注意力的方式，缓解疼痛，促进舒适，如在疼痛部位或身体某一部位有节奏的环形按摩，或嘱患儿双眼凝视一个顶点，引导患儿想象物体大小、性状、颜色等。

2. 出院指导

（1）自我监测：如再次出现腹痛、腹胀等不适，应及时就诊。

（2）复诊指导：对阑尾周围脓肿未行阑尾切除者，告知 3 个月后复诊行阑尾切除术。

（3）防止感染：防止患儿挠抓切口，适当锻炼，预防感冒。

（4）均衡膳食：忌高脂肪、高糖、低膳食纤维饮食，加强饮食卫生。

第四节　肠套叠

肠套叠（intussusception）是肠管的一部分及其相应的肠系膜套入邻近肠管中。急性肠套叠是婴儿期一种特有的疾病，占婴儿肠梗阻的首位。男孩发病率较女孩高，春末夏初（3～5 月份）常发。

14

【临床要点】

（一）临床表现

1. 典型症状　阵发性腹痛、呕吐、血便和腹内肿块四联症及全身情况改变。

2. 体征　早期生命体征平稳，腹痛发作时，可听到肠鸣音亢进，发作间歇期触诊可有右下腹平坦空虚感，还可触及腹部不固定的包块，肛门指检可发现血迹或带血的黏液。

3. 并发症　脱水、腹膜炎、中毒性休克。灌肠复位可出现结肠穿孔。

（二）辅助检查

1. 肛门指诊　为本病常规检查。可见指套染血或排出血便，个别肠套叠严重时套入顶点可达直肠，此时直肠指检可扪及子宫颈样肿块。

2. X 线钡灌肠透视检查　可见钡柱或气体在结肠套入部受阻，出现杯状影。

3. B 超检查　肠套叠的横断面呈"同心圆"或"靶环"影像，纵断面呈"套筒"影。

（三）治疗措施

1. 非手术治疗

（1）适应证：病程不超过 48 小时，全身情况良好，无明显脱水及电解质紊乱，无明显腹胀者，可根据情况采取灌肠复位法。

（2）禁忌证：病程超过 2 天以上，全身情况显著不良，如出现严重脱水、精神萎靡、高热或休克等中毒症状者；高度腹胀，腹部有明显压痛，肌紧张，疑有腹膜炎者，X 线腹部平片见多处液平面者；套叠头部已达脾曲，肿物硬且张力大者；多次复发疑有器质性病变者；小肠型肠套叠患儿。

2. 手术治疗　晚期较严重的病例，或用非手术治疗未达到复位者，均应采用手术治疗。

14

【护理要点】

(一) 专业照护

1. 病情观察

(1) 监测患儿精神反应、意识状态及生命体征,评估腹痛性质、部位、持续时间及伴随症状,观察记录呕吐情况。行胃肠减压者,记录胃液的量及性质。

(2) 并发症:①注意有无脱水、电解质紊乱、出血、腹膜炎等征象;②若患儿经钡剂或空气灌肠复位治疗后仍烦躁不安,阵发性哭闹,仍有腹部包块,应怀疑是否套叠还未复位或又发生套叠,需立即通知医师做进一步处理。

2. 灌肠复位的护理配合

(1) 全面评估患儿,准备灌肠用物,协助患儿取左侧卧位,双膝屈曲,必要时遵医嘱给予镇静剂,复位过程中严密观察病情。

(2) 经灌肠证实肠套叠复位成功后,拔出气囊肛管,给予口服 0.5～1g 药用炭,6～8 小时后观察肛门是否排出黑色炭末。

3. 灌肠复位并发症的观察 灌肠复位的严重并发症是结肠穿孔,对以下各种灌肠复位所致肠穿孔,均需迅速做好术前准备。

(1) 空气灌肠过程中,如透视下见腹腔"闪光"现象,即空气突然充满整个腹腔,应立即用消毒针在剑突和脐中间刺入,排出腹腔内气体。

(2) B 超水压灌肠复位过程中,如结肠内充盈液体突然消失,腹腔内出现较多液体,应立即拔出肛管,迅速排出肠腔内盐水,腹腔穿刺抽出腹水。

(3) 钡灌肠结肠穿孔时,应立即停止钡剂灌入。

(二) 健康指导

1. 住院指导

(1) 检查指导:指导患儿及家属配合钡剂或空气灌肠。

(2) 术后指导:术后根据病情鼓励并协助患儿早期

14

下床活动，防止腹胀和肠粘连的发生。观察伤口敷料情况，预防感染。每天口腔护理 2 次。鼓励并协助患儿改变姿势，深呼吸、咳嗽，预防肺不张和肺炎。

（3）用药指导：口服药用炭后注意观察肛门有无黑色炭末排出。

2. 出院指导

（1）饮食指导：少食刺激性强的辛辣食物，注意饮食卫生。添加辅食应根据婴儿耐受情况，循序渐进。多饮水，适当进食粗纤维食物，避免便秘。

（2）生活指导：适当运动，劳逸结合，增强机体抵抗力；便秘者注意保持大便通畅，5%～8%患儿可有肠套叠复发。

（3）就诊指导：如患儿出现不明原因精神萎靡、面色苍白、哭吵不安或有大便性状改变、腹部体征时应减少就诊等候时间，及时安排就诊，以免耽误病情。

第五节　先天性巨结肠

先天性巨结肠（congenital megacolon）又称肠管无神经节细胞症。是小儿常见的先天性肠道畸形，由于患儿直肠或结肠远端肠管持续痉挛，导致粪便在近端结肠瘀滞，从而使该段肠管肥厚、扩张。本病有遗传倾向，发病率为 1/5000～1/2000，男女比例约为（3～4）:1。

【临床要点】

（一）临床表现

1. 典型症状　以胎粪排出延迟、顽固性便秘、腹胀、呕吐为主要症状，食欲下降，营养不良、发育迟缓。

2. 体征　腹部膨隆，成蛙形腹，可见肠型和蠕动波，触诊有时可触及肠石，常伴肠鸣音亢进，不用听诊器也可闻及肠鸣，尤以夜间清楚。直肠指诊有直肠壶腹部空虚感，拔指后可排出恶臭气体和大便。

3. 并发症　小肠结肠炎、肠穿孔及继发感染。

14

（二）辅助检查

1. X线检查　腹部平片多显示低位性结肠梗阻；钡剂灌肠检查可见典型痉挛肠段及扩张肠管，排钡功能差，合并肠炎时扩张肠段可成锯齿状表现。

2. 肌电图检查　直肠和乙状结肠远端肌电图可见低矮波形，不规则，频率低，峰波消失。

3. 病理检查　直肠黏膜或直肠壁肌层组织检查，多提示无神经节细胞。

4. 直肠、肛门测压检查　监测直肠、肛门内外括约肌反射性压力变化，表现为患儿直肠肛门抑制反射阴性，内括约肌反射性松弛过程消失。但2周内新生儿可出现假阴性，故不适用。

（三）治疗措施

治疗原则：应进行根治手术切除无神经节细胞肠段和部分扩张结肠。痉挛肠段短、便秘症状轻者可行保守治疗，如无效，短段巨结肠也应手术治疗。

1. 保守治疗　口服润滑剂、缓泻剂或使用开塞露、生理盐水清洁灌肠、扩肛等刺激肛门括约肌，诱发排便。

2. 手术治疗　包括结肠造瘘术和根治术。

3. 对症支持治疗　积极改善全身状况，加强营养，必要时可行静脉营养支持疗法。

【护理要点】

（一）专业照护

1. 术前护理

（1）术前肠道准备：术前2天遵医嘱口服抗生素，检查脏器功能作相应处理。

（2）清洁灌肠：一般术前1周开始，每天1次。方法：扩肛排便后，选择大小适宜肛管，注意动作轻柔，插入深度须超过肠道狭窄段，采用虹吸法进行灌肠。灌肠液一般选择等渗盐水或3∶2∶1液，温度为39～41℃，记录回流灌肠的进出量，入量与出量保持平衡。

2. 术后护理

（1）病情观察：监测生命体征，注意脱水征象。术

14

后 3 天内低热，一般为手术热，如超过 38.5℃，应查明原因，判断有无伤口感染或呼吸道感染。注意观察患儿面色、口唇、皮肤弹性及大便颜色、性状、次数，水、电解质紊乱患儿应记 24 小时出入水量。

（2）体位：术后回病房取去枕平卧，头偏向一侧，抬高肩部，保持呼吸道通畅，必要时给予吸氧。待麻醉清醒，生命体征平稳后，取半坐位，有利于呼吸，减少腹肌紧张，减轻伤口疼痛。

（3）管道：保持胃管、伤口引流管、尿管、肛管的通畅、固定，翻身活动或搬动患儿时，需防止脱落，避免各管道的扭转、折叠。肛门支撑管需定期挤捏，防止堵塞。定时更换引流袋，注意观察各引流液的颜色、量、性质，并做好记录。预防尿路感染。掌握拔管指征：肛管起到扩肛及保证排气排分泌物作用，一般 3～5 天拔除；尿管一般术后 3 天拔除。

（4）伤口护理：观察伤口敷料渗湿情况，并及时更换。严格无菌操作，防感染；按医嘱应用抗生素。

（5）肛门护理：术后早期患儿排便较多，便后用温生理盐水清洁肛门，预防伤口感染，如肛周皮肤发红可行红外线局部照射，或涂覆外用药防皮肤破损。

（6）并发症：如高热、腹泻、排出奇臭粪液，伴腹胀、脱水、电解质紊乱等，提示并发小肠结肠炎。如肛门处有脓液流出，直肠指检可扪及吻合口裂隙，提示盆腔感染。

（二）健康指导

1. 住院指导

（1）饮食：告知家属术前术后禁食的重要性，配合并指导患儿进行术前准备及术后的恢复。术后禁食 1～2 天，待肠鸣音恢复后，可给予流质饮食，小婴儿 3 天后可母乳喂养。

（2）扩肛训练：指导家长术后 2 周左右开始扩肛训练，每天 1 次，坚持 3～6 个月，同时训练患儿排便习惯，改善排便功能，如不奏效，则应进一步检查和处理。

14

（3）防止感染：鼓励患儿多咳嗽，减少探视人员，注意保暖，预防呼吸道感染，避免与感冒人群接触。

2. 出院指导

（1）营养：指导家属建立良好的哺喂习惯，保证患儿营养供应，一般以高蛋白、富含维生素食物为主，对于较小患儿，最好母乳喂养，并适时添加辅食，增强患儿免疫力。

（2）消毒隔离：减少出入人员密集场所，居所每天开窗通风，避免对流风，以防止受凉。

（3）排便：指导家属继续加强患儿排便习惯训练，改善排便功能。

（4）复诊：告知主管医师或主刀医师门诊时间，定时复查，注意有无吻合口狭窄。

第六节　先天性胆道闭锁

先天性胆道闭锁（congenital biliary atresia）是一种先天性胆道发育畸形，是由于先天性胆道发育障碍，引起婴儿期进行性肝内外胆道闭塞为特征的肝脏疾病，其病因尚不清楚，是新生儿胆汁淤积最常见的原因。

【临床要点】

（一）临床表现

1. 典型症状

（1）黄疸：患儿一般出生时并无黄疸，1～2 周后出现，进行性加重，皮肤、巩膜可为黄色或暗绿色。

（2）皮肤瘙痒，患儿哭吵不安。

（3）排白陶土样大便，尿液呈浓茶色。

2. 体征　腹部膨隆，肝脾大，生长发育迟缓。

（二）辅助检查

1. 肝脏和胆囊 B 超检查　可见胆管扩张，胆囊萎缩或消失。

2. 血生化及肝功能检查　显示血清直接胆红素持续升高，凝血功能障碍。

14

3. 放射性核素显像检查 不能显示胆管。

（三）治疗措施

治疗原则：手术是唯一有效的治疗方法。Kasai 根治术（肝门-空肠吻合术）是首选手术方法，肝移植适应于晚期病例和 Kasai 根治术失败的患儿。最佳手术时机是出生后 2 个月左右，最迟不超过 3 个月，以避免病情发展为不可逆性肝硬化。

【护理要点】

（一）专业照护

1. 病情观察

（1）观察生命体征变化，注意有无发热，如果有发热迹象，应警惕胆管炎的发生，及时报告医师给予处理。观察有无腹胀、腹痛及腹膜刺激征。观察黄疸消退情况、大便颜色，动态监测肝功能恢复情况。观察腹部切口敷料有无渗湿及胆汁有无外溢。观察腹腔引流液的颜色、性质及量，如引流出血液或胆汁，应警惕术后出血或胆瘘。

（2）并发症：主要为胆瘘及腹部切口裂开。多发生在术后 3 ~ 7 天左右，原因多为腹内压过高。如患儿突然哭闹不安，腹肌紧张，切口有胃肠液、胆汁样液溢出，应警惕胆肠瘘，并立即报告医师处理。可予持续胃管、肛管减压，或予腹带保护，减轻腹胀，防止切口裂开。

2. 营养 指导母乳喂养，手术后应尽早恢复母乳喂养，对贫血、低蛋白血症或术后并发胆瘘，肠瘘的患儿，应给予静脉补液，或短期内实施胃肠外营养支持。

3. 管道

（1）适当约束患儿，妥善固定和连接导管与各引流袋，严防脱出，维持引流通畅。

（2）观察并记录引流液量和性状，若有异常，应立即联系医师。

（3）如果发生管道堵塞，应按无菌原则疏通管腔，如果发生导管脱出，应立即报告医师，不可试行重新置入，防止损伤吻合口或脏器，导致出血、感染或吻合

14

口痿。

4. 皮肤 加强导管周围皮肤护理，可涂氧化锌软膏，及时更换敷料。

（二）健康指导

1. 住院指导

（1）心理支持：先天性胆道闭锁的治疗是一个复杂而长期的过程，应给予家长心理支持，鼓励家长参与护理过程。

（2）防脱管：指导家长防止引流管受压、打折、牵拉、脱出，特别注意患儿翻身、起床时防止管道脱落。

2. 出院指导

（1）复诊：指导家长每天观察患儿皮肤颜色、腹部情况及大便情况。定期门诊复查。

（2）防感染：注意保暖，避免到人多公共场合，注意饮食卫生，预防呼吸道感染、腹泻等。

（3）营养：胆道闭锁患儿出院后要保持高热量、高蛋白、高维生素饮食，可以尝试使用含中链甘油三酯的奶粉，一方面易于分解吸收，补充脂肪的摄取，一方面减轻肝脏的负担。注意补充含维生素 K 的食物，如牛奶、鱼肝油、奶酪等。

第七节 先天性肥厚性幽门狭窄

先天性肥厚性幽门狭窄（congenital hypertrophic pyloric stenosis，CHPS）是小儿常见外科疾病，占所有消化道畸形的第三位，男性多见，足月儿多见。是由于肌间神经丛发育不全，或消化道激素紊乱导致幽门肌松弛障碍，并呈持续痉挛，病理改变为幽门环行肌纤维异常增生、肥厚，纵行肌纤维数量无明显增多，幽门呈橄榄状肿块，幽门腔狭小，使食物通过受阻，而出现临床症状。

14

【临床要点】

（一）临床表现

1. 典型症状 ①进行性加重的呕吐，从开始溢奶到喷射性呕吐，从开始每天几次到每次喂奶后都出现呕吐。大多数患儿出生后 2 ~ 3 周发生，少数生后 3 ~ 4 天或迟至 3 ~ 4 个月才出现呕吐。呕吐物为奶汁或乳凝块，不含胆汁。呕吐后食欲正常，有很强的求食欲。②少部分病例出现黄疸，以间接胆红素为主，原因不清楚。

2. 体征　上腹部较膨隆，可见胃蠕动波，一般在喂奶时或饮食后易看到。右上腹肋缘下与腹直肌之间可触及橄榄样幽门肿块。下腹部平坦柔软。

3. 并发症　脱水、电解质紊乱、酸碱失衡、营养不良、贫血。

（二）辅助检查

B 超检查：是首选辅助检查方法，可以测量幽门肌层的厚度、幽门直径和幽门管长度。诊断标准为幽门肌肥厚 >4mm，幽门管内径 <3mm，幽门管长度 >15mm。

（三）治疗措施

一旦确诊，应积极做好术前准备，尽早施行手术治疗。幽门环肌切开术是标准手术方法，操作简单，疗效好。目前腹腔镜下幽门环肌切开术已广泛开展，其手术后瘢痕小，更具美容优势。

【护理要点】

（一）专业照护

1. 病情观察

（1）观察患儿意识状态、生命体征，特别注意有无呕吐引起的窒息及水电解质酸碱平衡紊乱。观察呕吐物的颜色、性质及量，并记录。

（2）并发症：营养不良、肺部感染。

2. 喂养与体位　合理喂养，少量多餐。手术后 6 小时即可给水喂养，如无呕吐，可给奶喂养。注意保持适宜体位，防止窒息，将床头抬高 30°，新生儿和小婴儿以前倾俯卧位为好。

（二）健康指导

1. 住院指导

（1）防误吸：呕吐时头偏向一侧，及时清除呕吐

14

物，保持皮肤及床单位清洁干燥。

（2）配合医师完善术前检查。

2. 出院指导　合理喂养，添加辅食注意循序渐进，观察和及时处理呕吐物，预防发生窒息。加强饮食卫生，预防腹泻与肠道感染。

第八节　疝　气

人体内组织或脏器离开其正常解剖位置，通过先天或后天形成的薄弱点、缺损或孔隙进入另一部位，称为疝（hernia）。因膈肌的先天性缺损，部分腹腔脏器穿过膈肌进入胸腔，称为先天性膈疝（congenital diaphragmatic hernia）；部分腹腔脏器自脐部突出至皮下，称为脐疝（umbilical hernia）；发生于腹部，疝囊经过腹壁下动脉外侧的腹股沟管内环突出，斜行经过腹股沟管，再穿出腹股沟管外环，进入阴囊，称为腹股沟斜疝（indirect inguinal hernia）。斜疝是小儿最常见的腹外疝，2岁以下婴幼儿多见，男女发病比例约15:1，右侧多见于左侧。

【临床要点】

（一）临床表现

1. 症状

（1）腹股沟疝未发生箝闭时，腹股沟和（或）阴囊有光滑、整齐、稍带弹性的可复性肿物。腹股沟疝发生箝闭时，患儿有剧烈哭闹和疝块疼痛。

（2）长时间箝闭可出现肠梗阻症状，如恶心、呕吐、肛门停止排便排气，如出现排血便等，说明肠管有绞窄坏死。

2. 体征

（1）可还纳性腹股沟斜疝患儿腹内压增加时，肿物出现或增大，并有膨胀冲击感，平卧后逐渐缩小至完全消失，手指由下向上轻压肿物可协助肿物还纳入腹腔。

（2）箝闭性腹股沟斜疝可见隆起包块，质地硬，不能推动，触痛明显，晚期可见阴囊皮肤红肿、腹胀和肠

14

型等肠梗阻体征，患侧腹股沟管组织明显较健侧增厚。

（二）辅助检查

1. 腹部 X 线检查　X 线下透明者为含气的囊，可以诊断为疝，腹股沟疝箝闭时可见小肠梗阻状，显示小肠扩张，液平面。患侧阴囊处有时可见被绞窄的充气肠曲和液平面。禁忌做盲目穿刺试验。

2. 肛门指诊　小婴儿诊断困难时可行肛门指诊，试扪腹股沟内环处是否有疝入的肠管。

（三）治疗措施

治疗原则：小儿腹股沟斜疝不能自行愈合，大多需要手术治疗。因为腹股沟疝嵌顿的几率较高，尤其在小婴儿，应尽早行疝囊高位结扎术。箝闭在 12 小时以内的疝，均可以采取手法复位。手法复位失败者则手术治疗。

1. 常规治疗　补液纠正酸碱平衡失调及胃肠减压。

2. 疝囊高位结扎术　因小儿腹股沟管较短，内环口和外环口基本重叠，在外环口处理疝囊可达到高位结扎的目的。

3. 手法复位　对于发生嵌顿疝的患儿首先试行手法复位。具体方法：给予镇静解痉剂，保持患儿安静。取平卧位，患侧臀部抬高，腹股沟部热敷。以左手轻柔按摩外环处，右手同时对阴囊部箝闭的肠管进行持续、缓和的挤压，使肠管复位。如复位困难较大，应暂停复位，再次予热敷、休息，待局部肌肉松弛后，有时可自动复位或再次手法复位。

4. 手术治疗　嵌顿超过 12 小时、女童嵌顿疝、新生儿嵌顿疝和已采取复位但不成功者，应手术治疗。

【护理要点】

（一）专业照护

1. 病情观察

（1）密切观察生命体征，观察患儿疝气包块、腹胀、腹痛、呕吐情况。若患儿腹股沟处平软，触不到原有包块，安静入睡，不再哭闹，则提示手法复位成功。若患儿仍烦躁不安，阵发性哭闹，腹部包块仍存在，应

14

怀疑疝块是否再次脱出，应立即通知医师进一步处理。

（2）并发症：疝气复发是术后主要的并发症，术后腹内压过高是疝气复发的直接原因。患儿突然哭闹不安，腹肌紧张、腹股沟可扪及包块应警惕疝气复发，应立即报告医师，密切观察阴囊及伤口有无渗血。

2. 体位 术后当天取平卧位，膝下垫一软枕，使髋关节微屈，以降低腹股沟区切口张力和腹腔内压力，利于切口愈合和减轻切口疼痛。次日可取半卧位。

3. 预防复发 消除致腹内压增高的因素，预防阴囊水肿，术后可用"丁"字带将阴囊托起，以避免阴囊充血和促进淋巴回流，是防止疝气复发的有效方法。

4. 预防感染 有切口血肿时应予适当加压，保持切口敷料清洁干燥，不被粪尿污染，若敷料脱落或被污染，应及时更换。

（二）健康指导

1. 住院指导

（1）预防复发：介绍腹股沟斜疝的原因和诱发因素。保持大便通畅，注意防寒保暖，避免腹内压增高的因素，如剧烈咳嗽、用力排便、哭闹等，哭闹、咳嗽时用手按压腹股沟区或腹部伤口。

（2）饮食指导：多食营养丰富、易消化的食物。

2. 出院指导

（1）活动指导：逐步增加活动量，3个月内避免剧烈运动。

（2）排便：预防便秘。

（3）复诊：疝手术后一般不需要复查，但出现疝气复发或术侧睾丸发育不良等情况，应及时到医院复查。

第九节 先天性尿道下裂

尿道下裂（hypospadias）是小儿泌尿系统常见畸形，是指尿道开口不位于阴茎头的顶端，而出现在正常尿道口近侧至会阴部途径上，可伴阴茎下弯。当尿道开口于阴茎背侧时，称为尿道上裂（epispadias）。女性尿道下裂极少见。

【临床要点】

（一）临床表现

按尿道开口位置的不同分为 4 型：①阴茎头型：最为常见，尿道口位于包皮系带处；②阴茎型：尿道口位于阴茎体腹侧；③阴囊型：尿道口位于阴茎根部与阴囊交界处；④会阴型：尿道口位于会阴部。

4 种类型尿道下裂均有不同程度的异位尿道口，阴茎下弯，阴茎腹侧无包皮，背侧有如头巾样的包皮覆盖。

（二）辅助检查

检查的目的是确定性别和性器官。包括：①细胞染色体核型检查及 X 性染色质检查；②尿 17-酮类固醇的排泄量检查。

（三）治疗措施

手术是唯一有效的治疗方法，应于学龄前完成。手术的目的是矫正阴茎下弯，使尿道口尽量接近正常位置，幼儿期可站立位排尿，成年后有生殖能力。术后可能出现以下并发症：尿道瘘，尿道狭窄，尿道憩室样扩张。

【护理要点】

（一）专业照护

1. 术前护理

（1）皮肤准备：术前 2 天开始阴茎、阴囊及会阴部的皮肤准备，保持清洁，无皮肤破损，对包皮长者要翻转清洗，术前 1 天备皮。青春期患儿术前备皮范围包括腹部和两侧大腿皮肤及阴毛。

（2）肠道准备：多吃新鲜水果和蔬菜，多饮水，防止便秘。术前 1 天予流质饮食，术前 8 小时禁食，4 小时禁水，术前晚、术晨给予清洁灌肠。

2. 术后护理

（1）病情观察：观察阴茎颜色是否正常，阴茎是否变紫、变黑，伤口有无出血，阴茎头有无肿胀、发紫，有无漏尿或排尿困难等。观察并记录引流尿液的颜色、

14

性状及量。

（2）并发症：尿道瘘、尿道狭窄、尿道憩室样扩张。长度大于 1cm 的尿道瘘行尿道成形术。

（3）体位：术后麻醉未醒前，去枕平卧，头偏向一侧，清醒后可取半卧位。

（4）管道：妥善固定留置导尿管、尿道支架管，防止受压、扭曲、滑脱及堵塞。

（5）防感染：保持伤口敷料的干燥、清洁，及时清除排泄物，及时更换污染敷料。

3. 疼痛护理　适当给予镇静止痛剂，6 岁以上儿童可服用己烯雌酚，防止阴茎勃起，引起疼痛、出血。同时安抚患儿，避免患儿紧张、躁动使疼痛加剧。保持大便通畅，避免用力排便使腹内压增高，导致伤口裂开或复发，必要时给予开塞露。

（二）健康指导

1. 住院指导

（1）心理指导：指导家长帮助患儿消除因畸形和手术引起的心理障碍。

（2）生活习惯：培养患儿良好的卫生习惯，正确清洗阴茎、阴囊等部位，勤换内裤，防止泌尿系统感染。

2. 出院指导

（1）活动：1~2 个月内避免剧烈活动，禁止骑跨运动。

（2）饮食：进食高蛋白质、高维生素、易消化、纤维素丰富的饮食，提高机体抵抗力，预防便秘。

（3）复诊：教会家长观察患儿术后排尿、阴茎阴囊情况；若患儿出现尿道梗阻、尿道憩室、尿瘘及尿频、尿痛等应及时就诊。

第十节　隐睾症

14

隐睾（cryptorchidism）又称睾丸下降不全。指一侧或双侧睾丸未能按照正常发育过程从腰部腹膜后下降至同侧阴囊内。1 岁以内睾丸仍可继续下降，之后下降机会减少。

【临床要点】

（一）临床表现

1. 单侧多见，右侧发生率高于左侧。无自觉症状。主要表现为患侧阴囊扁平，单侧者左、右侧阴囊不对称，双侧隐睾则阴囊空虚、瘪陷。

2. 并发症　生育能力下降或不育、先天性腹股沟斜疝、隐睾扭转、隐睾损伤、隐睾恶变。

（二）辅助检查

1. B 超、CT 检查　有助于发现未被触到的睾丸。

2. 放射性核素免疫学检查　了解患侧睾丸的内分泌功能。

3. 腹腔镜和睾丸血管造影　判断患侧有无睾丸和睾丸的位置。

（三）治疗措施

治疗的目的是尽早促使睾丸降入并固定于阴囊内，有利于睾丸正常发育，并获得生育功能。

1. 激素疗法　隐睾尤其是双侧隐睾的病因可能与内分泌有关，因此 1 岁后患儿可给予内分泌治疗。

2. 手术治疗　对激素治疗失败的患儿，睾丸固定术是唯一的选择。以 1 ~ 2 岁间进行手术为宜。

【护理要点】

（一）专业照护

1. 皮肤准备　术前 2 天开始清洁阴茎、阴囊皮肤，腹腔型隐睾经腹腔镜手术者应注意脐部的清洁。

2. 病情观察

（1）注意睾丸位置，有无睾丸萎缩或回缩及有无疼痛等不适，观察阴囊伤口愈合情况，腹腔镜手术者注意观察呼吸及有无腹腔内出血征象。

（2）并发症：注意有无水肿、感染。

3. 休息与体位　术后平卧休息 1 周，留置睾丸引线者应保持患侧大腿伸直位。

14

4. 伤口护理　每天用75%的酒精消毒阴囊伤口3次，保持伤口敷料清洁干燥，大小便污染后及时更换敷料。

（二）健康指导

1. 住院指导　指导家长注意阴囊伤口的清洁。指导家长避免大小便污染伤口，万一被尿液浸湿应及时更换，勤换内裤。

2. 出院指导　告知家长分期手术患儿应于术后3个月内行睾丸下降固定术。术后3个月复查，以后每6个月做睾丸检查3次直至青春期。

第十一节　包茎及嵌顿包茎

包茎（phimosis）指包皮口狭小，紧包住阴茎头，包皮不能向上翻开使阴茎头外露。嵌顿包茎（paraphimosis）是指对包皮较紧者，当包皮被翻至阴茎头上方后，包皮口紧勒冠状沟部，引起包皮和阴茎头血液和淋巴液回流障碍，发生淤血、水肿和疼痛，包皮不能自然复位。包皮发生水肿后，包皮狭窄环越来越近，可致循环受阻加重及水肿加重，形成恶性循环，阴茎头可发生溃烂甚至坏死。

【临床要点】

（一）临床表现

1. 包皮口细小者，排尿时尿流缓慢，包皮隆起。严重患儿在排尿时用劲或哭闹不安。由于包皮垢滞留于包皮腔，可诱发包皮和阴茎头的溃疡或结石形成。

2. 并发症　嵌顿包茎是包茎的并发症，日久可发生坏死、脱落。

（二）治疗原则

1. 大多数婴幼儿时期先天性包茎不需治疗，可教家长将包皮重复上翻，以便扩大包皮口，清洁包皮垢，涂液状石蜡润滑，然后将包皮复原。

2. 先天性包茎粘连不能剥离及后天性包茎应做包皮

14

环切术，尿道外口有感染者要控制感染后方可手术。

3. 嵌顿包茎先手法复位，手法复位失败者，应做包皮背侧切开术。

【护理要点】

(一) 专业照护

1. **皮肤准备**　术前 2 天开始阴茎、阴囊的皮肤准备，每天用 1:5000 高锰酸钾液浸泡尿道口 2 次。对包皮长者要翻转清洗，青春期患儿术前备皮范围包括腹部和两侧大腿皮肤及阴毛。

2. **病情观察**

(1) 术后 24~48 小时注意观察阴茎头血运和伤口出血情况，发现异常及时报告医师，注意包皮切口愈合情况。

(2) 并发症：观察有无水肿、感染。

3. **伤口护理**　使用包皮环切器者，术后每天用络合碘消毒包皮环切处 2 次，或术后 1 周内用 1:5000 高锰酸钾液浸泡包皮环切处皮肤，每天 2 次，每次 10~15 分钟，直至包皮环切器脱落。用凡士林纱布包裹者，术后 7 天拆除阴茎凡士林纱布，拆线前 1 天开始予湿润烧伤膏外涂，每 3 小时 1 次。

4. **防止出血**

(1) 年长患儿遵医嘱口服地西泮或己烯雌酚，防止阴茎勃起导致出血。

(2) 保持大便通畅：避免用力排便，而使腹内压增高，导致伤口裂开或复发，必要时给予开塞露，鼓励患儿食用含纤维高的食物。

(二) 健康指导

1. **住院指导**

(1) 清洁：指导家长及患儿正确清洗阴茎、阴囊等部位，勤换内裤。注意保持伤口包扎敷料的干燥，万一被尿液浸湿应及时更换。

(2) 防出血：告知家长督促患儿术后卧床休息，伤口暴露者穿开裆裤，避免活动时摩擦伤口引起疼痛和

14

出血。

2. 出院指导

（1）活动：术后 1~2 个月内避免剧烈活动，禁止骑跨运动，术后尽量避免骑车。

（2）复诊：术后 1~3 个月门诊复查，包皮环切术后 4 周未脱落，应及时去医院复查。

第十二节　发育性髋关节脱位

发育性髋关节脱位（developmental dislocation of the hip，DDH）是一种动态的髋关节发育异常，是指股骨头和髋臼的构造异常或两者对应关系异常。DDH 若不及时治疗，患儿骨骼和肌肉软组织畸形变化会随年龄增加而日益加重，甚至继发骨盆倾斜，脊柱侧弯，造成患儿终生永久性残疾，北美和欧洲的一般人群的 DDH 的发病率为 0.15%，阳性家族史的人群 DDH 发病率约是 35 倍，国内本病的发生率为 1.1‰~3.8‰。本症女孩多见，女：男约为（5~7）：1。单侧脱位较双侧多。单侧者又以左侧者较多。臀产位可增加 DDH 发病率至 20%。一些特定的人群，包括真正的美国本地人和北欧拉普兰人 DDH 有显著的高发率，很可能是与传统的襁褓包裹小孩方式有关，而不是一种遗传的易感性。

【临床要点】

（一）临床表现

患儿年龄、脱位程度以及单侧或双侧病变不同，临床表现可以不同。

1. 新生儿和婴儿期　此时期患儿尚不能站立行走，症状并不明显。主要表现为会阴部增宽，患侧肢体缩短，关节活动受限，髋关节呈屈曲外旋位，牵拉时有弹响并引发患儿哭闹。大腿内侧及臀纹加深上移。新生儿双髋关节脱位，体检时没有髋关节正常的屈曲挛缩，可能是唯一的体征提示有 DDH。

2. 幼儿期　患儿已能站立行走。主要表现为开始行

14

走的时间晚，单侧脱位者可呈跛行步态，身体向患侧晃动，双侧脱位者因会阴部增宽，行走呈"鸭步"，左右摇摆，常成为就诊的唯一主诉。患儿因腰椎前突，臀部后突，站立时表现为臀部后耸，腹部前坠。

3. 体征

（1）加里阿滋征（Galeazzi 征）：仰卧屈髋屈膝 90°，患侧膝关节比健侧膝关节低为阳性，双膝等高为阴性。适应于单侧脱位的患儿。

（2）阿里斯征（Allis 征）：适用于单侧脱位的患儿。仰卧位，双侧髋关节屈曲并拢，双足跟平齐置于床面上，患侧膝平面低于健侧为阳性。

（3）弹进弹出征即欧土兰尼征和巴洛试验（Ortolani 征和 Barlow test）：仅适用于 3 周内的新生儿，多用于新生儿双侧髋关节常规检查，以便早诊早治。检查方法：仰卧，助手固定骨盆。检查者一手拇指置于股骨小转子下内侧，余 4 指置于股骨大转子外侧。在外展髋关节的同时，将大转子向前和内侧推压，这时若有弹响或股骨头滑入感，为 Ortolani 征阳性，髋关节过于松弛的病例，此体征并不明显；而在内收髋关节的同时，将小转子向后和外侧推压，若有弹响或股骨头滑出感，则为 Barlow 试验阳性。

（4）屈曲屈膝外展试验：出生后 9 个月以内的婴儿屈膝和屈髋后，双髋可外展至 70°~80°，脱位时则外展角度小于 60°，或听到弹响后才外展到 80° 为阳性。

（5）套叠实验：沿患侧大腿长轴推送肢体，似"打气筒"一样可上下移动为阳性。

（6）单腿独立试验即特伦德堡征（Trendelenburg 征）：患儿单腿独立，正常时对侧骨盆上升保持平衡，脱位时因臀中肌松弛力弱致对侧骨盆下沉。

（二）辅助检查

1. X 线检查　能进一步说明髋关节脱位的类型和程度。婴儿在出生后 2~3 个月内，股骨头骨骺骨化中心尚未出现，X 线检查能依靠股骨颈的干近侧端与髋臼关系

14

来测量。

2. B 超检查　适用于 6 个月以下的患儿。

（三）治疗措施

治疗原则：及早的诊断和整复并保持复位状态，能给股骨头和髋臼的发育提供最佳的环境和时间，治疗方法按患儿的年龄以及病理变化的情况而有所不同：

1. 6 个月以下的婴儿　是理想的治疗时间，双下肢外展复位成功后，用梯形尿枕、蛙式位夹板或 Pavlik 吊带（最常用）等保持 3~4 个月，期间 2~4 周复查超声波和 X 线直到结果正常，可获得稳定的髋关节。

2. 3 岁以内的患儿　采用保守疗法，麻醉下进行手法整复，用蛙式位石膏或支架固定 2~4 个月，再换用外展支架石膏或外展支架固定 4 个月，疗效较满意。

3. 4~7 岁的患儿　一般需要手术切开复位。

4. 8 岁以上患儿　疗效不理想，易致患髋僵硬、日后不能耐受远程走路以及腰、髋疼痛问题。

【护理要点】

（一）专业照护

1. 每天常规护理

（1）检查石膏位置及松紧度。松紧度以容纳一手掌为宜，石膏未干前，禁止翻动患儿。

（2）观察石膏侧足趾的皮肤温度、颜色、感觉和毛细血管充盈及足趾活动情况。保持足踝关节中立位，尽量垫高足踝处，防止足下垂。

（3）密切观察石膏表面有无渗血渗液；观察被褥是否被污染。

（4）认真倾听患儿主诉，若患儿诉头晕、恶心、疼痛或进食后出现不适，要警惕石膏过紧或石膏综合征，术后 24 小时直到第四天均为重点观察期。

（5）注意大小便护理，勤换尿布，保证垫布清洁干燥，每天定时为患儿清洗会阴部，既要防止大小便污染石膏支具，又要防止发生会阴部湿疹。防止石膏被打湿及污染，如打湿可用电吹风微风吹干，防止烫伤；污染

14

要及时清洁或者更换石膏。

（6）蛙式石膏固定治疗时，冬季要注意肢体保暖。

（7）对外固定牢固的患儿，可抱起在房间或室外玩耍，让患儿多呼吸新鲜空气，并保证必要的晒太阳时间。

（8）给患儿进食高蛋白、高维生素、清淡易消化多纤维素饮食，少量多餐。

2. 保持外固定的有效性 复位后，无论选择何种器具进行固定，均应保证髋关节屈曲90°，外展外旋位，以利于髋关节及周围韧带肌肉正常发育。

（1）对行牵引复位的患儿做好牵引护理，无论采取哪一种固定方法，均应保证固定位置正确，不允许随意去除固定装置。

（2）更换石膏时应注意保持髋关节稳定，变换固定体位时应注意保护髋关节，防止过多移动而发生再脱位。

3. 皮肤护理

（1）对各种外固定器具，一经固定稳妥后及时检查对皮肤、肢体有无摩擦、卡压等现象，发现异常，及时通知医师予以纠正。

（2）注意倾听患儿啼哭及主诉，发现异常时注意观察血液循环，检查外固定装置，预防压疮发生。

（3）注意患儿皮肤清洁，定期为患儿擦浴。对支具固定的部位，应小心仔细擦洗，并观察是否有皮肤损坏发生。

（4）石膏内出现瘙痒，不要用硬物伸入搔抓，可用一条绷带穿入石膏内来回拉动止痒，也可以在石膏外面用手指轻轻叩击。

（5）检查石膏边缘修剪是否平整，防止皮肤磨损。

（二）健康指导

1. 心理指导 消除患儿的自卑心理和家长的焦虑情绪。

2. 体检 重视新生儿早期体检工作，防止漏诊、误诊。

3. 发育 正确育儿，如不要将新生儿或婴儿的髋伸

14

直位包裹，以免导致髋关节发育不良，引起或加重髋关节脱位；新生儿穿连体裤套4个月，可预防和及早治疗先天性髋关节脱位。

4. 坚持治疗 如患儿不住院治疗，应详细告知固定位置的重要意义，使家长不会因各种原因而随意解除外固定装置。

5. 术后6周，此时患儿复查髋关节复位良好，已拆除石膏和牵引，指导并教会家长在家中继续协助和督促患儿做功能锻炼。

6. 术后6个月内患儿患肢不能负重，即不能站立、蹲、跪、盘腿。由于非负重情况下的关节活动有利于术后头臼的塑造，而过早的负重可因股骨头上覆盖的骨未愈合而导致手术失败和头臼未经充分塑造而造成髋关节不对称、疼痛、股骨头缺血坏死、变形及关节活动受限或僵直。

（三）功能锻炼

1. 患肢石膏内功能锻炼 术后6小时便可活动足趾头，术后1周起练习石膏内股四头肌的等长收缩，俗称"绷劲"；也可教会患儿用足蹬足底石膏，每天以最大的肌力练习2~3组，每组20~30次，每次持续时间3~10秒。小童可由家长多按摩。

2. 拆除石膏后的功能锻炼 一般6岁以下女孩、关节松弛的患儿可直接石膏固定6周，不需牵引治疗。年龄大、关节僵硬的患儿一般于石膏固定3周后拆除石膏，行双下肢皮牵引治疗3周。解除石膏固定后，注意牵引角度的调整，由双下肢外展30°开始，每周调整牵引角度10°，由外展位逐渐内收。第3周后，使双下肢达到中立位牵引。

3. 髋关节屈曲训练 平卧位，髋关节屈曲，大腿能碰到腹部，足跟能碰到臀部。此动作应以主动训练为主。被动训练是要求动作轻柔，循序渐进，多采用屈膝位方法进行训练。即患儿仰卧位，家长用一只手帮助固定健侧骨盆。另一只手放于患侧大腿远端的后侧施力，使患

14

髋屈曲。但经过多次训练，患髋屈曲大于90°时，可让患儿自行用双手抱住膝下小腿，尽量紧贴胸部。

第十三节 马蹄内翻足

马蹄内翻足（congenital talipes equinovarus）是儿童骨科常见先天性足部畸形，主要特征：后足马蹄，前足内收，距跟关节内翻和高弓足。可分为先天性和并发两大类。中国人发病率为0.39‰，白种人为1.2‰，男孩多于女孩，男女比例是2∶1，单侧或双侧均可发病，双侧多见。患儿年龄愈大，负重时间愈长，畸形愈严重，手术愈复杂，疗效愈差。可致终生残疾，影响生活和工作。

【临床要点】

（一）临床表现

1. 患儿出生后新生儿期即表现有不同程度的马蹄内翻畸形，即足下垂、前足内收、内翻，单侧者常较轻。

2. 婴儿期多为松弛型，畸形轻，轻轻用手扳正即可恢复至正常位置，但释手后畸形又出现。

3. 幼儿期患儿走路推迟。开始走路后畸形加重，骨骼开始出现畸形改变，多用足尖或足外缘着地行走，严重者用足背外侧着地行走，步态不稳。可出现骨的变形，足背外侧出现肥厚的胼胝。患足肌肉发育较差，患侧小腿瘦细且有不同程度内旋，皮肤感觉正常。

（二）辅助检查

马蹄内翻足的诊断以体检为基础，X线检查可以了解骨化中心发育情况以及骨骼有无畸形改变。

（三）治疗措施

治疗原则：患儿一旦发现应在出生后即开始治疗，矫正畸形，保留其活动度和肌力，恢复足的正常负重区，改善外观，使患儿能正常负重行走。

1. 非手术疗法 适用于新生儿及年龄小于6个月的婴儿的特发性马蹄内翻足，包括夹板、绷带和石膏矫形。

14

2. 手术疗法　适用于非手术治疗效果不满意，或畸形复发，或年龄大于 6 个月（以 6～18 个月为宜）、畸形重的患儿。手术方法分为两种：一种是单纯软组织手术，如趾筋切断术、足内侧软组织松解术等；一种是软组织合并骨性手术，如足二关节或三关节融合术，13 岁以下的患儿不宜做骨手术，以免损伤骨骺，影响发育。

【护理要点】

（一）专业照护

1. 手法扳正矫形

（1）一手握住患肢踝关节上部，另一手以手掌顶住足底，大鱼际肌紧贴足底外侧。先将足前部外展，足底外翻，然后将足跟向下牵拉，最后将足前部背屈，维持在矫形过正位，同时在跟腱部内踝下方进行按摩，如此每天 3～5 次，每次 3～5 分钟。

（2）手法扳正应轻柔，不可急于求成用力过猛，防止损伤骨骺及软组织。同时注意防止造成皮肤损伤。

（3）手法扳正后应注意用石膏棉花绷带将足部维持在矫形过正位，包扎切忌过紧，注意经常检查足趾血液循环，注意 6P 征。

（4）疗程一般为 1～2 年左右，如治疗时间太短，畸形容易复发。

2. 使用矫形器具

（1）矫形靴套：适用于新生儿和婴儿。在手法扳正和按摩治疗后，用矫形靴套将足维持在稍矫形过正的位置上。使用时注意靴套内应有柔软的衬垫，靴套不宜过紧。每晚用温热水泡脚，泡脚后坚持按摩 15～20 分钟后再穿矫形靴套。若穿矫形靴套后患儿哭闹，应注意检查肢端血液循环及皮肤有无压疮。

（2）Denis-Brown 夹板：适用于婴幼儿。此种支架主要控制足内翻。使用时注意经常检查固定双足的位置有无移动，双足外展角度应保持在 45°，治疗固定时间至少约需 6～9 个月。

（3）矫形鞋：适用于能站立行走的患儿。对于畸形

14

较轻或经手法矫正的患儿，为了防止行走后复发而穿用。它可使足部在行走时保持正常位置，有利于足部各关节的正常对合和磨造，保证足部各骨骼的正常生长发育。穿鞋前，鞋内应衬有松软的衬垫，衬垫外侧高于内侧1.0~1.5cm。穿矫形鞋期间，坚持每晚用温水泡脚并进行足部按摩。

3. 做好生活护理

（1）皮肤护理：以防皮肤湿疹和压疮发生。

（2）饮食护理：保证患儿充足的营养。

（3）活动：经常带患儿室外活动，保证充足的阳光。

（二）健康指导

1. 住院指导

（1）心理指导：该病的治疗和功能锻炼是一个长期的过程，应使患儿和家属有充分的思想准备，树立战胜疾病的信心，消除自卑和焦虑心理，主动配合和坚持治疗，取得更好的疗效。

（2）矫形：指导患儿家长熟练掌握手法扳正的具体手法，并明确矫形器具的使用方法和意义。

（3）功能锻炼：

1）术后24小时指导家长教患儿开始主、被动做足趾伸屈锻炼，按摩患儿患侧大腿的肌肉，并牵拉按摩足趾。

2）指导患儿及其父母主、被动为患儿进行石膏内肌肉的舒缩运动，如行股四头肌的收缩舒张运动，防止肌肉萎缩，锻炼肌力的同时促进血液循环，活动次数由少到多，以患儿能忍受疼痛为准。

3）鼓励患儿进行固定范围以外的肌肉收缩和关节的主动活动。功能锻炼宜循序渐进，待拆石膏后，则按早期康复训练计划进行康复锻炼，每天被动按摩足部，背伸外翻活动踝关节，动作轻柔，持续5~10分钟，每天两次。

4）外固定解除后嘱患儿2周内在床上训练，活动关

14

节，作抬腿及肌肉收缩训练。

5）2 周后下床在家长的保护下开始行走训练。此后逐渐上下楼梯练习肌力和各关节协作能力。

6）另外，在每天泡脚的同时加用手法活动关节和挤捏腓肠肌，以增加患肢的血运，改善腓肠肌的营养，对增加关节的活动度，降低腓肠肌的疲劳均有益处。

2. 出院指导

（1）功能锻炼：畸形矫正后应告诉患儿家长继续按摩和功能锻炼，并坚持复查。足二关节或三关节融合术后开始走平路时一般无不适，但在坎坷不平的路面上行走或上下楼梯时则感到别扭。应告诉患儿及其家长上述现象是正常的，经过一段时间的锻炼后会逐渐适应。坚持为患儿患肢进行按摩和功能锻炼，督促患儿勿过早负重行走，以防畸形复发。

（2）复诊：在矫形后的最初 6 个月内每月复查 1 次，若无复发倾向可每 3 个月复查 1 次，坚持复查 1 年以上。

（3）家长须知：①告知家长，保持患儿石膏清洁，防止大小便污染，避免碰撞致石膏断裂，为患儿患肢下垫气垫，以抬高患肢，利于静脉血液回流；②指导家长，加强观察患儿患肢末梢血液循环、运动及感觉情况，如发现患儿患肢肿胀、肢体发凉、发绀或苍白，做主、被动运动时剧烈疼痛，立即带患儿到医院诊治。给予患儿高热量、高蛋白质、高维生素、高钙的营养丰富的易消化饮食。

（王爱莲）

14

第十五章

儿科护理技术操作指引

第一节　儿童标本留取法

一、静脉采血

【操作指引】

项目	内容（技术操作要求）
评估	1. 核对医嘱　核对检验项目、化验单（检验条码）、患儿床号、姓名、住院号。 2. 环境评估　环境清洁，光线充足明亮，符合采血要求。 3. 患儿评估　局部有无瘢痕、破溃和感染，静脉是否显露、有无炎症以及肢体的主动活动情况；家长知晓并已协助患儿完善检查项目所需特殊准备。
准备	1. 用物准备　压脉带、皮肤消毒剂、棉签、小枕、无菌手套、5～10ml无菌注射器、头皮针或真空采血针、标本容器、锐器盒、手消毒剂、检验单、静脉采血执行单及检验条码；根据需要备酒精灯、打火机。物品包装完好，无菌物品灭菌有效。 2. 自身准备　着装整洁，仪表端庄，洗手和戴口罩，了解患儿诊断和目前治疗情况。

续表

项目	内容（技术操作要求）
实施	1. 查对　携用物至床旁，核对床号、姓名、住院号、腕带（至少两种身份识别方法）。 2. 体位　解释采集血标本的方法和检验意义，协助患儿取合适体位。 3. 消毒　戴手套，垫手垫，扎压脉带，嘱患儿握拳，确定穿刺点，消毒皮肤，直径大于5cm，待干。 4. 备管　再次核对检验项目和试管，根据需要备注射器或真空采血针。 5. 穿刺　针头刺入静脉，见回血后抽血至需要量，松压脉带，嘱患儿松拳。 6. 拔针　无菌干棉签按压穿刺部位，快速拔出针头，嘱按压至不出血为止。 7. 注血　将血液沿试管壁缓慢注入标本容器内，管内有抗凝剂的，颠倒混匀5~8次。 8. 核对　患儿姓名、住院号、化验单（检验条码）与所采标本是否相符。 9. 整理　整理床单位，整理用物，垃圾分类处理，洗手，记录。 10. 送检　标本及时送检，需冷藏的及时保存。
评价	1. 查对严格　采集标本准确无误。 2. 沟通有效　护患配合好。 3. 无菌操作　无污染。 4. 操作熟练　穿刺点无渗血，皮下无肿胀，标本合格，无针刺伤意外。

【相关知识点】

（一）概述

静脉采血是自静脉抽取血标本的技术。通过测定血液中的某些成分为判断患儿病情进展、疾病诊断和治疗提供参考依据。

（二）适应证和禁忌证

1. 适应证

（1）全血标本：测定血常规、血沉及血液中某些物

15

质如血糖、肌酐、尿酸、肌酸、血氨等。

（2）血清标本：测定肝功能、血清酶、脂类、电解质等。

（3）血培养标本：培养检测血液中的病原菌。

2. 禁忌证　严重出血倾向者慎用。

（三）注意事项

1. 严格无菌操作。

2. 做好三查七对，采集标本方法、量、时间要准确。生化检查、肝功能必须空腹采血，血培养标本尽量在使用抗生素前采取，一般血培养采血 2～5ml，对亚急性细菌性心内膜炎者，采血量为 10～15ml。

3. 严禁在输液、输血针头处抽吸血标本。

4. 同时抽取不同种类血标本时，应先注入血培养管，然后注入抗凝管，最后注入干燥管，动作应准确。

（四）相关常见并发症及处理

1. 皮下出血

（1）临床表现：疼痛、肿胀、压痛、肉眼皮下瘀斑。

（2）预防要点：①上肢静脉抽血，如衣袖过紧，要求患者脱去衣袖后抽血；②抽血完毕后棉签按压方法正确；③凝血时间延长的患者适当延长按压时间。

（3）处理要点：一旦出现皮下出血，早期冷敷，减轻局部充血和出血，3 天后热敷，促进吸收。

2. 晕针或晕血

（1）临床表现：①先兆期：头晕眼花、心悸、恶心、四肢无力；②发作期：瞬间昏倒、不省人事、面色苍白、四肢冰冷、血压下降、心率减慢、脉搏细弱；③恢复期：神志清楚，自诉全身无力，四肢酸软，面色由白转红，四肢转温，心率恢复正常，脉搏有力。

（2）预防要点：①消除患儿紧张情绪和恐惧心理；②分散患儿注意力；③协助患儿取适当体位，以利机体放松；④操作熟练、轻柔、准确，减少刺激。

（3）处理要点：①出现晕针或晕血，立即停止操

15

作，让患者平卧在治疗床上，头低足高位；②口服适量温开水，或掐人中、指压合谷穴，一般 3 分钟即可恢复；③上述处理无效，立即报告医师，予以吸氧、心电监护等急救处理。

二、小便标本采集

【操作指引】

项目	内容（技术操作要求）
评估	1. 核对医嘱　核对检验项目、化验单（检验条码）、患儿床号、姓名、住院号。 2. 环境评估　环境清洁、隐蔽，有利保护隐私。 3. 患者评估　评估患儿病情、意识状态、合作程度、自理能力及排尿情况，是否需要导尿等。
准备	1. 用物准备　标本容器、必要时备导尿用物、集尿瓶（容量 3000～5000ml）、防腐剂等。 2. 自身准备　着装整洁，仪表端庄，洗手和戴口罩。
实施	1. 查对　携用物至床旁，核对床号、姓名、住院号（腕带）。 2. 宣教　指导患儿或家长留取小便标本的目的及注意事项，取得配合。 （1）有自理能力、可下床活动的患儿，给予标本容器，请至厕所解尿，留取标本。 （2）无自理能力、行动不便的患儿，协助在床上使用便盆或尿壶或婴儿集尿袋，留取标本。 （3）留置导尿的患儿，于集尿袋下方引流孔处收集尿液。 3. 收集　按时按要求收集尿标本。 （1）常规尿标本：清晨第一次中段尿 5ml 装入容器内。

15

续表

项目	内容（技术操作要求）
实施	（2）留取 12 小时或 24 小时尿标本：留 24 小时尿于清晨 7 时排空膀胱后开始留尿，至次晨 7 时排空最后一次尿液；12 小时尿则于晚上 7 时至次晨 7 时止。集尿瓶内加入相应适量防腐剂。最后取适量标本送检，在化验单上注明 12 小时或 24 小时总尿量。 （3）尿培养标本：屏风遮挡患儿，予导尿术插入导尿管，将尿液引出，留取中段尿 5~10ml 装入无菌标本容器内。 4. 核对 患儿姓名、住院号、化验单（检验条码）与所采标本是否相符。 5. 整理 协助患者取舒适体位。整理床单位，清理用物，洗手。 6. 送检 标本及时按要求送检。
评价	1. 容器标签清晰、完整。 2. 操作流程规范，根据检验目的选择标本容器正确。 3. 所收取的标本能在规定时间内按要求送检。

【相关知识点】

（一）概述

小便标本采集是指根据临床需要采集患者的小便标本作物理、化学、细菌学等检查，以了解病情、协助诊断或观察疗效。

（二）适应证

留取尿标本适应证

（1）尿常规标本：用于检查尿液的颜色、透明度，测定比重，检查有无细胞和管型，并作尿蛋白和尿糖定性检测等。

（2）尿培养标本：用于细菌培养或细菌敏感试验，

15

以了解病情，协助临床诊断和治疗。

（3）12 小时或 24 小时尿标本：用于钾、钠、氯、17-羟类固醇、17-酮类固醇、肌酐、肌酸、尿糖定量或尿浓缩试验检查结核分枝杆菌。

（三）注意事项

1. 会阴部分泌物过多时，应先清洁或冲洗后再收集，留小便标本时不能混入大便等。

2. 留置导尿管患者，于集尿袋下方引流孔处收集尿液，注意无菌操作。

3. 正确使用 12 小时或 24 小时尿标本防腐剂

（1）甲醛：每 30ml 尿液加 40% 甲醛液 1 滴，防止细菌生长和固定尿中有机成分。用于尿爱迪生计数（12 小时尿细胞计数）等。

（2）浓盐酸：24 小时尿中共加 5 ~ 10ml，保持尿液在酸性环境中，防止尿中激素被氧化。用于内分泌系统的检查，如 17-酮类固醇、17-羟类固醇等。

（3）甲苯：第一次尿液倒入后再加入数滴，形成薄膜，防止细菌污染和延缓尿中化学成分的分解。常用于尿蛋白定量、尿糖定量检查。测定钾、钠、氯、肌酐、肌酸等则需每 100ml 尿液加 0.5% ~1% 甲苯 2ml。

（四）相关的常见并发症及处理

1. 尿道黏膜损伤

（1）临床表现：尿道外口出血，有时伴血块；尿道口疼痛，部分患者有排尿困难，严重损伤时，可有会阴血肿、尿外渗等。

（2）预防：①插管前常规润滑导尿管；②操作时动作要轻柔，切忌强行插入；③选择粗细合适、质地软的导尿管；④使用气囊尿管插管时延长插入长度，见尿液流出后继续前行 1cm 以上；⑤做好解释工作，缓解紧张情绪。

（3）处理：轻者无需处理或经止血镇痛等对症治疗即可痊愈。严重损伤者，需要尿路改道、尿道修补等手术治疗。

15

2. 尿路感染

（1）临床表现：尿频、尿急、尿痛或尿道口有脓性分泌物；重者可出现寒战、发热等全身症状；尿液检查可有红细胞、白细胞，细菌培养可见阳性结果。

（2）预防：①严格无菌操作；②插管时动作轻柔，避免尿道黏膜损伤；③尽量不采取导尿术留取尿标本。

（3）处理：①拔除导尿管；②多饮水冲洗尿路；③根据病情遵医嘱采取抗生素药物治疗。

三、大便标本采集

【操作指引】

项目	内容（技术操作要求）
评估	1. 核对医嘱 核对检验项目、化验单（检验条码），患儿床号、姓名、住院号。 2. 环境评估 环境清洁、隐蔽，有利保护隐私。 3. 患者评估 评估患儿病情、意识状态、合作程度、自理能力及排便情况等。
准备	1. 用物准备 标本容器、必要时备屏风。 2. 自身准备 着装整洁，仪表端庄，洗手和戴口罩。
实施	1. 查对 携用物至床旁，核对床号、姓名、住院号（腕带）。 2. 宣教 指导患儿或家长留取大便标本的目的及注意事项，取得配合。 （1）有自理能力、可下床活动的患儿，给予标本容器，请至厕所解便，留取标本。 （2）无自理能力、行动不便的患儿，协助在床上使用便盆留取标本。

15

续表

项目	内容（技术操作要求）
实施	3. 收集　按时按要求收集尿标本。 （1）大便常规尿标本：用棉签或检便匙取中央部分或黏液脓血便部分约 5g 置于标本容器内。如无脓血黏液，可采取多个不同部位及两端的粪便。 （2）大便隐血标本：嘱患者在 3 天前禁食鱼、肉、肝等食物及含铁药物。 （3）大便培养标本：嘱患者排便于消毒便盆内，用无菌棉签取中央部分粪便或黏液脓血部分约 5g 置于培养瓶内，盖紧瓶塞送检。 （4）寄生虫及虫卵标本：①检查寄生虫及虫卵时嘱患者排便于便盆内，用检便匙取不同部位带血或黏液部分 5~10g 送检；②检查蛲虫卵时，在清晨起床前用特制的肛门拭子轻擦肛周皱褶处，放入置有温盐水的试管中，立即送检；③检查阿米巴原虫时将便器加温至接近人体的体温，排便后标本连同便盆立即送检；④检查绦虫时，有时需多次收集粪便，查找绦虫头。 4. 核对　患儿姓名、住院号、化验单（检验条码）与所采标本是否相符。 5. 整理　协助患者取舒适体位。整理床单位，清理用物，洗手。 6. 送检　标本及时按要求送检。
评价	1. 容器标签清晰、完整。 2. 操作流程规范，根据检验目的选择标本容器正确。 3. 所收取的标本能在规定时间内按要求送检。

15

【相关知识点】

(一) 概述

大便标本采集是指根据临床需要采集患者的大便标本作物理、化学、细菌学等检查，以了解病情、协助诊断或观察疗效。

(二) 适应证

1. 消化道或肝、胆、胰等器官的炎症、梗阻、出血、寄生虫感染、恶性肿瘤等。

2. 间接评估胃肠、胰腺、肝胆系统功能状态。

3. 肠源性疾病。

(三) 注意事项

1. 会阴部分泌物过多时，应先清洁或冲洗后再收集。

2. 采集大便培养标本时，如患者无便意，可用长棉签蘸 0.9% 氯化钠溶液，由肛门插入 6~7cm，顺一个方向轻轻旋转后退出，将棉签置于培养瓶内，盖紧瓶盖。

3. 采集寄生虫标本时，如患者服用驱虫药或作血吸虫孵化检查，应留取全部粪便。检查阿米巴原虫，在采集标本前几天，不应给患者服用钡剂、油质或含金属的泻剂。

4. 灌肠后的粪便不宜作为检查标本，腹泻时的水样便应盛于容器中送检。留大便标本时不能混入尿液等。

四、痰标本采集

【操作指引】

项目	内容（技术操作要求）
评估	1. 核对医嘱　核对检验项目、化验单（检验条码），患儿床号、姓名、住院号。 2. 环境评估　清洁、光线充足。 3. 患者评估　评估患儿病情、意识状态、合作程度、饮食情况、排痰情况及口腔黏膜有无异常等，听诊肺部呼吸音。

15

续表

项目	内容（技术操作要求）
准备	1. 用物准备 标本容器、盛有清水的水杯、弯盘、纱布，必要时备废液收集器、负压吸引装置、无菌生理盐水、无菌手套、一次性吸痰管、手消毒剂等。 2. 自身准备 着装整洁，仪表端庄，洗手和戴口罩。
实施	1. 查对 携用物至床旁，核对床号、姓名、住院号（腕带）。 2. 宣教 告知患儿或家长检查意义，取得配合，协助患儿取合适体位。 3. 采集 根据患儿自理能力及配合程度选择方法。 （1）能自行留取痰液的患儿，嘱患儿晨起漱口后，用力咳嗽，咳出呼吸道深处的痰液，盛于标本容器中送检。 （2）难于咳痰、不合作或人工辅助呼吸的患儿，协助患儿取侧卧位，由下至上、由外至内叩击背部，按吸痰法抽吸痰液置于吸痰器中。 （3）收集 24 小时痰标本时，清晨患儿未进食前嘱先用漱口液漱口，再用清水漱口，从 7 点开始，至次日晨 7 时止，将全部痰液收集于容器中，并将检验条码贴在痰液收集器上。 4. 核对 患儿姓名、住院号、化验单（检验条码）与所采标本是否相符。 5. 整理 协助患儿漱口，或予口腔护理，整理床单位及用物，垃圾分类处理，洗手。 6. 送检 标本及时送检。
评价	1. 容器标签清晰、明显、准确完善。 2. 根据检验目的选择标本容器。 3. 留取 24 小时痰标本的标签注明起止时间。 4. 所收取的标本能在规定时间内送检。

15

【相关知识点】

（一）概述

痰标本收集是指使用专门的痰液收集工具和无菌容器，采用自行咳嗽、吸痰、气管镜引导、咽拭子等方法收集痰液的一种操作技术；通过收集痰标本进行检验，协助临床诊断、疾病治疗、流行病学调查和医院感染的监测。

（二）适应证

适用于各种呼吸系统疾病的患儿，如支气管哮喘、支气管肺炎、肺结核、肺癌等。

（三）注意事项

1. 根据检查目的备好集痰容器，容器应清洁、干燥，不应有异物、污水等，如留痰涂片作细菌学检查或留取痰培养时，应用无菌干燥容器。痰标本容器应加盖，避免痰中微生物播散。

2. 采集标本以清晨为佳，第一口痰的阳性检出率最高。作结核分枝杆菌检查，痰量要多或留取 24 小时痰液。

3. 如查找癌细胞，以晨痰为佳，且 2 小时内送检（检验人员进行 10% 甲醛溶液或 95% 乙醇溶液固定痰液等处理）。

4. 痰标本内避免混入唾液、漱口水或鼻涕，否则会影响检查结果。

5. 痰培养和药物敏感试验标本应该在使用抗生素之前收集，以免影响结果。

6. 标本采集后应尽快（2 小时内）送实验室，延迟送检者需放 4℃ 冰箱保存，最长不超过 24 小时。

（四）相关常见并发症及处理

呼吸道黏膜损伤

（1）临床表现：口腔黏膜受损可见表皮破溃，甚至出血；气道黏膜受损可吸出血性痰。

（2）预防：①使用优质、前端圆钝并有多个侧孔、后端有负压调节孔的吸痰管，吸引前先蘸无菌蒸馏水或生

15

理盐水使其润滑；②使用前调节好吸引压力：新生儿 60～80mmHg、婴儿80～100mmHg、幼儿100～120mmHg、3岁及以上患儿120～150mmHg；③吸痰管不宜插入过深，避免插入过深损伤黏膜，每次吸引时间不超过15秒。

（3）处理：发现口腔黏膜糜烂、渗血等，可用康复新液、过氧化氢液等进行口腔护理，预防感染；气道黏膜损伤时，可用雾化治疗预防感染、止血。

第二节　更换尿布法

【操作指引】

项目	内容（技术操作要求）
评估	1. 核对医嘱　核对患儿床号、姓名、住院号。如需使用外用药，需核对药名、用法及剂量。 2. 环境评估　病室温度、湿度（冬天26～28℃；夏天28～30℃；湿度55%～60%）。 3. 患者评估　评估患儿病情、意识状态，了解患儿诊断和臀部皮肤情况，操作时间为进奶前或进奶30分钟后。
准备	1. 用物准备　尿布、尿布桶、备小盆及温水（水温37～39℃）、小毛巾、棉签、纸巾、按臀部皮肤情况准备治疗药物（如油类、软膏、抗生素）及烤灯等。 2. 自身准备　着装规范，符合操作要求，洗手、剪指甲，戴口罩。
实施	1. 查对　携用物至床旁，核对床号、姓名、住院号（腕带）。 2. 解包垫单　放下床栏，揭开盖被，解开包被，拉高患儿上衣，避免排泄物污湿。臀下垫一次性中单，将患儿轻放于中单上。

15

续表

项目	内容（技术操作要求）
实施	3. 露臀去污　解开尿布带，露出臀部，一手握患儿双腿，另一手以原尿布上端两角洁净处从前向后轻拭会阴部及臀部（臀红或感染者不用原尿布擦拭），并以此盖上污湿部分垫臀部下面，擦拭时注意保护脐周不被污染。 4. 清洗待干　如有大便，温水洗净臀部，轻轻吸干。 5. 涂药　根据臀部皮肤情况，涂抹预防或治疗尿布炎的软膏及药物，注意要涂抹在易于接触排泄物或发红的部位，避开尿道口。 6. 更换尿布　用一手握患儿双足，使臀部略抬高，另一手取下污尿布，置于患儿足旁中单上。将清洁尿布垫于腰下，放下患儿双腿，尿布的底边两角折到腹部，两腿间的一角上拉，系好尿布带，结带松紧适宜。新生儿脐带未脱落时，将尿布前部上端向下折，保持脐带残端处于暴露状态。整理衣服，盖好被子，整理床单位，拉上床栏。 7. 观察　打开污尿布，观察排泄物性状，或根据需要称量尿布后放入尿布桶内。 8. 整理　整理用物，垃圾分类处理，洗手、记录观察内容。
评价	1. 用物携带齐全，操作中不离开患儿。 2. 动作轻柔而迅速，有爱心。 3. 注意保暖，避免过度暴露。 4. 臀部及会阴清洁、干燥，尿布整齐、舒适，患儿衣物、床单位平整。 5. 洗手到位。

15

【相关知识点】

（一）概述

更换尿布主要是为了保持患儿臀部皮肤清洁、干燥和舒适，防止尿液、粪便等因素对皮肤长时间的刺激，从而预防皮肤破损和尿布性皮炎的发生。

臀红是婴儿臀部皮肤长期受尿液、粪便以及漂洗不净的湿尿布刺激、摩擦或局部湿热（用塑料膜、橡皮布等），引起皮肤潮红、溃破，甚至糜烂及表皮剥脱，故又称尿布皮炎。臀红多发生于外生殖器、会阴及臀部。

（二）适应证

新生儿及婴幼儿。

（三）注意事项

1. 禁用肥皂清洗臀部，选择质地柔软、透气性好、吸水性强的棉质尿布，或采用一次性尿布，以减少刺激。

2. 注意安全，始终确保一只手与患儿接触，操作完毕后及时拉好床栏，防止患儿翻滚坠落。禁止用一手拎起患儿一足。

3. 尿布包扎应松紧合适。男婴要确保阴茎指向下方，避免尿液从尿片上方漏出。

4. 暴露时注意保暖。根据臀部皮肤情况选择合适药物外涂。

5. 烤灯照射治疗时必须要有专人守护，避免烫伤。

（四）相关常见并发症及处理

1. 感冒

（1）临床表现：鼻塞、拒食、哭闹、发热。

（2）预防措施：①避免室温过低，关闭门窗，调节好室温，冬天控制在 26～28℃；夏天 28～30℃；湿度在 55%～60%，保持室内空气清新。②避免擦拭的水温偏低，调节好水温：冬季为 38～39℃，夏季为 37～38℃。③避免暴露时间过长。

（3）处理措施：①轻者保温，适当增加温水口服；

②耐心喂养；③发热者遵医嘱处理。

2. 坠床

（1）临床表现：患儿从床上坠落，坠床可导致患儿骨折、脱臼、意识障碍、出血、疼痛。

（2）预防措施：①更换尿布时，禁止离开患儿；②操作者始终确保一只手与患儿接触；③操作完毕及时拉上床栏。

（3）处理措施：①患儿坠床后，立即报告医师，协助评估患儿意识、受伤部位与伤情、全身情况等；②做好患儿家属的安抚工作，消除其恐惧、紧张心理；③如有伤害按医嘱处理。

3. 牵拉伤

（1）临床表现：触及患儿关节时哭闹、关节活动异常。

（2）预防措施：①牵拉患儿关节部位时，用力适当，方法正确；②禁止强制性操作。

（3）处理措施：①立即停止更换尿布；②仔细评估可能发生牵拉伤的部位及严重程度，报告医师，进行必要的检查和处理；③更换尿布时发现患儿关节活动异常，及时报告医师。

4. 溢奶

（1）临床表现：嘴角流出奶液、轻微咳嗽。

（2）预防措施：①更换尿片宜在喂奶30分钟后进行，不宜过饱；②喂奶后抱起，轻拍背部，让胃内气体排出，以免活动后气体排出，引起溢奶。

（3）处理措施：①停止更换尿片；②清理口腔内和溢出的奶液；③抱起轻拍背部。

15

第三节　婴儿沐浴及抚触

一、婴儿沐浴

【操作指引】

项目	内容（技术操作要求）
评估	1. 核对医嘱　核对患儿信息。 2. 患儿评估　了解患儿病情、Apgar 评分、意识状态，测量体温，检查全身皮肤情况。 3. 环境评估　关闭门窗，调节室温为 26 ~ 28℃，新生儿为 27 ~ 29℃。 4. 操作者自身评估　着装规范，符合操作要求，洗手。
准备	1. 用物准备 （1）婴儿尿布及清洁衣物、大毛巾、毛巾被及包布、系带、面巾 1 块、浴巾 2 块、水温计。护理盘：内备梳子、指甲剪、棉签、75% 酒精、爽身粉、沐浴露、液状石蜡、专用脐带卷、磅秤。必要时准备床单、被套、枕套等。 （2）浴盆：内备温热水（2/3 满），水温在冬季为 38 ~ 39℃，夏季为 37 ~ 38℃，备水时水温稍高 2 ~ 3℃。 2. 患儿准备　沐浴于喂奶前或喂奶后 1 小时进行，以防呕吐和溢奶。
实施	1. 抱患儿至沐浴处。查对患儿腕带信息。 2. 用水温计测量水温，显示在正常范围。 3. 脱衣，脐带未脱落者用防水护脐敷贴保护，用大毛巾包裹患儿全身，测体重并记录。 4. 擦洗面部　用面巾从内眦向外眦擦拭眼睛，擦耳，擦面部，擦时禁用肥皂。用棉签清洁鼻孔。

15

续表

项目	内容（技术操作要求）
实施	5. 擦洗头部　抱起患儿，用左手托住头颈部，拇指与中指分别将患儿双耳廓折向前方，轻轻按住，堵住外耳道口，左臂及腋下夹住患儿臀部及下肢；右手搓沐浴露洗头，清水冲洗干净，并用大毛巾擦干头发。 6. 左手握住患儿左肩及腋窝处，使其头颈部枕于操作者前臂；用右手握住患儿左腿靠近腹股沟处，使其臀部位于护士手掌上，轻放患儿于水中。 7. 松开右手，用浴巾淋湿患儿全身，抹沐浴露按顺序洗颈下、胸、腹、腋下、臂、手、会阴、臀部、腿、脚。在清洗过程中，护士左手始终将患儿握牢，边洗边冲净，同时，观察皮肤有无异常情况。 8. 以右手从患儿前方握住患儿左肩及腋窝处，使其头颈部俯于操作者右前臂，左手抹沐浴露清洗患儿后颈及背部，以水冲净。 9. 洗毕，迅速将患儿依照放入水中的方法抱出，用大毛巾包裹全身并将水分吸干。必要时用棉签蘸水擦净女婴大阴唇及男婴包皮处污垢。 10. 涂抹爽身粉　先撒在掌心或专用粉扑，按洗澡的顺序由上至下、由前到后涂抹皮肤皱褶的地方，注意避开尿道口，勿吸入呼吸道。 11. 脐部护理　用消毒棉签蘸75%医用酒精，从脐部中央按顺时针方向慢慢向外轻抹，重复3次洗净污物、血痂，待干后用专用脐带卷包扎，松紧度以能伸进一指为宜。 12. 为患儿穿衣垫尿布，用梳子梳好头发。 13. 小棉棒蘸温水湿润清洁婴儿外耳道。 14. 再次核对腕带信息，必要时为患儿修剪指（趾）甲。

15

续表

项目	内容（技术操作要求）
评价	1. 操作熟练，操作时间不超过 20 分钟。 2. 动作轻柔，操作顺序正确，符合规范。 3. 确保安全，减少暴露，注意保暖。 4. 五官和皮肤皱褶处清洁到位。 5. 未发生并发症。

【相关知识点】

（一）概述

婴儿沐浴是为了清洁婴儿皮肤，促进血液循环，增进身体的舒适；预防尿布疹和脐部感染；促使婴儿肢体活动，并为其作全身体格评估。

（二）适应证和禁忌证

1. 适应证　适应于病情稳定，一般情况较好的患儿。

2. 禁忌证　病情严重未稳定患儿；低体温患儿；术后切口未愈合患儿；需呼吸机辅助通气患儿；2000g 以下的早产儿。

（三）注意事项

1. 水或肥皂沫不得进入患儿五官内，抱稳患儿防滑脱。

2. 不可用力清洗患儿头顶部的皮脂结痂，可涂液状石蜡浸润，待次日予以清洗。

3. 沐浴时注意观察脐部情况及全身情况。

4. 用物专用，预防交叉感染。

5. 扑爽身粉时要抹匀，涂抹颈下或女婴腹股沟时要分别遮掩面部、会阴。

（四）相关常见并发症及处理

1. 窒息

（1）临床表现：患儿表现为吐奶，呛咳，面色发绀，呼吸困难。

（2）预防要点：沐浴宜在喂奶前或喂奶后 1 小时进行，防止溢奶误吸。沐浴时避免水呛入患儿口鼻。

15

（3）处理要点：①沐浴时密切观察患儿面色和呼吸。一旦发生窒息，先用手挤出口鼻腔内分泌物，然后再使用吸引器吸出气道误吸物；②将患儿头偏向一侧，刺激足底，拍背；③保持呼吸道通畅，吸氧；④报告医师，按新生儿窒息复苏程序进行抢救。

2. 烫伤

（1）临床表现：患儿皮肤发红、水疱、哭闹。

（2）预防要点：①调节适度水温（38～40℃）以前臂内侧测试温度感觉不烫即可；②沐浴时龙头出水先经护士的手再流到患儿身上；③流动水温度控制性能良好，操作者不戴手套，盆浴时先放冷水后放热水。

（3）处理要点：①一旦发生烫伤立即用自来水浸泡烫伤局部，或用自来水湿毛巾敷局部；②报告医师，遵医嘱局部涂湿润烧伤膏。

3. 脐部感染

（1）临床表现：脐部周围发红，有分泌物，患儿发热、哭闹。

（2）预防要点：①沐浴时做到一人一巾一水；②沐浴池用消毒液抹洗；③沐浴后及时消毒脐部，保持局部清洁、干燥。

（3）处理要点：措施见"脐部护理"相关内容。

二、婴儿抚触

【操作指引】

项目	内容（技术操作要求）
评估	1. 核对医嘱，核对患儿信息。 2. 患儿评估　了解患儿病情、意识状态，测量体温，检查全身皮肤情况。 3. 环境评估　室温28℃以上，抚触台面温度30℃以上。 4. 操作者自身评估　着装规范，符合操作要求，洗手。

15

续表

项目	内容（技术操作要求）
准备	1. **用物准备**　婴儿润肤油（露）、清洁衣物、清洁尿片或大小合适的一次性尿片、大毛巾、指甲剪、棉签、液状石蜡、50% 酒精。 2. **患儿准备**　抚触在婴儿沐浴后或两次喂奶之间并清醒时；新生儿出生 24 小时以后；早产儿需生命体征平稳后。
实施	1. 核对患儿信息，将患儿放在柔软大毛巾上，操作者双手勿离开患儿。 2. 脱去患儿衣物、处理脐部及尿片，清洁臀部皮肤。 3. 操作者洗净并温暖双手，先在掌心倒一些润肤油，轻轻抚触患儿。 4. **抚触顺序**　头→胸→腹部→上肢→下肢→背部→臀部，每个部位动作重复 4～6 次，动作连贯，力度适中，每次抚触时间 10～15 分钟，每天 2～3 次。 5. **抚触方法** （1）头面部：两拇指指腹从眉间向两侧推；两拇指从下颌部中央向两侧以上滑行，让上下唇形成微笑状；两手掌面从前额发际向上、后滑动，并止于两耳后的乳突处并轻轻按压一下，注意避开囟门。 （2）胸部：两手分别从胸部的外下方（两侧肋下缘）向对侧上方交叉推进，至两侧肩部，在胸部划一个大的交叉，避开新生儿的乳头。 （3）腹部：按顺时针方向按摩，依次从患儿右下腹至上腹向左下腹移动，呈顺时针方向画半圆，避开患儿的脐部。

续表

项目	内容（技术操作要求）
实施	（4）四肢：两手交替握住患儿的一侧上肢从上臂至手腕轻轻滑行，在滑行的过程中从近段向远端分段挤捏。对侧及双下肢做法相同，活动肩关节和髋关节。 （5）手和足：用拇指指腹从患儿掌面/足跟向手指/足趾方向推进，并抚触每根手指/足趾。 （6）背部：婴儿取俯卧位，以脊椎为中分线，双手分别平行放在脊柱两侧，向相反方向重复移动双手：从背部上端向下渐至臀部；最后由头部沿脊椎摸至骶部、臀部。 6. 再次核对患儿腕带，穿衣整理，洗手。
评价	1. 物品准备齐全，环境安全、舒适。 2. 严格执行患儿信息核对。 3. 操作顺序正确，手法符合规范，抚触背部时患儿为俯卧位，应注意头偏一侧，避免发生窒息。 4. 沟通良好　操作目的和健康教育到位。

【相关知识点】

（一）概述

　　婴儿抚触是通过抚触者的双手对婴儿的皮肤进行有序的、有手法技巧的科学抚摸，让大量温和的良好刺激通过皮肤传到中枢神经系统，以产生积极的生理效应，是一种对新生儿健康最有益的自然医疗技术。婴儿抚触能促进母婴情感交流；促进胃肠蠕动，利于排便，增加食欲；促进睡眠，减少哭闹；促进婴儿神经系统发育，增强应激能力，提高机体的免疫力。

（二）适应证

1. 正常新生儿及婴儿。
2. 早产儿。

15

3. 疾病恢复后的新生儿及婴儿。

（三）注意事项

1. 注意保暖，防患儿受凉。

2. 抚触者的双手应涂抹适量的润肤油或露，防过多进入患儿的眼中。

3. 抚触避开患儿乳头、脐部和膀胱，动作有节律、连贯、力度适中，并与患儿进行语言和情感的沟通。

4. 选择适当的时间进行抚触　在喂奶前 30 ~ 60 分钟或喂奶 1 小时后进行，每天 2 ~ 3 次；当患儿疲劳、饥饿或烦躁时不宜抚触。

5. 观察患儿的行为反应，如有异常停止操作。

（四）相关常见并发症及处理

1. 疼痛

（1）临床表现：哭闹、肌肉收缩、呼吸加快。

（2）预防措施：①抚触者先搓热双手，同时双手要保持光滑，修剪指甲、取下首饰，以免伤及皮肤；②抚触时，抚触者应注意保持自身的情绪愉快，放松自己，集中注意力；③抚触时，操作者用力适度，避免力度过大引起疼痛；④保持患儿体位舒适。

（3）处理措施：①停止抚触；②评估患儿疼痛的原因，对症处理；③如果局部皮肤有损伤，报告医师，及时处理。

2. 牵拉伤

（1）临床表现：触及关节时哭闹、关节活动异常。

（2）预防措施：①抚触关节部位时，用力适当；②禁止强制性操作。

（3）处理措施：①立即停止抚触；②仔细评估可能发生牵拉伤的部位、严重程度，报告医师，进行必要的检查和处理；③抚触时发现患儿关节活动异常，及时报告医师。

3. 窒息

（1）临床表现：吐奶、呛咳、呼吸困难。

（2）预防措施：①抚触在喂奶前 30 ~ 60 分钟或喂

奶后 1 小时进行；②避免在过饱时抚触；③喂奶后抱起患儿，轻拍背部，让胃内气体排出，以免活动后气体排出，引起吐奶。

（3）处理措施：①一旦吐奶，立即停止操作；②迅速清除患儿口鼻腔内的奶液，以免反流，引起窒息；③出现呛奶、呼吸困难者，先清除口鼻腔内的奶液，保持呼吸道通畅，吸氧，严密观察病情变化，无好转时及时请儿科医师会诊并作相应处理。

4. 受凉

（1）临床表现：咳嗽，发热，腹泻等。

（2）预防要点：①抚触者在抚触前洗手并搓手至微烫，可放至自己脸颊上，能感觉手掌热气渗透至脸颊；②注意保暖，最好在远红外辐射台上进行。室温偏低时，可使用局部加热器，并选择性暴露所需要抚触部分，逐步进行。

（3）处理要点：一旦发生受凉，停止抚触，待症状好转后再行抚触；报告医师进行相应处理。

第四节 约束保护法

【操作指引】

项目	内容（技术操作要求）
评估	1. 核对医嘱，核对患儿信息。 2. 患儿评估 了解患儿病情、意识状态、心理状态、肢体活动度、约束部位皮肤色泽、温度、完整度。 3. 家属评估 对约束的认识程度，解释工作，以取得合作，签知情同意书。 4. 环境评估 安静、宽敞、整洁，有利于保护患儿隐私。 5. 操作者自身评估 着装规范，符合操作要求，洗手。

15

续表

项目	内容（技术操作要求）
准备	用物准备： 1. 全身约束　大毛巾或床单。 2. 手或足约束　约束带。 3. 沙袋约束　2.5kg 沙袋（用便于消毒的橡皮布缝制）、布套。
实施	（一）全身约束法 方法一：图 15-1。 图 15-1　全身约束法一 1. 折叠大毛巾（或床单）达到能盖住患儿由肩至脚跟部的宽度。 2. 放患儿于大毛巾中间，将大毛巾一边紧裹患儿一侧上肢、躯干和下肢，经胸、腹部至对侧腋窝处，再将大毛巾整齐地压于患儿身下。 3. 大毛巾另一边紧裹患儿另一侧手臂，经胸压于背下，如患儿活动剧烈，可用布带围绕双臂打活结系好。 方法二：图 15-2。 1. 折叠大毛巾（或床单）使宽度能盖住患儿由肩至脚跟部。

15

续表

项目	内容（技术操作要求）
实施	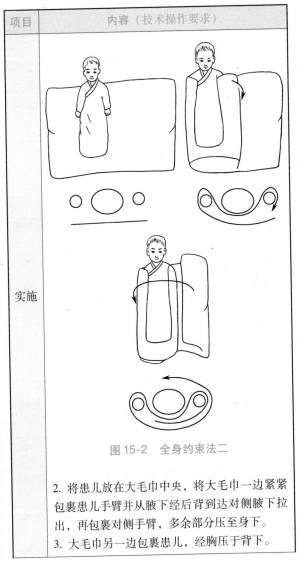

图 15-2　全身约束法二

2. 将患儿放在大毛巾中央，将大毛巾一边紧紧包裹患儿手臂并从腋下经后背到达对侧腋下拉出，再包裹对侧手臂，多余部分压至身下。

3. 大毛巾另一边包裹患儿，经胸压于背下。

15

续表

项目	内容（技术操作要求）
实施	（二）手或足约束法 患儿手或足用保护垫包裹后置于约束带（图15-3）甲端中间，将乙丙两端绕手腕或踝部对折后系好，松紧度以手或足不易脱出且不影响血液循环为宜。将丁端系于床缘上。 图15-3 约束带 （三）沙袋约束法 根据需约束固定的部位不同，决定沙袋的摆放位置。 1. 需固定头部、防止其转动时，用两个沙袋呈"人"字形摆放在头部两侧。 2. 需保暖、防止患儿将被子踢开，可将两个沙袋分别放在患儿两肩旁，压在棉被上。 3. 需侧卧、避免其翻身时，将沙袋放于患儿背后。 （四）记录约束的原因、方法、起止及松解时间

15

续表

项目	内容（技术操作要求）
评价	1. 物品准备齐全，环境安全、舒适。 2. 严格执行患儿信息核对。 3. 操作顺序正确，手法符合规范，抚触背部时患儿为俯卧位，应注意头偏一侧，避免发生窒息。 4. 沟通良好 操作目的和健康教育到位。

【相关知识点】

（一）概述

约束保护法是指为了保证患儿安全及治疗的顺利进行，根据患儿病情及治疗的需要，使用各种约束用具将患儿身体的某个或某几个部位固定制动的方法。

（二）适应证

1. 没有自控能力、相应的理解能力或不合作的患儿。

2. 某些意识障碍、存在跌倒、坠床高风险患儿。

3. 严重行为紊乱、兴奋躁动、自伤自杀、伤人毁物的精神病患儿。

（三）注意事项

1. 结扎或包裹松紧适宜，以能伸进 1~2 指为原则。

2. 保持患儿姿势舒适，较长时间约束者，每 2 小时松解约束 1 次并活动肢体，减少疲劳。

3. 约束期间，随时注意观察约束部位皮肤颜色、温度，掌握血液循环情况。

4. 准确记录并交接班。

5. 严格掌握约束带应用的适应证。

（四）相关常见并发症及处理

1. 皮肤擦伤

（1）临床表现：约束部位（尤其是手腕、脚踝、腋下等部位）皮肤出现刮擦、发红、破皮。

15

（2）预防措施：①约束前尽量做好患儿的解释工作，争取患儿的配合，避免其挣扎；②在约束部位垫一定厚的软棉布；③注意约束的松紧度，尽量减少被约束肢体的活动度。

（3）处理措施：①根据患儿病情，尽早松解约束。②交代患儿勿抓、挠；对于皮肤擦伤部位，用0.5%聚维酮碘溶液外涂，保持局部的清洁干燥。③若发生溃烂、破损，则换药处理。

2. 关节脱位或骨折

（1）临床表现：受伤关节或肢体疼痛、肿胀、活动障碍。

（2）预防措施：①评估患儿的合作程度，对情绪特别激动、反抗强烈者可暂缓执行约束，并邀请患儿信任的人予以解释，尽量稳定患儿情绪，取得配合；②掌握正确的约束方法，避免用力过猛；③及时评估约束部位的关节及肢体活动。

（3）处理措施：①一旦发现异常，充分评估约束部位的关节及肢体活动，立即报告医师；②交代患儿及家属受伤部位制动；③配合医师完成相关检查，请相关科室会诊处理。

3. 牵拉性臂丛神经受损

（1）临床表现：肌皮神经、肘正中神经、尺神经、桡神经、腋神经、胸长神经、胸背神经受损出现相应的症状。

（2）预防措施：①约束前向患儿告知，尽量争取患儿配合，避免用力挣扎牵拉；②掌握正确的约束方法，避免用力过猛，肢体约束于功能位；③评估患儿病情，及时松解约束，尽量避免长时间约束患儿；④需长时间约束者，定期松解，活动肢体。

（3）处理措施：①理疗，如电刺激疗法、红外线、磁疗等；②功能锻炼，并可配合针灸、按摩、推拿等；③应用神经营养药物，如维生素 B_1、维生素 B_6、维生素 B、复合维生素 B 等；④及时观察患儿病情变化，记录功能恢复情况；⑤不断评价治疗与护理的效果，为进一步处置提供依据。

第五节　婴幼儿灌肠法

【操作指引】

项目	内容（技术操作要求）
评估	1. 核对医嘱、患儿信息、药名、灌肠类型。 2. 环境评估　安全、隐蔽，调节室温，注意保暖。 3. 患儿评估　了解患儿病情、排便情况，协助排空大小便。 4. 操作者自身评估　了解灌肠的目的，着装规范，符合操作要求，洗手、戴口罩。
准备	用物准备：一次性灌肠袋、血管钳 1 把、弯盘 1 个、润滑剂适量、棉签、水温计、一次性手套、一次性垫巾、卫生纸、遵医嘱备灌肠溶液并调节水温、便盆、屏风、输液架。
实施	1. 携用物至患儿床旁，查对床号、姓名、手腕带，向患儿及家属解释灌肠的目的，取得配合。 2. 关闭门窗，拉好床帘遮挡患儿。 3. 帮助患儿取左侧卧位，抬高臀部 10cm，双膝屈曲，脱裤至膝部。 4. 垫治疗巾，弯盘置臀边。不能自我控制排便的患儿可取仰卧位，臀下垫便盆。 5. 灌肠袋挂输液架上，液面距肛门 40～60cm。 6. 润滑肛管，排气，关闭调速器开关，取手纸。 7. 用血管钳夹肛管轻轻插入 4～7cm，一手固定肛管，一手打开调速器开关，使溶液缓慢流入。如有抵抗感，可将肛管稍退出，再行前进。

15

项目	内容（技术操作要求）
实施	8. 溶液流入过程中，观察患儿情况和液体流入的速度。 9. 待灌肠液即将流尽时关闭调节器开关，操作者一手用卫生纸包裹肛管，另一手慢慢拔出肛管，将肛管和卫生纸放入弯盘中，擦净患儿肛门。 10. 嘱患儿平卧，保留 5 ~ 10 分钟再排便并观察大便性状（保留灌肠时嘱患儿尽量保留药液 1 小时以上）。必要时将便盆置于患儿床旁。 11. 脱手套，洗手，整理床单位，按规定处理用物。 12. 按护理文书要求记录。 13. 降温灌肠时，患儿排便 30 分钟后应测量体温并记录。
评价	1. 操作熟练，动作轻柔、富有爱心。 2. 达到操作目的。 3. 患儿配合好，未污染衣被。

【相关知识点】

（一）概述

灌肠法是将一定量的液体由肛门经直肠灌入结肠，以帮助患儿清洁肠道、排便、排气或由肠道给药，达到确定诊断和治疗目的的一种方法。根据灌肠的目的可分为保留灌肠和不保留灌肠。根据灌入的液体量又可将不保留灌肠分为大量不保留灌肠和小量不保留灌肠。

（二）适应证

1. 大量不保留灌肠是指将大量的液体灌入肠道的操作方法，主要适应：解除便秘、肠胀气；清洁肠道，为肠道手术、检查作准备；稀释并清洁肠道内的有害物质、减轻中毒；灌入低温液体，为高热患儿降温。

2. 小量不保留灌肠的目的是解除便秘和腹胀。

3. 保留灌肠法是将药液灌入直肠或结肠内，通过肠黏膜吸收达到治疗疾病目的的一种方法，主要适应于：镇痛、镇静、治疗肠道感染。

（三）注意事项

1. 大量不保留灌肠

（1）急腹症、消化道出血、严重心血管疾病患儿禁止大量不保留灌肠。

（2）肝性脑病患儿禁用肥皂水灌肠；伤寒患儿灌肠时，灌肠袋内液面不得高于肛门 30cm，液体量不得超过 200ml。

（3）充血性心力衰竭和水、钠潴留的患儿禁用生理盐水灌肠。

（4）为高热患儿灌肠可用 28～32℃ 生理盐水，中暑患儿用 4℃ 生理盐水，保留 30 分钟后排便，30 分钟复测体温。

2. 小量不保留灌肠

（1）注入灌肠液时，应先排尽空气，防止空气进入肠道，引起腹胀，并且速度不得过快，以免刺激肠黏膜，引起腹胀。

（2）用小容量灌肠筒时，液面距肛门不得高于 30cm。

3. 保留灌肠

（1）灌肠前让患儿排空大小便，所用肛管要细、注入药液要慢。

（2）肠道抗感染时以晚上睡前灌肠为宜。

（3）灌肠时注意患儿的正确体位：慢性细菌性痢疾应取左侧卧位；阿米巴痢疾病应取右侧卧位，以提高疗效。

4. 插管时动作应轻柔，协助者按摩腹部时不可用力过度。

5. 灌肠过程中，应注意入量与洗出量基本平衡，并密切观察患儿面色、呼吸等。

15

（四）相关常见并发症及处理

1. 肠道黏膜损伤

（1）临床表现：肛门疼痛，排便时加剧，伴局部压痛；损伤严重时可见肛门外出血或粪便带血丝；甚至排便困难。

（2）预防措施：①插管前向患者详细解释其目的、意义，使之接受并配合操作；②正确选用灌肠溶液，溶液的温度、浓度和量适宜；③选择粗细合适、质地软的肛管；④插管前常规用液状石蜡润滑肛管前端，以减少插管时的摩擦力；⑤操作时顺应肠道解剖结构，手法轻柔，进入要缓慢，忌强行插入，不要来回抽插及反复插管；⑥插入深度约 4～7cm，不要过深。

（3）处理措施：①患儿诉肛门疼痛时，暂停灌肠；②疼痛轻者，嘱全身放松，帮助其分散注意力，减轻疼痛；③疼痛剧烈者，立即报告医师，予以对症处理，一旦发生肠出血按肠出血处理。

2. 肠道出血

（1）临床表现：肛门滴血或排便带有血丝、血凝块。

（2）预防措施：①全面评估患儿身心状况，有无禁忌证；②做好宣教工作，加强心理护理，解除患儿的思想顾虑及恐惧心理；③插管前必须用液状石蜡润滑肛管，插管动作要轻柔，忌暴力；④保持一定灌注压力和速度，灌肠袋内液面高于肛门 40～60cm，速度适中；⑤每次灌注量为 200～500ml，溶液温度一般为 39～41℃。

（3）处理措施：①患儿一旦出现脉搏快、面色苍白、大汗、剧烈腹痛、心悸气促，可能发生了肠道剧烈痉挛或出血，应立即停止灌肠并嘱患儿平卧，同时报告医师；②严密观察患儿的生命体征以及腹部情况；③建立静脉输液通道，根据病情遵医嘱应用相应的止血药物或局部治疗。

3. 肠穿孔、肠破裂

（1）临床表现：灌肠过程中患儿突然觉得腹胀、腹

15

痛，查体腹部有压痛或反跳痛。腹部 B 超可发现腹腔积液。

（2）预防措施：①选用质地适中，大小、粗细合适的肛管；②插管时动作应轻柔，避免重复插管；③遇有阻力时，可稍移动肛管或嘱患儿变动一下体位；④伤寒患儿灌肠时，灌肠袋内液面不得高于肛门 30cm，液体量不得超过 200ml；⑤急腹症、消化道出血、严重心血管疾病等患儿禁忌灌肠。

（3）处理措施：①一旦患儿发生肠穿孔、肠破裂，立即停止灌肠并使患儿平卧，同时报告医师，进行抢救；②立即建立静脉通道，积极完善术前准备，尽早手术；③给予吸氧、心电监护，严密观察患儿的生命体征。

4. 水中毒、电解质紊乱

（1）临床表现：①水中毒患儿：早期表现为烦躁不安，继而嗜睡、抽搐、昏迷，查体可见球结膜水肿；②脱水患儿诉口渴，查体皮肤干燥、心动过速、血压下降、小便减少、尿色加深；③低钾血症患儿软弱无力、腹胀、肠鸣音减弱、腱反射迟钝或消失，可出现心律失常，心电图可见 ST – T 改变和出现 U 波。

（2）预防措施：①全面评估患儿身心状况，对患有心、肾疾病患儿尤其注意；②清洁灌肠前，嘱患儿合理有效的饮食（肠道准备前 3 ~ 5 天进无渣流质饮食）；③灌肠时禁用一种液体如清水或盐水反复多次灌洗；④灌肠时可采用膝胸体位，便于吸收，以减少灌肠次数；⑤肝性脑病患儿禁用肥皂液灌肠，充血性心力衰竭和水钠潴留患儿禁用生理盐水灌肠。

（3）处理措施：①一旦发生水中毒、电解质紊乱，立即停止灌肠并使患儿平卧，同时报告医师，进行抢救；②立即建立两路静脉通道，补充电解质，用甘露醇、呋塞米以减轻脑水肿；③给予镇静剂，以减轻患儿抽搐；④给予胃肠减压，以减轻患儿腹胀；⑤给予吸氧、心电监护，严密观察患儿生命体征的变化；⑥密切观察尿量和尿比重；⑦安慰患儿和向患儿家属解释，保持镇静。

5. 虚脱

（1）临床表现：患儿突感恶心、头晕、面色苍白、全身出冷汗甚至晕厥。

（2）预防措施：①灌肠液温度应稍高于体温（39～41℃）；②灌肠速度应根据患儿的身体状况、耐受力调节。

（3）处理措施：一旦发现虚脱，立即停止灌肠并助患儿平卧、保暖，一般休息片刻后可缓解或恢复正常；如与饥饿有关，清醒后给予口服糖水等；如休息片刻后未缓解，给予吸氧，必要时静脉注射葡萄糖等，症状可逐渐缓解。

第六节　鼻窦置换疗法

【操作指引】

项目	内容（技术操作要求）
评估	1. 核对医嘱、患者信息。 2. 环境评估　室内清洁、安静，光线适宜。 3. 患儿评估　有无流涕、鼻塞、头痛、鼻痒等症状，有无点鼻药禁忌证。 4. 操作者自身评估　着装干净整洁，洗手。
准备	1. 用物准备　吸引器、橄榄头、小药杯、鼻局部滴药（如血管收缩剂、鼻窦置换液）。 2. 检查吸引器的性能。
实施	1. 准备工作 （1）核对医嘱，将用物准备好放在治疗车或治疗台上。 （2）与家长及患儿沟通：告知鼻窦置换疗法的目的及注意事项。 （3）嘱患儿擤去鼻涕。

续表

项目	内容（技术操作要求）
实施	2. 操作方法 （1）患儿取仰卧垂头位，颈伸直，悬于床缘或肩下垫枕，与身体平面呈 90° 直角，前鼻孔向上。 （2）使用鼻黏膜收缩剂，使两侧鼻腔黏膜收缩，窦口开放。 （3）取鼻窦置换液 2~3ml，自治疗侧前鼻孔缓慢注入，使药液淹没鼻窦。 （4）将橄榄头与负压吸引管相连，调节吸引器负压，使其不超过 24kPa（180mmHg）。 （5）以橄榄头塞住治疗侧鼻孔，用手指按住另一鼻翼，使该侧鼻孔关闭，负压吸引时嘱患儿均匀缓慢地发"开，开，开"的声音，1~2 秒钟后迅速移去，如此反复重复 6~8 次。 （6）对侧鼻腔操作同此侧。 （7）用纱布或卫生纸擦净患儿鼻部。 （8）嘱患儿头部处于直立位，至少 15 分钟内不宜擤鼻或弯腰，以便药液留于窦内。 （9）整理用物，洗手。
评价	1. 操作熟练，操作时间不超过 8 分钟。 2. 操作过程考虑患者安全。 3. 吸引手法正确有效。

【相关知识点】

（一）概述

鼻窦置换疗法是采用间歇吸引法抽出鼻窦内空气，使窦腔内形成负压，使滴入鼻腔的药液可以经窦口流入窦腔，从而达到治疗小儿慢性鼻窦炎、缓解鼻塞等目的。

15

（二）适应证

1. 慢性额窦炎、筛窦炎、蝶窦炎。

2. 全鼻窦的慢性化脓性炎症。

（三）注意事项

1. 治疗前，应先收缩鼻黏膜，以利窦口开放；鼻内痂皮多者宜先行清除痂皮。

2. 严格掌握禁忌证，急性鼻窦炎或慢性鼻窦炎急性发作时，因鼻腔和病窦的致病菌可随其负压置换到未感染的鼻窦，从而加重充血或使感染扩散。

3. 不合作患儿，应告知尽量张口，任其哭叫，因哭叫也近乎于发"开"音。

4. 鼻窦负压置换治疗 5 天 1 个疗程，1 次/天，1 个疗程后根据治疗反应改为隔天 1 次，直至症状完全消失。

（四）相关常见并发症及处理

1. 疼痛

（1）临床表现：耳痛、头痛。

（2）预防：在操作前仔细检查吸引器装置是否处于完好状态，是否可以调节。操作时吸引器负压不能超过 180mmHg。

（3）处理：暂停操作，将吸引器负压降低；做好患儿心理护理，采取鼓励、表扬的方式转移患儿的注意力，增强其心理承受能力。

2. 鼻出血

（1）临床表现：血从一侧或两侧前鼻孔流出，经口吐出。量可多可少，颜色鲜红，鼻内可见出血点、血管扩张。

（2）预防：治疗前严格掌握禁忌证，有全身出血倾向者或鼻黏膜糜烂者不宜使用此方法。负压吸引的时间不宜过长，压力不宜过大。

（3）处理：暂停吸引，用手捏紧双侧鼻翼，压迫鼻中隔前部；仍不能止血者用血管收缩剂如盐酸羟甲唑啉喷在棉片上，再将棉片塞于鼻出血侧。如果出血量多或怀疑患者出现休克时，可采取中凹位，与医师共同抢救。

第七节　氧气雾化法

【操作指引】

项目	内容（技术操作要求）
评估	1. 核对医嘱、患者信息、药名剂量浓度等。 2. 环境评估　清洁、安静、光线充足，有无火源。 3. 患儿评估　生命体征，重点评估呼吸、咳嗽咳痰情况，心肺情况、面部及口腔黏膜情况、心理状态、过敏史等。 4. 操作者自身评估　着装干净整洁，戴口罩、洗手。
准备	1. 用物准备　氧气雾化器，0.9%氯化钠溶液或纯化水，根据医嘱准备抗炎、抗病毒、解痉药物、稀化痰液、减轻水肿等雾化用药，如地塞米松、布地奈德、沙丁胺醇等。 2. 检查氧气雾化器、中心供氧装置性能。
实施	1. 准备工作 （1）核对医嘱，将用物准备好放在治疗车或治疗台上，核对患儿信息，确认患儿身份。 （2）与家长及患儿沟通：告知雾化吸入法的目的及注意事项。 （3）患儿取坐位、半坐位或侧卧位，必要时抬高床头30°。 2. 操作方法 （1）检查氧源及周围环境，安装氧气表。 （2）检查氧气雾化器各部件是否完好，有无松动，根据医嘱加入所需药液于雾化罐中。 （3）连接雾化器与氧气表，调节氧流量6～8L/min。

15

续表

项目	内容（技术操作要求）
实施	（4）待有气雾喷出，嘱患儿或家长手持喷雾头，对准患儿口鼻部，嘱患儿做深而慢地吸气，如此反复，直至药液雾化完为止。 （5）治疗完毕，取下氧气表及雾化装置，关闭氧源，分离雾化器与气流量表。 （6）清洁口鼻及面部，协助患儿漱口，取舒适体位。 （7）洗手、脱口罩，记录。 （8）根据情况进行健康教育。 （9）整理用物，清洁消毒雾化器后备用。
评价	1. 患儿呼吸道通畅，能咳出痰液。 2. 操作方法正确、熟练，患儿感觉舒适。 3. 能注意安全，氧气流量调节适宜。

【相关知识点】

（一）概述

氧气雾化吸入是应用雾化装置并借助高速氧气气流，将药液分散成气雾状悬液喷出，随吸气进入呼吸道，消除炎症和水肿，减轻咳嗽，稀释痰液，帮助祛痰，解除支气管痉挛，使气道通畅。

（二）适应证

1. 急慢性咽喉炎、鼻炎。

2. 支气管哮喘、阻塞性（痉挛性）支气管炎、慢性支气管炎。

3. 支气管扩张、黏稠物阻塞症。

4. 气管插管或气管切开后。

（三）注意事项

1. 根据病情选用不同的雾化器。

2. 在氧气雾化吸入过程中，注意严禁接触烟火及易燃品。

3. 治疗鼻腔疾病者用鼻呼吸；治疗咽、喉部或下呼吸道疾病者可用口呼吸；气管切开者，对准气管套管自然呼吸。

4. 雾化器药杯内的药液总量控制在 5 ~ 10ml，不提倡局部使用抗生素。

5. 雾化前后要漱口，尤其是使用激素类等药物雾化后，对不合作的婴幼儿可以饮水。

6. 雾化后根据情况辅助患儿排痰。

7. 雾化过程中注意观察患儿面色及呼吸情况，防止因呼吸道突然湿化过度，而引起呼吸道分泌物吸水膨胀阻塞气道而窒息。

（四）相关常见并发症及处理

1. 口腔念珠菌感染

（1）临床表现：口腔黏膜处出现充血，大量纤维蛋白原从血管内渗出，凝结成灰白色或灰黄色假膜，表面光滑致密，略高出于黏膜面。假膜易被拭去，暴露红的黏膜糜烂面及轻度出血。

（2）预防：氧气雾化治疗时，雾化器专人专用，用后清洗晾干。用药完毕后给患儿洗脸、漱口或饮水，以防止口咽念珠菌感染。

（3）处理：及时停药，用碱性溶液漱口或口服抗霉菌药物。

2. 过敏反应

（1）临床表现：①呼吸道症状：患儿出现喘息，或原有喘息症状加重；②全身症状：过敏性红斑，可伴有寒战，较少出现过敏性休克。

（2）预防：行雾化吸入之前，询问患儿有无药物过敏史。雾化过程中注意观察患儿反应。

（3）处理：①患儿出现临床症状时，立即终止雾化吸入；②建立静脉通道，遵医嘱应用抗过敏药物，如地塞米松等；③严密观察生命体征及病情变化。

3. 呃逆

（1）临床表现：呃逆是一侧或双侧膈肌的阵发性痉

15

挛，伴有吸气期声门突然关闭，发出短促的特别声音。

（2）预防：雾化吸入时雾量可适当调小。

（3）处理：①分散患儿注意力，终止呃逆；②快速饮冷水或刺激咽部，设法停止呃逆；③经上述处理无效，遵医嘱使用氯丙嗪或甲氧氯普胺等药物治疗。

第八节 吸 痰 法

【操作指引】

项目	内容（技术操作要求）
评估	1. 核对医嘱，了解操作目的。 2. 患儿评估　了解患儿的意识状态、生命体征、吸氧流量，呼吸道分泌物的量、黏稠度、部位，对年龄较大的患儿作解释，取得配合。 3. 环境评估　清洁、明亮，保护患儿隐私。 4. 操作者自身评估　了解吸痰的目的，能正确使用吸引装置，着装规范，符合操作要求，洗手、戴口罩。
准备	用物准备：性能良好的吸引装置，吸痰管（婴幼儿选用 10 号、新生儿常选用 6~8 号）、纱布、无菌持物钳、消毒血管钳、无菌纱布缸、一次性手套、消毒液挂瓶、剪刀、治疗碗，必要时备压舌板、开口器、舌钳。
实施	1. 携用物至患儿床旁，核对床号、姓名、手腕带信息。 2. 安装压力表，检查装置性能，挂消毒瓶于床头，调节负压（婴幼儿 13.3~26.6kPa，新生儿 <13.3kPa）。 3. 协助患儿头偏向操作者侧并略向后仰，检查患儿口、鼻腔，昏迷患儿可用压舌板从臼齿处将口启开。

续表

项目	内容（技术操作要求）
实施	4. 戴手套，连接吸痰管，试吸少量生理盐水，润滑冲洗吸痰管检查看吸引力。 5. 折叠吸痰管在无负压下，将吸痰管插入患者口腔，开放导管吸净口腔痰液，更换吸痰管，同法分别吸尽咽部及气管内痰液。 6. 吸痰毕，将吸痰管弃入医疗垃圾袋，冲洗导管，关负压开关，将玻璃接头插入消毒瓶备用。 7. 用纱布清洁患儿口鼻，帮助恢复舒适体位。 8. 脱手套，整理床单位，处理用物，记录。 9. 针对性进行健康教育。
评价	1. 患儿呼吸道通畅，呼吸改善。 2. 吸痰彻底有效，无黏膜损伤。 3. 护士操作熟练。

【相关知识点】

（一）概述

吸痰法是指经口、鼻腔、人工气道将呼吸道的分泌物吸出，以保持呼吸道通畅，预防吸入性肺炎、肺不张、窒息等并发症的一种方法。

（二）适应证

临床上主要用于体弱、危重、昏迷、麻醉未清醒前等各种原因引起的不能有效咳嗽、排痰者。

（三）注意事项

1. 严格遵守无菌操作原则，吸引装置不可共用，用后及时消毒处理。气管切开患儿所用治疗盘保持无菌，每班更换 1 次，非气管切开患儿每 24 小时更换 1 次。吸口、鼻、气管内痰液时应更换吸痰管。

2. 插管动作轻柔、敏捷。吸痰前后给予高流量吸氧，每次吸痰时间不宜超过 15 秒，需要再次吸引，应间

15

隔 3~5 分钟，患儿耐受后再进行。

3. 调节负压（婴幼儿 13.3~26.6kPa，新生儿 < 13.3kPa），吸引瓶内应先放入 100ml 消毒液，并及时倾倒，不超过 2/3 满度。

4. 吸痰过程中观察患儿痰液性状、颜色、量；若患儿发生缺氧症状如发绀、心率下降等症状时，应立即停止吸痰，休息后再吸。

5. 注意患儿口腔卫生，防止口腔内感染。

（四）相关常见并发症及处理

吸痰法可能出现的并发症包括：低氧血症、呼吸道黏膜损伤、感染、心律失常、阻塞性肺不张、气道痉挛。

1. 低氧血症

（1）临床表现：①轻度缺氧时表现为呼吸加深加快，心率加快，血压升高，肢体协调动作差等；②中度缺氧时表现为疲劳，精细动作失调，注意力减退，反应迟钝，思维紊乱；③严重缺氧时表现为头痛、发绀、眼花、恶心、呕吐、耳鸣、全身发热，不能自主运动和说话，很快出现意识丧失、心跳减弱、血压下降、抽搐、张口呼吸甚至呼吸停止，继而心脏停搏甚至死亡。

（2）预防措施：①吸痰时密切观察患儿心率、血压和血氧饱和度的变化，及时发现患者缺氧的症状。②吸痰过程中尽量避免造成患儿缺氧。吸痰管口径选择要适当，婴幼儿选用 10 号，新生儿选用 6~8 号，气管插管者，吸痰管外径小于 1/2 气管插管内径；吸痰前后给予高浓度氧，进行机械通气的患儿给予纯氧 5 分钟，以提高血氧浓度；吸痰管不宜反复刺激气管隆嵴处，避免引起患儿剧烈咳嗽，如若有咳嗽，暂停操作，让患儿将深部痰液咳出后再继续，不宜深入至支气管处，否则易堵塞呼吸道；每次吸痰时间小于 15 秒，若痰液一次未吸净，暂停 3~5 分钟再次抽吸。③及时吸痰，避免痰多引起气道堵塞，造成低氧血症。

（3）处理措施：对于出现低氧血症患儿，应立即停止吸痰并加大吸氧流量或给予面罩加压吸氧，酌情适时静脉注射阿托品、氨茶碱、地塞米松等药物，必要时进行机械通气。

2. 呼吸道黏膜损伤

（1）临床表现：①口腔黏膜受损可见表皮破溃甚至出血。②气道黏膜可吸出血性痰；纤维支气管镜检查可见受损处黏膜糜烂、充血肿胀、渗血甚至出血。

（2）预防措施：①使用优质、前端钝圆并有多个侧孔、后端有负压调节孔的吸痰管，吸引前先蘸无菌蒸馏水或生理盐水使其润滑；②每次吸痰前调节合适的吸引负压，在吸引口腔分泌物时，通过手控制负压孔，打开、关闭反复进行，直至吸引干净；③吸痰管插入的长度为患儿有咳嗽或恶心反应即可，有气管插管者，则超过气管插管 1~2cm，避免插入过深损伤黏膜；④插入吸痰管应动作轻柔，禁止带负压插管，抽吸时，吸痰管必须旋转向外拉，严禁提插；⑤对于不合作的患儿，告知家属吸痰的必要性，取得家属的配合，固定好患儿的头部，避免头部摇摆，对于烦躁不安和极度不合作的患儿，吸痰前可酌情予以镇静。

（3）处理措施：①发现患儿口腔黏膜糜烂、渗血等，可用复方氯己定含漱液、过氧化氢（双氧水）、碳酸氢钠漱口以预防感染。发现患儿牙齿松动时，应及时提醒医师处置，以防松动的牙齿脱落引起误吸。②鼻腔黏膜损伤者，可外涂四环素软膏。③发生气管黏膜损伤时，可用生理盐水加庆大霉素或阿米卡星（丁胺卡那霉素）等抗菌药物进行超声雾化吸入。

3. 感染

（1）临床表现：①口鼻局部黏膜感染时，出现局部黏膜充血、肿胀、疼痛，有时有脓性分泌物；②肺部感染时出现寒战、高热、痰量增多、黏液痰或脓痰，听诊肺部有湿啰音，X线检查可发现散在或片状阴影，痰培养可找到致病菌。

（2）预防措施：①吸痰时严格遵守无菌技术操作原则：吸痰管及用物固定专人使用，放置有序；使用无菌

15

吸痰管，使用前认真检查是否过期、外包装有无破损等；准备两套吸痰管，一套用于吸气管内分泌物，一套用于吸口腔及鼻咽腔分泌物，两者不能混用，如用一条吸痰管，则应先吸气管内的痰，后吸口、鼻腔分泌物；吸痰前洗手，戴无菌手套，吸痰管一次性使用，冲洗吸痰管液用生理盐水或灭菌蒸馏水，注明口腔、气道，冲洗液8小时更换一次；吸引瓶内吸出液应及时更换，不超过其高度的70%～80%。②加强口腔护理，防止感染。一般常规使用生理盐水和1:2000醋酸氯己定溶液进行口腔护理。③吸痰所致的感染几乎都发生在呼吸道黏膜损伤的基础上，所有防止呼吸道黏膜损伤的措施均适于防止感染。

（3）处理措施：①疑似感染者应及时留取标本进行培养。出现全身感染时行血培养；肺部感染时行痰培养，万事通药物敏感试验，根据药敏试验结果选择抗菌药物静脉用药。②痰液黏稠者，应用生理盐水2ml加沐舒坦20mg行雾化吸入，每天3次，必要时根据患儿的症状给予地塞米松或氨茶碱，以便稀释痰液，易于排痰或吸痰。③当培养出致病菌时，可根据药敏试验结果，选择适当的含漱液进行口腔护理。

4. 心律失常

（1）临床表现：①轻者可无症状，重者可影响血流动力学而致乏力、头晕等症状。②原有心绞痛或心力衰竭患儿可因此而诱发或加重病情。③听诊心律不规则，脉搏触诊呈间歇性缺如；严重者可致心搏骤停，确诊有赖于心电图检查。

（2）预防措施：因吸痰所致的心律失常几乎都发生在低氧血症的基础上，所有防止低氧血症的措施均适用于预防心律失常。

（3）处理措施：①如发生心律失常，立即停止吸痰，退出吸痰管，并给予吸氧或加大吸氧浓度；②一旦发生心搏骤停，立即施行准确有效的胸外心脏按压，开放静脉通路，同时准备行静脉或心内注射肾上腺素等复

15

苏药物。持续心电监测，准备好电除颤器、心脏起搏器，心率恢复后予以降温措施行脑复苏。

5. 阻塞性肺不张

（1）临床表现：①肺不张的临床表现：轻重不一。急性大面积的肺不张可有胸闷、呼吸困难、干咳、发绀等；合并感染时，可伴有患侧胸痛、喘鸣、发热、脓痰；缓慢发生的肺不张或小面积肺不张可无症状或症状轻微。②胸部体格检查：示病变部位胸廓活动减弱或消失，气管和心脏向患侧移位，叩诊呈浊音至实音，呼吸音减弱或消失。③肺不张的 X 线表现：包括直接征象：一侧肺、一个肺叶透光度减低呈致密影，且容积变小；间接征象：正常肺组织代偿性膨胀过度，血管纹理稀疏，纵隔、心脏、气管向患侧移位。

（2）预防措施：①吸痰前根据患儿的年龄、痰液的性质选择型号合适的吸痰管；调试负压至合适的大小，避免负压过大。②吸痰操作过程应注意：每次操作最多吸引 3 次，每次持续不超过 15 秒；采用间歇吸引的办法：拇指交替按压和放松吸引导管的控制口，可以减少对气道的刺激；拔出吸引管时应边旋转边退出，使分泌物脱离气管壁，可以减少肺不张和气道痉挛；吸痰过程中必须注意观察吸引管是否通畅，防止无效吸引。③加强肺部体疗：每 1~2 小时协助患者翻身 1 次，翻身的同时给予自下而上、自边缘而中央的叩背体疗，使痰液排出。翻身时可以仰卧－左侧卧－仰卧－右侧卧来交替翻身，使痰液易于通过体位引流进入大气道，防止痰痂形成，阻塞气道。④痰液黏稠时可利用超声雾化吸入法湿化气道、稀释痰液。

（3）处理措施：①给予吸氧，必要时予以机械通气。②确诊为肺不张的患者，应使患侧处于最高位，以利引流；进行适当物理治疗；鼓励患者咳嗽和深呼吸。③上述措施无效时，需借助纤维支气管镜对肺不张的部位进行检查，对阻塞部位进行吸引、冲洗，使不张的肺重新充气。④阻塞性肺不张常合并感染，需根据病情和培养结果合理选用抗菌药物。

6. 气道痉挛

（1）临床表现：呼吸困难、喘鸣和咳嗽。

（2）预防措施：为防止气道痉挛，对高度敏感的患者，可遵医嘱于吸引前少量滴入 1% 利多卡因，也可给予组胺拮抗剂如氯苯那敏（扑尔敏）4mg 口服，每天3次。

（3）处理措施：气道痉挛发作时，应暂停气道吸引，给予 α-受体激动剂吸入。

第九节　氧疗技术

【操作指引】

项目	内容（技术操作要求）
评估	1. 核对医嘱，核对患者信息。 2. 环境评估　有无火源及易燃品、设备带有四防标识。 3. 患儿评估　评估意识与精神状态、体温、脉搏、呼吸，评估皮肤黏膜颜色、发绀程度，有无鼻翼扇动及三凹征，说明吸氧的必要性和作用。 4. 操作者自身评估　着装干净整洁，洗手。
准备	1. 用物准备　氧气表、一次性吸氧装置一套、无菌纱布、50% 的乙醇、小药杯内盛凉开水、弯盘、胶布、棉签、输氧卡、安全别针、手表、笔、氧管标识。 2. 检查用物是否完好、齐全。
实施	1. 准备工作 （1）用物带至床旁，核对患者信息，解释，再次评估环境。 （2）用湿棉签清洁并检查鼻孔有无异常。

15

续表

项目	内容（技术操作要求）
实施	2. 上氧操作 （1）上氧表，将氧气湿化器接于氧表上，连接一次性鼻氧管。 （2）打开流量表开关，检查氧气管道有无漏气。 （3）根据病情调节氧气流量。 （4）湿化和检查氧气管道是否通畅。 （5）比量鼻导管插入长度，小儿采用鼻前庭给氧，轻轻插入鼻腔至所需长度，无呛咳固定，将鼻导管用胶布固定于鼻翼两侧及耳廓。 （6）记录上氧时间和流量，签名，将输氧卡挂于设备带挂钩上（贴湿化器上）；贴氧管标识，整理床单位，洗手。 （7）交代注意事项。 （8）吸氧过程中经常巡视病房，观察病情。 3. 停氧操作 （1）核对患者信息，与患儿及家长交流。 （2）松开胶布，手持纱布拔出鼻导管并擦净鼻部，分离鼻氧管，关流量开关，湿纱布给患儿净面，记录停氧时间。 （3）进行健康教育。 （4）取下流量表，分离湿化瓶。 （5）整理用物，按规定处理，洗手。
评价	1. 装表迅速，氧疗装置无漏气。 2. 护士操作熟练，急救意识强。时间不超过5分钟。 3. 在操作过程中注意关心患儿。 4. 流量准确，患儿缺氧症状改善。

15

【相关知识点】

（一）概述

氧气吸入技术是指通过供给患儿氧气，提高其肺泡内氧分压，促进代谢，纠正缺氧状态，维持机体生命活动的一种治疗方法。

（二）适应证

1. 呼吸系统疾患。

2. 心功能不全使肺充血而致呼吸困难者。

3. 各种中毒引起的呼吸困难。

4. 昏迷患儿。

5. 其他　某些外科手术后患儿、大出血休克患儿。

（三）注意事项

1. 严格遵守操作规程，注意用氧安全。

2. 用氧过程中，应经常观察缺氧症状有无改善，及时检查氧气装置有无漏气，鼻导管是否通畅。

3. 用氧时，应先调流量后插管上氧，停氧时应先拔出导管再关闭氧气开关。

（四）相关常见并发症及处理

1. 气道黏膜干燥

（1）临床表现：①刺激性咳嗽，无痰或痰液黏稠，不易咳出；②部分患儿鼻出血或痰中带血。

（2）预防：①及时补充氧气湿化液。对病情严重者，可用湿纱布覆盖口腔，定时更换。②根据患儿缺氧情况调节氧流量。③可使用加湿吸氧装置，防止气道黏膜干燥。

（3）处理：给予超声雾化吸入。

2. 氧中毒

（1）临床表现：一般情况下，连续吸纯氧 6 小时后，患儿可有胸骨后灼热感、咳嗽、恶心、呕吐、烦躁不安、面色苍白、胸痛；吸纯氧 24 小时后，肺活量可减少；吸纯氧 1～4 天后，可发生进行性呼吸困难，有时可出现视力或精神障碍。

（2）预防：①严格掌握吸氧指征、停氧指征，选择恰当给氧方式。②严格控制吸氧浓度，一般吸氧浓度不超过45%。根据氧疗情况，及时调整吸氧流量、浓度和时间，避免长时间高流量吸氧。③吸氧过程中，经常行血气分析，动态观察氧疗效果。

（3）处理：①立即降低吸氧流量；②报告医师，对症处理。

3. 腹胀

（1）临床表现：患儿烦躁，腹胀明显，腹壁张力大，呼吸急促，表浅，胸式呼吸减弱，口唇发绀，脉搏细速，严重者危及生命。

（2）预防：①正确掌握鼻导管的使用方法，插管前准确测量长度，不宜过深；②用鼻塞吸氧、面罩吸氧能有效避免此并发症的发生。

（3）处理：如发生急性腹胀，及时行胃肠减压、肛管排气。

4. 晶状体后纤维组织增生

（1）临床表现：视网膜血管收缩，视网膜纤维化，临床上可造成视网膜变性、脱离，继发性白内障、青光眼、斜视、弱视，最后出现不可逆的失明。

（2）预防：①对新生儿，尤其是早产低体重儿，勿长时间、高浓度吸氧，吸氧浓度应小于40%；②对于曾长时间高浓度吸氧后出现视力障碍的患儿，应定期行眼底检查。

（3）处理：报告医师，尽早手术治疗。

第十节　心电监护技术

【操作指引】

项目	内容（技术操作要求）
评估	1. 核对医嘱　床号、姓名、住院号、医嘱开始时间。 2. 环境评估　保持病房安静，无电磁波干扰，拉围帘保护患儿隐私。

15

项目	内容（技术操作要求）
评估	3. 患儿评估　患儿病情、局部皮肤、心理状态及对心电监护的认识。 4. 操作者自身评估　着装干净整洁，洗手。
准备	1. 用物准备　心电监护仪、电极片（3 条导线）、75% 乙醇棉签、快速手消毒剂，必要时备电插板。 2. 检查监护仪是否处于备用状态。根据病情选择监护模块。
实施	1. 上机工作 （1）核对患儿床号、姓名、住院号及腕带。 （2）向患儿及家属介绍心电监护仪。 （3）插好电源插头，必要时接地线。打开电源开关，按"主屏"键打开监护仪显示屏。连接电极片与传感器。 （4）帮助患儿取合适的体位，选择电极片粘贴位置，清洁局部皮肤。 （5）粘贴电极片，首选胸导三角法，根据要求将 3 个电极分别粘贴于左、右侧锁骨中线锁骨下和左下腹起伏最明显处（口述粘贴部位）。盖好被子。 （6）血氧饱和度探头系（套）于四肢末端，确认缠绕的松紧适宜。 （7）选择合适的袖带固定在患儿肘上两横指处，确认袖带缠绕肢体松紧适宜。 2. 使用 （1）在模块设定中开通所有的监护通道。 （2）根据患儿情况设置患儿信息：床号、姓名、住院号，调节心率、呼吸、血压和血氧饱和度报警范围以及报警音量，设置保存生命体

15

续表

项目	内容（技术操作要求）
实施	征数值的时间。将测压的肢体与心脏置于同一水平线，按血压模块上的"START"键，开始测血压。 （3）查询既往生命体征数值。 （4）整理床单位，向患儿及家属交代注意事项，洗手。 3. 停机 （1）核对医嘱。推车至床旁，核对患儿床号、姓名、住院号及腕带，询问患儿感受，观察心电参数，向患儿解释。 （2）关闭监护仪显示屏，关闭电源开关，取下电源插头，取下电极片和传感器。 （3）清洁患儿局部皮肤，整理患儿床单位。根据病情进行健康教育。 （4）整理心电监护仪，洗手。 （5）口述清洁与保养的方法。
评价	1. 出现故障能及时解决。 2. 出现报警能及时发现和处理。 3. 操作熟练，3 分钟内完成上机操作，总共操作时间为 10 分钟。 4. 使用心电监护仪的注意事项体现在操作中。

【相关知识点】

（一）概述

心电监护是将电极片贴于患儿心前区体表部位，记录心电活动的监测技术，通过心电监测，及早发现患儿生命体征和病情变化。

（二）注意事项

1. 不可在静脉输液或插导管肢体上测血压。

2. 测血压的肢体尽量不与血氧饱和度同一侧肢体。

15

3. 血氧饱和度探头每 2 小时更换一次部位，避免局部受压。

4. 贴电极片时应先将传感器与电极片连接，再贴在患儿皮肤上，停监护时应将电极片一同取下。

5. 报警音量不能调得过小，不能将报警音量关闭。

（三）消毒与保养

1. 监护仪用完后，应关闭电源，用 75% 乙醇擦拭导线、血氧饱和度和心电传感器等附件，不得浸入水中，检查导线有无腐蚀、断裂和老化，将导线整理好后放于监护仪旁。

2. 每周用软布清洁监护仪外壳一次，清洁显示屏应用专用的显示器清洁剂及无水绒布擦拭。不可将水溅入监护仪机架内，以免造成仪器故障或失效。

3. 仪器未用时用布罩罩好，并每周通电 30 分钟。

（四）常见故障

1. 接通电源，指示灯不亮。

2. 无心电波形或无信号接收。

3. 血压不能测量。

4. 无血氧数值。

5. 报警显示导联脱落。

6. 体温显示异常。

7. 误报警的出现。

（五）与此项操作相关并发症及处理

1. 胸前区皮肤过敏或破损

（1）临床表现：电极片周围的皮肤出现红肿、瘙痒、疼痛，或皮肤溃烂。

（2）预防和处理：①及时观察粘贴电极片处的皮肤；②连续监测 72 小时需要更换电极片的位置，以防过久的刺激皮肤；③若对电极片有过敏迹象，则每天更换电极片或改变电极片位置。

2. 局部皮肤坏死

（1）临床表现：传感器接触部位皮肤出现红肿、皮肤破溃，严重者可致肢端坏死。

（2）预防和处理：①传感器安放松紧适宜；②应每隔2小时观察测量部位的末梢循环情况和皮肤情况；③及时更换传感器的安放部位。

3. 压力性紫癜

（1）临床表现：患儿绑袖带的部位出现弥漫性红斑，斑点不高于皮肤，压之不褪色。

（2）预防和处理：①袖带松紧适宜，每4小时更换一次血压袖带部位；②偏瘫肢体及血运差的肢体禁止测量血压。

第十一节　机械辅助通气

【操作指引】

项目	内容（技术操作要求）
评估	1. 核对医嘱　核对患儿信息。 2. 环境评估　环境清洁、宽敞、明亮，有电源插座，供气、供氧设备及负压吸引装置完好。 3. 患儿评估　评估患儿年龄、体重、意识、病情、合作程度、呼吸道通畅情况及有无人工气道，是否需要镇静。 4. 用物评估　必要备沙（水）袋固定头部、约束带约束四肢。 5. 操作者自身评估　着装干净整洁，洗手、戴口罩。
准备	1. 用物准备　呼吸机1台，消毒好的呼吸机管道一套、灭菌用水、模拟肺、沙袋、吸痰管、一次性手套、75%乙醇、棉签、复苏囊、听诊器、呼吸机参数表。 2. 检查无菌物品，检查一次性物品质量，检查呼吸机的性能。

15

续表

项目	内容（技术操作要求）
实施	1. 准备工作 （1）将呼吸机推至患儿床旁，核对腕带（姓名、住院号），若患儿意识清楚则向患儿解释。 （2）连接电源、气源、氧源。 （3）用乙醇棉签消毒呼吸机出气口及回路口。 （4）戴手套，连接呼吸机管道各部件，连接模拟肺，将模拟肺与呼吸机管路连接置于专架上。 2. 上机操作 （1）打开主机开关，呼吸机自检，调至待机状态，湿化器内加灭菌用水，打开湿化器电源开关，调节湿度。 （2）使用呼吸机：遵医嘱选择呼吸机模式，调节参数，观察呼吸机运行情况并观察2分钟。 （3）若患儿意识清楚，再次向患儿解释，检查人工气道情况。 （4）取下模拟肺，将呼吸机与患儿的气管导管相连，固定呼吸机管道。 （5）听诊两肺呼吸音，检查通气效果，做到人机协调。 （6）打开报警系统，设定报警上下限。 （7）整理床单位及用物。 （8）取手套，洗手，脱口罩，记录。 （9）根据血气结果调节参数。 3. 停机操作 （1）核对医嘱。 （2）评估患儿病情，做好解释和指导。 （3）撤去呼吸机，调至待机状态。 （4）观察患儿病情，确认病情平稳。 （5）先关湿化器开关，再关呼吸机开关和关氧气，断电源，脱开氧气、空气接头。 （6）帮助患儿取舒适体位。 （7）洗手，记录。

15

续表

项目	内容（技术操作要求）
评价	1. 患儿和（或）家属理解用呼吸机的目的，并能很好配合。 2. 患儿呼吸道通畅，安静，无气胸等机械通气并发症发生。 3. 患儿自主呼吸与机械通气同步，无人机对抗。 4. 患儿呼吸机功能改善，血气分析结果正常。 5. 护士熟悉常见操作并发症的预防及处理。 6. 操作时间20分钟。

【相关知识点】

（一）概述

机械通气是指借助各种类型的呼吸机，将空气、氧气、或空气-氧气混合气体压入肺内，产生或辅助患儿的呼吸动作使肺间歇性膨胀，达到增强和改善呼吸功能、减轻或纠正缺氧与二氧化碳潴留的一种治疗措施和方法。

（二）适应证

1. 绝对指征 严重呼吸暂停对面罩及复苏气囊迅速反应者。

2. 相对指征

（1）妊娠周龄＜28周呼吸费力。

（2）反复发作呼吸暂停对CPAP及茶碱类药物无反应者。

（3）氧性脑病中枢性呼吸衰竭者。

（4）呼吸状态变化时：

妊娠周龄≤32周　FiO_2达0.6　PaO_2≤50mmHg

妊娠周龄≥32周　FiO_2达0.8　PaO_2≤50mmHg

妊娠周龄≤32周　pH＜7.25　$PaCO_2$＞50mmHg

妊娠周龄≥32周　pH＜7.2　$PaCO_2$＞60mmHg

（三）注意事项

1. 严格无菌操作，预防感染。

15

2. 根据患儿的年龄、体重和病情选择呼吸机类型。

3. 插管前，患儿应通过自主呼吸试验，遵医嘱禁食 4~6 小时。如患儿已建立人工气道，应固定导管，确保导管长度适宜。

4. 复查血气。

5. 及时处理报警，发现问题及时处理。

6. 及时倾倒呼吸机管道中的冷凝水。

7. 拔管前 30 分钟暂停喂奶，遵医嘱予地塞米松静脉注射，准备合适的给氧装置，充分吸痰后拔管，导管末端送检做细菌培养，并遵医嘱予雾化吸入。

8. 注意体位及口腔护理，减少并发症的发生。

（四）相关常见并发症及处理

1. 呼吸机相关性肺炎

（1）临床表现：行机械通气 48 小时后患儿出现：①呼吸道分泌物增多，分泌物颜色改变；②呼吸道阻力增加、缺氧和二氧化碳潴留加重；③血常规示白细胞、中性粒细胞增高；④痰培养常见铜绿假单胞菌、不动杆菌、克雷伯杆菌、变形杆菌、真菌；⑤呼吸机相关性肺炎的诊断主要依靠胸部 X 线片及痰菌培养阳性。

（2）预防：①及时倾倒呼吸机通气环路中的冷凝水。②所有接触呼吸道的操作要严格无菌，吸痰管 1 人 1 吸 1 更换，气管切开内套管、接头、过滤器、雾化器每天消毒。呼吸机管路及时更换消毒。③加强病房室内空气、地面消毒管理。严格执行探视制度，出入病区更换衣服、鞋，接触患儿和操作前后均严格洗手。④加强翻身、叩背、排痰。吸痰前加大氧浓度，防止脱机吸痰时血氧饱和度下降过快。吸痰时机掌握要适当，出现吸痰指征时再操作。⑤患儿行肠内营养时，尽量采用空肠鼻饲法，床头抬高 30°~45°，鼻饲时液体输注速度约 20~40 滴/分，切记过快以防反流，放气管套管气囊前彻底吸痰，防止误吸。⑥每天予以 2~3 次口腔护理。保持气管切开处敷料和周围皮肤清洁、干燥，每天常规换药一次，若痰液溢湿纱布及时更换。⑦根据患儿的个体差异设置合适的潮气量和气道峰压。⑧体弱、肺部有基础病变者，适当加强营养及免疫支持治疗，必要时予以免疫球蛋白、氨基酸等药物以提高机体抵抗力。⑨气道分泌物定期培养。⑩严密观察体温、脉搏、呼吸、血气变化，发现异常及时报告医师处理。

（3）处理：①遵医嘱治疗基础疾病；②遵医嘱治疗VAP的严重感染者，根据细菌培养、药敏试验结果，选择抗生素；③按常规实施预防 VAP 措施。

2. 肺不张

（1）临床表现：①气管偏向患侧，不张部位语颤增强，呼吸音减弱或消失；②动脉氧分压下降；③胸部X 线可见不张部位肺纹理增粗，气管和纵隔向患侧移位，侧位片可见不张肺组织呈楔形或三角形密度影增高，其尖端指向肺门。

（2）预防：①定时翻身，叩背，及时清理呼吸道分泌物，湿化气道；②检查气管插管的深度，确保气管导管置于合适的长度；③在应用呼吸机通气过程中，可间隔一定时间适当使用叹息功能模式，防止肺泡闭陷。

（3）处理：①及时予以气管切开，以确保充分的气道湿化和吸痰；②借助纤维支气管镜对肺不张的部位进行充分吸引；③一侧支气管肺不张，可适当地将导管外拔，直至双肺呼吸音相等，并摄胸片确认；④加强体位引流、拍背吸痰。

3. 肺气压伤

（1）临床表现：①胸痛、烦躁或大汗淋漓、呼吸困难、发绀加重、氧分压下降、伴血压下降和心率增快；②X 线显示气胸部位的肺纹理消失；③张力性气胸表现为呼吸减慢或呼吸暂停、发绀、低血压和心排量减少、心动过速或过缓、一侧叩诊清音或胸部运动不对称等；④纵隔气肿常是肺气压伤的重要征象，患儿主诉胸痛，50% 的患儿出现 Hamman 征；⑤捻发音是皮下气肿的特征。

（2）预防：①限制通气压力；②潮气量设置不宜过大；③慎用呼气末正压通气（PEEP）和自主呼吸支持模

15

式（PSV）；④慎重或避免胸部创伤性检查和治疗；⑤必要时遵医嘱镇静。

（3）处理：①张力性气胸者，紧急进行排气。气胸者暂停使用呼吸机，胸腔闭式引流术实施后再继续应用呼吸机。②纵隔气肿时，最有效的减压法是沿胸骨上切迹向头侧切开 2～3cm 直至深筋膜进行排气。③单肺疾病引起的气压伤或单侧原发性肺气压伤可使用不同步单侧肺通气，降低呼吸频率和机械呼吸气道峰压（PIP）。④肺气压伤合并急性呼吸窘迫综合征（ARDS）、脓毒血症、肺内感染时应避免增加 PEEP 水平。⑤机械通气时使用较小的潮气量进行通气。⑥对症处理，如止痛、镇静、升压。

4. 氧中毒

（1）临床表现：①氧中毒的早期表现为气管刺激症状，如难以控制的干咳、呼吸急促、血压下降、胸骨后锐痛；②18 小时后出现肺活量降低，继而肺顺应性下降，进行性呼吸困难，血气分析提示 PaO_2 增高；③24～48 小时内可伴发 ARDS，发生肺间质和肺泡内液体渗出，可出现咯血；④72 小时后胸部 X 线片可见到双侧弥散性浸润灶、肺间质纤维化及多器官功能衰竭等表现。

（2）预防：①呼吸机给氧避免氧浓度高于 50% 以上，氧浓度越高，肺损伤越重；②病情严重需吸入高浓度氧时，吸入时间不能过长；③适当应用 PEEP 提高 PaO_2；④动态监测动脉血气，维持所要求的 PaO_2。

（3）处理：①保持呼吸机给氧浓度低于 50%，其他尚无特殊措施；②遵医嘱使用镇静、麻醉药，维生素 E、维生素 C 辅助用药可减轻氧中毒。

5. 局部皮肤、黏膜压伤

（1）临床表现：局部黏膜水肿、出血、溃疡。

（2）预防：①加强口腔护理，每天口腔护理三次；②妥善固定，避免牵扯；③胶布定时更换或潮湿后随时更换，必要时用水胶体敷料保护皮肤；④分泌物多及时处理；⑤经鼻气管插管者，应保持气管导管与患者面部成 45°，避免压迫鼻中隔。

（3）处理：压伤处用络合碘消毒，保持创面清洁、干燥，一般无需特殊处理。严重者予以更换导管。

第十二节 新生儿暖箱的使用

【操作指引】

项目	内容（技术操作要求）
评估	1. 核对医嘱，核对患者信息。 2. 环境评估 避免阳光直射、周围环境温度过冷或过热，远离辐射源。 3. 患儿评估 孕周、出生体重、日龄，生命体征。 4. 自身评估 操作者着装干净整洁，洗手。 5. 暖箱评估 性能。
准备	用物准备 新生儿暖箱、床单、洁净湿化水。
实施	1. 准备工作 （1）再次核对医嘱，将已消毒好的暖箱放在指定地点，铺干净床单。 （2）将洁净湿化水加入湿化用水槽内至规定安全刻度。 （3）接通电源预热，将暖箱温度调至该患儿中心温度，按体重、日龄调节好湿度。 2. 入箱操作 （1）箱温升至28℃以上，操作者洗手后将患儿着单衣或裸身，系好尿裤后放入暖箱。 （2）检查暖箱温、湿度，将皮肤温控探头紧贴于腋下或腹部，体温控制在36.5℃左右。 （3）除疾病特殊要求外床头抬高15°~20°。 （4）每1小时巡视箱温、湿度1次，并记录，发现报警和故障及时处理。

15

续表

项目	内容（技术操作要求）
实施	（5）每 4 小时测体温 1 次，根据患儿实际温度调节箱温并记录。 （6）每次操作后检查温控探头是否紧贴与皮肤。 （7）一切护理操作均在暖箱内进行，必须抱离暖箱操作时注意保暖。 3. 出箱操作 （1）核对医嘱。 （2）预热患儿衣物，为患儿着衣，打包。 （3）关闭暖箱电源，拔掉电源插座。 （4）彻底进行暖箱终末消毒，铺好床单备用。
评价	1. 操作熟练 ≤6 分钟。 2. 能及时处理各种报警和故障。 3. 熟悉进出暖箱的条件。

【相关知识点】

（一）概述

早产儿暖箱又称新生儿暖箱，是为早产儿或发育不正常的足月新生儿创造一个类似母体子宫的优良环境的设备，是患儿接受治疗和护理的特殊场所。暖箱可为患儿提供适宜的温度和湿度环境，保持体温稳定，提高早产儿的成活率；为高危新生儿提供一个便于观察病情的环境；为低温患儿复温。

（二）适应证

1. 孕周 <37 周的早产儿。

2. 凡出生体重在 2000g 以下的小于胎龄儿。

3. 新生儿硬肿症，危重新生儿体温不升等。

（三）注意事项

1. 进暖箱操作时医务人员要洗手过肘。

2. 使用时须锁住暖箱脚轮，防止滑动。

3. 温度控制可选用两种方式，选择箱温控制者，需

15

根据患儿体重、日龄及实际体温情况而定；使用肤温控制方式控制暖箱内温度时每 2 小时更换探头，避免压疮，经常巡视，防止探头脱落。

4. 暖箱侧门及前门打开后应及时关闭，防止患儿坠落，保持患儿合适位置，防止下滑至两端的热风口。

5. 新生儿出血性疾病和发热者禁用。

（四）相关常见并发症及处理

1. 继发感染

（1）临床表现：患儿在暖箱内体温维持正常一段时间后，突然出现发热或体温过低，同时伴有精神反应差、吃奶减少、呕吐、腹胀、体重不增或下降、面色苍白或发绀、尿量减少、皮肤花纹等异常，应高度怀疑继发感染。

（2）处理要点：①严格执行消毒隔离和手卫生制度。②保持暖箱清洁，每天清洁暖箱内外并更换湿化水。每周更换一次暖箱并进行彻底消毒。③定期对暖箱进行微生物学抽样检测。④对出生体重 <1000g 的早产儿，箱内一切用物（布类）均需经过灭菌。⑤发生感染时更换暖箱，将患儿用过的暖箱进行彻底、严格的消毒，报告医师，严密观察病情变化，防止感染性休克等并发症的发生；报告医院感染控制部门。

2. 发热

（1）临床表现：体温增高，肛温 >37.8℃。

（2）处理要点：①根据早产儿体重及体温情况选择合适的箱温；②选择肤温控制模式，实时监测体温；③每 4 小时监测体温 1 次，根据患儿体温及时调节箱温；④发热者调低暖箱温度散热，报告医师，及时处理。

3. 体温过低

（1）临床表现：体温降低，肛温 <36℃。

（2）处理要点：①根据早产儿体重及体温情况选择适宜的箱温，保持箱门关闭，密封良好，尽可能集中在箱内进行护理操作，避免频繁开箱门；②选择肤温控制模式，实时监测体温；③每 4 小时监测体温 1 次，根据患儿体温及时调节箱温；④体温过低时适度提高暖箱温

15

度，可适量穿衣或盖浴巾保暖，1 小时后复测体温。

4. 脱水

（1）临床表现：患儿皮肤干燥、体重减轻、体重不增或增长不理想。

（2）处理要点：①根据患儿体重、胎龄及出生日龄调节箱内温度和湿度（参照表 15-1）。出生体重越低，胎龄越小，所需湿度、温度越高。箱内温度过高，湿度过低时，患儿出汗增多，容易造成患儿脱水。②及时添加湿化水。③遵医嘱足量喂养。④设置适宜的箱内温湿度，根据医嘱及时静脉补液，保证水分摄入。

表 15-1　ELBW 的暖箱温度和湿度

日龄	温度	湿度
1 ~ 10	35℃	100%
11 ~ 20	34℃	90%
21 ~ 30	33℃	80%
> 30	32℃	70%

第十三节　新生儿辐射台的使用

【操作指引】

项目	内容（技术操作要求）
评估	1. 核对医嘱、核对患者信息。 2. 环境评估　避免阳光直射，避免周围环境过冷或者过热，远离辐射源。 3. 患者评估　诊断、日龄、孕周、体重、生命体征。 4. 操作者自身评估　着装干净整洁，洗手，戴口罩。 5. 检查辐射台的性能。

15

续表

项目	内容（技术操作要求）
准备	1. 用物准备　新生儿辐射台 1 台、床单、浴巾、婴儿衣、胶布、保鲜膜。 2. 检查并预热辐射台。
实施	1. 准备工作 (1) 核对医嘱，核对患者信息。 (2) 将已消毒好的辐射台放在指定地点，锁定好脚轮，铺上干净的床单，做好鸟巢（让患儿有安全感）。 (3) 接通电源，将辐射台开关打开，将辐射台温度设置成预热模式。 2. 入辐射台操作 (1) 待辐射台实时温度显示34℃以上，将患儿着单衣或不穿衣，更换尿裤后放入辐射台。 (2) 将患儿置于"鸟巢"中。未穿衣者用保鲜膜覆盖，连接两侧辐射台挡板。 (3) 温度控制可选用两种方式。选择床温控制者，可根据患儿体重、日龄及实际体温情况，调控温度；选用肤温控制，皮肤探头紧贴于腋下或者腹部，温度控制在 36.5℃左右。 (4) 除疾病特殊要求，一般将床头抬高 15°~20°。 (5) 集中护理操作，尽量减少打开薄膜和挡板的次数。 (6) 每 1 小时巡视一次辐射台温度，并在护理记录单上记录，发现报警及故障及时处理。 (7) 每 4 小时测体温一次，并记录。 (8) 打开挡板操作时注意患儿安全，防止患儿坠落，操作完毕及时固定好挡板。 3. 下辐射台的操作 (1) 核对医嘱，核对患者信息。

15

续表

项目	内容（技术操作要求）
实施	（2）预热患儿衣物，为患儿着衣、打包后放置于婴儿床。 （3）关闭辐射台电源，拔掉电源插座。 （4）整理用物及床单位、洗手。 （5）记录患儿体温、病情、护理情况。
评价	1. 操作熟练，安全意识强，患儿未发生烫伤、坠床等并发症。 2. 能及时处理各种报警和故障。 3. 能根据患者情况准确地调节温度，选择合适体位。

【相关知识点】

（一）概述

新生儿辐射台是采用防爆型石英红外辐射管作为辐射热源，提供一个稳定的温暖外环境的医用设备，能有效地维持患者体温的稳定，适用于新生儿、早产儿进行保暖升温，危重患者的抢救和治疗。

（二）适应证

1. 病情危重患儿的病情观察和护理。

2. 早产儿的保暖升温。

3. 危重患儿的抢救治疗。

（三）注意事项

1. 使用时要锁住辐射台脚轮，防止滑动。

2. 辐射台四周挡板要固定好，防止坠床。

3. 选择体温控制方式者，每 2 小时更换肤温探头，避免压疮，经常巡视，防止探头脱落。

4. 辐射台避免阳光直射，或靠近暖气、火炉、风口的地方。

5. 长时间辐射会使患儿脱水，在治疗过程中注意给婴儿及时补充水分。

15

（四）临床标准值

1. 环境准备　调节室温达（26±2）℃。

2. 定时测量体温，根据体温调节台温，体温未升至正常之前应每小时监测 1 次，升至正常后可每 2~4 小时测 1 次，保持患儿皮肤温度在 36~37℃ 之间。当皮肤温度较低时，最初设置温度不能大于肤温 1℃，根据皮肤温度逐渐提高设置温度至皮肤温度维持正常，防止温差太大，辐射过强，致患者烫伤。

3. 出辐射台后置婴儿床的护理　当达到出辐射台条件时给予停新生儿辐射台，置婴儿床上，并加强体温监控。保持中性温度环境，室温维持在 26℃ 左右。

4. 辐射台完整性的检查内容　确认设备已消毒；确认有机玻璃已安装牢固、定位准确；确认有机玻璃挡板无裂缝和锐边；确认辐射台的倾斜度合适，确保脚轮完好并固定。

（五）相关常见并发症及处理

1. 发热

（1）临床表现：体温增高，肛温 >37.8℃。

（2）预防：①根据患儿的体温情况正确设置辐射台温度；②请专业人员定期检修仪器各性能是否良好，使用时注意观察各仪表值是否显示正常，出现报警及时查找原因并予以处理；③使用中严格执行操作规程；④每 1 小时巡视患儿体温、辐射台加热功率，根据患者体温及时调节设置温度；⑤辐射台应放置在 26℃ 左右室温中，避免放置在阳光直射、有对流风或取暖设备附近。

（3）处理：发热者暂时关闭辐射台电源，着单衣，如体温超过 38.0℃，报告医师，及时处理。

2. 体温过低

（1）临床表现：体温降低，肛温 <36℃，四肢凉。

（2）预防：①根据患儿的体温适当地调节设置温度；②辐射台应放置在 26℃ 左右室温中，避免环境温度过低，裸露的患儿应覆盖保鲜膜或小床单；③请专业人员定期检修仪器各性能是否良好，使用时注意观察各仪表值是否显示正常，出现报警及时查找原因并予以处理；

15

④使用中严格执行操作规程；⑤使用中加强巡视，每1小时观察并记录患者的体温，并及时调节台温。

（3）处理：根据体温情况正确设置台温，保证适当的加热功率。可适量穿衣或盖浴巾保暖，1小时后复测体温，严密监测体温变化。

3. 烫伤

（1）临床表现：患儿皮肤发红或起水疱，皮温升高。

（2）预防：①根据患儿的体温正确地设置辐射台温度；②确保传感器探头位置放置正确并紧贴皮肤；③请专业人员定期检修仪器各性能是否良好，使用时注意观察各仪表值是否显示正常，出现报警及时查找原因并予以处理；④使用过程中经常巡视，严防探头脱落。

（3）处理：立即关闭辐射台，局部冷敷，涂湿润烧伤膏，报告医师，根据烫伤的程度做相应的处理。

4. 脱水

（1）临床表现：患儿皮肤干燥、体重减轻、体重不增或增长不理想。

（2）预防：①根据患儿的实际情况正确地设置箱温；②适当地增加水分的摄入；③辐射台两侧挡板加用保鲜膜覆盖。

（3）处理：辐射台温度设置合理，根据医嘱及时静脉补液，保证水分的摄入。

第十四节　光照疗法

【操作指引】

项目	内容（技术操作要求）
评估	1. 核对医嘱、患者信息、蓝光机的种类、蓝光照射时间。 2. 环境评估　室温控制在 22～26℃，冬季要注意保暖，无对流风；夏季则要防止过热；避免阳光直射。

续表

项目	内容（技术操作要求）
评估	3. 患儿评估　诊断、日龄、体重、病情，观察患儿全身皮肤状况，剪短指甲。 4. 操作者自身评估　着装干净整洁，洗手。
准备	1. 用物准备　新生儿蓝光机 1 台、防蓝光专用眼罩、袜子、防蓝光尿裤、洁净湿化水、心电监护仪及电极片、温度计。 2. 检查蓝光机性能，预热蓝光机。
实施	1. 准备工作 （1）再次核对医嘱，确认患儿身份：床头牌和腕带或额头标示。 （2）将已消毒好的蓝光机放在指定地点，锁定脚轮。检查蓝光治疗仪各灯管的清洁度及亮度。 （3）将湿化用水槽内加入洁净湿化水至规定安全刻度。 （4）接通电源，将蓝光机温度调在该患儿中性温度。 2. 光疗操作 （1）清洁患儿皮肤，禁忌涂粉和油脂类物质。遮盖双眼，系好抗蓝光专用尿裤，穿好袜子，其余部位尽量裸露。 （2）双面蓝光箱内温度达到30℃时可将患儿放入蓝光箱内。连接心电监护仪监测生命体征。记录光疗时间。 （3）治疗中可喂 5% 的葡萄糖溶液或适量温开水，单面蓝光治疗仪每两小时翻身一次。 （4）在照射过程中勤监测体温和箱温，必要时开侧门散热。

15

续表

项目	内容（技术操作要求）
实施	（5）在观察黄疸消退的同时必须观察有无发热、皮疹等不良反应的发生。 （6）光疗结束后关闭蓝光治疗仪开关，取下电源插头，清理蓝光治疗仪，洗手，记录蓝光治疗仪灯管的使用时间。 3. 停光疗 （1）核对医嘱。 （2）预热患儿衣物，为患儿清洁皮肤，着衣，打包。 （3）关闭蓝光机电源，拔掉电源插座。 （4）彻底进行终末消毒，治疗仪上挂"已消毒"标识备用。
评价	1. 操作熟练，操作时间不超过6分钟。 2. 能及时处理各种报警和故障。 3. 熟悉蓝光治疗的注意事项。

【相关知识点】

（一）概述

光照疗法（简称光疗）是通过光线（主要指蓝光）作用于皮肤来治疗高胆红素血症患儿的一种治疗方法。其目的主要是降低高胆红素血症患儿血液中未结合胆红素浓度，防止核黄疸的发生。光疗干预标准为：出生24小时之内的新生儿≥153.9μmol/L（9mg/dl）；24～48小时新生儿≥205.2μmol/L（12mg/dl）；48～72小时新生儿≥256.5μmol/L（15mg/dl）；72小时以上新生儿≥290.7μmol/L（17mg/dl）。

（二）适应证和禁忌证

1. 适应证　各种原因所致的高未结合胆红素血症患儿。

2. 禁忌证　各种原因所致的结合胆红素增高引起的黄疸患儿。

（三）注意事项

1. 使用时锁住暖箱脚轮，防止滑动。

2. 光疗过程中随时观察患儿眼罩、会阴部遮盖物是否完好，皮肤有无破损。

3. 保证水分及营养的供给。

4. 室温适宜。

5. 灯管应保持清洁并定时更换。

（四）相关常见并发症及处理

1. 发热

（1）临床表现：为最常见的现象之一，体温常达 38～39℃，有时达 39℃以上，出汗、烦躁、哭闹、周身皮肤潮红、尿少，极少引起惊厥。

（2）处理要点：①调整灯管与患儿距离，上方灯管与患儿睡板之间距离以 40cm 为宜。在双面光疗中下方灯管与患儿睡板之间距离可以缩短到 20～25cm。②光疗时室温保持在 22～24℃，保持箱温在 30～33℃，并每小时记录箱温 1 次。③光疗期间每小时测体温、呼吸 1 次。④患儿有发热时，可拉开光疗箱侧窗散热降温；超过 38℃给予降温处理。超过 38.5℃要暂停光疗，待体温恢复正常后再继续进行。

2. 腹泻

（1）临床表现：大便稀薄呈绿色，每天约 4～5 次，最早于光疗 3～4 小时即可出现。

（2）处理要点：①适当补充水分；②加强皮肤护理，大小便后，及时用温水清洗，待干后涂上护臀软膏或油保护，更换干净尿布；③记录 24 小时出入量，每天测体重 1 次。一般情况下，停止光疗后腹泻很快停止。

3. 皮疹

（1）临床表现：光疗 1～2 小时后即可出现，表现为斑丘疹、色素沉着或瘀点，分布于面部、躯干及下肢，

15

持续数小时，消失后可再度出现。

（2）处理要点：①光疗前先洗澡，清洁皮肤。光疗结束后再次进行全身沐浴或擦身。②可用炉甘石樟脑洗剂外涂皮疹处。③轻者停止光疗后皮疹很快消退。一般不需特殊处理。④因光疗可致血小板减少，应检测血小板，以排除血小板减少症。

4. 维生素 B_2 缺乏与溶血

（1）临床表现：维生素 B_2 缺乏主要表现为口角炎：口角部湿润、发白、糜烂、表皮剥脱、形成溃疡；唇炎；舌炎；增生性结膜炎：畏光、流泪、烧灼感或痒感；脂溢性皮炎。溶血主要表现为光疗后黄疸反跳明显，贫血加重，或出现血红蛋白尿。

（2）处理要点：①光疗时和光疗后短期补充维生素 B_2，可防止继发于红细胞谷胱甘肽还原酶（GR）活性降低所致的溶血；②已发生维生素 B_2 缺乏时，可肌内注射维生素 B_2 每天 $5 \sim 10mg$，同时给予复合维生素 B 片剂；③出现溶血者，根据病情程度进行处理，程度较轻者，动态观察血红蛋白的变化，贫血较重，有输血指征时应予以输血治疗。

5. 青铜症

（1）临床表现：患儿皮肤呈青铜色，血及尿呈暗灰棕色。

（2）处理要点：①重度黄疸患儿，如血胆红素 $> 427.5\mu mol/L$，往往发生胆汁淤积；在光疗前必须检测结合胆红素，如 $> 68.4\mu mol/L$，可引起青铜症，不能继续光疗；在光疗过程中，加强巡视，注意患儿全身情况。②一旦发现有皮肤青紫者，及时停止光疗，并做好记录；青铜症一般不需作特殊处理，停止光疗后，可以逐渐消退，但消退需要时间较长。

第十五节 静脉输液法

【操作指引】

项目	内容（技术操作要求）
评估	1. 核对输液医嘱、输液卡。 2. 患儿评估与准备 了解患儿病情、年龄、心肺功能，告知目前用药、留置针常识，检查注射部位及肢体活动、了解心理状况、询问是否大小便。 3. 环境评估与准备 环境清洁、宽敞、光线充足，操作前 30 分钟停止扫地及更换床单。输液架完好。 4. 操作者自身评估与准备 着装规范，洗手、戴口罩。
准备	1. 用物准备 治疗盘内盛皮肤消毒液、无菌手套、无菌纱布、压脉带、小枕、专用敷贴、胶带或弹性绷带、Y 形静脉留置针、输液装置、剪刀、弯盘、棉签、笔、输液卡、封管液体及注射器、锐器盒，检查一次性物品包装及有效期。 2. 按静脉输液要求准备液体与配药。
实施	1. 用物带至床旁，核对患儿信息，解释，核对输液卡及药物，将输液瓶挂于输液架上。 2. 打开导管针外包装，打开专用敷贴外包装，写上操作者姓名、留置日期和时间。 3. 戴手套，放бл垫，选血管，在穿刺部位上方 10cm 处扎压脉带（如果患儿四肢血管暴露不明显的可以选择头皮静脉）。 4. 用含碘消毒剂消毒两遍，作用时间 15 秒以上，消毒皮肤待干。

15

续表

项目	内容（技术操作要求）
实施	5. 查对输液药物，取下输液管排气。 6. 穿刺　针头与皮肤呈 15°~30°，见回血后降低角度将针推进少许，右手固定，左手拔出针芯 0.2~0.5cm，将外导管全部送入静脉，松压脉带，开调节器，拔出针芯。 7. 用专用敷贴妥善固定，撤除压脉带、手垫。 8. 脱手套、洗手，取下口罩，调节输液速度，询问并观察患儿输液后反应。 9. 再次查对，在输液卡上记录输液时间、滴速并签名。 10. 助患儿卧于舒适的卧位，交代注意事项。 11. 整理床单位及用物，洗手。
评价	1. 无菌观念强。 2. 操作熟练，动作规范，按时完成操作（从配药到记录，时间 20 分钟）。 3. 穿刺一次成功，输液通畅，局部无疼痛、肿胀。 4. 关心患儿，解释得当，患儿及家属理解。

【相关知识点】

（一）概述

静脉输液法是利用大气压和液体静压原理将无菌液体、电解质、药物由静脉输入体内的方法。主要用于输入药物，纠正水、电解质和酸碱平衡失调，治疗疾病；增加循环血量，维持血压；补充营养，供给能量。为减少患儿反复穿刺的痛苦，现多采用将导管留置针置入周围静脉输液的方法。

（二）适应证

1. 输液时间长、输液量较多的患儿。

2. 躁动不安的患儿。

3. 输全血或血液制品的患儿。

4. 需做糖耐量试验以及连续多次采集血标本的患儿。

（三）注意事项

1. 严格执行查对制度，注意药物的配伍禁忌。根据患儿病情、年龄、药物性质调节输液速度。

2. 严格遵守无菌技术原则，掌握熟练的穿刺技术。

3. 保持穿刺部位的清洁、干燥。每次输液前后检查患儿穿刺部位及静脉走向有无红、肿、热、痛，发现异常情况及时拔除导管并处理。

4. 保持导管的通畅，做好每次冲管和封管工作，防止堵管、脱管现象发生，但不能强行冲管，防止发生血栓脱落或导管破裂。

（四）相关常见并发症及处理

1. 静脉穿刺失败

（1）临床表现：针头未穿入静脉、无回血；或针头斜面一半在血管内、一半在管腔外，有回血，局部疼痛肿胀；或针头穿破血管且针头在血管外、无回血，局部疼痛肿胀。

（2）预防措施：①作好解释，取得配合；②评估静脉，选择暴露好、弹性好、粗直且避开静脉瓣的静脉作为穿刺部位；③选择适合的留置针型号；④注意保暖，环境温度适宜，避免因冷而使血管收缩；⑤提高穿刺技术。

（3）处理措施：①评估穿刺失败为针头未进入静脉，无回血时，可调整进针角度和方向，穿刺入血管，见回血后，无肿胀，则穿刺成功。②评估穿刺失败立即拔针，局部按压止血。③向患儿及家属做好解释工作，消除恐惧等不良心理，以取得配合；同时护士也进行心理调整，以保持良好工作状态。④更换留置针，选择合适血管重新穿刺。

2. 静脉炎

（1）临床表现：沿静脉走向出现条索状红线，局部组织发红、肿胀、灼热、疼痛、全身畏寒、发热。

15

（2）预防措施：①选择合适的血管和留置针，避免采用同一血管反复穿刺；②掌握药物的性能，尽可能减少药物对血管的不良刺激；③熟练掌握留置技术，严格无菌技术原则，避免感染；④较长期时间输液患儿应有计划地更换穿刺部位，保护好血管。

（3）处理措施：①一旦发生静脉炎，立即拔除留置针，将患肢抬高、制动；②根据情况行局部湿热毛巾或药物热敷或物理治疗；③合并全身感染，遵医嘱应用药物治疗。

3. 发热反应

（1）临床表现：输液过程中或输液后，患儿出现面色苍白、发冷、发热和寒战，体温可达 40～42℃，或伴有呼吸加快、脉速、皮肤出现花纹。

（2）预防措施：①严格掌握患儿输液指征。②注意患儿体质，早产儿、体弱儿、重度肺炎、痢疾等患儿，输液前应采取适当的保护、隔离措施。③严格执行查对制度，认真检查药物和输液用品质量。④严格遵守无菌技术操作原则和消毒隔离制度。⑤加药时斜角进针，以减少胶塞碎屑和其他杂质落入瓶中的机会；加药时避免使用大针头及多次穿刺瓶塞。⑥注意配伍禁忌，配制后检查药品质量，配制粉剂药品时完全溶解后方可使用。液体需用现配。⑦配液、输液时保持治疗室、病房的环境清洁，减少探陪人员，避免灰尘飞扬。

（3）处理措施：①评估患儿发热程度，给予心理安慰；②发热反应轻的患儿，减慢输液速度，发冷、寒战者给予保暖；③高热者立即减慢或停止输液，予物理降温，观察生命体征，并按医嘱给予抗过敏药物及激素治疗；④发热反应严重者即刻停止输液，遵医嘱予对症处理，并保留输液器具和溶液进行检查。如需继续输液，更换液体和输液器，重新选择注射部位进行穿刺。

4. 药物外渗性损伤

（1）临床表现：局部组织肿胀、苍白、疼痛、输液不畅，如药物有刺激性或毒性，可引起严重的组织坏死。

（2）预防措施：①正确选择穿刺静脉：高渗性、刺激性强的药物，宜选择粗大静脉，由远心端向近心端选择穿刺；②熟练掌握头皮静脉穿刺技术，穿刺时避免同一部位、长时间、多次穿刺；③输液过程中加强巡视，及时发现异常。

（3）处理措施：①一旦发生药液外渗，立即停止输液，拔针后局部按压，另选血管重新穿刺。②因药物外渗造成局部疼痛、肿胀者，根据注射药液的性质不同分别进行处理：血管收缩药外渗，可采用肾上腺素拮抗剂酚妥拉明 5～10mg 溶于 20ml 生理盐水中作局部浸润，以扩张血管；同时给 3% 醋酸铅局部湿热敷；高渗药液外渗，可用 0.25% 普鲁卡因 5～20ml 溶解透明质酸酶 50～250U，注射于渗液局部周围；对于抗肿瘤药物外渗，应尽早抬高患肢，局部冰敷，使血管收缩并减少药物吸收；阳离子溶液外渗，可用 0.25% 普鲁卡因 5～10ml 作局部浸润注射，可减少药物刺激，减轻疼痛。同时用 3% 醋酸铅和 50% 硫酸镁溶液交替局部湿热敷；药物外渗超过 24 小时未恢复，局部皮肤由苍白转为暗红，禁止热敷。

5. 皮下血肿

（1）临床表现：局部皮肤淤血、肿胀。

（2）处理要点：①选择弹性好、走向直、清晰的血管，避免在关节部位和静脉窦的部位进行操作。②熟练掌握穿刺技术。③静脉穿刺失败后再度穿刺时，应避开同一根血管的下端。④重视拔针后对血管的按压。一般按压时间为 3～5 分钟，对新生儿、血液病、有出血倾向者按压时间适当延长。⑤注射后禁止按揉注射部位。⑥若已有血液淤积皮下，早期予以冷敷，以减少出血。24 小时后局部给予 50% 硫酸镁湿热敷，每天 2 次，每次 30 分钟，以加速血肿的吸收。若血肿过大难以吸收，可常规消毒后，用注射器抽取不凝血或切开取血块。

6. 导管堵塞

（1）临床表现：静脉点滴不畅或不滴，推药阻力大。

（2）处理要点：①输液瓶的位置应当高于心脏水平

15

623

50cm 以上。②根据患儿的具体情况，选择合适的封管液及用量。正确掌握正压封管并注意推注封管液的速度。③注意保护有留置针的肢体，避免封管后患者过度活动、肢体下垂或局部肢体受压，引起血液反流导致导管堵塞。④在静脉高营养输液后，应彻底冲洗管道。⑤输液过程中加强巡视，发现导管堵塞，则拔出导管重新穿刺。

7. 静脉血栓形成

（1）临床表现：患肢疼痛、肿胀、浅静脉怒张，沿静脉走向可触及条索状物。

（2）处理要点：①首选上肢粗直静脉，并注意保护血管，避免在同一部位反复穿刺；②对长期卧床患儿，应尽量避免在下肢远端使用静脉留置针；③在不影响输液速度的前提下，应选用细、短留置针；④正确掌握封管技术，减少对血管壁的损伤；⑤抬高患肢，制动，并停止在患肢输液并处理。严重者手术切除栓子。

8. 导管脱出

（1）临床表现：套管针脱出血管外。

（2）处理要点：①患儿在意识未清醒、躁动时使用约束带固定好患者的肢体，或遵医嘱予镇静剂；②及时更换敷贴；③进行各项护理操作时动作轻柔避免粗暴，更换衣服时特别注意保护静脉输液管。导管脱出后，立即关闭输液通路，按压穿刺部位，另选血管重新穿刺。

第十六节　经外周静脉导入中心静脉置管

【操作指引】

项目	内容（技术操作要求）
评估	1. 医嘱核对，核对患儿信息。 2. 环境评估　清洁宽敞、安全温暖，光线充足，操作前 30 分钟停止清扫地面等工作，置管前关闭门窗，并进行空气消毒。

续表

项目	内容（技术操作要求）
评估	3. 患儿评估　年龄、意识状态、心理状态、出血与凝血功能，治疗需求及合作程度，肢体活动度，观察穿刺部位的皮肤及血管状况，选择合适的导管。做好解释工作，协助排空大小便。 4. 家属评估　对 PICC 的认知程度，做解释工作，以取得配合，签知情同意书。 5. 操作者自身评估　着装规范，符合操作要求，洗手、戴口罩及手术帽、穿无菌衣。 6. 安排助手。
准备	用物准备：准备齐全的 PICC 穿刺包：内含可撕裂导入鞘、硅胶导管（儿童 3Fr、婴儿 1.9Fr）、孔巾、方巾 2 块、20ml 注射器、皮肤消毒剂、无菌棉球、无菌透明敷贴、胶带、无菌纱布、止血带、纸量尺、切割器、无菌剪、镊子、皮肤保护剂、治疗碗、弯盘、无粉手套、无菌衣。另备肝素帽或正压接头、弹力绷带、无菌手套、无菌生理盐水、无菌肝素盐水、无菌手术衣、皮尺等，准备 X 线申请单。
实施	准备穿刺： 1. 再次核对患儿信息，协助患儿取合适体位（患者平卧位，上臂外展与躯干呈 90°，手臂与身体在同一水平面）。 2. 连接心电监护仪。 3. 选择静脉　评估患儿血管状况，选择贵要静脉为最佳穿刺血管。 4. 测量定位　拟穿刺的手臂外展 90°，测量从预穿刺点沿静脉走向至右胸锁关节再向下至第 3 肋间的长度（新生儿：预穿刺点沿静脉走向至右胸锁关节再向下 0.5 ~ 1cm），并在肘窝上

15

续表

项目	内容（技术操作要求）
实施	10cm 测量上臂围（新生儿及小儿于肘上 5cm 处测量臂围），及时记录。 5. 建立无菌区 打开 PICC 无菌包，放入肝素帽。戴无菌手套，将第 1 块治疗巾垫于患儿手臂下。 6. 消毒穿刺点 先用乙醇棉球清洁脱脂，再用络合碘消毒，两者各消毒 3 遍后待干（第一遍顺时针，第二遍逆时针，第三遍顺时针），消毒范围为以穿刺点为中心上下直径 20cm，两侧至臂缘，助手戴手套后固定消毒肢体。穿无菌衣，更换手套，铺孔巾及治疗巾，扩大无菌区。注意暴露整个穿刺侧肢体。 7. 预冲导管 注意先检查导管的完整性，用生理盐水注射器冲洗 PICC 导管，润滑导丝。再预冲连接器、肝素帽或正压接头；最后润洗导管外部，令导管浸泡于生理盐水中。再用 20ml 注射器抽生理盐水备用。 8. 助手穿无菌衣、戴手套。 穿刺置管： 1. 导入鞘穿刺 扎止血带，右手持导入鞘以 10°~30°直刺血管，见回血后降低角度再进入少许，确保外套管尖端进入血管后再送套管，松止血带；左手示指固定导入鞘避免移位，中指轻压套管尖端所在处血管减少血流流出，右手从导入鞘中抽出穿刺针。 2. 置入 PICC 导管固定好插管鞘，插管鞘下方垫无菌纱布，用镊子轻轻夹住 PICC 导管将导管从导入鞘末端缓慢短距离、匀速送入静脉。当导管进到肩部时，嘱第二助手将患儿头转向穿刺侧，下颌尽量向下压，防止导管误入颈静脉。达到预计长度时可将头转回来。

项目	内容（技术操作要求）
实施	3. 退出导入鞘　插至预定长度后无菌纱布置导入鞘末端压迫并固定导管，从静脉内退出导入鞘，使其远离穿刺部位，撕裂导入鞘并从置管上撤离。 4. 移去导引钢丝　一手固定导管，一手移去导丝。 5. 确定、回血与封管　用 20ml 生理盐水注射器抽吸回血，见回血推回，并脉冲式冲洗导管，再次核对预置导管长度后，手术剪或切割器垂直修剪导管长度保留外露 5~7cm（新生儿：2~3cm），连接备好的肝素帽或正压接头，脉压冲管后正压封管。 6. 清理穿刺点，固定导管。以患儿感觉舒适，日常活动时导管不受曲折为宜。用盐水纱布清理导管及穿刺点周围皮肤，将体外导管放置成"S"或"L"状弯曲，透明敷贴无张力粘贴，排尽贴膜下空气。安装蝶形翼并用胶布交叉固定，用无菌贴膜固定正压接头。必要时用弹力绷带加压固定。 7. 记录穿刺者姓名、穿刺日期和时间，置入导管长度、外露长度及臂围。 8. 将患儿置于舒适体位，整理用物及床单位，分类处理医疗垃圾，脱手套，洗手。 9. 确定导管尖端位置　通过 X 线摄片确定导管尖端是否在上腔静脉内。 10. 在 PICC 穿刺记录单、PICC 维护记录单、护理记录单及患者维护手册上及时记录相关信息。 11. 健康教育　患者维护手册交患儿家属妥善保管，告知患儿及家属 PICC 置管后注意事项。

15

续表

项目	内容（技术操作要求）
评价	1. 操作流程熟练、流畅，符合操作规范。 2. 评估全面、准确。 3. 无菌观念强，未违反无菌操作原则。 4. 一次性穿刺成功。 5. 置管过程中未发生异常情况，患儿安全。 6. 记录、标识清晰全面，符合要求。 7. 与患儿家属沟通、宣教到位，操作过程体现人文关怀。

【相关知识点】

（一）概述

经外周静脉导入中心静脉置管（PICC）是指经外周静脉穿刺置入的中心静脉导管，其尖端位于上腔静脉或下腔静脉。常选用的外周静脉有贵要静脉、肘正中静脉、头静脉、肱静脉、颈外静脉，婴幼儿还可以选择下肢大隐静脉，头部颞静脉、耳后静脉等，用于为患儿提供长期的静脉输液治疗。

（二）适应证

1. 需长期静脉输液的患儿。

2. 输注刺激外周静脉的药物　刺激性或毒性药物、高渗药液治疗。

3. 缺乏外周静脉通路倾向的患儿。

4. 胃肠外营养的患儿。

5. 早产儿、低体重儿。

注：由于血和血浆制品黏度较大，常规抽取血标本和输血时，建议采用4Fr以上的导管，以防溶血。

（三）禁用范围

1. 缺乏外周静脉通道（无合适穿刺血管）。

2. 穿刺部位有感染或损伤。

3. 插管途径有放疗史、血栓形成史、外伤史、血管外科手术史。

4. 接受乳腺根治术和腋下淋巴结清扫的术后患侧。

5. 上腔静脉压迫综合征。

6. 对导管材料有过敏史的。

(四) 注意事项

1. 护士需要取得 PICC 操作的资质后，方可进行独立穿刺。

2. 穿刺前应了解患儿静脉走向及静脉情况，避免在瘢痕及静脉瓣处穿刺。注意掌握正确的穿刺角度，避免穿刺过深损伤神经，避免穿刺进入动脉或损伤静脉内膜、外膜。

3. 置管时保持患儿安静，避免哭闹造成胸腔压力过大导致送管困难及导管异位。送管时应匀速缓慢轻柔，避免反复用力送管造成机械性静脉炎的发生。退出针芯之前，务必先松开止血带，导入鞘尖端加压后再撤出针芯。

4. 严格遵守无菌操作原则，对有出血倾向的患儿进行加压止血。置管后体外导管应固定牢固，必要时给予穿刺侧上肢适当约束。

5. 尽量避免在置管侧肢体测量血压。

(五) 经外周静脉导入中心静脉置管维护

1. 输入全血、血浆、蛋白等黏性较大的液体后，应以等渗盐水冲管，防止管腔阻塞；输入化疗药物前、后均需用无菌生理盐水冲管。

2. PICC 导管可进行常规加压输液或输液泵给药，但不能用于高压注射泵推注造影剂等。注意观察 PICC 穿刺点有无红、肿、热、痛，液体渗出或硬结，防止发生静脉炎。保持导管连接牢固，注意预防空气栓塞。

3. 肝素帽每周更换 1 ~ 2 次，输注血液或胃肠外营养液需 24 小时更换 1 次，如果肝素帽有血液残留，或完整性受损，或从输液装置取下后，均应更换新的肝素帽。

4. 正确进行 PICC 的冲管与封管

(1) 严禁使用 < 10ml 的注射器给予脉冲式正压封

15

管，小于 10ml 的注射器要产生较大的压力，如遇导管阻塞可致导管破裂。

（2）用生理盐水冲管，并且必须用脉冲式冲管法（即冲-停-冲-停）进行冲管，以防止药液残留管壁。

（3）用 10~100U/ml 稀释肝素盐水封管，并且必须采用正压式封管法封管，以防止血液反流进入导管。输注与肝素不相容的药物或液体前后均应先用生理盐水冲洗，再用肝素盐水封管。

（4）冲、封管应遵循 SASH 原则：S-生理盐水；A-药物注射；S-生理盐水；H-肝素盐水。

（5）封管液量：封管液量应 2 倍于导管＋辅助延长管容积。

5. 穿刺处用以固定的透明膜应在导管置入第 1 个 24 小时更换，以后每 3~7 天换 1 次，如有污染、潮湿、脱落，随时更换，禁止将胶布直接贴在导管上。

（六）相关常见并发症及处理

1. 送导管困难

（1）临床表现：①送管有阻力感；②无法送管；③导管皱起或蛇样弯曲。

（2）预防措施：①正确评估患儿静脉情况，合理选择穿刺血管和导管型号；②加强与患儿沟通，消除其紧张心理；③正确摆放体位；④送管动作轻柔、匀速。

（3）处理措施：①调整插管与血管同向；②边推注生理盐水边送导管将导管冲过静脉瓣；③活动患儿手臂，正解摆放体位，热敷；④在手臂的根部扎止血带后送管；⑤撤出导管，另找外周血管穿刺。

2. 意外穿刺动脉

（1）临床表现：①血液颜色为鲜红色；②动脉的血液回流。

（2）预防措施：①穿刺前明确动、静脉的位置；②使用超声仪协助穿刺。

（3）处理措施：发现误穿动脉，立即拔出穿刺鞘，压迫止血。

15

3. 误伤或刺激神经

（1）临床表现：穿刺时患儿有触电感或麻木感。

（2）预防措施：①避免穿刺过深；②避免在静脉瓣处进针。

（3）处理措施：一旦发生立即拔除穿刺针，观察患儿运动功能和有无手臂麻木、疼痛。

4. 心律失常

（1）临床表现：心慌、心悸、心律失常等。

（2）预防措施：准确测量长度，避免导管置入过深。

（3）处理措施：置管后在 X 线下再次确定导管尖端位置，当插管过深时可退出少许。

5. 导管异位

（1）临床表现：①导管推送困难或导管无法置入预定长度；推注生理盐水困难。②导管尖端到达颈内、外静脉。③导管尖端到达对侧锁骨下静脉。④导管尖端从头静脉反折到腋静脉。

（2）预防措施：①不要枕过高的枕头。②置管前教会患儿转头方法。③对于过度消瘦或顺应差的患儿，请助手帮助按压颈外静脉。④置管前做好健康宣教工作；置管时分散患儿的注意力、解除患儿紧张情绪。⑤尽量不要选择头静脉。⑥穿头静脉时，手臂与躯干的角度小于 30°。⑦边推边注盐水边送导管。⑧应用心房内心电图定位技术准确定位。⑨带着导丝拍片定位。

（3）处理措施：①不要盲目地撤出导丝；整条导管拔出，重找血管穿刺置管；②准确测量和计算导管撤出长度，边推注生理盐水边匀速送管；③如导管不被立即需要，允许患儿在直立位时通过血流和重力对导管进行自行复位；④在 X 线或 B 超机的引导下调整，多数导管可调整复位，也有部分导管无法调整复位。

6. 穿刺失败

（1）临床表现：针头未穿入静脉，无回血；局部疼痛及肿胀。

15

（2）预防措施：①操作前告知患儿及家属，并进行心理护理，消除其紧张心理，取得患儿的配合；②充分评估，选择适宜的器材，注意保暖，环境温度适宜；③熟悉静脉的解剖位置，提高穿刺技术。

（3）处理措施：①评估疼痛，嘱患儿全身放松、深呼吸，帮助其分散注意力，减轻疼痛；②出现血管破损后，立即拔针，局部按压止血。

7. 穿刺部位出血或血肿

（1）临床表现：穿刺点渗血、肿胀、皮下淤血、刺痛。

（2）预防措施：①穿刺前了解实验室检查结果和用药史；②掌握正确的穿刺技术；③选择适宜的导入针和导管；④穿刺后及时撤出穿刺鞘；⑤局部给予加压包扎；⑥避免剧烈活动。

（3）处理措施：①置管完毕后，除在穿刺点上方放置止血敷料外，常用弹力绷带加压包扎。②对渗血不止的患儿在穿刺点上方放置冰袋加压止血。也可用手指在穿刺点加压止血。③24 小时内适当限制手臂活动。

8. 拔导丝困难

（1）临床表现：拔导丝有阻力且导管呈串珠样皱褶。

（2）预防措施：①穿刺前应先预冲导管并润滑导丝；②穿刺时不得强行送管。

（3）处理措施：①当拔导丝有阻力时，不要强行拔出，可用一只手固定穿刺点处导管，再尝试抽出导丝；②当拔导丝有阻力且导管呈串珠样皱褶改变时，应立即停止抽取导丝，并使导管恢复原状，然后连同导管导丝一并退出 10cm，再尝试抽出导丝。

9. 堵管

（1）临床表现：①输液泵报警未及时处理而导致泵停止工作时间较长，血液回流堵塞导管；②液体输入未及时开启或输注不畅，导管内可见凝固血块。

（2）预防措施：①熟悉报警原因及时处理；②加强

巡视，及时发现及时处理；③避免输注血液制品；④规范封管，高凝状态患儿按医嘱增加次数。

（3）处理措施：①排除输液泵报警故障；②必要时拔除导管。

第十七节　全静脉营养

【操作指引】

项目	内容（技术操作要求）
评估	1. 核对医嘱，核对患者信息。 2. 环境评估　配制前关闭门窗，消毒空气。有条件者可在层流室或使用无菌层流台进行配制。 3. 操作者自身评估　洗手，穿清洁工作服，戴口罩、帽子。
准备	1. 用物准备　静脉营养袋、药物、各种规格的一次性注射器、治疗盘、无菌巾、75%乙醇、0.5%碘酊、棉签、胶布、遮光袋、笔。 2. 检查无菌物品及一次性物品质量、有效期，核对输液卡药物，检查药物和液体质量。
实施	1. 再次核对医嘱　床号、姓名、住院号及药名、浓度剂量、速度。 2. 再次检查无菌物品有效期及一次性物品质量，核对输液卡，检查药物和液体质量。 3. 铺两块无菌巾于治疗台，一块无菌巾上放抽吸好的药液，另一块治疗巾放静脉营养袋。 4. 将静脉药物配置单贴在静脉营养输液袋上。 5. 按下列药物添加顺序逐一往静脉营养袋内加入相应药物。小儿氨基酸、电解质、葡萄糖，先等渗后高渗；脂肪乳剂、水溶性维生素或脂溶性维生素、微量元素。

15

续表

项目	内容（技术操作要求）
实施	6. 每加入一种药物后需轻轻摇匀，但不过度摇晃。 7. 配置完毕用遮光袋包裹静脉营养袋。 8. 再次核对药物及液体质量，无误后注明配制日期及时间，配液人在输液卡上签名确认，请另一护士核对并签名。 9. 送入病房，挂在床头，连接遮光输液器，按静脉输液操作，用微量输液泵持续均匀输入。 10. 整理用物，垃圾分类处理，洗手。
评价	1. 坚持三查七对。 2. 操作熟练，操作时间15分钟，无菌观念强。 3. 加药顺序正确，剂量精准，静脉营养液配制后未出现变色、结晶、沉淀及浑浊。

【相关知识点】

（一）概述

静脉内营养，又叫胃肠外营养，是对长期不能接受胃肠喂养的患儿，通过静脉提供各种营养素，以利于疾病康复达到正常生长发育的一种治疗措施。

（二）成分

成分包括：①葡萄糖；②氨基酸；③脂肪；④电解质；⑤微量元素；⑥维生素。

（三）适应证

1. 新生儿禁食3天以上，婴儿及儿童禁食3~5天以上都有静脉营养应用指征，常用于这几种情况：①先天性消化道畸形外科手术治疗前后；②短肠综合征；③NEC内科保守治疗者；④严重ARDS频发呼吸暂停需用呼吸机而不能鼻饲者；⑤顽固性腹泻。

2. 无法从胃肠道喂养的低出生体重儿、极低出生体

15

重儿及早产儿。

3. 严重营养不良者和严重创伤或烧伤。

（四）禁忌证

1. 严重败血症、NEC、DIC 等症在应用抗生素使病情稳定之前。

2. 代谢性酸中毒未纠正前。

3. 循环衰竭、肝肾功能不全、氮质血症者。

4. 严重缺氧、直接胆红素高、胆汁酸高者。

5. 高脂血症、血小板减少者。

（五）注意事项

1. 配制人员须经专门培训，配制过程严格遵守无菌操作原则，严禁非治疗人员进入室内。用物准备齐全，避免配制时因多次走动而增加污染机会。

2. 需按正确的药物添加顺序逐一添加药物，特别注意电解质不应直接加到脂肪乳中。

3. 静脉营养液中不能加入其他药物。

4. 静脉营养液属于高渗液体，尽量选择中心静脉输入，以减少静脉炎的发生率。

5. 静脉营养液应现配现用，须在 24 小时内用完。

6. 静脉营养液输注前应检查有无悬浮物或沉淀，需使用单独的输液器并用微量输液泵匀速输入。

7. 静脉营养液配制后及输注过程中应采取避光措施。

8. 注意观察患儿使用静脉营养液的反应，及时处理并发症并记录。

（六）相关常见并发症及处理

1. 感染

（1）临床表现：是最常见和最危险的并发症。引起感染的原因：①营养液本身为极好的细菌和霉菌培养基；②插入的导管和输液装置是感染的途径；③新生儿、早产儿免疫功能差，容易并发感染。常见的病原菌多为皮肤上存在的毒力不强的条件致病菌。

（2）处理：遵医嘱使用抗生素，出现感染性休克、

15

栓塞、DIC 或导管感染，则需拔管，拔管时常规做血培养和导管末端培养。

2. 代谢性并发症

（1）高血糖、低血糖：

1）临床表现：高血糖主要发生于早产儿。低血糖主要发生于突然中断静脉内营养，高浓度葡萄糖输注产生高水平的内源性胰岛素所致。

2）处理：营养液的葡萄糖浓度不能过高，输注速度不能过快，输注过程中不能突然中断输入。

（2）高脂血症：

1）临床表现：因脂肪乳剂用量过大或输注速度过快、应用周期过长造成单位时间内脂肪超载所致。

2）处理：小儿脂肪乳剂应用剂量每天 <3g/kg，连续滴注 16 小时以上，用输液泵匀速输入。

（3）电解质紊乱：

1）临床表现：常见有低血钙、低血钾、低血磷、低血镁及高血钾、高血钠。

2）处理：应用营养液过程中应监测电解质，及时纠正电解质紊乱。

（4）高氨血症：

1）临床表现：临床检验值血氨增高，是蛋白质代谢有关的并发症。

2）处理：选用小儿专用氨基酸注剂，可避免高氨血症的发生。

（5）肝功能异常、胆汁淤积：

1）临床表现：多见于早产儿，可出现肝功能异常、胆汁淤积。

2）处理：正确配制静脉营养液，一旦发生胆汁淤积应停用静脉营养，改为胃肠道喂养，可缓解或防止胆汁淤积，同时给予护肝利胆等对症处理。

（朱丽辉 林建娟）

参考文献

1. 崔焱. 儿科护理学. 第 5 版. 北京：人民卫生出版社，2012.

2. 范玲. 儿科护理学. 第 2 版. 北京：人民卫生出版社，2006.

3. 范玲. 新生儿家庭护理. 北京：人民卫生出版社，2015.

4. 范玲. 儿童护理学. 第 2 版. 北京：人民卫生出版社，2012.

5. 胡雁. 儿科护理学（双语）. 北京：人民卫生出版社，2005.

6. 胡亚美，江载芳. 诸福棠实用儿科学. 第 8 版. 北京：人民卫生出版社，2015.

7. 金玉莲. 基层儿科医师诊疗大全. 合肥：安徽科学技术出版社，2013.

8. 车文芳. 护理常规. 北京：科学出版社，2008.

9. 王吉安. 现代儿科急救. 北京：人民卫生出版社，2001.

10. 曲振瑞，李蓓蓓. 急救护理. 西安：西安交通大学出版社，2014.

11. 狄树亭. 急救护理技术. 第 2 版. 武汉：华中科技大学出版社，2014.

12. 巫向前. 儿科护理. 北京：人民卫生出版社，2012.

13. 朱蕾，刘又宁，于润江. 临床肺功能. 北京：人民卫生出版社，2007.

14. 孙锟，沈颖. 小儿内科学. 第 4 版. 北京：人民卫生出版社，2009.

15. 王卫平. 儿科学. 第 8 版. 北京：人民卫生出版社，2013.

16. 徐雷鸣. 小儿消化内镜学. 上海：上海科学技术文献出版社，2010.

17. 江载芳，易著文. 实用小儿结核病学. 北京：人民卫生出版社，2006.

18. 张贺秋. 现代结核病诊断技术. 北京：人民卫生出版社，2013.

19. 周伟，主译. 儿科学最新诊断与治疗. 第 20 版. 北京：人民军医出版社，2014.

20. 蔡文智，智发朝. 消化内镜护理及技术. 北京：科学出版社，2009.

21. 邵肖梅，叶鸿瑁，丘小汕. 实用新生儿学. 第 4 版. 北京：人民卫生出版社，2013.

22. 王燕霞. 急性出血坏死性肠炎. 北京：人民卫生出版社，2009.

23. 秦玉明，贲晓明. 儿科症状鉴别诊断学. 北京：科学技术文献出版社，2009.

24. 秦永文. 实用先天性心脏病介入治疗. 上海：上海科学技术出版社，2005.

25. 张玉侠. 儿科护理规范与实践指南. 上海：复旦大学出版社，2011.

26. 孙荣. 儿科护理学. 北京：清华大学出版社，2007.

27. 张军平. 病毒性心肌炎中西医结合诊疗实践. 北京：中国中医药出版社，2014.

28. 孙娟，张慧敏. 儿科病. 北京：中国中医药出版社，2000.

29. 刘月利，葛延真，王晓霞. 儿科临床护理. 北京：军事医学科学出版社，2014.

30. 张抒扬. 心肌病. 北京：科学出版社，2010：43-57.

31. 马丽红. 心律失常. 北京：中国中医药出版社，2005.

32. 印爱珍，曹美嫦. 儿童常见疾病护理常规. 长沙：湖南人民出版社，2010.

33. 郑显兰，符州. 新编儿科护理常规. 北京：人民卫生出版社，2010.

34. 赵正言. 实用儿科护理. 北京：人民卫生出版社，2009.

35. 杨莘. 实用神经内科护理及技术. 北京：科学出版社，2008.

36. 宿英英. 神经系统急危重症监护与治疗. 北京：人民卫生出版社，2005.

37. 史淑杰. 神经系统疾病护理指南. 北京：人民出版社，2013.

38. 杨莘. 神经内科临床护理思维与实践，北京：人民出版社，2013.

39. 王燕霞. 急性出血坏死性肠炎. 北京：人民卫生出版社，2009.

40. 谌永毅，李旭英. 血管通道护理技术. 北京：人民卫生出版社，2015.

41. 黄金，李乐之. 常用临床护理技术操作并发症的预防及处理. 北京：人民卫生出版社，2013.

42. 谢鑑辉，秦月兰，杨军. 常用医疗仪器的使用及维护. 广州：世界图书出版社，2014.

43. 李小寒，尚少梅，钱晓路，等. 基础护理学. 第 4 版. 北京：人民卫生出版社，2012.

44. 彭湘粤，黄敏，李赟. 小儿耳鼻咽喉-头颈外科诊疗操作技术. 广州：世界图书出版公司，2015.

45. 谌永毅，汤新辉. 临床护理工作标准流程图标. 长沙：湖南科学技术出版社，2012.

46. 卢燕，周璟，赵平. 儿科急诊分级分诊标准的建立和实践. 重庆医学，2012，3：266-268.

47. 毛萌，李廷玉. 儿童保健学. 第 3 版. 北京：人民卫生出版社，2014.

48. 刘湘云. 儿童保健学. 第 4 版. 南京：江苏科学技

术出版社，2011.

49. 杨桂荣，缪礼红. 急救护理技术. 第2版. 武汉：华中科技大学出版社，2014.

50. 左启华. 小儿神经系统疾病. 第2版. 北京：人民卫生出版社，2002.

51. 石淑华，戴耀华. 儿童保健学. 第3版. 北京：人民卫生出版社，2014.

52. 史玉泉. 实用神经病学. 上海：上海科学技术出版社，2004.

53. 刘艳萍，夏新芬，孙桂芝. 心血管疾病治疗及护理新进展. 哈尔滨：黑龙江科学技术出版社，2005.

54. 小儿感染性心内膜炎研究协作组. 小儿感染性心内膜炎治疗的现状. 中华儿科杂志，2009，47（8）：588-592.

55. 罗小平. 中枢性性早熟诊断与治疗共识（2015）. 中华儿科学，2015，53（6）：412-418.

56. 陈树宝，孙锟，黄美蓉. Duke标准在小儿感染性心内膜炎诊断中的价值. 中华儿科杂志，2010，39（5）：260-262.

57. 杨作成. 小儿心源性肺水肿. 中华实用儿科临床杂志，2012，26（22）：1693-1695.

58. 中华儿科杂志编辑委员会. 先天性心脏病经导管介入治疗指南. 中华儿科杂志，2004，42（03）：234-239.

59. 郭慧芳. 儿科护士面临的心理压力及应对措施. 中国实用护理杂志，2013，29（1）：234.

60. 胡玲艳. 小儿结核性胸膜炎胸腔穿刺的护理体会. 临床肺科杂志，2012，17（11）：2134.

61. 万莉雅，张琴，范永琛. 小儿结核性胸膜炎. 中国实用儿科杂志，2008，4（23）：247-249.

62. 侯英，袁赟. 女童性早熟的影响因素及护理进展. 中华现代护理杂志，2011，17（25）：3013-3014.

63. 张莹，张慧. 儿童生长激素激发试验的护理. 中日友好医院学报，2011，25（1）：61-62.

64. 王伟. 血清骨钙素检测在儿童生长激素缺乏症中的应用. 临床儿科杂志，1999，17（6）：325-327.

65. Melissa D. Rouse, Jackie Close, Cathy Prante, et al. Implementation of the Humpty Dumpty fall scale：A quality-improvement project. Journal of emergency nursing，2014，40（2）：181-186.

66. 陆晔峰，楼建华，陆秀文. Braden-Q 儿童压疮评估量表的预测性研究. 上海交通大学学报（医学版），2013，33（5）：561-564，570.

67. 顾晓蓉，匡秀兰，王彩凤，等. Braden—Q 量表评估我国儿童压疮危险因素适用性研究. 护理学杂志，2009，24（4）：6-8.

68. 顾军养，吴金华，蔡锡顶，等. 延续护理干预对 Gn-RHa 治疗中枢性性早熟女童的效果评价. 护理管理杂志，2014，10：696-697.

69. 刘艳，黄志华. 婴儿胆汁淤积性肝病的诊断与治疗. 临床肝胆病杂志，2015，31（8）：1218-1220.

70. 胆汁淤积性肝病诊断治疗专家委员会. 胆汁淤积性肝病诊断治疗专家共识 2013. 中国肝脏病杂志（电子版），2013，5（1）：53-56.

71. 宋雪艾，宋梅，孙永强，等. 胆汁淤积性肝病皮肤瘙痒患者中药冷敷的效果观察. 护理学杂志，2013，28（19）：33-35.

72. 国琴，吴玉斌，等. 儿童原发性 IgM 肾病 49 例临床分析及随访研究. 中国实用儿科杂志，2013，28（4）：289-291.

73. 陈娟，王乾. 小儿泌尿系感染 53 例临床分析. 国际泌尿系统杂志，2011，31（2）：274.

74. 高燕，黄国英. 先天性心脏病病因及流行病学研究进展. 中国循证儿科杂志，2008，3（3）：213-222.

75. 丁洁，刘晓宇. 儿童泌尿系统疾病研究进展. 中国实用儿科杂志，2011，26（5）：348-351.

76. 杨金友，张巧玲，等. 慢性肾功能衰竭影响因素的病例对照研究. 中国全科医学，2015，18（4）：413-416.

77. 逯艳梅，曹甦. 黄芪注射液治疗小儿病毒性心肌炎疗效观察. 现代中西医结合杂志，2010，19（2）：181-182.

78. 许玉霞. 黄芪颗粒联合维生素 C 辅助治疗小儿病毒性心肌炎临床研究. 儿科药学杂志，2013，19（2）：13-15.

79. 陈树宝，韩玲. 加强对小儿感染性心内膜炎诊治的研究. 中华儿科杂志，2010，39（5）：257-259.

80. 杨晓东，陈秀玉，黄敏. 小儿原发性心肌病致心力衰竭的临床诊治分析. 中华妇幼临床医学杂志：电子版，2007，1（1）：28-30.

81. 中华医学会心血管病学分会. 心肌病诊断与治疗建议. 中华心血管病杂志，2007，35（1）：5-16.